生命科技新破解

疾病、永生与超级人类

杨 帆 王 刚◎编著

北京科学技术出版社

图书在版编目（CIP）数据

生命科技新破解：疾病、永生与超级人类 / 杨帆，
王刚编著 . -- 北京：北京科学技术出版社，2025.
ISBN 978-7-5714-4429-7

Ⅰ . R

中国国家版本馆 CIP 数据核字第 20251RK955 号

责任编辑：何晓菲
责任校对：贾　荣
图文制作：北京永诚天地艺术设计有限公司
责任印制：吕　越
出 版 人：曾庆宇
出版发行：北京科学技术出版社
社　　址：北京西直门南大街16号
邮政编码：100035
电　　话：0086-10-66135495（总编室）　　0086-10-66113227（发行部）
网　　址：www.bkydw.cn
印　　刷：河北环京美印刷有限公司
开　　本：710 mm × 1000 mm　1/16
字　　数：400千字
印　　张：23.25
版　　次：2025年5月第1版
印　　次：2025年5月第1次印刷
ISBN 978-7-5714-4429-7

定　　价：88.00元

前言

在本书的最开始，我们先聊聊本书的作者之一——老王的故事。

2008年北京奥运会期间，老王被外派参加了中山大学与爱丁堡大学联合举办的干细胞生物学博士培养项目。在此之前，老王先后任职于南昌大学第二附属医院肝胆胰外科和中山大学附属第三医院肝脏外科暨肝移植中心，共工作8年。初次出国的老王夫妇带着3岁的孩子远赴英国，来到爱丁堡大学。爱丁堡位于苏格兰的丘陵地带，毗邻北海入海口。老王虽说具有医学背景，但其知识和技能偏重临床实践，生物学中的科学研究方法、科学假设和实验设计等，都让他感到非常吃力。而且，他初到爱丁堡时原本就有语言障碍，当地人的苏格兰口音更是常让老王崩溃。本就不丰裕的奖学金因高昂的物价而更加紧张，一家人只能省吃俭用。

虽说开局艰难，但进入爱丁堡大学学习的老王起点不低，他的授业导师是被称为"克隆羊之父"的伊恩·威尔穆特（Ian Wilmut）。威尔穆特教授发现这位来自东方的学生对生物学知识了解有限，便安排他研究诱导多能干细胞（induced pluripotent stem cell，iPSC）——通过生物技术手段，把以往被认为不可能逆转发育的成熟体细胞，诱导逆转变回干细胞。毕竟当时这个领域才刚刚兴起，全球没几个人会这项技术，在大家都处于探索阶段的情况下，老王的短板似乎并没有那么明显。他的具体任务是将iPSC分化回肝细胞，并探索以非病毒的方式建立iPSC的方法。命运似乎眷顾了老王，当年对生物科学了解有限的老王，反而被分配到研究iPSC这一前沿领域，未来这个领域对生物科技有重要影响，是细胞和基因治疗的重要底层技术。iPSC的发现者山中伸弥因其重大的贡献，获得2012年诺贝尔生理学或医学奖。

当年还有个历史背景。在大西洋彼岸的美国，小布什的共和党政权采取了保守的科学政策，特别是干细胞和克隆技术研究在美国得不到太多官方经费支持。欧洲抓住了这个发展窗口，大力发展以干细胞为代表的前沿生物技术。然而，欧洲的领先没有维持太久，美国政府很快调整了科学政策，生物科技研究重回正轨。同时，为了应对2008年的金融危机，奥巴马政府推出一系列经济刺激政策，其中包括在美国高校和科学领域大量发放科研经费。当年哈佛大学波士顿儿童医院心脏科副教授威廉·濮（William Pu）教授也获得了科研经费，但经费不多，只有4万美元。

他用这份经费，寻觅能做 iPSC 研究的博士后。在听完老王关于建立全球首个人源 iPSC 分化肝细胞，并移植到肝脏损伤小鼠的学术报告之后，濮教授找到了老王。就这样，老王来到了似乎比爱丁堡更加寒冷的波士顿。

波士顿是全球生物医药发展最前沿的地区，查尔斯河两岸除了拥有麻省理工学院和哈佛大学等顶级学府，还分布了大大小小的生物技术创业公司。与人才和项目的高度密集不同，波士顿的生物科研常受限于硬件资源，比如几平方米的小小实验台，一年租金就好几万美元。为了充分利用有限资源，各个项目团队内部常常实施残酷的"赛马机制"，而老王就变成了"马"。因为哈佛大学的名气能吸引全球才俊，濮教授时不时就会在老王旁边的工位安排新人，并要求两人在一周后分别汇报某个项目。意思很明显，濮教授又进行"赛马"了：两人分别做同一个实验，老王作为"守擂者"，常常要直面"挑战者"，失败者只能走人。当年老王的工资是日结，如果老王做不出成绩，濮教授若不满意则可以当日解雇老王，而携家带口的老王可能瞬间就会面临卷铺盖回国的困境。那段时间巨大的压力使得老王都快秃头了。老板时常会询问进展："有什么新发现？"这让老王至今心有余悸。也可能正是这种残酷的竞争机制，使美国在"科研竞技"中保持领先。

老王过往从医的经验，让他习惯了面对形形色色的人，处理各种复杂的情况。那段时间老王喜欢跟不同项目组的人喝咖啡，别人有什么好点子他似乎都能借鉴，他也从中受益良多，总能想到一些"鬼点子"。从医的经历也让老王更加注重以目标为导向：技术是为了解决未满足的临床需求，炫技或者看似漂亮的数据毫无意义。可能正是这种灵活且务实的思维，最终让老王成功在体外器官芯片薄膜上用 iPSC 分化出心肌细胞，观察者用肉眼便能看到心肌细胞的舒缩使薄膜起伏摆动。据老王回忆，当年濮教授看到结果，直接在办公室发出尖叫。接下来一整天，前来观摩的教授和领导络绎不绝。除了成功将 iPSC 分化为心肌细胞，老王还通过基因编辑技术在心肌细胞上敲除特定基因，在体外建立了由基因突变导致的罕见病（巴思综合征）模型，这项研究最后发表在期刊《自然医学》(Nature Medicine)上，并入选 2014 年美国心脏协会评选的"全球十大科技进展"。直到现在，老王与好友闲聊之际，也免不了扬扬自得地吹嘘一番："想当年……"

在全球顶尖生物医药和制药企业聚集的波士顿，老王也经常与不同的创业公司合作。当年哈佛大学医学院附属麻省总医院心血管中心和哈佛大学干细胞研究所的负责人肯尼思·钱（Kenneth Chien）邀请老王去他联合创办的公司莫德纳（Moderna），参与 mRNA 的合成研究。老王常感叹，当时莫德纳还在地下室办公，加上狗也就 6 个员工，没想到后来新型冠状病毒感染疫情（简称新冠疫情）能让莫德纳一战成名，从小型初创公司成长为市值千亿美元的生物科技"独角兽"。再后来，极富传奇色彩的哈佛大学遗传系教授乔治·丘奇（George Church）也邀请老王去他成立的异种移植公司 eGenesis 帮忙，运用基因编辑技术改变猪的基因，使猪的器官可以用于人体，并大幅降低排斥反应。老王于2020年回国创业，现在为臻赫医药（杭州）有限公司的联合创始人，公司的业务专注于再生医学领域。

可以说，老王亲历了细胞与基因疗法（cell and gene therapy，CGT）的几项重大技术，如iPSC、部分重编程技术、基因编辑技术、mRNA技术、器官芯片等的突破过程。这些技术涵盖了目前生命科学技术发展中最引人注目的几大领域，直接或间接影响了整个生物科技行业的发展。然而，这些技术的百花齐放，离不开底层思维土壤的改变——医疗领域中关于疾病与治疗观念的改变。

作为能杀死细菌的物质，抗生素能有效治疗细菌引起的肺炎等疾病，而这些疾病在过去是无法治愈，甚至是致命的，因此，抗生素的发明大幅提高了人类的存活率。全球变化数据实验室报道，1900年世界平均预期寿命是31岁，现今是72岁，抗生素功不可没。抗生素治疗太成功了，深刻影响了我们对疾病的理解和处理，甚至让我们形成路径依赖。抗生素治疗的逻辑是简洁的：患病—找药吃—药物杀死某些东西。100多年来医学领域一直在重复这个模式，无论是自然的还是人工化学合成的小分子，进入身体后，药物分子像钥匙一样，找到目标的"锁"（比如说病菌），并用"钥匙上锁"，抑制或者杀死目标，从而达到治疗效果。

这似乎还不够，还有很多非传染性疾病，如糖尿病、心脏病、癌症等，现有手段治疗效果不佳。医学领域还有许多未满足的临床需求。"我们还有许多疾病治不了，是因为我们没有更好的药。"某种程度上这是正确的，但根本的问题可能不是怎么更好地研发药物，而是对如何理解及处理疾病进行根本性的反思。普利策奖得主、生物医学作家悉达多·穆克吉（Siddhartha Mukherjee）提出，人体会产生超过100万种生化反应，犹如"生化反应宇宙"，而传统化学制药产业目前只能影响其中250种生化反应！"患病—找药吃—药物杀死某些东西"的旧模式只能影响人体0.025%的反应，剩余99.975%的"暗物质"该怎么办？基于这个问题，生物医药领域人员在过去20多年不断反思并调整思路，以细胞与基因疗法为代表的新技术也应运而生，并掀起生命科技革命的新浪潮。

如果旧的模式是自上而下的，"患病—找药吃—药物杀死某些东西"，那么现在新的框架则强调回到疾病的原理，从本质出发，采取自下而上的模式：细胞与基因—人体组织和系统—人和环境。比如"众病之王"癌症，在旧模式下，通过化学治疗、放射治疗、靶向药物治疗等手段，试图杀死癌症患者的癌细胞。过往的疗法虽然已经触及天花板，但很多癌症依旧未能治愈。新模式扎根于生命的本质及生命底层的共性：基因是生命信息的载体，生命信息在细胞中表现，并最终影响生物功能。近年来，通过细胞与基因疗法，比如mRNA癌症疫苗和CAR-T疗法，可激活人体自有的免疫系统以清除癌细胞（免疫系统本身的功能就是对外抵抗外来病原体，对内清除机体变异细胞）。相比旧模式简单粗暴地杀死和抑制目标，新模式针对的是疾病的本质和原理，疾病发展过程中的各个环节都可以成为目标，治疗手段因此更加丰富和立体，在不同维度存在不同的治疗思路：基因层面、转录组水平、蛋白水平、细胞水平、表观遗传层面，等等。

旧模式是"抑制和杀死某些东西"，而新模式是"调整和生长出某些东西"。如果过去只有"驱邪"，现在则强调"扶正"。如果身体缺少一些蛋白质，比如血友病患者天生缺少凝血因子，仅靠"杀死"和"抑制"的思路是没办法解决问题的。又比如骨关节软骨退化导致的骨关节炎在老年人群中非常常见，再好的镇痛药和材料填充都无法从根本上治疗骨关节炎，解决方案本质上不是化学问题（镇痛药），也不是物理问题（以填充物取代软骨），根本的治疗思路应该是激活骨干细胞，并让其分化，长出新的软骨（软骨过去被认为是不可再生的）。这也是从治标到治本的转变。

在这个思路下衍生出新颖的治疗方法，比如细胞可不可以作为药物（如CAR-T疗法）？又比如器官损坏后需要更换，但全球器官供体常年不足，人们可否使猪的身上长出可与人类匹配的器官，用于异种器官移植？环境方面，如果蝙蝠作为中间宿主传播各类新冠病毒，我们是否能通过对蝙蝠进行基因编辑，并驱动基因扩散到整个蝙蝠族群，让它们不再携带新冠病毒，把抵抗病毒的防线前推到环境中？诸如此类，都已不再是科幻，在技术上已经是实实在在能够做到的。

"长出什么"远比"杀死什么"困难，但人们常说"只要思想不滑坡，办法总比困难多"。所谓的思想，就是先问对问题，调整思路和方向。"解放思想"后，其实很多工具都可以被运用，比如人工智能（AI）、数据与精准医疗、个体化治疗、细胞疗法、mRNA技术、基因疗法、合成生物学等。

一个不可忽视的趋势是生命科学越来越数码化和数据驱动化。4个碱基A、C、G、T的排序构建了整个生命底层的"代码"，人们通过基因测序等手段能获取海量基因组信息，对于了解疾病的遗传基础，以及开发个性化医疗和精准策略至关重要。强大的深度学习系统如AlphaFold能通过数据迅速预测（甚至设计）蛋白质结构，大幅提升人们研究生物现象及研发药物的能力。类似的系统也被用于量化衰老的表观遗传时钟的制作。AI的运用也开始为医疗服务赋能。数码化和数据驱动化的本质是：通过历史数据，找出和优化规律，最后运用规律。可以说，如果没有数据驱动，当下的生命科技进步将大打折扣。关于数据驱动的讨论也将会贯穿全书。本书书名采用"新破解"的重要原因在于，通过数据与人工智能等工具，人们正试图量化生命科学，破解"生命的密码"。

同时，这些技术手段也越来越成熟，越来越靠近产业化。比如基因测序的成本降下来了，从最初20世纪90年代的30亿美元测全基因组，发展到2022年仅需100美元左右。第一款基因治疗是治疗遗传性疾病脂蛋白脂肪酶缺乏症的Glybera，价格高达百万美元。虽然基因治疗的价格普遍还是很贵，但未来有望降低。第一台计算机当年也价格不菲，但现在的计算机大众都能消费得起，所以成熟的产业化一定能让细胞与基因疗法普及。

除了新技术的诞生和应用，更重要的是对疾病与治疗的反思。如果目标是探究疾病的本质和原理，那么沿着这个思路走，就一定会触及生物增强的概念。比如，抗衰老就是一个很好的生物增强的例子。衰老会带来很多疾病，约 90% 的死亡与衰老相关，而身体年轻化能避免很多疾病，那么解题思路就不再是治愈衰老相关疾病（比如神经退行性疾病），而是抗衰老，也就是说把衰老当成疾病来治。抗衰老赛道现在正处于方兴未艾的阶段，很多研究成果已经出现，比如科学家通过实验使小鼠的寿命延长了 30%~40%。局部抗衰老和再生医学也开始进入临床研究，例如受损的视网膜神经能恢复生长，而这在过去被认为是无法做到的。已经有科学家提出在不远的将来，人类寿命会超过 150 岁（还有更加激进的预测，毕竟理论上人类基因组也没有给寿命设任何限制）。

还有别的功能性增强技术，比如通过基因编辑让机体不受任何病毒侵袭，或者让机体更好地抵抗辐射，从而为太空文明的发展做准备。或者增强实用功能，比如增加身高，甚至提高智商。新的思路会带来新的技术方法，新的技术方法又能使人们有条件解决新的问题：一些过往想都不敢想的问题，一些化学分子药物根本没办法解决的问题。

当然，我们也要提防技术带来的风险，像上面提到的提高智商，真的有必要吗？如何保证技术的普及性与公平性？能负担得起治疗费用的富人就能够活得更久？技术会不会被滥用，比如通过基因编辑让人怎么都吃不胖？基因编辑过的人类还算是人类吗？这一切都涉及科学和医学伦理，而且并不是非黑即白。比如，生物增强真的无法接受吗？毕竟我们自身就比万年前的祖先更高、更强。同时，伦理尺度也在变，比如试管婴儿在 20 世纪 70 年代曾引起轩然大波，被认为是对生命的亵渎，现在则变成稀松平常之事。生物伦理领域有大量的学术研究和探讨，我们也会多次在本书中讨论。虽然这是一本介绍生命科技的书，但我们希望在前言部分就明确我们的观点：技术进步固然重要，但新技术目前还是应该优先解决未满足的临床需求，体现新技术的价值并降低新技术的风险。为了让新技术能更好地服务于人类，我们也必须清楚认识到新技术带来的潜在影响和风险，并为新技术的合理运用制定规则。

然而，这一切讨论的前提是我们对这波生命科技的变革浪潮有一定的了解。科学需要更普遍的共识和认知，科技的颠覆性必然影响世界的方方面面，需要全社会共同参与讨论和决策，而第一步就是先了解。市面上介绍前沿生物科技的中文书籍相对缺乏，知识碎片化，本书希望填补这个空白，这也是笔者写本书的动机之一。

本书也希望降低阅读门槛。很多感兴趣的读者，时常能听到 mRNA、基因编辑等话题，但苦于没有系统的背景知识，所以很容易迷失方向，甚至望而却步。本书从大量文献中提炼出技术发展的精髓，加上笔者在生物科技领域的实际从业经验，希望能深入浅出，满足读者的好奇心。本书的初步构思本身也来自笔者的兴趣和好奇心，以笔者深入研究各项技术之后留下的笔记为雏形。笔者也觉得生物技术发展过程中的故事本身就十分精彩，值得与更多人分享。千人千面，笔者希望尽可能覆盖更多的读者群，使不同读者找到不同的兴趣点。专业读者若对特定章节感兴趣，可以通过书后的文献进一步深入研究。对于非专业读者，笔者建议大家了解生物科技发展的"道"，即技术发展的本质，而不用太纠结其中的"术"，即技术细节。

这并不是说技术细节就不重要，但笔者深切的感受是，引领技术发展的大师们在对技术细节了然于胸之后，思考更多的是"道"，即这个领域的内在本质、发展规律、逻辑、原则、意义。当年"克隆羊之父"威尔穆特教授常常会在听完老王的汇报后，抛出一句"那又怎么样？"，他一直盯着"大问题"。哈佛大学的丘奇教授的案头上，常年摆放的并不是学术论文，而是《纽约时报》和《华尔街日报》等非专业性书刊，他认为记者和作家（不一定是生物学专业）的文章往往更能剥离技术细节，通过更加宏观的角度，直达技术背后的本质和意义，更有启发性。希望本书也能有幸引起读者的思考，使读者以批判性思维来思考生命技术发展的核心本质和影响。

发现 DNA 双螺旋结构的科学家弗朗西斯·克里克（Francis Crick）提出了生物学中为数不多的法则之一，也就是中心法则，从此彻底改变了生物学的逻辑。中心法则是一个描述生物遗传信息传递的基本原则，即生物遗传信息从 DNA 开始，以 DNA 为"母版"转录成 RNA，而 RNA 则被翻译成蛋白质，最终蛋白质决定细胞功能。笔者认为中心法则的链条可以很好地梳理出以细胞与基因疗法为代表的技术革命，本书也会以中心法则为主线，逐步介绍每个环节的技术突破。本书第 1 章会以医疗技术的时代脉络和发展为开头，同时介绍以中心法则为基础的知识背景。第 2 章和第 3 章从中心法则的源头 DNA 入手，分别介绍 DNA 信息的阅读（基因测序）和改写（基因编辑）。第 4 章则谈到中心法则的中间体 mRNA（或称信使 RNA），并介绍以 mRNA 为主导的技术突破。第 5 章的重点是中心法则的下游——蛋白质与细胞，我们将重点介绍 AI 对预测蛋白质结构的贡献、合成生物学和 CAR-T 疗法的发展。以上各种技术的集成运用，可以解决一些"大问题"。第 6 章重点讨论新技术在抗衰老和延长寿命这个"大问题"上的应用。第 7 章作为结尾，介绍一些我们认为非常有意思且意义深远的生物科技，比如器官芯片和 AI 医疗。

在这个科学技术快速变革的时代，生命科技正在以前所未有的速度重塑我们对人类健康、生命和未来的认知。本书旨在探讨生物科技领域的底层革命性突破，这些突破不仅将改变我们对健康和疾病的理解，还将带领人类走向未来科技新纪元。随着生命科技的快速进步，许多疾病（包括癌症）有望逐步被攻克。人类寿命可能超过 150 岁，甚至更长，而生物增强技术创造的"超级人类"，在未来可能成为常态。

以上这些并非对科学的狂想，而是科技在生命本质领域的深度探索和变革。在接下来的正文中，我们将详细探讨生命科技发展对人类健康、社会、经济、政策、文化及伦理道德等方面的影响。在这场生命科技的革命中，每一个进步都将推动医学的发展，同时引领科技创新并重塑人类的未来。

2025 年春

目录

第 1 章　生命的法则 / 1

1.1　石器、铁剑、枪炮 / 2
1.2　基因：穿越千年的求索 / 10
1.3　中心法则 / 20

第 2 章　生命的蓝图：基因组的阅读 / 25

2.1　DNA 测序：破译生命的密码 / 26
2.2　低成本人类全基因组测序将彻底改变医学面貌 / 39
2.3　读取基因组中的医疗信息：疾病的预防与治疗 / 42

第 3 章　生命的蓝图：基因组的改写 / 47

3.1　CRISPR CAS 9 / 48
3.2　改写植物基因 / 61
3.3　CRISPR 基因编辑 "复活" 猛犸象 / 68
3.4　基因驱动：从个体到种族 / 73
3.5　新技术浪潮下医学观念的改变 / 78
3.6　基因治疗 / 83
3.7　CRISPR 临床应用：异种移植专题报道 / 103

第 4 章　生命的指令：mRNA / 113

4.1　增值 18 万倍的 mRNA 技术 / 114
4.2　纳米技术：疫情下的涅槃重生 / 121
4.3　mRNA 产品半导体化 / 128
4.4　mRNA 技术的延展 / 132

第 5 章　生命的执行者：蛋白质与细胞 / 147

　　5.1　AlphaFold 蛋白质结构解析 / 148

　　5.2　生命、人造生命、合成生物学 / 154

　　5.3　抗癌战场上的"神兽"：CAR-T 疗法 / 168

第 6 章　逆转衰老 / 191

　　6.1　解锁不老的传说：分子生物学与抗衰老 / 192

　　6.2　解密表观遗传学：生命科学的"暗物质"/ 197

　　6.3　表观遗传时钟：抗衰老领域的基石 / 217

　　6.4　太空医学和太空移民 / 230

　　6.5　分子抗衰老：部分重编程技术专题报道 / 233

第 7 章　未来医学 / 259

　　7.1　"你要永远相信光"：光遗传学的简介与应用 / 260

　　7.2　U 盘上的生命实验室：人体器官芯片 / 266

　　7.3　AI 医疗：科技缔造一个更人性化的未来 / 272

特别篇　生命科技的"奥本海默时刻"：关于科学伦理的一些思考 / 283

后记 / 295

鸣谢 / 297

参考文献 / 299

第 1 章

——

生命的法则

1.1　石器、铁剑、枪炮

在开始追逐最新的生命科技巨浪之前，我们对人类过往的医学和生命科学研究做一次简单的梳理，整理出每个时代最具有代表性的技术及底层思想。人类对医学和生命科学领域的探索历程，犹如一部跨越悠远时空与广袤地域的壮丽史诗，其间积累了浩如烟海的宝贵资料。我们无意（也不可能）在短短一个篇章（甚至一本书）里完全展示人类医学发展史的全貌。我们的目的是梳理医学技术和思想的发展脉络，并看看当下以细胞与基因疗法为代表的生命科技浪潮是在什么历史背景下诞生的，延续了什么样的思想，又做出了怎样的变革。

对于历史，可以用不同的方式来区分年代，可以是单纯的时间分期，也可以是统治政权的朝代分期，等等。但我们决定借用器具和武器的发展史，简单地把医学发展史分为 3 个时代：石器时代、冷兵器时代、火器时代。这样分类主要是为了突显后期技术相对前期技术是在维度上的超越（所谓的"降维打击"）。当然，我们深知这样的历史分期并不规范，也可能会被诟病过于简化，但我们的核心目的是要展示技术底层思想的变迁。

1.1.1　石器时代

史前人类的医疗活动虽已无文字记载，但通过考古发现的工具及残骸可以看出，人类学会理性推理后，就开始不断尝试，辨别什么植物有毒、什么植物可以作为粮食、什么植物可以入药。草药由此登上人类历史舞台，并长期占据医药领域的中心位置。同时，生老病死的神秘性，让早期的医学蒙上神学和迷信的色彩，在不同的早期文明中，萨满和巫师曾兼任医者。

约公元前 18 世纪，两河流域的古巴比伦文明开始记录行医的规则。现存法国卢浮宫的《汉谟拉比法典》石柱记录了医生如何处理脓肿。如果有患者死亡，当时的医生就要被剁去双手。疾病诊断往往依靠占卜，通过观察献祭动物的肝脏来确定病因。

约 5000 年前，古埃及的医生印何阗（Imhotep），作为法老的大臣，他成立了历史上第一所医学院。古埃及莎草纸记录了超过 200 种他治疗过的疾病，包括腹腔疾病、膀胱疾病、直肠疾病、眼部疾病等。之后，印何阗被神化，成为古埃及的医学之神。

阿育吠陀是诞生于古印度的一种传统医学体系，它与印度教和佛教的文化有着密切的联系。"阿育"意为生命，"吠陀"意为知识，合起来即"生命的知识"。阿育吠陀是一种综合性医学体系，由多部经典文献组成，大约在公元前 1000 年用梵语写成。阿育吠陀的经典文献中记录了大量的症状和疾病，如发热、咳嗽、腹泻、水肿、脓疮、肿瘤、麻风病等；记载了上千种草药、动物类药物、矿石类药物。古印度医典也系统记录了营养学知识以及如同宗教戒律般严格的饮食和个人卫生行为规范。阿育吠陀中也包含大量咒语，用来驱赶引起疾病的魔鬼。另外，外科手术也是阿育吠陀的一大特色，文献中大量记录了如骨折处理、截肢、切除肿瘤、缝针等方法。酒被用于麻醉，热油被用于止血，特别的器具被制作出来在手术中使用。古印度在处理尿路结石方面非常有建树，也有关于整容的内容。

中医里神学的成分较少，但中医自成一套哲学体系，至今依然兴盛不衰。约成书于先秦时期的《黄帝内经》是所有中医文献的源头，至今仍然是中医的权威经典。中医延续了中国人独特的世界观和哲学思想，比如宇宙中的阴阳五行。中医对人体的理解归类为五脏六腑、阴阳体系等，脉象体系是中医诊断学的重要组成部分，中医诊断注重"望、闻、问、切"。16 世纪李时珍所著的《本草纲目》记录了上千种草药和上万种方剂，至今仍是权威经典。中医的治疗理念是调和阴阳五行、五脏六腑。从远古时期流传至今的针灸，延续了上述的阴阳脉络思想。现代患者寻求针灸治疗以缓解疼痛，有一种假说认为针灸通过刺激大脑释放内啡肽起作用。中医也对现代医学做出了贡献，比如中国人使用麻黄有近 4000 年的历史，而现代医学从中提炼麻黄碱用于改善哮喘症状。中国是世界上最早发明人痘术的国家，通过接种人痘疱浆预防天花，类似的方法直到 18 世纪初才传入西方。

古希腊医学是从宗教仪式开始的：患者睡在神殿里，天神在梦中治疗。食疗、沐浴、运动和娱乐是古希腊人健康理念的体现。这一时期，医学受早期希腊哲学的发展影响，逐渐离开宗教，并开始从自然中寻找病因。代表人物希波克拉底（Hippocrates），创立了以他的名字命名的医学学派，对古希腊医学发展的贡献良多，故被后人尊称为"医学之父"。在他的思想里，疾病不是超自然现象，无关鬼神；疾病是自然现象，可以通过观察与逻辑推理来梳理前因后果，食物、天气、职业等都可能是病因。他也非常重视生态环境与人体健康，崇尚自然疗法，鼓励学生记录治疗成败（临床记录的诞生）。根据当时古希腊人的世界观，世界由"火、气、水、土"4 个元素组成。希波克拉底提出了影响深远的体液学说（Humorism）：人体健康取决于血液、黏液、黄胆汁和黑胆汁 4 种体液的平衡。因为古人对人体的理解不够成熟，体液学说影响了西方医学约 2000 年，甚至直到现代医学萌芽的 16 世纪，体液学说才渐渐退出历史舞台。"希波克拉底宣言"至今都是医生要宣誓的誓言，其中心思想是医者仁心、专业和为患者负责。以希波克拉底和亚里士多德为代表的古希腊人开启了现代医学的萌芽，他们通过观察和推理，提出他们对人体构造和疾病的理解。

所谓"光荣属于希腊，伟大属于罗马"，古罗马在继承了古希腊医学的基础上，在公共卫生设施方面取得了超越时代的成就。然而，古罗马的学术思想并没有超出古希腊医学的范畴，而是将古希腊医学的理念进一步发扬光大。最著名的医生是来自古罗马的盖伦（Galen），他基本延续了希波克拉底的思想，在解剖学以及生理学等医学领域做出了重要贡献，同时完善了体液学说。直到 16 世纪，盖伦在欧洲都被认为是一名权威的医生。盖伦认为他自己既是医生也是哲学家，他曾写过一本书，书名为《最好的医生也是哲学家》，这很好地反映了在古希腊和古罗马时期，医学深受哲学思想的影响。

古希腊和古罗马的医学也有不同的学派，最主要的两种学派是经验学派（Empiricist）和理性学派（Rationalist）。经验学派强调实际练习及实验（或称为"主动学习"）对医学领域的重要性。理性学派和经验学派恰好相反，他们重视对已有理论的研究，并创建新的医学理论。方法论学派（Methodist）则介于两者之间，主要是通过观察的方式进行研究，相较于疾病的治疗，他们比较关注对疾病自然产生过程的研究。不管是什么学派，或者他们的理解是否正确（比如体液学说与现代医学的观点相差甚远），至少那个时期的人们敢于打破传统思维，孜孜不倦地追求真理，积极反思疾病及治疗的本质，他们的世界观是基于观察自然规则和理性思辨而非神学。

在罗马帝国衰落之后，欧洲进入宗教色彩浓厚、被称为"黑暗时代"的中世纪。如同那时期的其他科学，生命科学也止步不前，古希腊先贤提倡的观察、实验、推理、思考是不被鼓励的，医学的进程又走了回头路。西方教廷认为疾病是天罚，只有靠赎罪与祷告才能缓解。这一时期，古希腊的医学观念反而在阿拉伯世界得到传承，大约在 8 世纪在中东地区快速发展。早期阿拉伯文明对医学的最大贡献应该是化学，这始于炼金术师在尝试炼制各种丹药时无意间发现有医疗价值的物质。同时，阿拉伯世界改变了长期认为手术师比医生地位低的观念，提升了手术在医学中的地位。

医学在石器时代并非只有迷信和愚昧，比如古希腊的理性医学，以及对医学本质的思考，在早期人类文明中显得格外耀眼。直到现在，现代医学甚至整个现代科学的发展，其根基仍然建立在理性和对客观现实的观察之上。可惜这种理性思想在那个年代只是昙花一现，而且仅限于局部地区。在这个时期大部分的时间和地区，人们对医学的认知仍以迷信和神学为主导，或依赖于区域性独特世界观下的医学体系。这些医学体系主要以经验为基础，自然物质（如草药）是治疗疾病的主要手段。因此，我们将人类探索医学的初期归纳为石器时代。

思维的惯性难以改变，变革往往需要重大事件的推动。随着时间的推移，这一事件即将登上人类历史的舞台。

1.1.2　冷兵器时代

黑死病（Black Death）是人类历史上最严重的瘟疫，这场瘟疫源于中亚地区，在蒙古军队西征时促进了欧洲大流行。黑死病大流行大约在 14 世纪 40 年代开始在整个欧洲蔓延，造成了欧洲约 2500 万人死亡，是中世纪欧洲最致命的传染病之一。

黑死病在某种程度上改变了医学的发展进程。在文艺复兴时期，似乎上帝也无法阻止瘟疫，人们的思维逐渐离开宗教，回归理性。14 世纪，文艺复兴开始在欧洲萌芽，各个学科领域都开始重拾古希腊思想。除了复兴古希腊思想，长期被抑制的科学探索也开始爆发，人们在不同领域狂热地探索新思路、新技术和新发明。欧洲各地诞生了学术相对自由的高等学府，开设了生命科学等科学学科。解剖学渐渐不再是禁忌，对人体构造和功能的理解得到提升，生理学也同时得到发展。手术的地位继续提高，虽然有些手术医师仍由理发师兼任，但当时许多国王贵族都会接受手术。

启蒙运动时期是牛顿等科学家的时代，新的科学思维和方法逐渐占领主导地位。英国医生威廉·哈维（William Harvey），用实验证实了动物体内的血液循环现象，奠定了实验生理学基础：证据引导结论，而不是过往的权威说了算。

17 世纪，荷兰的安东尼·范·列文虎克（Antonie van Leeuwenhoek）自制显微镜并率先发现了微生物。大约同一时期，牛顿的"一生之敌"罗伯特·胡克（Robert Hooke）也通过显微镜观察到了细胞。这一时期见证了病理学的诞生。科学思维稳步向前发展，物理学和化学进步，生物学紧跟其后。同时，对生命科学的探索也跨越大西洋，开始在美国发展。

显微镜的发明对生命科学的进步贡献巨大。19 世纪初，人体的基本结构已经被了解清楚，人们对微生物和细胞的认知也不断加强。德国医生鲁道夫·菲尔绍（Rudolf Virchow）确定了细胞才是病理发展的关键，希波克拉底的体液学说彻底退出历史舞台。法国医生克洛德·伯纳德（Claude Bernard）用实验证明胰脏等不同器官的功能，并提出人体内部化学环境的稳定性。19 世纪末，统计学介入医学研究，"相关性"与"假设检验"等统计概念和方法得到运用，奠定了严谨和量化的科研方法，并沿用至今。

19 世纪最引人注目的生命科学突破，无疑是人们发现某些疾病是由微生物（如细菌）引起的。这一发现彻底改变了病理学研究和外科手术的实践。人们发现对伤口消毒可以大幅降低手术感染率和死亡率。人们开始分离、培养、研究微生物，包括能引起肺结核和霍乱的细菌，以及引起疟疾的寄生虫等，陆续在这个时期被发现。19 世纪是个追逐微生物的世纪。

同时，科学的发展让医学范畴不断扩大，比如 X 线的发明颠覆了诊断方法，以弗洛伊德学说为代表的精神科学的诞生。这一时期，美国率先使用麻醉药，第一台麻醉手术在麻省总医院实施，并迅速传到欧洲。

19 世纪，微生物引起的疾病被发现，那么 20 世纪的医学重点就是对抗微生物感染。20 世纪初期也是德国医学的黄金年代。1907 年左右，德国化学家保罗·埃尔利希（Paul Ehrlich）的团队发现有机砷化合物具有抗梅毒活性。他的研究小组从剧毒化合物对氨基苯胂酸的衍生物中筛选具有治疗潜力的药物。这一研究首次通过系统性地修饰某种先导化合物来提高其生物活性，开创了现代药物化学研究之先河。

磺胺类药物是人类历史上第一种广泛应用的合成抗菌药物，第一种磺胺类药物百浪多息的作用最早由德国病理学家格哈德·多马克（Gerhard Domagk）于 1932 年发现。他证明了百浪多息可以使鼠、兔不被链球菌、葡萄球菌感染。

战争导致了大量破伤风感染，原因通常是沾有细菌的物品（如金属锐器）对皮肤造成损伤（如切伤或穿刺伤）。德国科学家埃米尔·阿道夫·冯·贝林（Emil Adolf von Behring）于 1890 年在有免疫力的马和小牛的血清中提取抗毒素，用于对抗破伤风。他也因此获得历史上第一枚诺贝尔生理学或医学奖。后续按这种方式制作成疫苗，在第二次世界大战中投入使用。

在第一次世界大战、第二次世界大战中，与德国分庭抗礼的英国，在医学研发的竞争中也不甘落后。1896 年，英国的阿尔姆罗思·赖特（Almroth Wright）提取灭活伤寒沙门菌并研发了伤寒疫苗，用在印度殖民地的军队以及南非参战的英军中，使伤寒感染率和死亡率大幅降低到过往的 1%。

更加重大的发现是，1928 年细菌学教授亚历山大·弗莱明（Alexander Fleming）在实验室中发现青霉菌具有杀菌作用。1940 年左右，青霉素由牛津大学的钱恩、弗洛里及希特利团队提炼出来。弗莱明因此与钱恩和弗洛里共同获得了 1945 年诺贝尔生理学或医学奖。随后以默克和辉瑞为代表的美国制药公司突破工艺技术，为参与第二次世界大战的盟军提供大量青霉素。青霉素是第一种广泛应用的抗生素（antibiotic），它是微生物（如青霉菌）的代谢产物或人工合成的类似物。青霉素的主要用途是抑制其他种类微生物的生长（抑菌作用）或将它们杀死（杀菌作用）。细菌之间互相攻击的产物，被人们用来抗菌，效果和安全性比化学合成药物更优。

但青霉素也不是万能的，比如它对引起肺结核的细菌就没有办法。20 世纪中叶，各种抗生素的大量涌现，弥补了青霉素的治疗空白，也解决了青霉素的耐药问题。比如抗生素氨苯砜被开发出来用于消灭麻风杆菌，治疗麻风病。1943 年，赛尔曼·瓦克斯曼（Selman Waksman）实验室在土壤的细菌里分离出链霉素用于治疗肺结核。瓦克斯曼之后获得 1952 年的诺贝尔生理学或医学奖。

在土壤中寻找抗生素的回报率似乎特别高，尽管在土壤中采集样本看似很原始，但直到 20 世纪末，全球制药公司仍在世界各地收集土壤样本以及土壤里的细菌，制药公司甚至会补贴员工在他们放假出国时收集当地土壤（比如在挪威的荒野、日本的深山里）。土壤中细菌分泌的物质会被分离出来进行实验，测试其医药用途，这个工序在行业内被称为筛药（screening），并由此建立了庞大的候选药库。1964 年，科研人员在复活节岛采集了一份土壤样本，并交给了惠氏药厂实验室，以研发新型抗生素。几年后，研究员从中筛选出了一种可抑制免疫细胞增殖，从而抑制免疫系统的物质：雷帕霉素。1999 年，美国食品药品监督管理局（FDA）批准雷帕霉素作为免疫抑制剂用于肾移植。研究发现雷帕霉素还可以抑制肿瘤生长。2010 年，雷帕霉素被报道可延长小鼠的寿命，从而进入抗衰老领域。

抗击病原体的药物来源除了上述化学合成物和细菌本身的代谢物（抗生素）之外，还包括对自然界中植物成分的提取。1971 年，中国科学家屠呦呦参与的"523 课题组"发现并从黄花蒿中提取了青蒿素。在化学上，青蒿素是一种含有过氧桥结构的倍半萜内酯类化合物，这种过氧桥结构与青蒿素的抗疟活性有关，能杀死疟原虫。屠呦呦也因此获得 2011 年拉斯克临床医学奖和 2015 年诺贝尔生理学或医学奖。

比细菌更小的病毒造成的感染，则更多是交给免疫学处理。20 世纪 30 年代发明的电子显微镜，能更好地观察病毒。随着白细胞和抗体陆续被发现，疫苗也被开发出来，通过调动机体免疫以对抗病毒引起的黄热病、流行性感冒（简称流感）、脊髓灰质炎、麻疹等疾病。

在 20 世纪，以上药物的出现让人类平均预期寿命大增，从世纪初的 30 多岁到世纪末的接近 80 岁。20 世纪末，全球医学的协同合作与交流显著加强，医学和生物科学刊物的普及以及信息传播的加速，推动了医学研究的快速发展。

按照医学思维的分类，我们称这个时代为医学的冷兵器时代。这个时代里，经验法逐渐被现代科学方法所取代，文艺复兴和启蒙运动让生物研究逐步现代化，通过树立科学假设，进行可验证、可重复的实验，基于客观证据进行逻辑推演，疾病的原理和对应的药物被不断发掘。这个时期以抗生素为代表的药物取得了空前的成功。肺结核、霍乱、疟疾、梅毒、破伤风、白喉、伤寒、麻风病、黄热病、流感、脊髓灰质炎、麻疹等"死神"被人类战胜，荣耀属于这些英雄科学家！

犹如我们在前言中提到的，这个时期的治病逻辑是简单的："感染了疾病—找药吃—杀死致病的微生物。"这个模式之所以成功，很大原因是这个时期更多的是治疗外部病原体感染导致的传染性疾病，其病因相对单一和明确，依靠显微镜就能很好地发现病原体。

然而，这种"杀死病原体"的治疗模式的成功，也在某种程度上导致了路径依赖。我们发现，越来越多的疾病无法简单地通过"杀死"来治愈。比如，早期癌症的治疗也遵循这种"杀死什么"的模式，化学治疗、放射治疗、手术治疗的目标都是消灭癌细胞，但总体效果并不理想；又比如，艾滋病病毒逆转录进入人体 T 细胞的基因组中，传统药物与这个病因完全不在同一个维度，要想治愈更是无从谈起。

这是因为人体会产生超过 100 万种生化反应，犹如"生化反应宇宙"，而传统化学制药产业目前只能影响其中 250 种生化反应（图 1.1）。99.975% 的生化反应只能靠新一代生命技术来触及和干预。诸如癌症等疾病，可能更需要的是"向内观"，从人体自身生物机制出发，重心应该从"攘外"转到"安内"，也应该思索从"杀死什么"到"长出什么"。

当年黑死病把医学从石器时代带到冷兵器时代，我们不知道后人会不会把20世纪和21世纪交替期间密集出现的艾滋病流行、各种呼吸道感染（如禽流感、严重急性呼吸综合征和新冠病毒感染）等视为我们这个时代的"黑死病"，但是我们能确认的是，早在20世纪中叶，新一代的生命科技就迎来了属于自己的"文艺复兴"，以细胞与基因疗法为代表的技术会把生命科学和医学带入火器时代。

1.1.3　火器时代

以上我们用了两个小节简单介绍了以非理性观念为主导的医学石器时代和以现代科学为基础的医学冷兵器时代。接下来，以细胞与基因疗法为代表的新一代生命科技，是目前我们所处的医学火器时代。我们将用余下整本书，详细介绍当下最前沿的生命科技发展，试图向读者展示这个时代的全貌。

根据FDA的定义，细胞与基因疗法是"修改或操纵基因的表达，或改变活细胞的生物学特性以用于治疗"。细胞与基因疗法的底层逻辑是回归生物和生命的本质，即遗传信息的复制、转录、翻译、调控、表达等。现代生物科学技术主要基于细胞与基因层面，同时细胞生物学、生物化学、生物工程学、生物信息学、表观遗传学等专业细分领域的发展，支撑着生命科技的持续进步。火器时代已不再注重冷兵器时代的"对外打打杀杀"，更注重"向内的调整和生长"，实现了从"对外"到"向内观"的转变。新技术带来的影响深远，这为我们带来了新的思维模式，比如生物增强和再生医学的概念。我们能够阅读和编写基因，能驱使mRNA为我们所用，能重新编辑基因并改变细胞，甚至能"创造生命"，或运用AI和器官芯片等跨学科技术为生命科学提速。我们也在尝试解决过去无法解决的问题，比如遗传疾病、衰老问题和太空移民。

以公司为技术研发载体也是这个时代的特色，市场经济赋予科学创造极大的经济价值。比如，早在20世纪70年代，生物科技公司基因泰克（Genentech）就通过重组DNA技术，把细菌改造成"工厂"并生产人胰岛素。大制药公司罗氏在2009年以468亿美元的天价收购基因泰克，这是历史上最大规模的生物技术公司收购交易之一。福泰（Vertex）制药公司在21世纪初颠覆成熟制药公司默克和辉瑞在土里"寻宝"的模式，转而进行结构性设计与合成药物分子，优化药物结构，使药物更安全、更有效。这好比从以前在大自然中"海底捞针"式地寻找能打开体内"蛋白质锁"的"分子钥匙"，转变为针对体内"蛋白质锁"人为打造一把能"打开锁"的"分子钥匙"。近年来，福泰制药公司进入基因编辑领域和mRNA领域，巅峰市值达到900亿美元。更不用说以mRNA技术为核心的代表性生物科技公司，巅峰市值曾突破千亿美元。在某种程度上，这些"独角兽们"的商业成功代表

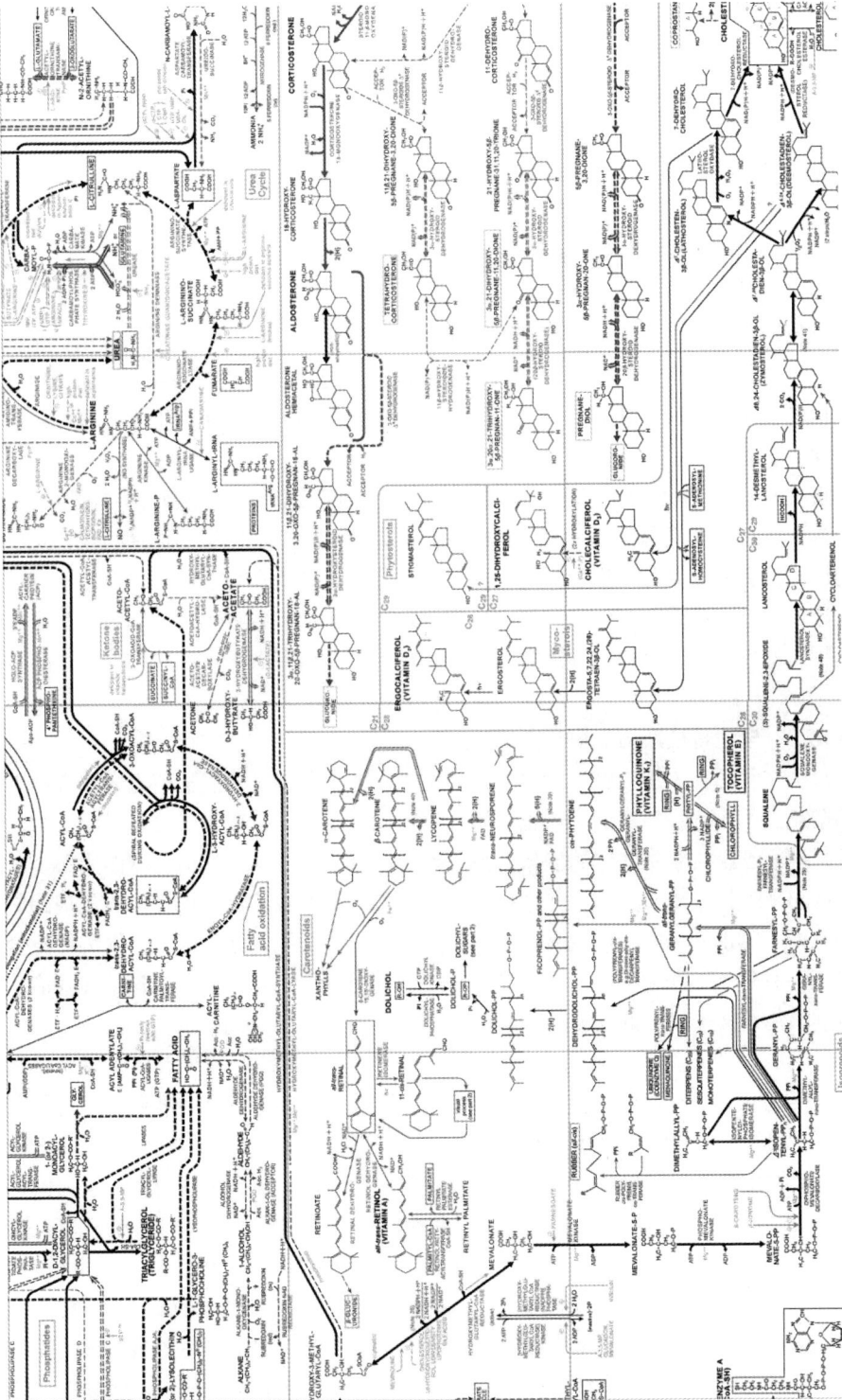

图 1.1 局部人体中的生化反应图（由罗氏制药公司绘制）

了全社会和市场对他们代表的新一代生命科技的认可，技术发展的方向相当明确。

科学的进步永无止境，我们相信生命科学也会持续发展，从火器时代继续向前发展，未来会进入属于它的核武时代、太空时代等。但目前我们先把远眺的目光拉回当下，首先要找到属于我们这个时代的希波克拉底们，他们的思想和发现为这个时代奠定了基础。这一切，要从基因的发现和中心法则的提出开始。

1.2　基因：穿越千年的求索

火器时代的主角，无疑是以基因为基础的一系列生命科学的发现与应用。基因的发现，不仅拉开了新的生命科技时代的帷幕，还为探究以基因为载体的遗传信息传递机制奠定了基础，让人们得以窥探生命的重要本质：生命本质上是由基因编码的程序。

现代人对基因和 DNA 都已耳熟能详，甚至觉得稀松平常。然而，基因这个概念的提出，以及其具体化学物质 DNA 的发现，是一场超越千年的推理，一代又一代的思想家和科学家接力探索，用一砖一瓦建立起这座生命科学的擎天巨塔。基因的这段历史，本身就精彩纷呈、波澜壮阔。除了科学家们孜孜不倦的努力，其中也不乏神奇的发现，这是人类顶级智慧成就群星璀璨的历程。

1.2.1　毕达哥拉斯与亚里士多德

每个文明都有关于人类生命诞生的传说，比如中国的女娲捏土造人，西方的上帝创造亚当。人们脱离神话，真正开始思考生命的由来，应该始于古希腊。当时的希腊哲学家已经注意到遗传的现象。沿用当时盛行的体液学说，他们试图用那个时代的认知来解释遗传，比如为什么孩子会继承父母的外貌特点。提出勾股定理的毕达哥拉斯（Pythagoras）认为遗传信息由精液承载且在男性全身运行，收集男性全身特征，并传递给下一代；女性只是在怀孕期间给胎儿提供营养，不提供遗传信息。这解释了父子相似的现象。

后期的哲学家亚里士多德（Aristotle）却反对毕达哥拉斯的观点，因为通过观察可以发现，母亲的特点也能遗传给后代。简单的逻辑思考就可以推翻毕达哥拉斯的观点：男性根本没有女性生理特点，父亲的生理特点怎么传给他的女儿？亚里士多德因此提出观点：父母双方都提供遗传信息，具体是父亲提供精液，母亲提供月经，精液"雕刻"月经为人（古人观察女性怀孕时没有月经，推测月经是"造人"的物质底料）。古希腊哲学家通过对生命本质的思考，提出了遗传是生命信息转化为物质肉身，并代代传递的观点。他们认为，信息与物质之间的循环（信息—物质—信息—物质……）构成了生命生生不息的基础。但是哲学家们也只不过是提出观点，具体遗传信息是怎么传递的，以及信息是怎么转化成生命的，这些深层次的问题显然超出了当时人们的知识水平。

　　虽然古希腊哲学家对遗传的看法与现代生命科学相差甚远，但他们还是揭示了遗传的一些本质特点：比如父亲（毕达哥拉斯提出）和母亲（亚里士多德后来提出）共同把遗传信息（某种指令），通过某些载体（比如精液），传递给子女，这些信息是给予子女类似父母的外形特点的关键。这些来自古希腊的观点主宰了人们对遗传现象的解释，直至 19 世纪。

1.2.2　达尔文与孟德尔

　　也不知道是不是冥冥之中上帝跟人类开了玩笑，现代遗传学的科学发现，竟然与 19 世纪两位有神学背景的巨匠——查尔斯·达尔文（Charles Darwin）和格雷戈尔·孟德尔（Gregor Mendel）密切相关。

　　达尔文出生于英国的医学世家。达尔文一开始在爱丁堡大学学医，但因受不了手术的血腥，转而到剑桥大学攻读神学。同时，他对自然史非常感兴趣，希望能系统、科学地学习自然史。就在达尔文毕业准备成为牧师的时候，偶然的机会让他登上"小猎犬号"前往南美洲，进行生物考察和地质考察与标本收集。旅程沿途，达尔文发现大自然的力量（而非上帝的力量）能慢慢改变地质与地貌。他在不同的岛屿收集大地懒和箭齿兽的化石，这些远古动物和它们的现代近亲有些许不同。同时，通过观察各式鸟类，他发现在不同岛屿，知更鸟分为不同的种类，有不同的特征，并各自占据一座岛屿。这些规律无疑带给他一个重要的领悟：不同种类的知更鸟可能拥有同一个祖先，岛屿的地理隔离可能放大种族间产生的微小差异，族群受自然力量影响，各自独立并持续地变化。

　　达尔文在笔记本上把物种的发展，用树状图画了出来，共同祖先在树根，演变成不同分支（图 1.2）。他的想法在当年可是非常激进的异端邪说。人们普遍认为上帝在中间，其创造的万物在四周。由于当时没有人敢公然反驳宗教立场，自然史的研究只能强调静态分类，并默认万物源于上帝；而达尔文的理论则强调物种的动态发展，万物源头并非上帝。

　　但是，是什么力量让物种一代代缓慢演变？我们经常会发现有些生物与过去有不同的特点，这被视为随机变异，而且一些变异被人类利用，进行选择性繁育，比如毛发非常长的绵羊。那大自然是靠什么"选择性繁育"一些种族的呢？达尔文受到了当

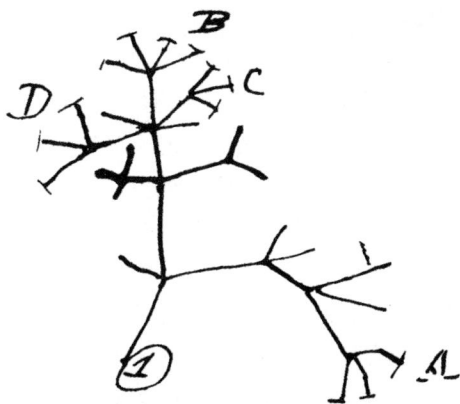

图 1.2　生物演变树状图

时非常流行的经济学说的启发：托马斯·马尔萨斯（Thomas Malthus）关于人口和增长的学说。马尔萨斯认为人口增长速度一定会比粮食增长速度快，因此，从长期来看，人口增长会被资源限制。与神话中西西弗斯推石头上山类似，人口增长到一定数量就必然启动负反馈机制：资源、疾病、战争会使人口数量再次减少，一次次循环，周而复始。达尔文认为让物种演变的力量，说不定就是在特定环境和资源下，特定种族争取生存的力量，也就是物竞天择（survival of the fittest）。准确来说，应该是物种随机变异，加上物竞天择的自然选择，导致的物种的演化。

比如在环境条件良好的年份，雀鸟大量繁殖，种族里各式各样的随机变异也多；而在环境恶劣的年份，种族里拥有某些特点的个体脱颖而出，它们比其他雀鸟更能适应资源匮乏的环境，其他鸟生存不了，剩下的一定是最适应当地环境的分支。除了时间的变化，还有空间的变化，比如不同岛屿有不同的环境，适合不同的种族生存（达尔文观察到不同岛屿有不同雀鸟的分支）。自然环境的变化，总会选择某个分支保留下来（也可能因环境恶劣而导致整个种族灭绝），罕见变异的分支也可能变成主流分支被保留下来，不断循环，物种的遗传多样性因此展现。

达尔文思想的关键词包括：遗传变异、适者生存、自然选择、遗传多样性。达尔文在 1859 年发表他的进化论学说，造成巨大的争议与轰动。因为极限推演物种的起源，达尔文学说认为人类的起源是猿猴，而不是上帝创造的亚当，当时这让许多人都无法接受。

达尔文探究生命演变与遗传，提出了物种宏观上的进化理论。然而，进化论还是未能说清楚微观的遗传问题。例如，细嘴雀怎么突然会生出大嘴雀后代，大嘴雀又为什么能把大嘴的特点传给后代？进化论的成立依赖于生物既能发生变异，又能在物种传承时保持稳定，即兼顾稳定与变异。当时也流行拉马克（Lamarck）的学说，他认为环境能改变生物特征，也就是环境直接影响身体，身体影响遗传指令，遗传指令传递到后代。他强调生物的环境适应性（我们会在本书有关表观遗传学的章节再学习拉马克学说）。相比之下，达尔文进化论不是主动的适应学说，而是随机变异加被动的自然选择。

微观的生物遗传问题，要等到另一位大师，被后世称为"遗传学之父"的孟德尔的登场才有所突破。孟德尔出生在奥地利帝国（现捷克共和国境内），他早早就成为天主教神职人员。他的教派是奥古斯丁派，该派别认为科学是神迹之一，因此他有很多学习自然科学的机会。孟德尔也曾就读于维也纳大学学习自然科学。

除了神职人员的日常工作外，孟德尔在教堂的许可下开辟修道院院子，进行豌豆的种植与杂交。他不厌其烦地统计豌豆花的 7 种特性，比如颜色、长短等。每种特性至少有两种类型，比如两种颜色（蓝或白）、长或短等。孟德尔通过 8 年冗长重复的实验，以及不同类型豌豆花的不断杂交，记录结果并计算不同类型出现的概率，由此发现了重要的遗传规律。

　　孟德尔的第一个观察结果是杂交遗传的性状不会"混合"在一起，比如蓝色杂交白色，其后代只会是蓝色或者白色，绝不会出现中间色的浅蓝，也就是说后代只会继承父母其中一位的类型特点。孟德尔的第二个观察结果是后代继承的类型特点大概率是显性（dominant）类型，小概率是隐性（recessive）类型。比如如果蓝色是显性类型，那么子代一定是蓝色；但如果继续杂交，隐性类型白色花可能以小概率出现在孙代中（子代父母的隐性基因刚好都传递给某个孙辈）。结合这两个简单的观察结果，孟德尔认为，遗传信息是独立的、离散的（discrete），不会混合，比如高就是高，矮就是矮，但绝不会混合成中间高度。子孙可能会同时继承父母的显性和隐性类型特点，但具体显现哪个特点，则是数学概率问题。显性和隐性遗传信息都可能在子孙体内，只是表现出其中一个类型的特点。因此，遗传可以用统计学模型来研究。见图 1.3。

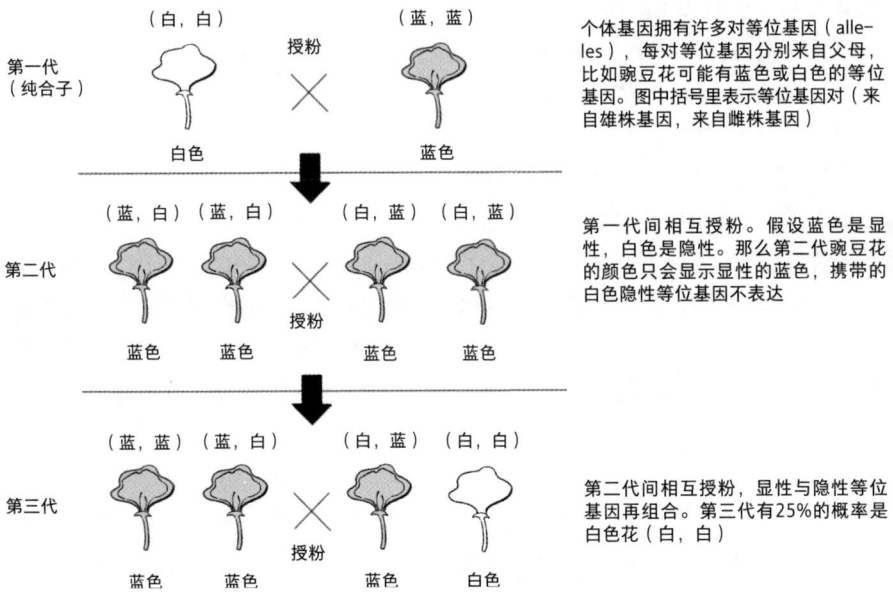

图 1.3　孟德尔豌豆花遗传学实验

　　孟德尔的遗传学实验无疑是对"遗传混合学说"的一个致命打击。达尔文在成名之后，也尝试补充微观遗传理论，沿用的是 19 世纪流行的混合学说，其学术源头是古希腊体液学说，达尔文提出遗传物质"泛子（gemmule）"在个体全身运行，并将身体特征的信息传递给后代，父母的信息会像液体一样在子女身上混合（blending），这是毕达哥拉斯和亚里士多德思想的延伸。达尔文在微观遗传理论上没有创新，并受到了其他科学家的批评。一个简单的推理就可以推翻达尔文的遗传混合学说：如果某个适合生存的突变出现了，一开始必然是罕见的，如果混合论是对的，那么这个罕见的突变必然在不断与主流类型混合的时候被稀释，比如白色不断被主流的蓝色稀释，直至白色在一代代中消失不见。这明显与达尔文观察到的现象（以及他提出的进化论）不符：罕见特点的雀鸟分支没有消失，反而渐渐变成主流分支，统治某个小岛。后续的实验也验证了达尔文无法解释遗传在个体之间传播的具体机制：切除了尾巴的小鼠进行交配，不管怎样都不会生下没有尾巴的小鼠后代，这与达尔文提出的遗传物质收集身体信息并传递给后代的猜想不符。

孟德尔学说与混合学说的争议点在于遗传信息的本质及其传递方式。混合学说认为遗传信息像液体，就像来自父亲的一滴黄色颜料混合来自母亲的一滴蓝色颜料，会让孩子拥有绿色的颜料。孟德尔学说认为，遗传信息像固体，父母会分别给孩子一支黄色的蜡笔和一支蓝色的蜡笔，孩子同时手握两支不同颜色的笔，但孩子只会拿其中一支黄色或蓝色蜡笔作画（也可能两支都是蓝色或黄色：父母给予同样颜色的笔）。孟德尔当时属于非主流的独辟蹊径，下的是苦功夫和笨功夫。在孟德尔极其朴实无华的实验和统计学数据面前，混合学说被击破。

这其实揭示了遗传信息的重要特点，它是独立和不可分割的，一个信息可能对应一个生理特点。孟德尔学说也让虚无缥缈的遗传信息具象化：一定存在一种信息的载体，类似于"生物原子"的物质，或者最基础的"生物信息元部件"在承载遗传信息的记录、传播、复制和传达指令。孟德尔并没有给这个"基础元部件"命名，更别说提出它的物质本质。孟德尔对整个遗传学领域的贡献非凡，他在不知道"遗传元部件"的情况下，抓住了这个物质的一些特点，提供了关于这个物质的线索，拨开了围绕遗传信息的迷雾，为后续继续探索的科学家指明了方向。孟德尔的实验朴实无华，洞见却意义非凡。豌豆花揭示的遗传规律可以作为大原则推广到所有生命，包括人类。有意思的是，遗传学研究的发源地竟然是宁静的修道院，一个名义上属于上帝的地方。

孟德尔于 1865 年发表了他的研究成果。可能他超前使用了当时不常用的统计模型，文章表面显得沉闷，又或是他离主流科研圈子太远，孟德尔学说在当时并没有引起太大反响，与达尔文出道即巅峰形成了鲜明对比。后来，孟德尔成为他们修道院的"主持"，就没有继续从事更多研究，直至他离世也没有获得学术认可。

孟德尔研究的是个体微观遗传信息如何传递，而达尔文研究的是物种的宏观遗传变化。孟德尔依靠的是种植技术和杂交实验，而达尔文是理论大师。孟德尔抽丝剥茧，达尔文统一归纳。如上所述，达尔文也曾尝试在微观遗传层面寻找具体机制，但似乎孟德尔的研究才更加贴近真相。孟德尔学说与达尔文的进化论共同构成了遗传理论的重要基础。有记录显示，达尔文当年可能接触过孟德尔学说。神奇的是，达尔文在刊物的第 51 页、53 页和 54 页都做了大量笔记，唯独忽略了刊登孟德尔文章的第 52 页……

1.2.3　基因：众里寻他千百度

搞清楚遗传物质非常重要，因为细胞的新陈代谢、胚胎发育、繁衍等问题，都需要通过遗传信息学的突破来解答。遗传信息学甚至能尝试回答一些"大问题"：为什么生命会是我们认识的那样、生命的由来、物种的变异和进化、发育问题等。虽然遗传物质的特性慢慢浮出水面，但很多结论都是通过实验和观察侧面推测的，人们还没彻底搞清楚遗传物质的构成和化学成分。众多遗传学家在孟德尔学说的指引下继续揭示遗传的奥秘。

孟德尔学说领先他的时代几十年，他 1865 年发表的研究成果直到 1900 年左右才开始被其他科学家接受。德弗里斯（de Vries）、冯·切尔马克（von Tschermak）、科伦斯（Correns）等科学家同时重新发现了孟德尔定律。当他们以为这是自己的原创成果时，却不约而同发现在几十年前，一位名为孟德尔的"神职人员"就已发表过相同的研究成果。这些科学家也做出了自己的贡献，比如德弗里斯通过观察 5 万朵报春花，记录了 800 个变异现象，并由此提出遗传变异是随机发生的观点。

英国剑桥大学的遗传学家威廉·贝特森（William Bateson）于 1900 年读到孟德尔的文章，马上意识到孟德尔学说的重要性。通过重复孟德尔的实验，贝特森迅速成为孟德尔学说的"信徒"，并在欧美四处宣扬扩散该学说。贝特森首次提出研究遗传和变异的学科为遗传学（genetics）。在 1909 年，理论中的"遗传元部件"终于被赋予属于它的专属名字，植物学家威廉·约翰森（Wilhelm Johannsen）将其命名为"基因（gene）"，源自希腊语 geno，也就是赋予生命的意思，中文"基因"是"gene"的音译。最初，基因只是一个科学假设、一个概念，只有名称，它的本质和细节并不清晰，还有不少人对它提出质疑。基因这个最基础的遗传因子是基于孟德尔实验证据提出的科学假设，后续研究证实了其存在。这就是科学假设思维的强大之处！

要消除质疑者对基因的疑问，最好的方法就是揭示基因的真面目，或者至少找到基因在细胞中的位置，而科学家猜测基因应该在染色体（chromosome）上。人类的染色体是成对存在的，人体的体细胞染色体数目为 23 对，其中 22 对为男女所共有；另外一对为决定性别的染色体，男女不同，称为性染色体（sex chromosome），男性为 XY，女性为 XX。科学家其实在 20 世纪初就观察到了染色体，通过受精卵的性染色体 X 和 Y 就能判断胚胎的性别，也就是说决定性别的遗传因子——基因，应该位于染色体上。

在 20 世纪初，美国继续寻找基因。哥伦比亚大学的托马斯·摩根（Thomas Morgan）将孟德尔的豌豆花实验在果蝇上重现，证明孟德尔学说在其他生物上依然适用。在这基础上，摩根进一步改良孟德尔学说，他发现遗传特点并不一定是独立出现的，比如黑色与特定翅膀形状共同出现的概率很高。也就是说基因不一定是单独的，而是组合的。同时，不同的基因若在同一个染色体上，对应的表型共同出现的概率更大；而不在同一个染色体上的基因基本不会关联和同时表达。摩根实验室用表型共同出现的概率，粗略推测基因可能的位置，这是人类第一次尝试排列基因。而真正的基因测序要等到快 100 年后的 20 世纪末才实施。摩根的研究表明，基因在染色体上存在物理空间层面的关联，他猜测基因在染色体上仿佛是一个个珍珠串联在绳子上，这离发现基因的物质基础又进了一步。摩根因对遗传学的研究而获得 1933 年的诺贝尔生理学或医学奖。

除此之外，摩根成立的生物学系以及培养的众多学生为遗传学研究做出了突出贡献，这些研究人员后来陆续赢得了 7 个诺贝尔生理学或医学奖。比如摩根的学生赫尔曼·马勒（Hermann Muller）后期发现辐射也可以大幅增加变异：能量可以改变性质，这也是化学分子的一个特点，预示基因拥有化学分子结构。凭此发现，他获得了 1946 年的诺贝尔生理学或医学奖。

同样来自摩根实验室的特奥多修斯·多布然斯基（Theodosius Dobzhansky）进一步把摩根的果蝇实验发扬光大。早期实验室通过共同出现的概率推算基因排序，多布然斯基聚焦其中一对特殊的基因突变，我们暂且称为 ABC 和 CBA 突变［字母调转说明基因位置的调转，我们称这种突变为等位基因（alleles），也就是同一个位置的不同突变一般导致同一个表型特点的不同，比如蓝眼睛和黑眼睛］。多布然斯基设计了一个绝妙的实验，他养了两组果蝇，每一组都有 ABC 和 CBA 果蝇，并且 ABC 和 CBA 果蝇数量对等。他把其中一组果蝇置于低温环境继续培养。一段时间后，他发现这个低温组中 ABC 果蝇的比例较对照组显著升高。他验证了孟德尔学说：一个基因的突变影响果蝇表型（是否耐寒）。同时，这个实验展示了达尔文的自然选择学说：ABC 果蝇肯定有耐寒的特点，导致这类果蝇在低温下超比例繁育。多布然斯基通过一个简单的实验，把孟德尔和达尔文的学说都串联了起来，从微观基因影响表型，到宏观自然选择适应环境的表型，基因、变异、表型、自然选择、进化全都联系了起来！

多布然斯基的实验意义在于，它最大程度解释了为什么生命会是我们认识的那样。除了基因之外，环境也会影响表型（表型是生物表现出来的生理特征，所谓自然选择，选择的其实就是表型）。达尔文看到的是环境，孟德尔看到的是遗传变异，两者加起来共同影响生物的表型特点。这个发现还具有实际的临床意义：比如携带 BRCA1 型基因的女性有 80% 的概率患有乳腺癌（基因导致癌变表型）。多布然斯基的发现被称为现代进化综论（modern synthesis），或现代达尔文主义，这是孟德尔遗传定律和达尔文进化论的结合，完成从基因突变、表型影响、自然选择到物种进化的理论闭环。

英国科学家弗雷德里克·格里菲思（Frederick Griffith）发现细菌之间除繁殖外也可以传递遗传物质。他挑选了两种细菌：一种是平滑型细菌（拥有平滑外壳的细菌），这种细菌能躲避免疫系统并导致小鼠患上肺炎；另一种是粗糙型细菌（拥有粗糙外壳的细菌），这种细菌不会导致小鼠患上肺炎。他把平滑型细菌灭活，残余混合活体粗糙型细菌共同培养，拥有粗糙外壳的细菌的后代竟然也拥有了平滑外壳的特点，并能导致小鼠患上肺炎。实验证明，遗传信息不一定只能通过有性繁殖传播，化学残余中肯定拥有平滑型细菌的遗传信息物质，能把遗传信息传递给粗糙型细菌。

在孟德尔和达尔文之后，科学家们在寻找基因的道路上前赴后继，已经探索出很多关于基因的特性，而且这是在不知道基因真面目和其化学结构的前提下完成的。20 世纪 30 年代以来，随着物理学和化学的飞速发展，物理学和化学开始介入生命科学，协助其寻找生命基础。生物学回归到更加基础的科学原则：分子、力、结构、生化反应等。甚至量子物理大师埃尔温·薛定谔（Erwin Schrödinger）也撰写了著名的著作《生命是什么》（*What is Life*）。薛定谔通过物理理论猜测基因特质：基因既要保持稳定，同时也可以出现少许变异，能承载所有生命信息，而且在一个细胞内。薛定谔觉得基因是染色体长条上延伸出来的化学链接，其排列顺序是信息的基础。他的猜想很接近真相了。

1.2.4　基因与 DNA

化学和生物学的交叉融合，推动了生物化学（biochemistry）的诞生。科学家在 20 世纪 40 年代已经可以分解细胞，并探索细胞的化学成分，但遗传物质是哪个成分还未被确定。已知基因在染色质上，染色质的化学成分是蛋白质（protein）和核酸（nucleic acid），到底哪个才是遗传物质？一开始人们觉得是蛋白质，因为蛋白质功能多样，能控制细胞进行生化反应，也是身体的重要组成部分。

核酸就像暗物质，1869 年由弗雷德里希·米歇尔（Friedrich Miescher）在患者绷带及三文鱼精子中发现，但不知道它的用途。因为它在细胞核内，又是化学酸性分子，所以取名为核酸。核酸是由糖、磷酸盐（phosphate）和碱基组成的长链分子，核酸又被分为 DNA 和 RNA 两类。核糖的化学名叫 ribose，加上核酸（nucleic acid），形成核糖核酸（RNA）。脱氧核糖（deoxyribose）加上核酸（nucleic acid），形成脱氧核糖核酸（DNA）。由于对核酸的研究尚不深入，一开始人们觉得核酸没有什么变化，最多只有辅助的功能，相比各式各样的蛋白质显得那么"无聊"，其中或许不可能有大量生命信息。

实验很快给出了答案。1944 年，美国洛克菲勒大学的奥斯瓦尔德·埃弗里（Oswald Avery）重复了格里菲思关于灭活平滑型细菌和活体粗糙型细菌的遗传信息传递的实验。埃弗里运用排他法，每次都会去除平滑型细菌化学残余中的一样东西，比如外壳、脂类、蛋白质等，发现遗传信息还是会传递给粗糙型细菌，也就是说遗传物质不是以上物质；而只有添加了消化 DNA 的酶时，细菌遗传信息的传递才能被终止。这确认了遗传信息的物质基础，即基因的化学真面目——核酸。

1.2.5　DNA 的结构

DNA 被确认为遗传物质之后，迅速登上了生命科学的舞台中央。上文中我们看到了化学对生物学的重要贡献：发现遗传信息。这一小节我们再来看看物理学（比如力、运动、空间、结构等）是如何影响生物学的。这就说到生物物理学（biophysics）：生物分子的形状和空间结构决定其生物功能。生化反应在微观层面就是形状各异的分子的碰撞、结合和互动，就像钥匙和锁，或钩子和钳子，等等。物理定律影响生化反应，而生化反应又影响生物现象。借助物理学，生命科学得以进一步发展，从而揭示 DNA 的组成和结构。

DNA 结构的发现也是一个非常精彩的故事。这是一个关于科研竞赛的故事，科学家们竞相争夺这一发现的荣誉。故事有 4 位主角：莫里斯·威尔金斯（Maurice Wilkins）、罗莎琳德·富兰克林（Rosalind Franklin）、詹姆斯·沃森（James Watson）和弗朗西斯·克里克（Francis Crick）。他们的共同点是都有剑桥大学的教育背景，以及都深受薛定谔的《生命是什么》的影响。但除此之外，他们是如此不同。

威尔金斯曾是剑桥大学物理系的学生，后来到伦敦国王学院从事 DNA 结构的研究工作。他相信如果能直接"看到"DNA 的形状，就能揭示 DNA 的具体机制与功能。当时，科学家基本能确定 DNA 主要由糖和磷酸盐构成的骨架，以及 4 种碱基分子组成。4 种碱基分子分别为腺嘌呤（A，adenine）、胸腺嘧啶（T，thymine）[RNA 中尿嘧啶（U，uracil）取代 T]、鸟嘌呤（G，guanine）、胞嘧啶（C，cytosine），简称 A、T、G、C。但这些分子怎么组成 DNA 还不明确，而且 DNA 分子太小了，当时用来"看"DNA 的工具主要是晶体学（crystallography）和 X 线衍射（diffraction）。通过各种角度的 X 线衍射，形成不同 DNA 分子的影子图案；通过组合影子图案，科学家能窥探 DNA 的结构。但如果 DNA 所在环境中的液体和气体不断运动，水分子和气体分子会影响影子成像，因此需要先把 DNA 晶体化以固定，当时已有科学家用此法来观测蛋白质。

威尔金斯在伦敦国王学院的同事富兰克林，正是这方面的技术专家。她用专业的技术和雷厉风行的做事风格，硬是在当时男性主导的科研领域中取得一席之地。富兰克林巧妙地通过氢气生理盐水减轻 DNA 分子受湿度的影响，保持 DNA 分子的稳定，大幅提高了照片清晰度。但她与同事威尔金斯关系处得不好，这为他们的科学竞赛埋下了隐患。

而在剑桥大学的阵营，两个天才（或者说怪才）沃森和克里克，也在探索 DNA 的结构。沃森和克里克是一对知音，他们年轻、大胆、颇具天赋，并对"大问题"敏感。沃森在观摩威尔金斯的学术汇报时，看到了 DNA 的模糊图片，这对沃森产生了极大的触动。克里克觉得解决 DNA 结构的问题应该用常识，DNA 结构应该是简洁的，他思考原子与原子之间会不会像正负极那样吸引，空间是太挤还是太松，组合的整体结构稳定还是不稳定等。他觉得伦敦国王学院阵营使用 X 线成像不够直接，他的原话是"好比推钢琴下楼，通过推钢琴的声音来判断钢琴结构"。所以沃森和克里克选择搭模型的方法。

沃森经常去听富兰克林的汇报，获取信息，并从初步图像中获得重要的构思灵感。富兰克林的图像基本可以确认 DNA 是螺旋状，但是有几条螺旋结构还无从得知。同时，磷酸盐作为骨架，应该怎么摆？按照一定的规则，沃森和克里克开始盲拼，一开始尝试 3 条螺旋结构，骨架放在内面。他们征求富兰克林的意见，但他们搭出的结构与图像数据不符。磷酸盐是负极，挤在内部容易互相排斥，因此结构的内在能量不稳定，而且内部太密也容不下所需的水分子。初期的模型被富兰克林批判得体无完肤。

后来在 1953 年，威尔金斯在富兰克林不知情的情况下给沃森看了更加清晰的照片。螺旋状基本确定无疑。最终，第 51 号图中清晰的黑色大叉给了沃森灵感。他觉得大道至简，双螺旋结构简洁而稳定。沃森和克里克赶紧建模，这次把磷酸盐骨架放在外面，碱基放在内面，但碱基就要挤在一起了，互动不可避免。A、T、G、C 4 个碱基分子之间有什么关系？当时哥伦比亚大学的科学家通过分解 DNA，观察到 A 和 T 比例一样，而 G 和 C 比例一样，这说明它们是配对的、互补的。沃森和克里克原本的模型用同样的碱基配对，比如 A 与 A 配对，但这样每对形状不一样。他们突然发现 A 与 T 配对和 C 与 G 配对形状一样，也就是说如果 A 只与 T 配对，C 只与 G 配对，最终结构会取得稳定，宛如拉链两端的链齿（图 1.4）。

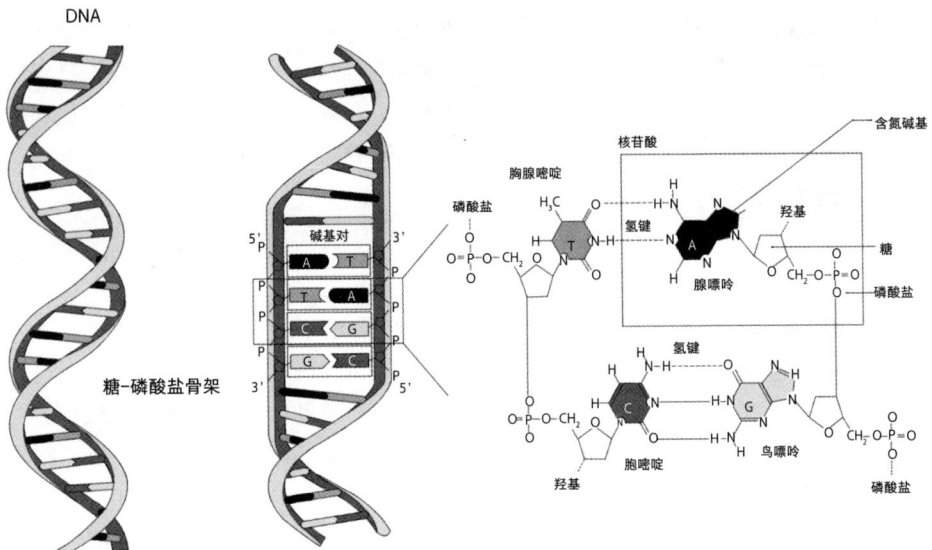

图 1.4　DNA 的结构

一个细胞内的 DNA 总长度约为两米。双螺旋骨架上 A、T、C、G 碱基的排序，向内互补配对，因为镜像互补，两条螺旋结构拥有一样的信息。当沃森和克里克看到 DNA 双螺旋结构模型时，就认识到了它储存信息的功能。这个模型的尺寸、角度、分子间隙都跟数据兼容。威尔金斯和富兰克林也来看这个模型，这次连挑剔的富兰克林也感到满意。他们一起在《自然》（*Nature*）期刊上发表研究成果，沃森和克里克主笔阐述 DNA 结构，富兰克林提供晶体图像证据，威尔金斯提供支持性实验证据。文章最后一句是"特定的碱基配对顺序，马上揭示了遗传物质的信息传递机制"。从细胞到细胞传递信息，从个体到个体传递信息，这一切由 DNA 的结构承载。从毕达哥拉斯和亚里士多德，到达尔文和孟德尔，再到以摩根为代表的 20 世纪初的科学家，千年接力只为了揭示遗传的真相，最终因 DNA 结构的发现而真相大白。DNA 结构的图像后来广为人知，成为科学探索生命本质的象征。威尔金斯、沃森和克里克因此荣获 1962 年的诺贝尔生理学或医学奖。令人惋惜的是，做出非凡贡献的富兰克林在 1958 年因卵巢癌去世，享年 38 岁，未能等到属于她的荣耀。

历史的潮流滚滚向前，DNA 作为基因的化学分子，其结构的发现拉开了新时代的帷幕。火器时代是基因的时代。我们进行了一场跨度超过千年的科学考古，主要是为了梳理出基因作为遗传信息载体的关键特点。这些特点会在以基因为基础的生命科技发展中起到关键作用。

1.3　中心法则

随着 DNA 结构的公开，新的问题随即而来：DNA 是怎么影响生命功能并记录生命信息的？为什么是双螺旋结构？特定碱基为什么是互补配对的？我们已经知道这个"生命天书"长什么样，下一步就是破译它，甚至改写它。同时前文提到的发现 DNA 结构的沃森和克里克，他们的故事还没完结。他们还会在揭示生命奥秘的道路上继续做出卓越的贡献。

1.3.1　从 DNA 到蛋白质

时间稍稍倒退一点，回到 1940 年左右，那时候比 DNA 结构的发现还要早十几年，人们开始陆续发现蛋白质的功能。蛋白质被称为生命的执行者一点都不为过。比如身体中重要的生化反应——呼吸作用，蛋白质会辅助糖和氧转化为二氧化碳和能量。不同的蛋白质也是身体的主要组成部分。同时，蛋白质也执行许多细胞功能，比如新陈代谢、分裂、免疫防御、分泌、排泄、信号传导、成长、死亡等。那么，基因（记载生命指令）和蛋白质（生命的执行者），是怎么联系起来的呢？

来自哥伦比亚大学生物学系的摩根的学生乔治·比德尔（George Beadle）和爱

德华·塔特姆（Edward Tatum）把他们的研究重点放在了面包菌上。面包菌若要生存、生长，就需要将葡萄糖合成脂类，将先导化合物合成 DNA，将简单的糖合成复杂的碳水化合物等，而这需要各种蛋白质来从事"生产"工作。正常情况下，基因含有生成蛋白酶的指令，外部营养加蛋白酶就能产生机体所需物质，完成代谢功能。他们发现一个基因突变会导致一个酶的缺失，最终导致一种代谢功能的缺失。比如基因突变可能导致合成碳水化合物的蛋白酶缺失，那么这些面包菌自身就不能合成碳水化合物，需要给这些变异面包菌人工提供碳水化合物，才能维持它们的生命。

　　这个实验证明，基因拥有生产蛋白质所需的信息，通过生产蛋白质，生命体才能具有基本的功能和代谢。具体的基因指令生产具体的蛋白质，具体的蛋白质发挥具体的生命功能。凭借提出"基因—蛋白质—功能"这个链条，也叫"一基因一酶假说"（one gene–one enzyme hypothesis），比德尔和塔特姆获得 1958 年诺贝尔生理学或医学奖。

　　蛋白质由 20 种氨基酸（amino acids）组成，氨基酸是构成蛋白质的基本单位（类似于乐高积木的元部件）。氨基酸会串联成一条长链——肽（peptide），这个长链会因氨基酸分子的互动，卷成形状各异的蛋白质结构（图 1.5）。不同形状赋予蛋白质不同的功能，比如运输氧气、形成肌纤维等。如何从 A、T、C、G 这 4 个碱基到生成蛋白质呢？因为基因似乎不会直接生成蛋白质，沃森怀疑有中间体起到衔接基因和蛋白质的作用。他的老朋友克里克也认为，把信息从核内储存基因的地方传送到核外生产蛋白质的地方，空间上需要一个中间体过渡。当时，科学家们已经怀疑这个中介就是 RNA。

　　科学家从蛋白质是怎么生产的着手，而当时已知制造蛋白质的工厂是核糖体（ribosome）。1960 年，西德尼·布伦纳（Sydney Brenner）、弗朗索瓦·雅各布（Francois Jacob）和马修·梅塞尔森（Matthew Meselson）用生物化学的手段中止蛋白质的生产，同时观察"核糖体工厂"里发生了什么。他们用镁原子来做黏合，防止"核糖体工厂"分解，并从中提炼出 RNA。这基本验证了科学假设：遗传信

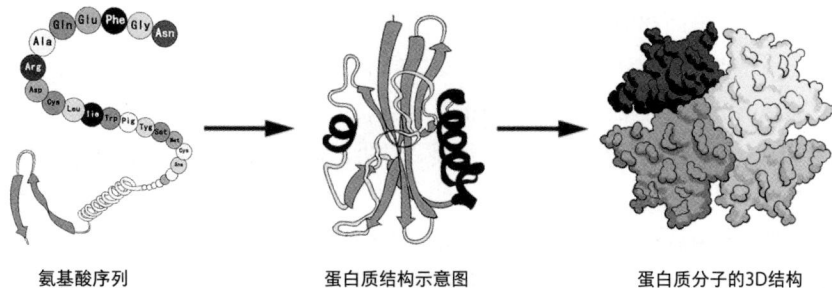

氨基酸序列　　　　　　　　　蛋白质结构示意图　　　　　　　　蛋白质分子的3D结构

图 1.5　氨基酸长链与蛋白质

息从细胞核内的 DNA 模板复刻到 RNA 上，这个 RNA 带着指令来到细胞核外，找到核糖体"工厂"，生产出蛋白质。科学家把 DNA 信息复刻到 RNA 上称为转录（transcription），而 RNA 根据指令生产出相应蛋白质称为翻译（translation）。

为什么信息传递机制是这样的？一个简单的解释是：DNA 可以被视为母版，是生命的蓝图，重要的信息全部刻录到这个蓝图上，并且 DNA 要尽可能在细胞核内，以保护 DNA 的安全和稳定，怎么可以随便拿来"生产"？频繁地生产蛋白质，还是靠传递信息的 RNA 比较好。这类 RNA 就叫信使 RNA（mRNA）。打个比方，mRNA 就像玄奘，他去天竺取经，从 DNA"母版经文"上转录，也就是抄书，并把信息带回到中土（细胞核外），然后再翻译"经文"，把信息传播（信息转化成蛋白质）。

4 个碱基需要多少个组合才能表达 20 个氨基酸？单个碱基不够（表达 4 个组合），2 个碱基组合也不够（表达 4×4=16），至少要 3 个碱基组合才能表达。3 个碱基形成 1 个密码子（codon），对应 1 种氨基酸。20 世纪 60 年代，全球多个实验室竞相解码 3 个碱基组合对应什么氨基酸。一共也就 4×4×4=64 个组合，科学家逐个尝试，发现有的组合没用，最终于 1966 年基本完成全部氨基酸密码子的发现（图 1.6）。

也就是说，碱基的排序非常重要，就好比同样 3 个英文字母 A、C、T，排列顺序不同，ACT、TAC、CAT 的意思就完全不同。正如沃森和克里克所说："碱基的排序，就是承载遗传信息的密码"。

1.3.2　中心法则

到此，科学家基本阐明了遗传信息的传递机制：基因—指令—功能，即完成遗传信息的转录和翻译的过程。克里克把这个机制归纳为中心法则（图 1.7）。这基本是所有有细胞结构的生物所遵循的法则。

通过遗传病的例子，我们可以清晰地看到中心法则的脉络。比如镰状细胞贫血是一种常染色体隐性遗传的血液疾病。正常红细胞可以在血管中畅通无阻，把氧气运输到全身器官；而不正常的红细胞是镰刀状的，会阻塞毛细血管而限制流至器官的血量，因而导致局部缺血、疼痛和器官损伤。这都来源于记录血红蛋白生产指令的基因中一个密码子的异常：正常的 GAG 变成 GTG，这直接导致本来应该生产的谷氨酸（Glutamate）变成缬氨酸（Valine）。这一个氨基酸的变化导致整个血红蛋白的形状改变，红细胞从圆形变成镰刀形。对蛋白质来说，形状即是功能，形状的改变也会最终影响功能。从这个例子可以看到，整个遗传信息根据中心法则传递：基因的突变，影响氨基酸和蛋白质的合成，蛋白质形状的不同影响了生理功能。

了解中心法则后，我们可以了解遗传信息传递的机制。这是困扰人类几千年的问题，是事关生命本质的问题。当年薛定谔提出"生命是什么？""生命为什么是我

第 2 位

	U	C	A	G	
U	UUU 苯丙氨酸 UUC UUA 亮氨酸 UUG	UCU UCC 亮氨酸 UCA UCG	UAU 酪氨酸 UAC UAA 终止密码 UAG	UGU 半胱氨酸 UGC UGA 终止 UGG 色氨酸	U C A G
C	CUU CUC 亮氨酸 CUA CUG	CCU CCC 脯氨酸 CCA CCG	CAU 组氨酸 CAC CAA 谷氨酰胺 CAG	CGU CGC 精氨酸 CGA CGG	U C A G
A	AUU 异亮氨酸 AUC AUA AUG 甲硫氨酸	ACU ACC 苏氨酸 ACA ACG	AAU 天冬酰胺 AAC AAA 赖氨酸 AAG	AGU 丝氨酸 AGC AGA 精氨酸 AGG	U C A G
G	GUU GUC 缬氨酸 GUA GUG	GCU GCC 丙氨酸 GCA GCG	GAU 天冬氨酸 GAC GAA 谷氨酸 GAG	GGU GGC 甘氨酸 GGA GGG	U C A G

第 1 位 (左侧) 第 3 位 (右侧)

⊞ 起始密码　　　▨ 终止密码

图 1.6 氨基酸密码子列表

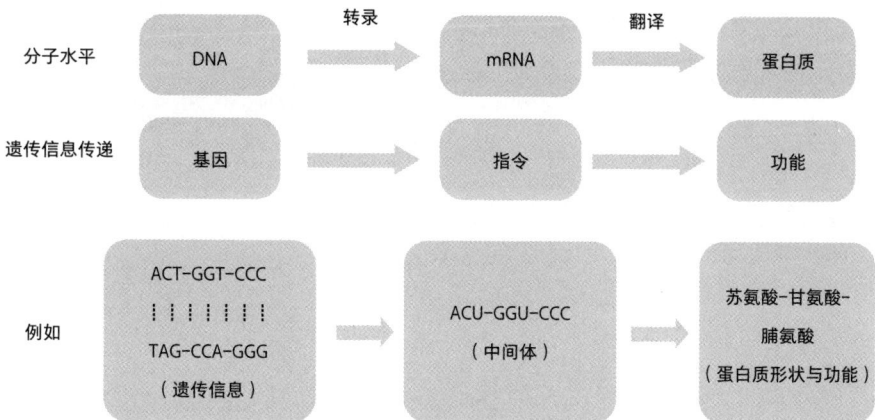

分子水平	DNA	转录 →	mRNA	翻译 →	蛋白质
遗传信息传递	基因	→	指令	→	功能
例如	ACT-GGT-CCC ¦¦¦¦¦¦¦¦¦ TAG-CCA-GGG （遗传信息）	→	ACU-GGU-CCC （中间体）	→	苏氨酸-甘氨酸-脯氨酸 （蛋白质形状与功能）

图 1.7 中心法则

们看到的这样（生存、成长、修复、进化、疾病、行为、种族、身份、命运等)?"
生命以一种层次信息架构呈现：底层的基因通过 DNA 中的碱基（好比是生命的字
母）编码遗传信息。字母组成单词，单词组成句子，句子组成段落，段落组成篇
章，最终形成这本生命之书，关于生命的一切都写在书里。

随着我们对中心法则链条的更深入了解，除了追寻生命奥秘的真相，围绕中心
法则还衍生出众多新一代生命科学技术，掀起了时下最前沿的生命科技浪潮。除了
探究生命现象，人们也开始思考如何改变生命，也就是改写生命之书。要了解这些
新科技，中心法则提供了一个清晰的路径图，而本书也会围绕中心法则介绍各类前
沿生命科学技术。

我们会在下一章重点探讨人们是如何破译生命之书的，也就是基因测序技术的
发展；如何读取基因组中的医学信息，以及通过基因测序进行疾病的预防与诊断。

阅读生命之书之后，我们开始思考如何改写生命之书，"写错"的地方能否重
新改写。本书将重点介绍基因编辑技术，以及这个技术为医疗甚至人类发展所带来
的重大意义。

接着，我们开始介绍中心法则的下一个环节：mRNA。mRNA 作为中心法则
中承上启下的中间体，其最新的技术突破可以作为重要的底层共性技术，打开广阔
的医学领域。

中心法则的最下游是生命功能通过蛋白质在细胞层面呈现。这个领域同样诞生
了非常有潜力的技术，比如 AI 的运用、合成生物学技术、CAR-T 疗法等。

之后，我们会讨论一些横跨上述 3 个层面的集成式技术，特别是在衰老和抗衰老
研究领域。我们会讨论 DNA、mRNA 和蛋白质之间的互动，也会介绍另外一个维度
的研究：表观遗传学，以及其衍生出的部分重编程、表观遗传时钟、抗衰老等技术。

最后，我们会介绍一些我们认为非常有意思、带有一定科幻色彩的未来医学技
术，比如器官芯片、光遗传学、太空医学等。

有中心法则路径图在手，事不宜迟，我们出发的第一站是：基因测序。

第 2 章

———

生命的蓝图：基因组的阅读

2.1　DNA 测序：破译生命的密码

1869 年，瑞士医生弗雷德里希·米歇尔首次从旧的医用绷带上提取出了一种叫作"核素"的化学物质，现称为核酸，正式名为脱氧核糖核酸，也就是我们耳熟能详的 DNA。时间迈入 20 世纪，1953 年英国剑桥大学的生物学家弗朗西斯·克里克和詹姆斯·沃森共同发现 DNA 的双螺旋结构，并获得 1962 年诺贝尔生理学或医学奖。有意思的是，克里克和沃森当年是在两人常去的剑桥大学的"老鹰酒吧"发布这一消息，宣称他们找到了"生命的密码（the secret of life）"。

克里克和沃森称 DNA 为"生命的密码"其实并不为过。地球上绝大多数生命都有 DNA（病毒是一种非细胞形态的微生物，一般只有 RNA，即单链结构）。我们在第 1 章介绍过 DNA，现在我们简单回顾一次。DNA 是承载遗传信息的化学物质，含有构建身体的一切指令以及产生身体所有生化反应的信息。DNA 分子的双螺旋结构由两条扭曲的分子长链组成，而长链又是由 4 种我们称为碱基的分子串联组成：腺嘌呤、胸腺嘧啶、鸟嘌呤、胞嘧啶（为了方便，一般我们就用字母简称 A、T、G、C 来代表）。两条长链上的碱基会互相配对（形成化学键），A 只和 T 配对，G 只和 C 配对。我们人类的单个细胞 DNA 大约拥有 30 亿对碱基，一个碱基可能只有 0.34 纳米。如果一个细胞的 DNA 全部相连，可以达到 2 米；人体所有细胞的 DNA 相连，长度可达 2 个太阳系直径。

人类 DNA "蓝图"有 23 对染色体，可以理解为一套 23 册的"生命之书"。打个比方，如果人体是一栋楼房，那么每个细胞就是一块砖，而 DNA 是每块砖上刻画的用来完整建造整个"人体楼房"的"蓝图"，并包含运营这个"人体楼房"的"指令"（包括演化、遗传、生长、繁殖等）。我们习惯把一组完整的信息（比如制造机体所需的某种蛋白质或酶的遗传信息）称为基因，一个基因由几百至几百万个不等的碱基组成。所有基因的组合就是全基因组（genome）。

电子信息世界由 0 和 1 的二进制构成，摩斯密码由长信号和短信号构成，"生命之书"则是由 A、T、G、C 4 种碱基单位"书写"而成。所以 A、T、G、C 碱基的顺序是一切生物信息的基础。这就好比英文字母"I LOVE YOU"可以传达爱的信息，但同样的字母打乱排序（如 VOULOYIE）就毫无意义。要破解"生命的密码"，读懂"生命之书"，理清 30 亿对碱基 A、T、G、C 的顺序尤为重要。

要想挖掘出 DNA 中的隐藏信息，需要用到 DNA 测序（DNA sequencing），或称基因测序。DNA 测序最早可以追溯到 20 世纪 50 年代，而在历经数十年的技术进步与迭代后，各流派的 DNA 测序技术百花齐放。DNA 测序行业也经历了群雄逐鹿的时代，到现在以 Illumina 为首的 DNA 测序巨头笑傲江湖。现如今 DNA 测序能以更快的速度阅读更长的基因序列，以更低的成本完成更精准的测序，并产出更多的测序数据。测序成本从最初的 30 亿美元 / 基因组降低至 2022 年的 100 美元 /

基因组。接下来，我们把 DNA 测序分成 3 代，并分别挑选出具有代表性的技术，进行简单的原理分析。

2.1.1 第一代基因测序

同样来自英国剑桥大学的弗雷德里克·桑格（Frederick Sanger）在 1976 年奠定了 DNA 测序技术的基础，并因此于 1980 年获得诺贝尔化学奖。桑格的发明不亚于当年显微镜的发明：虽然我们无法像用显微镜观察微生物一样用测序来"看"基因，但我们只要知道碱基分子的排列顺序，即可阅读生命之书上的文字，生命科学也由此进入基因分子时代。

桑格的方法非常巧妙，是一种链终止法（chain termination method），与我们熟知的"复制 DNA"的聚合酶链反应（PCR）类似。他利用此技术成功测出 Φ-X174 噬菌体（Phage Φ-X174）的基因组序列。这也是首次完成的完整基因组测序。桑格发明的技术和材料比起当时其他测序方法的毒性更低。

桑格首先对目标 DNA 进行克隆，把目标 DNA 嵌入大肠杆菌质粒，复制细菌，从而复制大量目标 DNA。提纯 DNA 片段之后，把温度调高到 90 ℃，将碱基化学键断开，使双链螺旋结构变成单链结构，并运用超声波把片段随机打散（图 2.1）。

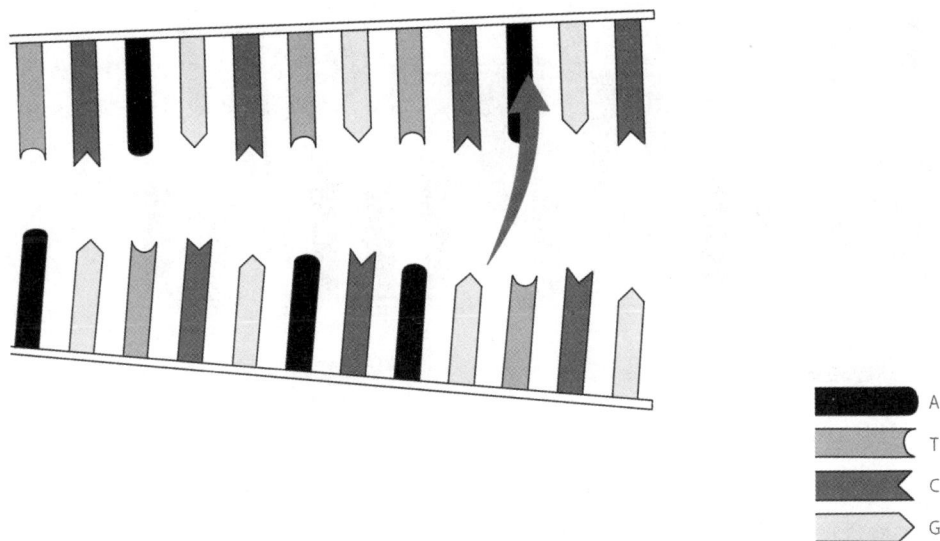

图 2.1 桑格法测序第一步

随后，运用大量打散的 DNA 作为模板，重新合成 DNA，添加 DNA 引物（primer，用于 DNA 片段开头的锚定）和 DNA 聚合酶（DNA Polymerase，可以理解为生产 DNA 链条的蛋白质"机器"），使 DNA 单链在 50 ~ 60 ℃得以复制（图 2.2）。

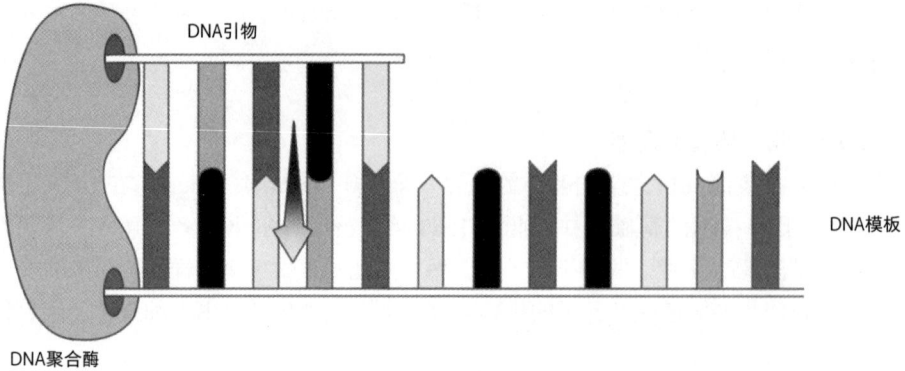

图 2.2　桑格法测序第二步

　　然后，再添加大量 A、C、G、T 碱基单分子（构建新链条的原材料），在引物和 DNA 聚合酶的作用下，按 A-T 和 C-G 的配对方式，重新合成新的配对 DNA 片段（图 2.3）。直到这一步都还是类似 PCR 的步骤。

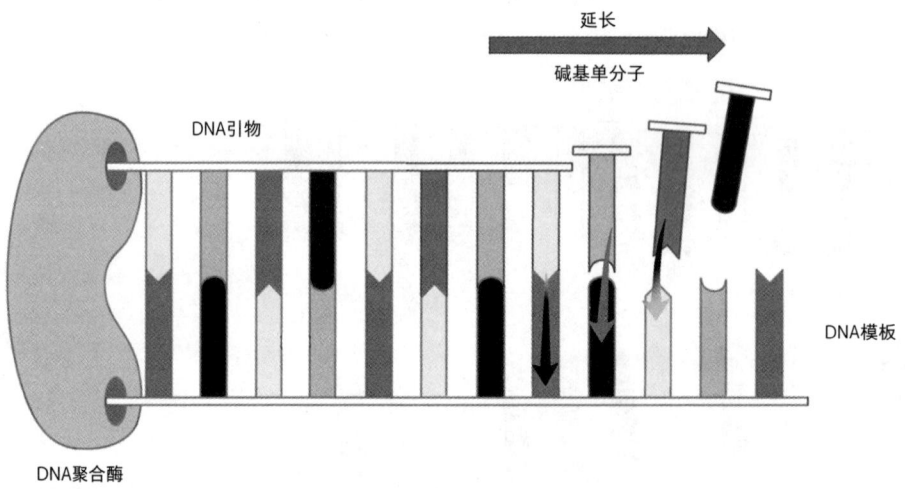

图 2.3　桑格法测序第三步

　　关键一步是利用终止子（terminator）来随机终止 DNA 链的合成（图 2.4）。终止子能终止新的碱基分子添加到链条上，而这个终结是随机的。

　　这会使不同序列的 DNA 有不同的长度，我们加温到 90℃，得到长短各异的片段，使 DNA 片段可以通过电泳（electrophoresis）来进行分析。

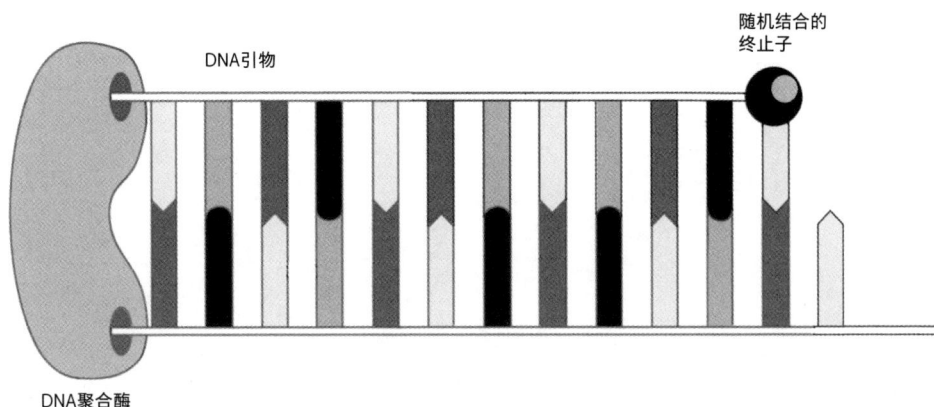

图 2.4　桑格法测序第四步

电泳，即把上述 DNA 片段转移至凝胶上，对凝胶增加电场。因为 DNA 分子是负电荷，所以 DNA 片段会往正极移动。不同长短的 DNA 片段分子在凝胶上移动的距离也不一样，长片段跑得慢，短片段跑得快，这是预测 DNA 排列顺序的关键。只要克隆片段够多，切得够碎，那么从短到长的片段会逐步递增一个碱基，而我们只要把递增的碱基找出来，就能测出序列（图 2.5）。

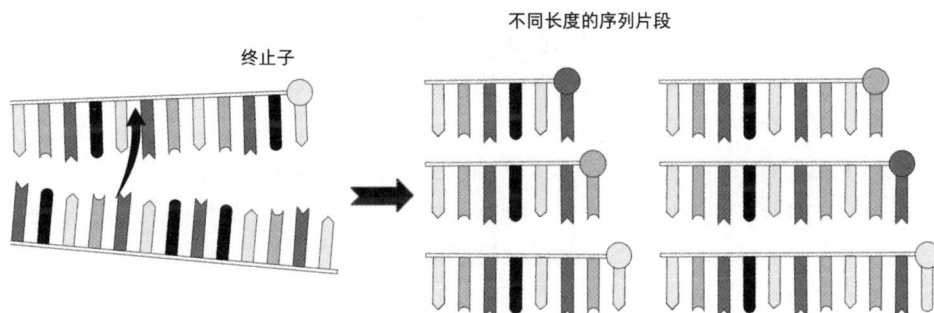

图 2.5　桑格法测序第五步

原本桑格运用放射性染料和 X 线显影，后来运用改进的荧光染料和毛细管电泳法：DNA 片段终止子经特殊处理，分子末端标记荧光染料，A、C、G、T 各自一种颜色，这样运用光学仪器捕捉长短不同、速度不同的 DNA 片段的最后一个碱基，组合起来我们就可以得到待测 DNA 的序列（图 2.6）。

这是第一代测序技术，桑格为此也获得了诺贝尔化学奖。可是这个方法的测序能力相对有限，一个工作人员一年也就测序 2 万 ~ 5 万个碱基。但恰恰是这个看似很原始的技术，奠定了一项伟大科学探索的基础：人类基因组计划（Human Genome Project）。

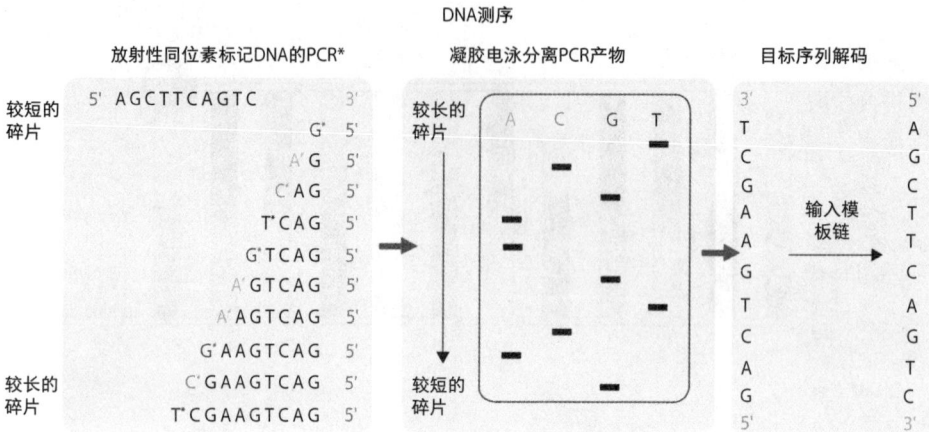

图 2.6　凝胶电泳与 DNA 测序

2.1.2　人类基因组计划

第一代基因测序技术在人类基因组计划中得到大规模使用。这是人类一次史诗级的科学探索，也是历史上规模最大的生物科学合作项目。该项目从 1990 年开始，直到 2003 年完成。人类基因组计划由美国能源局和美国国立卫生研究院（NIH）领衔，集合来自美国、英国、法国、德国、澳大利亚、中国和日本的团队，共 20 支团队横跨 4 大洲，花费 30 亿美元，基本测出一位人类的全基因。

这是我们第一次完整勾画出人类的基因蓝图。尽管人与人的基因不可能完全一样，但相似度却高达 99.9%，差异也就是那 0.1%。因此，随机抽取一个人的 DNA 在数据上仍具有一定代表性（人类和黑猩猩的 DNA 相似度约为 96%）。当年人类基因组计划的 DNA 来源于几个保密的志愿者之一。0.1% 的差异反映了人与人之间的遗传多样性，包括种族来源和基因突变与疾病的关联，这具有极高的科研和临床价值（价值来源于相对差异），但作为第一个"全景地图"，或第一本"字典"，其本身就具有里程碑意义。后续的基因测序可以沿用这个"全景地图"作为参考，从而探索上述的细微变异；或者在人类基因全景图框架下，放大某个局部做深入研究。这是人类基因组的"金标准"，也是后续测序比较差异的重要标杆。所谓站在巨人的肩膀上眺望，真是一点都不为过。

人类有 30 亿对碱基，而当年的测序能力跟我们现在无法相比，一个团队一年可能只能测 5 万个碱基，由此我们可以大致感受出人类基因组计划的宏大。因此，项目需要拆解，把 DNA 不断克隆，并用超声波打断，分发到各个科研团队分别进行局部测序。每个领到任务的团队，运用上述的第一代基因测序法，测出各自 DNA 的片段（每次只能测 500 个碱基片段）。DNA 片段需要被反复克隆、打断和测序，只要测序的片段足够多，就必然产生许多重复的片段，用作拼接口，最终把打散的 DNA 片段串联成连贯长片段，并拼出人类基因组的大致全貌，这个阶段称为拼接阶段（assembling sequence）。拼接阶段需要运用电脑和软件来处理巨量的测序信息，专门的软件也被开发出来，用于拆分、拼接、查错和分析等工作，生物信息学因此诞生。

随着技术的不断进步和自动化测序机器的运用，测序能力每年翻一倍，人类基因组计划后期测序能力可以达到每天 1000 万对碱基，成本降至 600 对碱基 / 美元。该计划最终在 2003 年接近完成，约 90% 的人类基因组被测序出来。遗留下来的基因组空缺，由于诸多技术难点而在未来缓慢补充（比如基因组存在许多重复序列，类似 AAAA……AA，而这些重复序列用上述测序技术是很难测量准确的）。人类基因组计划的初步成果由时任美国总统的克林顿和时任英国首相的布莱尔于 2000 年公布，而官方宣布项目成功完结时间是 2003 年 4 月。

人类基因组的后续工作持续了十几年，测序的技术在不断进步，甚至运用第二代和第三代基因测序技术来攻克遗留的技术难关，并更正以前的错误结构。同时，20 位新的志愿者的 DNA 被用于补充序列信息。最终，科学家在 2022 年 4 月宣布 100% 的人类基因组被完整测序出来！（新的人类全基因组序列代号为 T2T CHM13。）

对人类基因组宏观信息的追求并没有就此停下，新的人类泛基因组计划已经悄然启航。人类泛基因组计划的重点是尽量包含地球上人类的基因多样性，第一阶段纳入至少 350 个人，包括不同种族、性别、社会来源等，从而找到基因在人群中的差异信息。这将会是更加广泛的信息，因为它探索的是人与人之间的不同基因。而且这也更有临床价值：比如在精准医疗的发展下，对一位亚洲人的医疗诊断不可能再依赖欧洲人的基因全景信息。

人类基因组计划的意义不亚于当年的登月计划，但却不如登月计划那么万众瞩目。项目启动之初就面临公众质疑：耗时费力只能测出一个人的基因有什么意义。当局则需要解释项目的必要性和其细水长流的深远意义：不是为了短期出成果或解决什么问题，而是一项底层基础科学的搭建，为基因组科学以及整个生命科学的进步（包括分子医药的研发、人种起源和演化等研究）奠定基础。比如人们发现人体有 22 300 个蛋白质编码基因（只占总 DNA 的 1%）；同时，人们发现不表达蛋白质的基因也并非全无用处，这些基因调控蛋白质的生产以及其他基因的激活和关闭等。研究者还发现一些基因突变导致的疾病，了解了分子水平的生理反应和疾病原理。这些成果都在人类基因组计划之后 20 年内陆续产生。我们坚信以上也仅代表部分信息和知识，未来人类基因组计划的价值还会源源不断被发掘。探索生命真理之路绵绵悠长，而手握人类基因组全图的人们也才刚刚启程。

2.1.3　第二代基因测序

第二代基因测序，也称为下一代基因测序（next generation sequencing，NGS）。第二代基因测序大约在 2005 年，也就是人类基因组计划之后才陆续进行。第二代基因测序也拉开了测序商业化的序幕：众多自动化测序仪器相继问世，测序市场竞争激烈，包括 454 生命科学（后被罗氏制药公司收购）、Illumina、Qiagen、Ion Torren、GenapSys，以及我国的华大基因等。

来自美国加利福尼亚州圣地亚哥的 Illumina 最终脱颖而出，垄断了基因测序市场的大半壁江山：2014 年，Illumina 占测序市场份额的 70%，产出市面上 90% 的 DNA 测序数据。充分的商业化使 DNA 测序从实验室走向实际应用，而技术进步和成本大幅降低也有助于测序的普及。

第二代基因测序的重要技术先驱是来自美国哈佛大学的乔治·丘奇。他提出"在一个试管内完成所有反应（one pot for all reactions）"的创新理念，在 1984 年率先提出直接基因测序，并在后续引入多路复用（multiplexing）技术以实现平行多片段同时测序（massively parallel DNA sequencing）。此外，他还引入片段管理的标签模式（barcoding）以提高测序效率。乔治·丘奇作为第二代基因测序的推动者，他的技术发明和思路至今仍影响着测序行业，他本人也以专利持有人或科学顾问等身份与 Illumina 和华大基因等测序公司合作并持续助力行业发展。

有别于第一代基因测序技术，第二代基因测序有以下几个特点。第一，第二代基因测序虽然最长只能阅读 300 个碱基，但它能在数小时阅读百万级别的片段。这就是我们刚才提到的多路复用技术，其可实现高通量以及平行多片段同时测序。第二，第二代基因测序需要用到某种 PCR 扩增的方式，用来增加阅读量，同时放大序列的信号信息。第三，第二代基因测序用类似 PCR 的方式，并以目标 DNA 序列作为模板，逐个碱基复刻匹配形成新序列。与第一代基因测序使用片段长短分离来测序不同，第二代基因测序通过记录光信号来复刻序列，从而完成测序。

举个例子，龙头测序仪制造商 Illumina 运用主流的合成测序法（sequencing by synthesis）。测序原理就是在液流板平面上放置不同序列的克隆片段，然后添加 DNA 引物和 DNA 聚合酶，以及循环提供特殊荧光单一碱基分子（每种 A、C、G、T 碱基一种颜色），这些碱基分子会按目标序列顺序复刻配对的序列，每次添加一个碱基，就会产生一种荧光信号，并被记录下来，凭借这些光信号的顺序，就可以推导出目标序列顺序（图 2.7）。

不同光点为不同序列，只要把每一个光点的信号按时间顺序串联起来，就能导出这个点所代表的序列信息。

因为可以同时测序多段序列，测序能力大大提升。当年人类基因组计划耗时 13 年，花费 30 亿美元，而如今，使用一台 Illumina Nova Seq 只要 2 天就能产出相

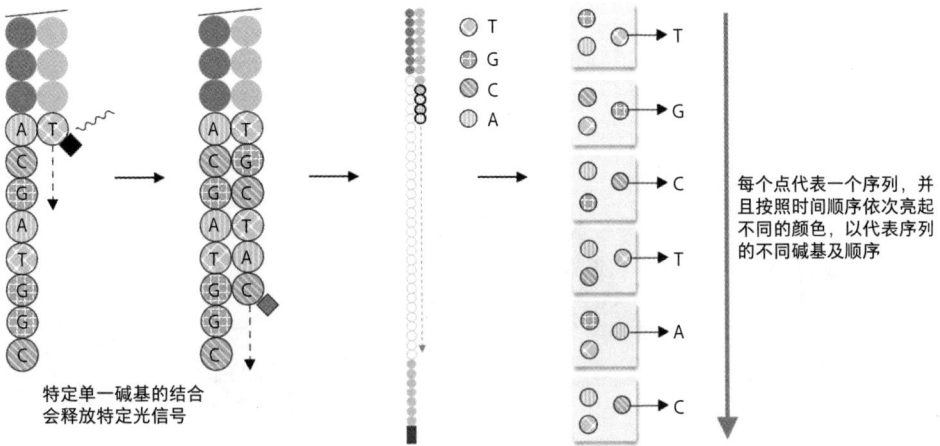

特定单一碱基的结合
会释放特定光信号

每个点代表一个序列，并
且按照时间顺序依次亮起
不同的颜色，以代表序列
的不同碱基及顺序

图 2.7　第二代基因测序：合成测序法

当于人类基因组计划成果 40 倍的数据，成本只需几千美元。这不得不让人惊叹人
类科技进化的速度。

2.1.4　第三代基因测序

第三代基因测序能阅读更长的序列，相较于第二代基因测序每次只能阅读 300
个碱基，第三代基因测序可阅读十万到百万个碱基。由于能测序长序列，第三代
基因测序能够发现许多之前第一、二代基因测序无法检测的结构性变异（DNA 中
会偶尔出现整段序列删除、新增、重复、翻转等结构性变异）。除处理能力更强之
外，第三代基因测序是实时测序。另外，第三代基因测序技术不需要扩增。

第三代基因测序法的一个代表是纳米孔测序（nanopore sequencing）。纳米孔
测序的概念其实早在 1999 年就被提出，直到近几年才由从牛津大学拆分出来的牛
津纳米孔科技有限公司实现商业化应用。纳米孔测序可以在 U 盘大小的机器里实
现，其内部有 2000 多个 5 纳米大的孔。施加电压，形成离子电流通过纳米孔；拉
动 DNA 片段通过纳米孔则会干扰电流，不同 A、C、G、T 碱基分子会形成不同的
电流干扰（因为碱基分子结构和电极不一样），最终电流干扰图能还原出基因序列
（图 2.8）。

有实验显示，纳米孔测序检测新冠病毒的准确率和灵敏度均超过 99%。纳米
孔测序因其方便快捷的特点而迅速在全球各大实验室普及。因为机器体积小，纳米
孔测序仪可用于传染病肆虐但经济落后的地区。比如纳米孔测序在西非地区的村落
被用来检测埃博拉病毒，现场测序时间只需 1 个小时，而不用费时把样本千里迢迢
运送到城市的测序中心。

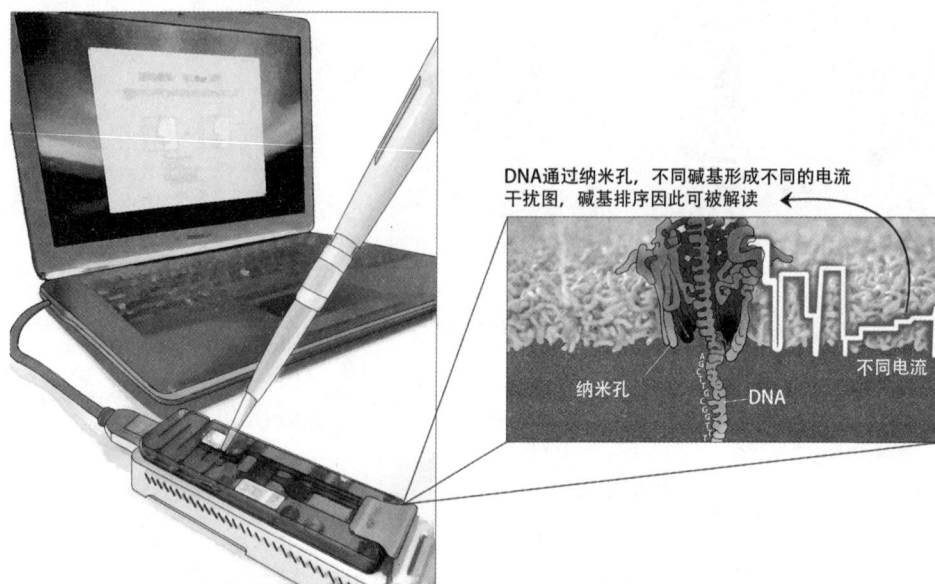

DNA通过纳米孔，不同碱基形成不同的电流
干扰图，碱基排序因此可被解读

纳米孔 DNA 不同电流

图 2.8　第三代基因测序：纳米孔测序

2.1.5　基因数据

在前文中，我们介绍了基因测序技术的迭代更新。随着基因测序技术的进步，基因测序的成本不断下降，基因数据也呈指数级增长。人们也开始意识到数据背后的价值，政府官方机构和私人企业开始着手记录这些累积数据。在这方面，英国一直处于全球领先地位。比如著名的 Biobank 数据库，当年投资 3.4 亿英镑，储存 50 万人的生物样本数据（基因信息只是其中一部分）。Biobank 数据仅用于科学研究，个人无法直接使用。英国的慈善机构投资 1.79 亿英镑发起 Our Future Health 项目，覆盖 500 万人，连接人们的基因数据、生活习性数据和健康指标数据，其目标是发掘一些基因突变引起的普遍性疾病，如心脏病、2 型糖尿病等。Our Future Health 项目更是尝试将数据向个人开放，用于计算个人多基因风险评分（polygenic risk score）。另外，英国国企 Genomics England 发起针对 10 万个婴儿的 New-born Genomes 项目，投资 1.75 亿英镑，其目标是发掘幼儿的基因疾病和癌症。这些项目运用了先进的测序技术，如牛津纳米孔测序，并为推进个体化基因诊断和治疗打下坚实基础。庞大的基因数据也被制药公司和科研团队使用。

在商业基因测序机构方面，比如美国的 23andMe 和 Ancestry 声称已经测序的个人客户数量达千万级别，覆盖的客户面非常广。商业基因测序机构最初的切入点是祖宗溯源（比如用户和成吉思汗的血缘关系）。近年来，他们都计划进入医学领域，他们的数据已经吸引了制药公司和科研团队开展合作研究。然而，他们在进入个体化医疗服务领域的过程中，面临诸多挑战。首先，客户自己在家采集唾液样本中的

DNA，这并不能保证采样的可靠性。其次，覆盖的基因有限，这些商业基因测序机构测试特定 60 万个碱基，而人类基因差异一般需要测 300 万个碱基，除此之外，余下未测的 30 亿个碱基也不能排除没有异常。最后，更重要的是，数据的解读需要专业的医生参与：根据客户自采的 DNA 数据以及简单的分析就做临床决定，比如服用或停止药物，这未免太过儿戏和不负责任。FDA 几年前就禁止 23andMe 向客户提供医疗建议信息，最近才小范围放松。23andMe 的这种个体直接使用基因信息用于临床医疗的模式，未来可能成为理想方案，但此时尚未成熟，需要监管和成熟的执业团体参与。我们可以参照体检信息，体检信息基本都是在专业医生的指导下运用的。

另外一个有意思的领域是基因测序数据和区块链的结合。丘奇在 2018 年创立的 Nebula Genomics，提供去中心化分布式技术，让个人可以自己测序，利用区块链有偿分享自己的基因数据。基因数据的使用者，如制药企业或科学团队，可以直接从数据提供者那里取得数据使用权，做到"没有中间商赚差价"，形成个人基因组数据的产生与使用的闭环。

2.1.6　基因数据革命

各行各业都经历过数据革命，"大数据"这类词汇被频繁提起。比如工业 4.0 和智能制造需要工业数据，我们的消费数据也被电商平台转化成精准推送，就连娱乐领域比如短视频平台都十分了解我们的浏览习惯。生命科学的数据革命也已经开始，而大数据的运用必将改变生命科学的方方面面：疾病的科学研究、预防、诊断、预测、治疗。所谓的大数据，其实简单来说就是通过大量数据寻找规律，然后运用此规律。海量数据让我们可以找到一个模型、某种联系，甚至只是一条关联度（correlation）的直线（图 2.9）。

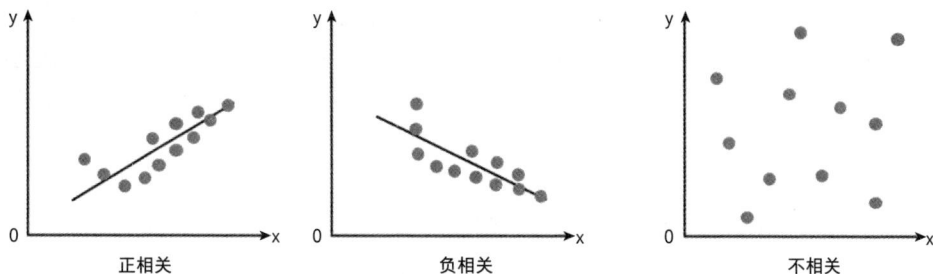

图 2.9　数据产生关联度

运用此关联关系，我们可以逐步做出某些精准的预测。数据点显示年龄和心率成反比关系，如果一个人的心率偏离这条关系线太多就表明有某种健康问题（图

2.10）。这个简单的例子其实阐述了运用大数据—勾勒关系规律—提取信息—运用信息的过程。当然，现实中的数据运用和规律关系更加复杂。

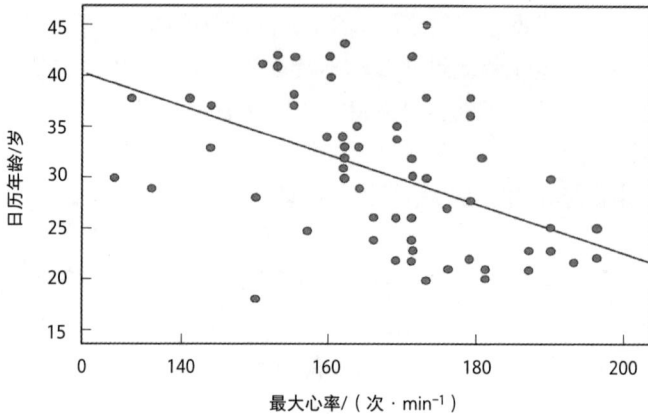

图 2.10　年龄与心率的关联度

　　基因数据的累积无疑是对现有医疗数据"遗失的拼图"的补齐。基因数据反映了基因组的组成特征——基因型（genotype），而人的状态、疾病、身体数据等称为表型（phenotype）。如上述，若我们取得海量基因型和表型数据，找出其中的规律和联系，我们就可以挖掘出有用信息，并用于临床诊断和治疗。

　　这类数据的运用可能比我们想象的更为丰富。比如，镰状细胞贫血是一种基因血液病，其原因是 β 链珠蛋白基因的第 17 个碱基由 A 突变成 T，造成血红蛋白结构异常，导致贫血、脑卒中等。WHIM 综合征会导致免疫缺陷，因为 *CXCR4* 基因的第1000 个碱基由 C 突变成 T，产生过度活跃的蛋白质。亨廷顿舞蹈症是由于 *HTT* 基因中 CAG 碱基重复出现多次，导致蛋白质异常，最终损害大脑。囊肿性纤维化是由于 *CFTR* 基因的 3 个碱基缺失，造成蛋白质异常。类似的基因突变导致的疾病，目前就找到 4000 多种。毕竟基因是人类"生命的蓝图"，如果基因"蓝图"出错了，随即也会产生疾病。而发掘这些基因突变和相关的疾病，需要依靠 DNA 测序、积累数据以及分析和比较数据。这就是上述基因数据所带来的价值（图 2.11）。

　　通过基因测序，我们可以排查出潜在基因疾病的风险，做出预测或诊断。比如，非侵入性胎儿染色体基因检测（NIPT）不需要通过高侵入性的羊膜穿刺，仅需通过静脉采血抽取孕妇的血液，就能检测到胎儿在母体血液中微量的游离 DNA，通过精密的第二代基因测序技术，可以检测胎儿染色体异常，精准检查常见的染色体非整倍体疾病，包括 21- 三体综合征、18- 三体综合征、13- 三体综合征等（图2.12）。此技术发明者为香港中文大学的教授卢煜明，现如今有 25%～50% 的孕妇会进行 NIPT。卢教授也因此获得了 2022 年有"诺贝尔奖风向标"之称的 Lasker-

生命科学大数据Bio-dataism：生命科学的数据革命

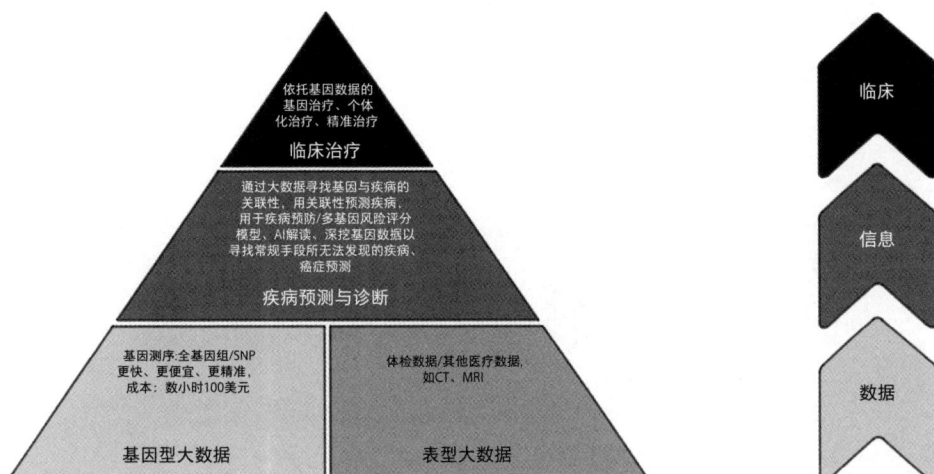

图 2.11　生命科学大数据

DeBakery 医学研究奖。2022 年，斯万特·帕博（Svante Pääbo）将基因测序技术用于古人类基因研究，因对研究人类进化的重大贡献而获得了诺贝尔生理学或医学奖（我们会在下文关于"复活"猛犸象的内容中详述），可以预见在不远的未来，基因测序将为人类做出更大的贡献，诞生更多的诺贝尔奖得主。

　　基因测序是识别基因突变的第一步，这为后续治疗基因疾病奠定基础。比如癌症的起源往往就是细胞内的基因组 DNA 突变，正常细胞发展成癌细胞，所以基因测序可用于癌症的早期发现（癌症治疗最为关键的一步）。例如，2023 年 1 月 11日，NIH 在顶级期刊《科学转化医学》（Science Translational Medicine）发表论文，用类似于卢煜明教授使用的方法展示了无创游离 DNA 测序在癌症早期诊断中的作用，属于基因测序领域的又一个里程碑。广大癌症患者将从中获益，他们希望避免传统的治疗手段（比如手术治疗、放射治疗和化学治疗）。

　　此外，新的治疗手段比如个体化癌症疫苗，可在患者体内产生"新抗原"，由此激活免疫细胞定点消灭癌细胞。若要精准消灭癌细胞，就需要测序癌细胞的基因信息，从而设计出针对性的"新抗原"。在第二代基因测序技术面世前，测序癌细胞的基因组需要 160 万美元，而在 2011 年只需 3 万美元，现在的成本更低。同理，规律间隔成簇短回文重复序列（CRISPR）也需要先通过测序手段发现基因哪里"出错"了，从而运用基因治疗改正错误。在此进展的推动下，默克和莫德纳公司的黑色素瘤（最致命的皮肤癌）疫苗在Ⅱb 期临床试验中期使死亡率降低 44%，并有望应用于其他恶性肿瘤。

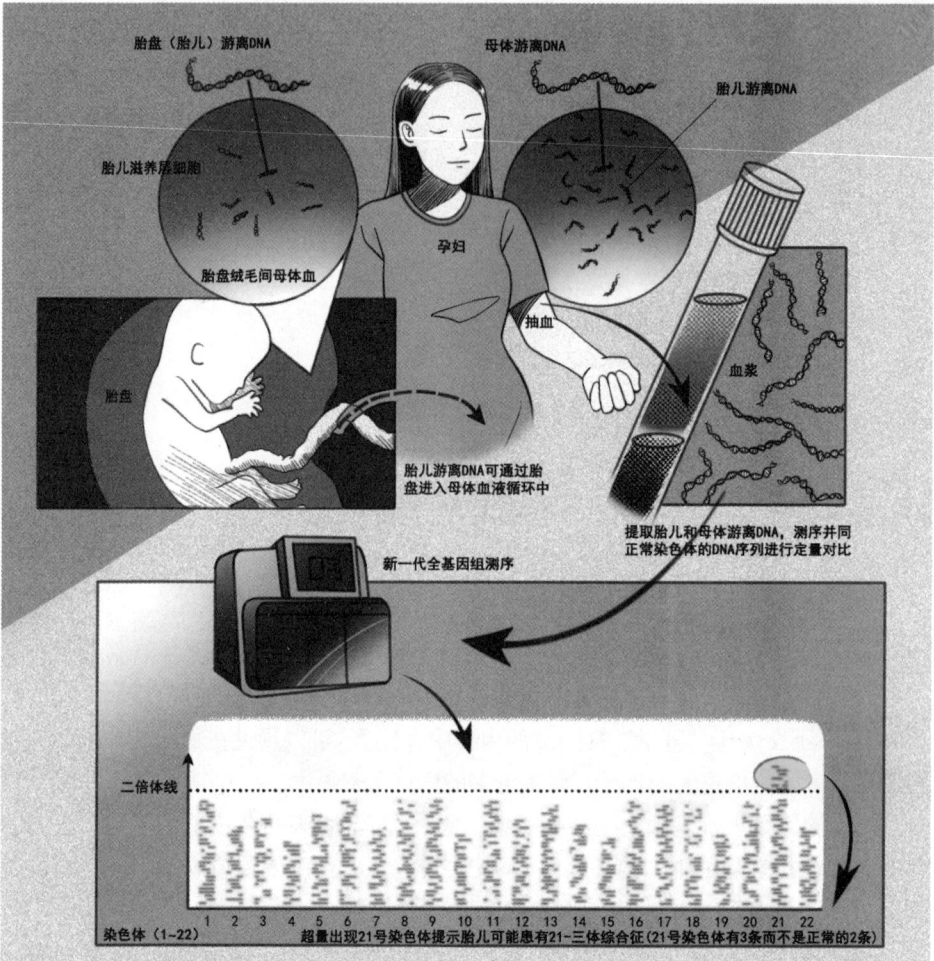

图 2.12　非侵入性胎儿染色体基因检测

2.1.7　基因测序的未来应用

基因测序未来的发展除了更快、更准、更便宜外，还可以运用在我们意想不到的地方。比如，可以通过 RNA 测序，来研究什么基因被激活、基因表达的水平如何，从而研究细胞不同的生长阶段；或者通过染色质免疫沉淀测序（ChIP-Seq）来研究 DNA 和蛋白质，例如 DNA 与转录因子和聚合酶的互动，从而研究基因表达的调控，这对了解生理过程和疾病状态非常重要。另外，纳米孔测序也可以测量附在 DNA 上的甲基化情况，从而了解表观遗传学情况。这些应用都使基因测序的功能更加立体：超越基因的阅读，沿着中心法则从 DNA 向 mRNA 和蛋白质延伸，探究基因的运作和对生理反应的影响等。

另外，在新冠疫情期间，基因测序在识别新冠病毒方面有不可替代的作用。相信大家对新冠病毒的核酸检测并不陌生，而这类应用并不单单限于新冠疫情，还包括更多其他传染病。我们可以利用基因测序来跟踪传染链条、跟踪变异、加速医疗响应、协助疫苗开发等。基因测序不仅可以运用在人类身上，还能应用于识别环境中的微生物。比如有一个方法叫"基因组元宇宙测序"，就是通过测序发现环境中的危险微生物。比如，柬埔寨巴斯德医疗研究所在当地的屠宰场、市场、蝙蝠洞等地采样，并通过测序寻找可能出现的新冠病毒、流感病毒、基孔肯雅病毒、登革热病毒，或蝙蝠、鼠类等携带的其他病毒，毕竟我们也不知道下一次会出现什么病毒，感染在何时爆发。

综上所述，随着基因测序技术的进步，以及生物信息学、mRNA 医学和纳米医学等前沿技术的集成，加上 100 美元 / 基因组的商业测序的出现，人类正不断从基因测序这个非凡的技术中获益。

2.2　低成本人类全基因组测序将彻底改变医学面貌

上文中我们详细描述了基因测序与基因数据的应用。本节我们将探讨基因测序的产业动态：快速、便利与低成本，这无疑能使基因测序更加普及。

2.2.1　100 美元快速人类全基因组测序与 AI 解读技术问世

有时候，阻止医学进步的原因并不单单在于技术瓶颈，成本也是重要因素（技术突破可以使成本下降）。2022 年，100 美元 / 基因组的成本是重要关口，这意味着全基因组测序将会与 CT 和 MRI 一样普及。这必然带来医学的重大突破，大批患者将由此获益，更多的绝症将会被治愈。

当年全基因组测序是人类生命科学领域最重大的事件之一，全基因组测序的成本也一直受到关注。全基因组测序在 1990—2004 年成本约为 15 亿美元 / 基因组（一座迪拜塔的价格）；在 2007 年约为 8000 万美元 / 基因组（一架飞机的价格）；在 2010 年约为 35 万美元 / 基因组（一台风力发电机的价格）；在 2013 年为 6000 美元 / 基因组（一辆摩托车的价格）；在 2015 年约为 999 美元 / 基因组（一部手机的价格）；在 2022 年只有 100 美元 / 基因组（图 2.13）……

要知道，对于人类全基因组测序需要测出 30 亿对碱基，而现在的常规核酸检测仅测约 60 个碱基，都至少需要 4 小时。如此惊人的变化，除了技术进步外，行业巨头公司的专利到期和初创公司的兴起也是最主要的推手。

美国华盛顿大学团队在 2022 年 9 月创造了一项世界纪录，在 3 个小时内完成新生儿全基因组测序及 AI 解读，为早期疾病干预提供关键信息，成本为 100 美元 / 基因组。《纽约时报》对此进行了报道。他们打破之前斯坦福大学团队的 7 小时 18 分钟的记录，斯坦福大学团队是针对重症监护室的 12 名患者（3 个月至 57

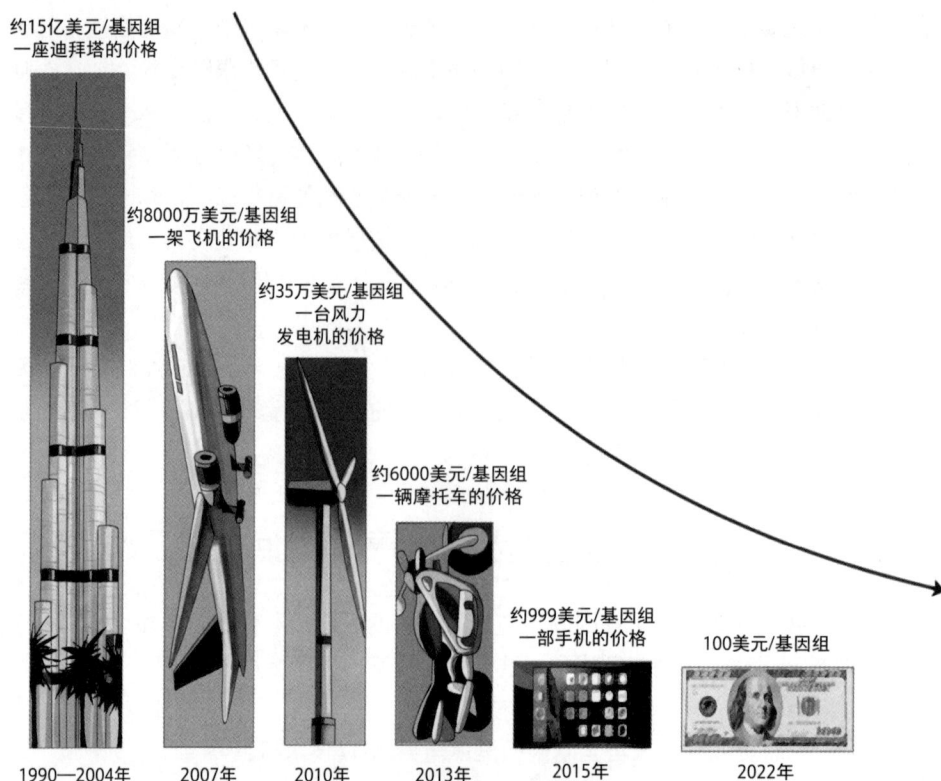

约15亿美元/基因组
一座迪拜塔的价格

约8000万美元/基因组
一架飞机的价格

约35万美元/基因组
一台风力
发电机的价格

约6000美元/基因组
一辆摩托车的价格

约999美元/基因组
一部手机的价格

100美元/基因组

1990—2004年　2007年　2010年　2013年　2015年　2022年

图 2.13　全基因组测序的成本不断下降

岁）展开全基因组测序。

2022 年 7 月，美国 Scripps 研究团队在 13.5 小时内完成新生儿全基因组测序和 AI 解读，并检出常规方法无法检出的先天性 Leigh 氏综合征病例，及时对患儿展开了治疗，避免患儿出现不可逆的脑损伤，挽救了新生儿的生命。

儿科在重大医学创新中率先获益，这在医学史上具有重要意义。虽然成人全基因组测序在临床中尚未广泛应用，但是近年来在少数精英医学中心，针对罕见病和常规诊断不清的成人患者，正越来越多地运用全基因组测序来进行诊断和指导救治。

如今由于全基因组测序和 AI 技术的集成，人类全基因组信息已经变得更完整、更准确，测序变得更快速、更便宜，全基因组测序一定会在成人中得到更广泛的应用。

据报道，全基因组测序可以在 12% ~ 15% 的无家族史的健康人中发现重要的癌症或心血管致病性基因突变，使得人们可以在发生重大疾病之前就进行预防和（或）接受治疗。作为对比，在新药物或者新器械的临床试验中，若每 10 名患者中有 1 名获益，通常被视为非常成功的临床试验，这个新药物和新器械将会被批准进入临床应用。根据 mRNA 新冠疫苗的临床试验数据，在 2 个月内，该疫苗可以使每 100 人中的 6 人免于有症状感染，即每 10 人中有 0.6 人受益。相较之下，全基因组测序的临床价值更不可小觑。

此外，全基因组测序的临床应用远不止是发现致病的基因突变。例如，药物基因组学研究表明，在美国，每年大约有 10 万人因药物不良反应而死亡，而快速、低成本的全基因组测序可以避免这些死亡。考虑到中国庞大的人口基数，全基因组测序的临床应用对我国的意义也非常重大。

2.2.2　成本降低的主要推动力

基因测序巨头公司们拥有最好的技术和人才，但是它们长期占据市场份额，没有挑战者，这使它们降低成本的动力不足。

对此，美国华盛顿大学医学遗传学助理教授安德鲁·斯特格奇斯（Andrew Stergachis）博士评论说："（基因测序行业）在过去的几年里，没有任何竞争，Illumina 公司占据了最大的份额。现在 Illumina 有一大堆专利即将到期，其他公司（特别是初创公司）的机会来了。"

另一个测序巨头是华大基因的子公司华大智造。华大智造的技术与 Illumina 的技术相似，但它通过对 DNA 进行测序时一次添加 4 个碱基来提高准确性，同时巧妙地使用了比荧光染料更亮、更便宜的抗体。Illumina 也承诺降低成本，并在会议上介绍了新的化学方法以提高准确性和灵活性。

它们都曾多次承诺实现 100 美元 / 基因组的成本目标，但都未兑现。对此，英国剑桥大学的生物信息学家和基因组学家阿尔伯特·维莱拉（Albert Vilella）说："这两个巨头公司的科学家可能在'他们的后兜里放了几张好牌'，以保持他们在市场上的强势地位。"

与此同时，初创的 Ultima Genomics 等公司表示，通过用硅盘代替巨头们用的矩形流通池，硅盘旋转并允许扫描显微镜在每个周期内连续运行，就像触针在黑胶唱片上移动一样，如此不再需要昂贵的光学玻璃盖，试剂被加样到圆盘的中心，旋转（物理的方法）迫使它们均匀地分布在整个表面，从而减少了对其他昂贵化学材料的需求。同时，硅盘的直径为 200 毫米，是半导体行业的标准尺寸，可以采用低成本标准化生产和运输，因此成本可以呈指数级下降。

因此，技术的进步和初创公司的兴起，使 Illumina 等巨头们面临着前所未有的竞争，整个基因组测序领域可能要重塑格局了。正如美国人类基因组研究所所长埃里克格林（Eric Green）博士的评述："我们真的认为这具有变革性，我想不出另外一个科学重大发展的例子，它在不到几十年的时间里彻底改变了医学实践。"

2022 年，全基因组测序成本的降低和 AI 数据分析时间的显著缩短，具有历史性意义，这也是近年来生命科学领域最重要的进步之一。

这个意义甚至超过我们后面将会讨论的 AlphaFold（预测蛋白质结构）的意义，因为毕竟蛋白质只占基因组的 1%，99% 的信息还是要依靠低成本基因测序和快速准确的 AI 解读。这是治愈人类所有疾病的希望和基础！

2.3 读取基因组中的医疗信息：疾病的预防与治疗

上文中我们提到基因测序技术的进步，我们可以更快、更准确地进行全基因组测序。本节我们重点讨论如何从"读懂"基因组到运用基因信息为临床需求服务。

2022 年是人类完成基因组计划的 20 周年，目前人类基因组测序产生了海量的数据，是生物学的重大进步。除了少数领域外，人们还没能将基因信息充分转化为治疗患者的力量。

目前超过 3000 万人的基因组（外显子组或全基因组）已完成商业测序，而NIH 在 2022 年 3 月公布了"All of US"研究计划，同时发布了 100 000 个全基因组序列。注意，这里的关键词是"研究计划"，因为全基因组测序主要还是应用在科研领域，而在临床实践中很少被使用。全基因组包含人体生理的完整信息，但恰恰问题就在于信息太多：人类基因组含有太多"无用"的基因（比如人体约有 8%的基因来自祖辈感染过的残余病毒，本身无功能），或者信息对临床应用并无价值（比如发色信息）。要提炼出基因组里的有用信息，我们需要精准定位少数"有临床价值"的基因。

2.3.1 单核苷酸多态性

"有临床价值"的基因，比如说单核苷酸多态性（single-nucleotide polymorphism，SNP）阵列，数量远低于全基因组测序量，该阵列评估（基因型）约 30 亿对基因组中的 100 万个核苷酸（碱基）（图 2.14）。简单来说，SNP 是指人与人之间的细微核苷酸差异，也就是说我们不看基因整体，只看关键的基因差异。

如图 2.14，不同的人在相同的基因段会出现细微核苷酸差异，而这种差异就是SNP。SNP 对一些疾病的患病概率，以及患者对药物的反应差异都有重要影响。细想一下，这是个体化精准治疗的基础之一。

截至 2019 年初，超过 2600 万人拥有 SNP 阵列，也就是说 2600 万人拥有各式各样细微的核苷酸差异的组合。直到今天，许多人仍然认为他们拥有的 SNP 阵列结果是全基因组序列数据，实际 SNP 阵列信息含量远远低于全基因组数据的0.1%。

虽然 SNP 数据量远比全基因组测序量少，但其实用价值往往更高。尤其值得重视的是，SNP 阵列可以直接用于疾病的防治。例如，我们可以搭建多种重要和常见疾病的多基因风险评分模型（polygenic risk score model，PRSM），从而预测

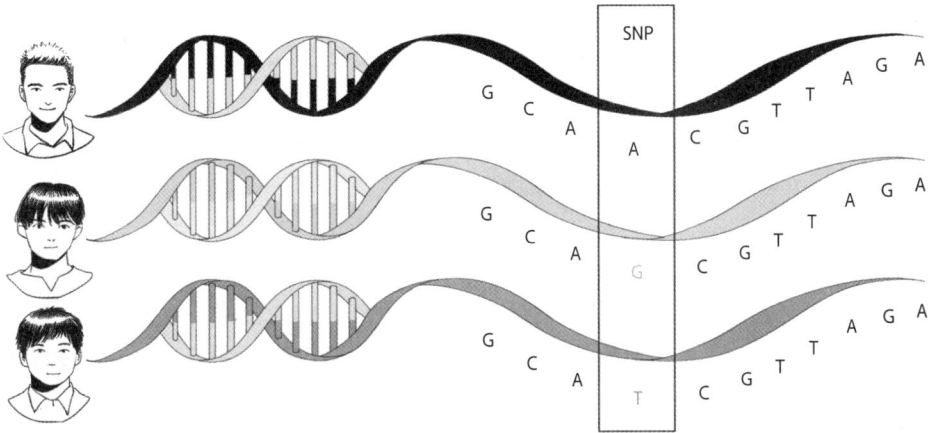

图 2.14 单核苷酸多态性（SNP）

冠心病、心房颤动、乳腺癌、结肠癌、前列腺癌、2 型糖尿病、炎症性肠病等疾病
的概率。

2.3.2 多基因风险评分模型

2018 年，多基因风险评分模型在欧洲人群中得到了广泛的验证。以此为起
点，今后此模型应该能在所有血统和人种中进行扩展和验证。

目前，多基因风险评分采用多重线性回归模型（图 2.15）。

$$\grave{s} = \sum_{j=1}^{m} x_j \hat{\beta}_j$$

图 2.15 多基因风险评分模型

$\grave{s}$ 是估计某类疾病的风险分数；X 是通过全基因组关联分析（genome-wide
association study）找到与此疾病相关的 SNP（打个简单比方，有变异时 X 为 1，没
有变异时 X 为 0）；β 是各个 SNP 的权重。也就是说风险分数是与此疾病相关的核
苷酸差异的加权和。多基因风险评分模型的准确率提升主要依靠找到合适的权重 β
组合，为此科研人员通过不断优化权重 β 组合以准确分辨对照组（没患病）和试验
组（患病），从而确认最终模型。此后只需要把某人疾病相关 SNP 组合信息（X）
输入模型，通过 β 组合加权，最后的总和就能预测此人患此病的概率在人群中的
百分位数，也就是多基因风险评分。

多基因风险评分可以发现人类重大疾病中每一种情况的高风险人群，例如特定
人群患心脏病的风险为 8%，超过普通人群 3 倍；患心房颤动的风险超过 6%；患
糖尿病的风险为 3%；患炎症性肠病的风险为 3%；患乳腺癌的风险为 1.5%，等

等。这些高风险人群拥有与各个疾病高度相关的 SNP 基因组合。我们通过这个数据，对高风险人群可以采用"关口前移"策略，即可以采用改变生活方式（例如戒烟、增加针对性体检频率），甚至提前进行干预。例如，好莱坞知名女星安吉丽娜·朱莉（Angelina Jolie）由于携带乳腺癌 1 号基因（*BRCA1*），于 2013 年接受了预防性乳房切除术，以避免乳腺癌的发生。

2.3.3 深挖基因组里的医疗信息

目前，个人全基因组序列信息很容易被获得，但它的价值却很少被进一步提取：虽然数据已经产生，但数据没有被分析、对照、利用。而且，数据并不是以信息丰富、对用户友好的方式提供的。

例如，用户如果能在手机上轻松找到对其有意义的数据，包括药物遗传学、多基因风险评分、罕见的致病变异和携带者状态，并与药师分享，通过分析基因与药物潜在相互作用就可以找到精准有效的个体化药物。而这些有重大价值的信息目前仅仅出现在顶级研究报道中。

几十年来，基因组学研究界一直处于高效率状态，持续而广泛地发布数据。然而，除了少数的情况（例如，快速新生儿测序，患有严重、未确诊疾病的成人，或癌症的特定案例），基因组学在临床实践中的应用仍然有限，且主要由少数高水平医疗卫生系统实施，见图 2.16。

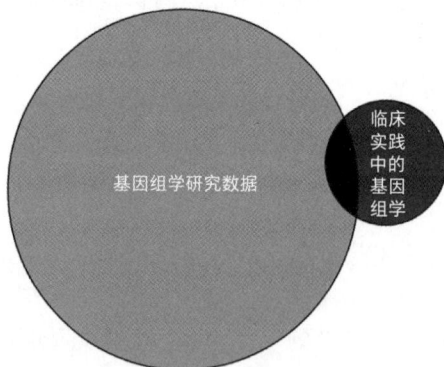

图 2.16 基因组学研究数据

所以，《自然》等顶级期刊中经常宣称的"基因组革命"实际仅限于研究领域。过去人们认为基因组学成为主流医学的主要障碍在于成本，然而，全基因组测序的价格一直在稳步下降，目前为 400 ~ 600 美元 / 基因组。一家美国公司最近将全基因组测序的定价降至 100 美元 / 基因组，与 SNP 阵列的成本相当，这使得成本不再是基因组学应用的障碍。

这里也可能存在"家长作风"的问题——研究界及监管部门害怕"放手"，它们认为公众无法处理基因组数据，例如意义不确定的基因突变以及基因突变后果的概率问题。

此外，医学界尚未建立足够的人类基因组学的专业人才队伍。相对于人口而言，医学遗传学家和遗传咨询师数量非常少；就算对人口超过 3.3 亿人的美国来说，也分别只有约 1500 人和 6000 人。因此，对所有临床医生的基因组学教育和培训至关重要，但现在还没有出现大规模的教育和培训项目或成功的案例。

在这方面英国走在世界前列，英国国家医疗服务体系设有健康教育部，专门负责对临床医生进行基因组学教育和培训。

在思考为何基因组学迟迟未能被运用在临床治疗之时，我们也不能忽略社会及经济因素：我们是否愿意为基因信息付费？目前，基因组信息更多的是用在防治疾病上，让一个还未患病但有一定患病风险的人付费（虽然费用与治疗费用相比不算高），这是否是一个合理可行的商业逻辑？如果商业机构暂时没有更好的商业模式去推动基因组学的医疗运用，可能还需要政府认识到基因组学的医疗价值，并将其纳入医疗体系中。虽然科学界对于基因组学能解决部分医疗问题充满信心，但要把这种信心传递给大众，特别是决策者，其实并不容易。这需要更多实验和实例来证明基因组学在疾病预防中的价值，而这种价值又能转化为决策者易于理解的医疗资源的节省，并让决策者愿意为此投入资源。

在新冠疫情期间，我们看到了病原体基因组测序具有在全球范围内实时追踪病毒的能力，这将有助于促进基因组学被大众接受。

人类生命的本质是在纳米水平上高度有序的生化反应。基因组序列是"操作指令"，其错误也必须得到纠正。但是我们应该充分认识到 DNA 序列数据仅代表生命的基础信息之一，而并不能揭示所有的基础［例如，转录组、蛋白质组、表观基因组、微生物组、免疫组、生理组、解剖组和暴露组（环境）等］信息。

人类基因组学在助力临床实践方面仍有巨大潜力，这是医学中的关键一环。为此，我们必须付出更多的努力，桥接基因组学和临床实践，使患者从这些非凡的研究中获益。

第 3 章

———

生命的蓝图：基因组的改写

上一章围绕基因的阅读展开：读懂基因—从中寻找疾病的线索—进行疾病的预防和诊断。人类永远不会停留在发现真相上，人类的终极目标是掌握科学、运用科学，通过科学技术改变世界与人类的发展方向。在生命科学领域，千万年来人类都已习惯了生命赋予的一切都无法改变，比如智商、高矮、胖瘦、衰老、癌症等，这些被视为理所当然。但很快这一切都有了改变的可能：随着 CRISPR CAS 9 基因编辑技术（简称 CRISPR）的面世，人们可以精准、高效地修改 DNA，并因此掌握主动改变生命规则的利器。笔者认为，基因编辑可能是这波生命科技浪潮中威力最大、影响最深远的技术。

自 2012 年以来，CRISPR 彻底改变了生物学研究，使研究变得更容易、更快速，有助于我们更好地理解疾病，并加速药物的研发。此外，该技术还对农作物改良、食品生产和工业发酵技术等领域产生了重要影响。然而，CRISPR 最引人瞩目的应用之一是对人类基因组的修改，这为利用 CRISPR 治疗过往被认为不可治愈的疾病带来了希望。涉及人类的临床试验已经在欧洲各国家和中国、美国等地进行。科学家们已经开始冒险调整人类的 DNA，因此我们有必要花时间深入了解 CRISPR 是什么，以及使用该技术的实际好处和风险。

3.1　CRISPR CAS 9

在 CRISPR CAS 9 应用之前，科学家们主要依赖两种基因编辑工具：锌指核酸酶（ZFN）和类转录激活因子核酸酶（TALENs）。ZFN 由用于结合特定目标 DNA 序列的锌指 DNA 结合域和用于在目标位点切割 DNA 的限制内切酶域组成。TALENs 也由 DNA 结合域和限制域组成，与 ZFN 类似，但它们的 DNA 结合域具有比 ZFN 基因编辑工具更多的潜在目标序列。这两种技术的问题是，需要针对每个特定的 DNA 修饰，从头开始构建基因编辑蛋白质工具，蛋白质合成过程相当困难、昂贵和耗时。这好比每次出一部新的电影，人们就得为这个电影量身定制一款电影播放器！

相比之下，CRISPR 具有一个关键优势，那就是它更加简便和快速。通过 CRISPR，相同的 CAS 9 蛋白可以被引导到任何目标序列上，只需提供相应的向导 RNA 分子即可（固定不变的剪刀加上灵活的导航系统）。这使得基因编辑工具的合成和使用更加容易（合成蛋白质的难度比合成 RNA 的难度高得多）。

3.1.1　CRISPR CAS 9 在细菌免疫系统中的组成与机制

在肉眼看不到的细菌世界里，进行着永恒的战争。这场事关生死存亡的残酷战争从生命伊始就展开了。为了生存和繁衍，细菌抢夺有限的资源，互相吞并，同时还要面对病毒的入侵（我们称之为噬菌体）。为了生存，细菌进化出各类让人叹为观止的生存策略和武器。例如，青霉菌分泌的青霉素能够抑制细菌生长，而这类化合物最终也被人类提取，用于治疗细菌感染，并在 20 世纪初发展出了以青霉素为代表的一系列抗生素，治疗了诸如肺炎等疾病，大幅延长了人类的寿命。

正当笔者在写本章内容的时候，一个叫作"铁穹"的反火箭弹系统频频登上热搜，它有雷达，能监测并自动攻击、拦截火箭弹。很多细菌也有自己的"铁穹"系统，能记录过往入侵过的病毒，当病毒再次入侵时能激活防御，抵抗病毒的入侵。这个系统在基因层面有两个核心。第一个核心被称为 CRISPR（clustered regularly interspaced short palindromic repeats），中文翻译为"规律间隔成簇短回文重复序列"，CRISPR 的名字基本讲清楚了这个基因序列的特点。"成簇"（clustered）指有一堆特殊的基因序列集合在一起，它们是有"规律的"（regularly）。这个规律是"间隔的"（interspaced）和"重复的"（repeats），比如序列 R1R2R3R4 里 R 就是被数字 1、2、3、4 隔开并重复的片段。R 这个片段也是很"短的"（short）序列（20 ~ 40 个碱基），并且有个特点是"回文"（palindromic），比如 R 序列片段可能是 CGTT……TTGC，回文的意思就是前后阅读都一样（这是个特殊回文，我们后面再详细介绍）。

第二个核心被称为 CRISPR 相关系统（CRISPR associated systems），简称 CAS。如果上述 CRISPR 是这个系统的大脑，负责记录和识别外来病毒，那么 CAS 就是这个系统的功能部分，像系统的手，来实际执行防御工作。CAS 也是一组基因，能表达多种蛋白质，形成蛋白质复合体。比如 CAS 1 和 CAS 2 蛋白能在 CRISPR 中添加新的病毒碎片；特别是 CAS 9 蛋白，它是细菌摧毁病毒的主要火力，也是基因编辑工具的刀锋。

我们将讲述 CRISPR CAS 系统的记录、识别和摧毁病毒的功能（图 3.1）。

CRISPR CAS 系统可以储存并识别过往入侵过的病毒。如上所述，细菌在与病毒抗争中，使用比如 CAS 1 和 CAS 2 蛋白来抓取入侵病毒的一些 DNA 序列片段，并整合到 CRISPR 中来，记录病毒入侵者的身份。记录的格式就像是上述的 R1R2R3R4 例子，R 是重复序列片段（repeats）；1、2、3、4 代表不同病毒的不同碎片序列，称之为"间隔"（spacers）或垫片（20 ~ 50 个碱基长度），不断被添加进来，并把重复序列隔开。这就是细菌用来"记忆"病毒的基础。细菌利用这些病毒垫片，仿佛是收集面部照片一样，来储存和识别病毒。而且这种记忆是可以遗传的，CRISPR 序列会跟随细菌的分裂繁衍传递给后代。这是什么样的"血海深仇"，仿佛像是狠狠咬敌人一口，把敌人的一部分融入到自己体内，并世世代代铭记。

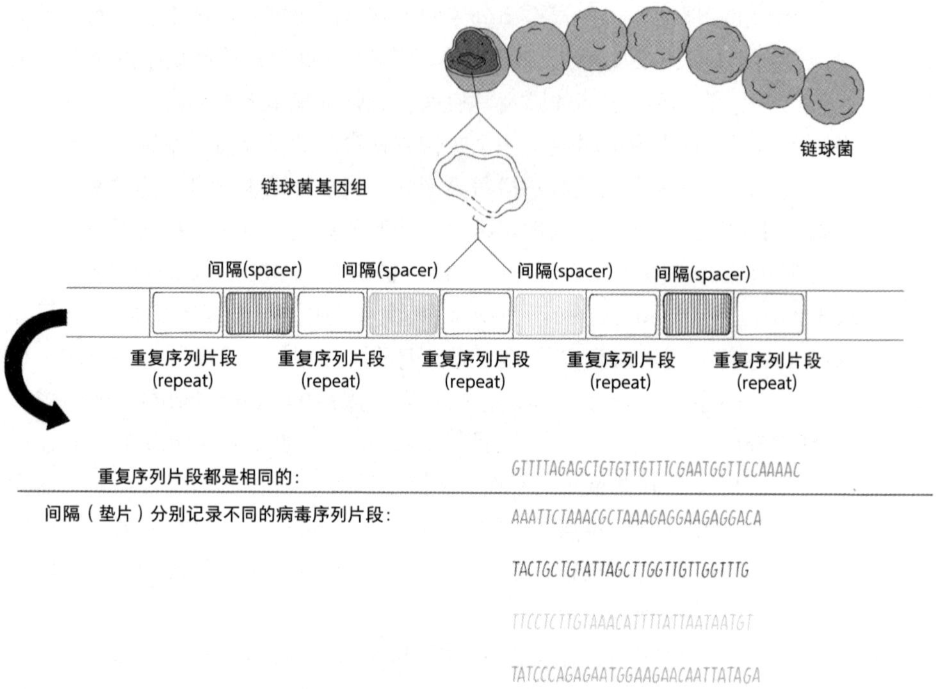
链球菌
链球菌基因组
间隔(spacer)
间隔(spacer)
间隔(spacer)
间隔(spacer)
重复序列片段
(repeat)
重复序列片段
(repeat)
重复序列片段
(repeat)
重复序列片段
(repeat)
重复序列片段
(repeat)
重复序列片段都是相同的：
GTTTTAGAGCTGTGTTGTTTCGAATGGTTCCAAAAC
间隔（垫片）分别记录不同的病毒序列片段：
AAATTCTAAACGCTAAAGAGGAAGAGGACA
TACTGCTGTATTAGCTTGGTTGTTGGTTTG
TTCCTCTTGTAAACATTTTATTAATAATGT
TATCCCAGAGAATGGAAGAACAATTATAGA

图 3.1 CRISPR CAS 系统

以上是CRISPR系统如何“记忆”病毒，接下来是如何“识别”病毒。CRISPR DNA 被转录成相应的 RNA，首先形成前体 pre-crRNA（crRNA 的 cr 是 CRISPR 的意思）。经过 RNase Ⅲ 酶的修剪，长条前体 RNA 被剪成重复序列和间隔的组合，比如 R1R2R3R4 序列被剪成 R1、R2、R3、R4 片段，也就是一个重复片段加一段病毒序列片段，这些小片段组合就是重要的 CRISPR RNA，简称 crRNA。值得注意的是，正因为 crRNA 中的回文特点，crRNA 会形成一个个小发夹形状的二级结构，以便 RNase Ⅲ 酶把长条 pre-crRNA 裁剪成小 crRNA 片段；同时，这个结构方便 crRNA 与 CAS 蛋白结合。

crRNA 会和上述的 CAS 9 蛋白结合。有一种特殊的 crRNA 叫 tracrRNA（trans-activating crRNA），也叫转录激活 RNA，其会单独转录，并和以上的 crRNA 通过碱基配对结合。最终，crRNA、tracrRNA 和 CAS 9 蛋白会形成一个 RNA- 蛋白质复合体（tracrRNA 的功能更多是辅助并维持这个复合体的整体稳定；而且 tracrRNA 也会形成小发夹形状，这种形状有助于维持复合体稳定）（图 3.2）。这个复合体具有精准切割 DNA 的能力。

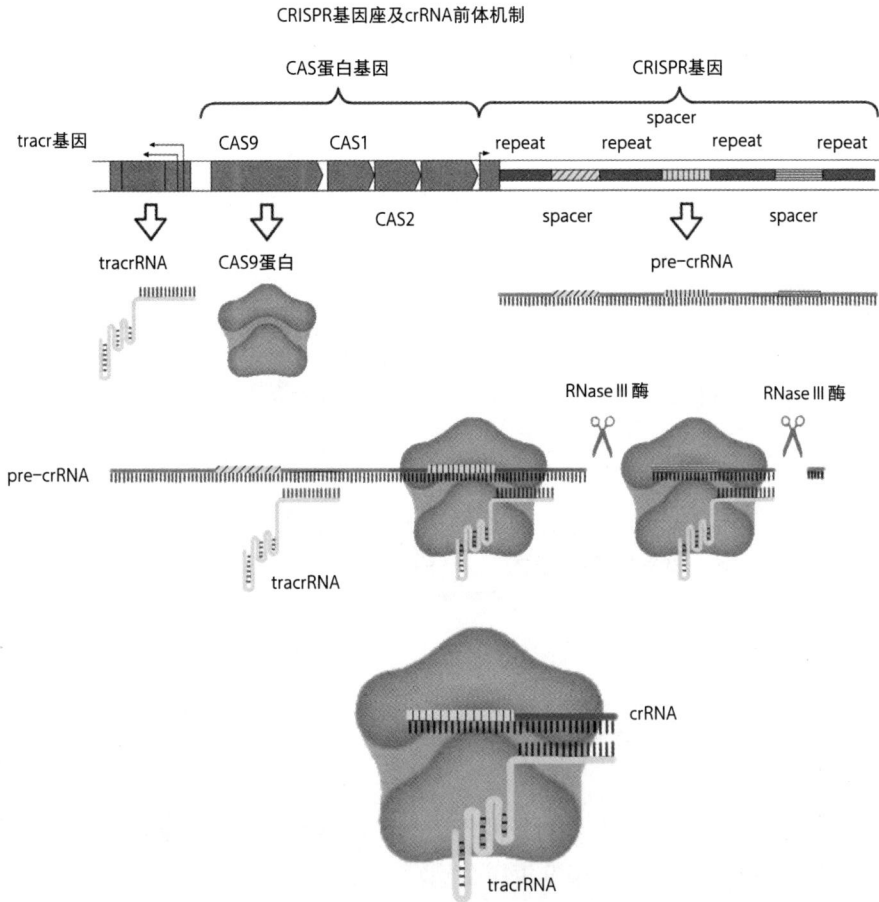

图 3.2　CRISPR CAS 系统：从基因序列到核苷酸 − 核苷酸 − 蛋白质复合体

　　这个复合体并不是随意杀伤病毒，它拥有导航系统，能精准制导，精确打击特定入侵的病毒。因为在复合体里，crRNA 部分带有病毒的序列片段（spacer），这个 spacer 就是复合体的探针，或者说是 GPS 导航系统，当这个 spacer 序列与入侵病毒的 DNA 序列结合，CAS 9 "杀伤性武器"也会被 spacer 带到病毒指定位置，并"咬住"病毒 DNA。

　　这里还有个巧妙的小细节，CAS 9 蛋白也会和病毒 DNA 结合（不只是向导 RNA 与病毒结合），而结合位点是病毒序列中叫原位点邻近序列（Protospacer Adjacent Motif，PAM）的地方，这有 2 ~ 6 个碱基，并邻近 crRNA spacer 探头与目标病毒 DNA 契合的地方。这好比一个双重验证体系，只有复合体的 crRNA spacer 部分和目标病毒相应序列契合，以及 CAS 9 部分与 PAM 契合，这两个条件同时触发，"杀伤性武器"才会被启动（图 3.3）。要知道细菌自身的 DNA 序列里，也有与 crRNA 契合的部分（但没有病毒的 PAM），如果没有 PAM 的限制，CAS 9 就会攻击细菌自身的 DNA。所以，PAM 可以被视为启动 CAS 9"杀伤性武器"最后的"核按钮"，保证 CAS 9 只攻击外来病毒，而不会反噬自身。

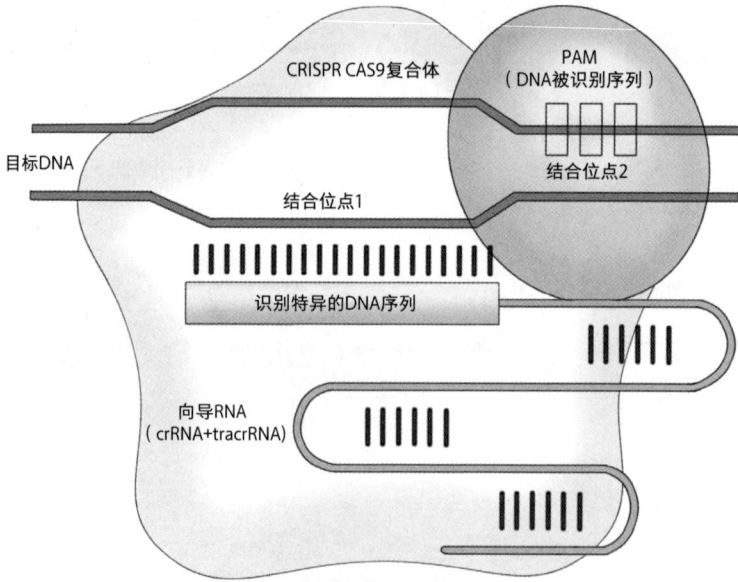

图 3.3　双重结合机制：向导 RNA 与 PAM

　　整个流程就是 crRNA 起到引导的作用，将 CAS 9 蛋白引导至 DNA 上需要被剪切的精确位置。然后，CAS 9 蛋白会锁定双链 DNA 并解开它。这使得 crRNA 能够与其所靶向的 DNA 的某些区域匹配。然后，CAS 9 蛋白在该位置剪切目标 DNA，导致 DNA 的两条链产生断裂。

3.1.2　CRISPR CAS 9：从细菌防御系统到基因编辑工具

　　大自然总会给人们带来不少科研和发明的灵感，比如鸟类的翅膀启发人类设计出飞机机翼，人们称这种从大自然中吸取设计灵感的学科为仿生学。让人惊奇的是，自然界中最简单和原生态的单细胞生物——细菌，也能启发人类创造出 CRISPR 这种强大的基因编辑技术。CRISPR 基因编辑很可能是 21 世纪最重要的生命科学发现，它的发现也充满了仿生学的精神。

　　我们在上文中基本阐述了 CRISPR CAS 系统是如何帮助细菌抵抗噬菌体的入侵的。其中最精妙的并不是这个系统能剪碎犯病毒的 DNA，毕竟生物体内有太多能破坏 DNA 的酶；CRISPR CAS 系统真正的价值是能在 DNA 长链特定位置精准造成断裂，这好比在上亿对碱基中，直接命中 20 个目标碱基。人们需要的是如手术刀般精准的工具，而不是"无差别攻击的武器"。

那么，一个精妙的想法诞生了，如果 CRISPR CAS 系统瞄准的不是病毒片段，而是我们想要编辑的 DNA 片段，那么这个天然的防御系统是不是能蜕变成指哪儿打哪儿的基因编辑工具？理论上，人类只要把病毒的片段置换成想要编辑的 DNA 序列片段，也就是把垫片换成目标编辑片段，就仿佛给这个系统一个导航坐标，引导 CAS 9 复合体到指定位置进行作业。而且最值得让人称道的是，修改目标序列就像敲十几个代码一样简单（实际上可能会复杂一点，但在现有工业水平上，目标 DNA 序列片段的制作完全不存在瓶颈）。这就是 CRISPR 基因编辑工具高效的地方，人们只用修改几十个目标碱基即可，而不像以往的 ZFN 和 TALENs，针对每个新目标都要大费周章重新设计整个蛋白质复合体。

在现实中，人工改造基因编辑工具，tracrRNA 和 crRNA 被组合成单一向导 RNA（gRNA），以便靶向几乎任何需要编辑的基因序列，可以说目标坐标就在 gRNA 里。而 CAS 9 蛋白基本照做就行，一种链球菌（Streptococcus pyogenes）会生成一个大型（含 1368 个氨基酸）的多结构域 DNA 内切酶，负责在目标 DNA 上切割，造成双链断裂。

最后，双链断裂由宿主细胞的修复机制进行修复。这个修复过程可能采用不同的机制，包括非同源末端连接（non-homologous end joining，NHEJ）或同源定向修复（homology-directed repair，HDR），以修复断裂的 DNA 链。NHEJ 是细胞为了避免 DNA 或染色体处于断裂状态，以及因此造成的 DNA 降解或对细胞生命力的影响，强行将两个 DNA 断端连接在一起的一种特殊的 DNA 双链断裂修复机制。这个修复机制对人类没有太大意义，相当于敲除一段 DNA 序列后，DNA 自己"缝合"上（或者"随机"抓取周围的短 DNA 片段"胡乱缝补"上）。

真正有意义的是 HDR，这是一种细胞修复断裂 DNA 的方式，通过用一块特定的供体 DNA 进行"修补"，也就是主动提供一块被 CAS 9 蛋白切除的序列的替代模板。具体就是把 CRISPR CAS 9 系统和大量特定供体模板片段一起给予细胞，HDR 大概率就会发生。供体 DNA 必须包含与断裂 DNA 末端同源的序列（可以理解为与敲除的 DNA 序列类似或同类型），才能被掺入宿主 DNA。HDR 是一种更精确的修复途径。这样整个过程就是基因编辑，人们用想要的 DNA 序列取代原有的 DNA 序列（而不仅仅是删除）。

而且 CRISPR CAS 9 的本质是一段 DNA 序列，就好像是一个代码程序，一串指令（生命本质难道不是一串 DNA 代码程序？）。而且如此高效的"程序"却是相当简约，向导 RNA 有 500 个左右的碱基长度，CAS 蛋白也就 4000 个碱基的长度，可能就相当于计算机系统中几千字节的信息量。但当指令输入到细胞工厂之后，这段代码就完成了第一次维度上的进化：在细菌细胞内，CRISPR CAS 9 基因展开并表达，形成立体的免疫防御体系。而人们改造这个防御体系，添加我们需要的目标序列，使它成为一个高效的、为人们所用的基因编辑系统，这串代码变成了一个工具，完成了第二次维度上的进化。见图3.4。

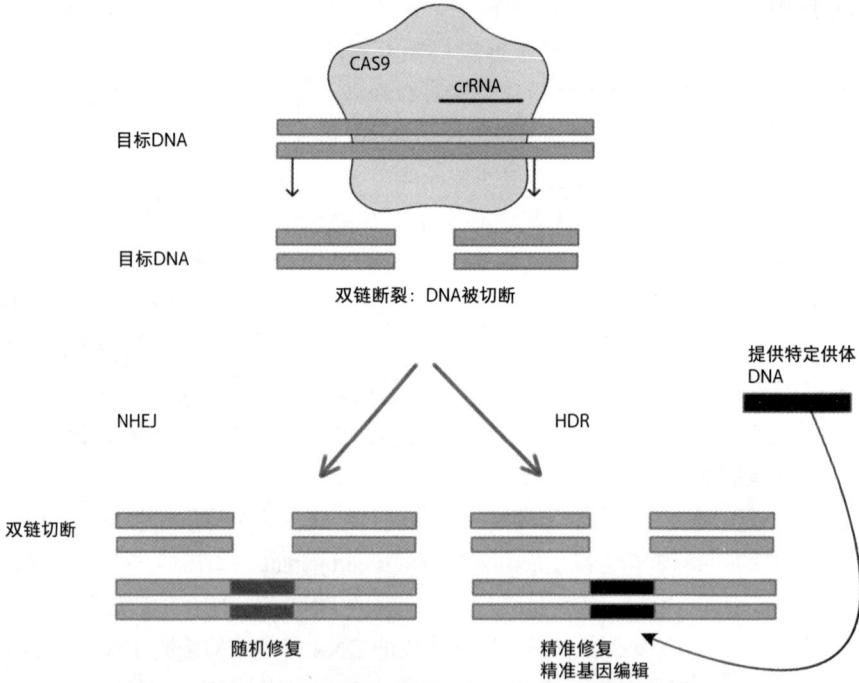

图 3.4　非同源末端连接（NHEJ）与同源导向修复（HDR）

3.1.3　CRISPR 的前期研究

CRISPR 技术的故事起源于 20 世纪 90 年代末，当时西班牙科学家弗朗西斯科·莫伊察（Francisco Mojica）在研究高盐度环境下的微生物时，偶然发现了一种奇怪的重复基因序列，也就是上述例子的 R1R2R3R4，他被这些重复 R 序列吸引。同时，他在科学文献中发现了一篇日本研究小组的论文，其中提到了大肠杆菌中一个类似的重复序列。

莫伊察于 1995 年发表了这个研究成果，并命名为 CRISPR。随后，他发现了 20 种不同微生物中的 CRISPR 位点。研究人员在短短两年内编目了 CRISPR 位点的关键特征，包括与 CRISPR 功能相关的 CAS 基因的存在。但 CRISPR 的功能还不明确：当时有多种假设，包括基因调控、DNA 复制和 DNA 修复等，这些假设大多缺乏证据。

莫伊察花了大量时间将 CRISPR 基因中的各个垫片，也就是我们上述病毒片段 spacer 提取出来，并寻找与其他已知 DNA 序列的相似性。这项工作充满挑战，但最终他找到了一些与大肠杆菌感染相关的基因，这些基因似乎提供了对病毒感染的抵抗力。莫伊察的发现引发了对 CRISPR 功能的猜测：CRISPR 是细菌的一种适应性免疫系统？

然而，莫伊察的研究并未受到科学界的认可。他的论文被多个杂志拒绝，编辑们认为这些发现缺乏足够的新颖性和重要性。最终他的研究成果发表在《分子进化杂志》上，揭示了 CRISPR 可能的功能，这是 CRISPR 最早的研究报道。

进入 21 世纪，CRISPR 的研究在意想不到的领域得到了进一步发展：食品科学。菲利普·霍瓦特（Philippe Horvath）的研究集中在乳酸菌，这些微生物在制作酸菜时扮演着关键角色。霍瓦特的研究最终引导他进入了罗地亚食品（Rhodia Food）的实验室，专注于乳酸发酵剂培养物的分子生物学研究。嗜热链球菌等乳酸菌在制造乳制品时发挥着关键作用，因此罗地亚食品公司想要好好保护他们的生物资产，免受病毒的侵扰。霍瓦特的任务就是解决工业发酵中经常出现的噬菌体感染问题。2002 年末，霍瓦特在荷兰的一个乳酸菌研究会议上了解到 CRISPR，并开始在他的细菌菌株中应用这项技术进行基因分型。到 2004 年底，他发现 CRISPR 与噬菌体抗性之间存在关联。

同时，全球食品添加剂巨头丹尼斯克（Danisco）的研究员西尔万·莫诺（Sylvain Moineau）和鲁道夫·巴兰古（Rodolphe Barrangou）开始直接测试 CRISPR 是否是一种适应性免疫系统。他们通过基因选择分离出具有噬菌体抗性的细菌，这些细菌携带了 CRISPR，其中也有噬菌体的相关序列片段。他们的研究表明免疫力的产生与 CRISPR 密切相关。此外，他们研究了两个关键的 CAS 基因：*CAS 7* 和 *CAS 9*。研究表明 *CAS 7* 参与了新间隔区和重复序列的生成，而 *CAS 9* 对噬菌体抗性至关重要，因为它是细菌免疫系统的活性成分。最后，他们注意到一些罕见的噬菌体分离株能够克服 CRISPR 免疫，因为这些病毒在其基因组中发生了单碱基变异，改变了垫片与目标病毒 DNA 序列的匹配。这表明，CRISPR 作为免疫系统，它的效能取决于 DNA 序列的精确匹配。以上这些实验结果为 CRISPR 免疫的理解提供了坚实的基础。

除了产业界的科研人员对细菌的防御机制感兴趣外，另外一批科学家也把目光放在 CRISPR 系统上，他们就是平时并不引人注目的微生物研究人员。来自荷兰的科学家约翰·范德奥斯特（John van der Oost）专注于研究生长于极端环境中的微生物，特别是一种名为硫磺矿硫化叶菌的微生物，它在高温环境下茁壮成长。为了证明 crRNA 负责 CRISPR 的抗性，他们开始编辑 CRISPR 序列，加入特定垫片，以靶向特定目标基因，也就是使细菌防御特定病毒。这是 CRISPR 技术首次被直接编辑用于建立防御病毒的案例，成功地展示了 CRISPR 可以用于抵抗病毒感染（类似于细菌的流感疫苗）。

芝加哥大学微生物学家卢西亚诺·马拉菲尼（Luciano Marraffini）在分子水平发现 CRISPR 的工作机制，并发现 CRISPR 主要针对病毒的 DNA，而非 RNA。马拉菲尼团队也认识到 CRISPR 本质上是一种可编辑的限制性内切酶，这是第一个明确预测 CRISPR 可在异源系统（细菌以外的生命）中进行基因组编辑的研究。他们甚至申请了专利，包括使用 CRISPR 进行切割或修复真核细胞基因组位点。但受到当时技术的限制，也因缺乏足够的实验证明，最终他们放弃了这一方向。

总的来说，CRISPR 技术的发现起源于科学家们的好奇心和深入研究微生物的工作，同时展示了科学中的偶然性，以及长期的坚持和合作所起的作用。通过这些研究，科学家们开始认识到 CRISPR 不仅可以用于抵抗噬菌体感染，还可以被用于靶向性基因编辑，这为后来 CRISPR 基因编辑技术的发展奠定了基础。虽然微生物研究可能离主流大众视野比较远，但真的有一群热情的研究员把职业生涯交托给这个冷门的领域。这就是为什么需要强调基础研究的重要性，虽然基础研究可能往往远离名与利，但这是应用科学的土壤。同时，科研充满偶然性，创新更应该是一种生态而不是计划。谁能想到一群研究细菌的人会成为跨时代生物科技的发掘者呢？

21 世纪的第一个十年中，CRISPR 只是初步向世人展示了它的面目，CRISPR 仍处在"犹抱琵琶半遮面"的状态。随着关注 CRISPR 的人越来越多，CRISPR 的机制和原理像拼图一样，一点点被拼接起来。两位女科学家的强强联手，直接把 CRISPR 的研究带到了时代的舞台中央。

3.1.4　"绝代双骄"

法国科学家埃玛纽埃勒·沙尔庞捷（Emmanuelle Charpentier）最初并未专门研究 CRISPR 系统，她主要专注于微生物中的调控 RNA 研究。2007 年，通过生物信息学分析，她发现了一个位于 CRISPR 位点附近的序列与 CRISPR 重复序列（repeats）几乎完美互补。沙尔庞捷无意间发现了上文提到的 tracrRNA。虽然她认识到这个新的小 RNA 与 CRISPR 系统有关，但对它的具体功能知之甚少。

进一步的研究揭示了 tracrRNA 的重要性。还记得 CRISPR 系统的重要载体吗，也就是 crRNA-tracrRNA-CAS 9 复合体：crRNA 由一段重复片段（repeat）和一段病毒片段（spacer）组成（也就是例子里的 R1、R2……），tracrRNA 会和 crRNA 中的重复片段（repeat）完美匹配；而 crRNA 中的其余序列是垫片（spacer），即复合体的导航探针，与目标 DNA 序列匹配。没有 tracrRNA 做链接，CAS 9 蛋白就不能和 crRNA 结合。同时，tracrRNA 也会呈小发夹状，维持复合体稳定。这些发现对于理解 CRISPR CAS 9 系统的完整工作机制非常关键。

tracrRNA 的发现补充了 CRISPR 研究的一块重要拼图，使我们更深入地理解这一革命性的基因编辑技术的工作原理。这项研究为 CRISPR CAS 9 系统的应用开辟了新的可能性，对基因编辑和生物医学研究领域产生了深远的影响，这也是 CRISPR 技术获得诺贝尔化学奖的重要理由之一，同时也是该技术在专利保护中的关键点之一。

在波多黎各举行的 2011 年美国微生物学会会议上，沙尔庞捷与珍妮弗·杜德纳（Jennifer Doudna）结识。杜德纳是 RNA 领域著名的结构生物学家，她的研究涵盖了 RNA 和蛋白质复合体。两位科学家决定合作，开始了在大肠杆菌中 CRISPR 的生化表征工作。她们使用重组 CAS 9（序列来源于嗜热链球菌，但在大肠杆菌中表达）以及 crRNA 和体外转录的 tracrRNA。她们证明可以通过定制设计编辑 crRNA 序列，引导 CAS 9 在体外切割特定纯化的 DNA。而且她们证实 CAS 9 需要同时具备 crRNA 和 tracrRNA 才能发挥功能。她们也提出，这两种 RNA 可以在体外形成单一向导 RNA（gRNA），这个概念后来在基因组编辑中得到了广泛应用。

意识到 CRISPR 的跨时代意义的人不止沙尔庞捷与杜德纳。与此同时，立陶宛科学家维吉尼亚斯·希克什尼斯（Virginijus Šikšnys）也在从事类似的科研工作，这无形中与沙尔庞捷和杜德纳形成竞争关系，他们都想第一个向世人展示 CRISPR 的原理和机制。希克什尼斯纯化了嗜热链球菌的 CAS 9-crRNA 复合体，并在大肠杆菌中建立了异源表达。他发现这个复合体能够在体外精确地切割 DNA 靶位点，导致双链断裂。更为引人注目的是，他证明了可以通过定制设计的间隔物重新编辑 CAS 9，以在体外切割选择的靶位点。他还表明，crRNA 可以被修剪至仅包含 20 个核苷酸，仍然能够实现高效的切割。最后，希克什尼斯证明了该系统还可以将纯化 CAS 9 与体外转录的 tracrRNA、crRNA 以及 RNase Ⅲ 结合，形成复合体，而这两种 RNA 对于 CAS 9 切割 DNA 都是必需的。

沙尔庞捷和杜德纳团队与希克什尼斯团队在 CRISPR 研究上有重叠，但沙尔庞捷和杜德纳团队侧重 CRISPR 的原理与机制，希克什尼斯团队更多展示 CRISPR 作为基因编辑工具的应用潜力。虽然希克什尼斯在 2012 年 4 月向《细胞》期刊提交了论文，但 6 天后论文被该杂志拒绝，几经周折他才将论文发布在《美国国家科学院院刊》上。与此同时，沙尔庞捷与杜德纳的论文成功通过《科学》期刊的审查，并在线发布，率先发表 CRISPR 相关研究成果。最终，沙尔庞捷与杜德纳凭借她们在 CRISPR 系统的研究成果，获得 2020 年的诺贝尔化学奖。从她们发表论文到获得诺贝尔奖，只有短短 8 年，这在诺贝尔奖历史上是非常罕见的，代表她们的发现非常重要，极具颠覆性。

虽然希克什尼斯在最后阶段与期刊编辑的沟通并不顺利，影响了论文发表甚至因此错失诺贝尔奖，但科学界还是普遍认可希克什尼斯研究的重要性，实际上并不亚于沙尔庞捷与杜德纳的研究。这两个团队都认识到了 CRISPR 技术的巨大潜力，他们的研究为 RNA 引导的生物工程方法和基因编辑打开了大门，引领了 CRISPR 技术的现代应用。

3.1.5　CRISPR：从细菌到人类

虽然沙尔庞捷、杜德纳和希克什尼斯展示了 CRISPR 作为基因编辑的原理，但这基本上是在细菌层面实现的。然而，哺乳动物的细胞与微生物有很大的不同，其拥有复杂的细胞核和染色质结构。尝试将其他微生物系统的 CRISPR 应用于哺乳动物的细胞中，一直都具有挑战性。CRISPR 从理论到应用，特别是在人身上的使用，还有一段距离，需要不断优化。因此，研究人员面临着一个重大挑战，即 CRISPR 是否可以被重新设计成一个可以在哺乳动物细胞中高效工作的基因编辑系统。

2012 年 9 月以前，专家们对于在人类基因组中进行基因编辑还持怀疑态度。然而在这个领域出现了一位杰出的年轻科学家，他为基因编辑技术的发展做出了巨大贡献。这位科学家名叫张锋，他在中国河北省石家庄市出生，并在 11 岁时随家人移居美国爱荷华州得梅因，后在哈佛大学获得化学博士学位。他与斯坦福大学的神经生物学家和精神病学家卡尔·代塞尔罗思（Karl Deisseroth）合作，开发了一项革命性的技术，称为光遗传学。该技术使用光来触发微生物的光依赖性通道蛋白，最终激发神经元的活动，也就是通过光脉冲实现对神经元的操控（我们会在本书后面章节详细介绍光遗传学）。

与此同时，张锋在哈佛大学的导师保拉·阿洛塔（Paola Arlotta）和乔治·丘奇的领导下，从事关于基因编辑 TALENs 的研究（还记得开头提到的基因编辑工具吗，这是一个比 CRISPR 基因编辑早一点点出现的工具）。一些细菌在感染植物细胞的时候会释放 TAL 蛋白，它能识别并绑定植物宿主细胞特定 DNA。TAL 蛋白加上核酸酶"剪刀"，也能成为一个类似 CRISPR CAS 9 的基因编辑系统：TAL 蛋白对标"导航"的 gRNA，而核酸酶对标 CAS 9 蛋白。但重要的区别是 TALENs 的"导航"系统是蛋白质，而 CRISPR 系统的"导航"系统是 RNA。就如上文所说，制作和修改 RNA 指令的难度远小于修改蛋白质，因此 CRISPR 远比 TALENs 更高效。

这就解释了为何张锋在 2011 年 2 月听了关于 CRISPR 的讲座后，就被 CRISPR 深深吸引了。随后的一天原本他应该飞往迈阿密参加科学会议，但他却把自己关在酒店房间里，专心研究 CRISPR 的相关文献。回到实验室后他迅速着手创建一个源于嗜热链球菌的改进版 CAS 9，准备用于人类细胞。他对 CAS 9 进行了优化，包括密码子和核定位信号的改良。2011 年 4 月，他通过表达 CAS 9 和经过工程化的 CRISPR RNA，靶向携带萤光素酶基因的质粒，成功地降低了人类胚胎肾脏细胞的发光水平（CAS 9"剪断"目标萤光素酶基因，荧光蛋白不再表达）。然而，初步实验效果尚不明显，效率并不高。

随后的一年里，张锋不断优化这一系统。他研究如何增加进入细胞核的 CAS 9 比例。他用化脓性链球菌 CAS 9 蛋白取代嗜热链球菌 CAS 9 蛋白，因为前者在宿主细胞核内分布更均匀。但他还发现哺乳动物的细胞缺乏微生物里的 RNase Ⅲ，也就是把长条 pre-crRNA 裁成小片 crRNA 的蛋白。为了解决这个问题，他测试了多种亚型的 tracrRNA，以便找到在人类细胞中更稳定的 RNA。与此同时，沙尔庞捷与杜德纳团队正准备在《科学》期刊上发表论文。

到了 2012 年中期，张锋已经建立了一个稳定的 3 部分系统，包括来自化脓性链球菌或嗜热链球菌的 CAS 9、tracrRNA 和 CRISPR 序列。他针对人类基因组的 16 个位点以及小鼠基因组进行了实验，证明了高效且准确的基因编辑是可能的，并可通过 NHEJ 或 HDR 进行修复。此外，他还发现可以同时编辑多个基因，使 CRISPR 序列的间隔区相互匹配。同时，他通过添加小发夹状的 RNA，提高了 CRISPR 系统的基因编辑效率。这些实验为 CRISPR CAS 9 的基因编辑技术的成功应用奠定了基础，使它成为了一种强大的工具。

张锋很快证明了 CRISPR 的广泛适用性。它可以用来创建复杂的小鼠遗传性疾病模型和癌症模型（修改小鼠胚胎基因，让小鼠患上癌症，用于科研），而这耗费仅仅数周的时间。他还利用这一技术进行全基因组筛选，以寻找在生命过程中必不可少的基因。他发现了两种新的 CRISPR 系统，其中一种系统不同于 CAS 9 的切割方式，只需要 crRNA 而不需要 tracrRNA。

张锋于 2012 年 10 月 5 日提交了一份关于哺乳动物基因组编辑的论文，该论文于 2013 年 1 月 3 日在《科学》期刊上发表。这篇论文成为该领域被引用次数最多的论文之一，而实验中使用的试剂由非营利组织 Addgene 分发，仅在未来 3 年内就收到超过 25 000 份申请。这表明 CRISPR CAS 9 技术的巨大影响和广泛应用，基因编辑工具升级为生命科学研究的重要工具。

2012 年 10 月 26 日，哈佛大学资深教授乔治·丘奇与张锋合作提交了一篇关于人类基因组编辑的论文，发表在《细胞》期刊上。乔治·丘奇是基因组学和合成生物学领域的领军人物，曾经与张锋合作研究 TALENs 编辑技术。作为张锋和杜德纳在哈佛大学的前辈与师长，乔治·丘奇深受他们的工作的启发，便着手测试在哺乳动物细胞中进行 crRNA-tracrRNA 融合。与张锋的发现相似，他发现 crRNA-tracrRNA 融合成 gRNA，编辑效果比不融合效果更好。他针对 7 个基因组位点，展示了 NHEJ 和 HDR 的成功。2013 年，他与张锋同时发表论文。CRISPR CAS 9 技术在哺乳动物基因组编辑领域的成功应用进一步得到了证实。

张锋虽然不是第一个发现 CRISPR 机制的人，但作为生物分子学家和生物工程学家，他比沙尔庞捷和杜德纳更能在结构上优化 CRISPR，使 CRISPR 从细菌的免疫系统一跃成为能修改人类基因组的基因编辑工具。这意味着精准基因编辑和基因治疗拥有了更加便捷和高效的工具。这一领域的进一步发展将有望为医学研究和治疗带来更多的创新和突破。除了科研和医疗应用外，一些激动人心且大胆的提案被提上日程，例如使用合成生物学来"复活"早已灭绝的猛犸象和尼安德特人等，我们会在后续章节重点介绍乔治·丘奇复活猛犸象的计划。

3.1.6　商业化与专利之争

虽然张锋对 CRISPR CAS 9 的应用做出了卓越贡献，但科学界普遍认为，诺贝尔奖的授予应归于发现 CRISPR 原理机制的沙尔庞捷和杜德纳。可是对于 CRISPR 基因编辑技术的专利所属和背后的商业化纠纷，判断就不是那么简单了。

自从 2012 年关于 CRISPR CAS 9 作为基因编辑工具的论文首次发表，该技术的开发者已经成立了众多相关公司。CRISPR Therapeutics 总部位于瑞士和美国，由沙尔庞捷联合创立，该公司与生物医药独角兽福泰制药公司合作，已经有两项正在进行的临床试验，希望能用 CRISPR 基因编辑治疗血液疾病：β 地中海贫血和镰状细胞贫血。

美国公司 Intellia Therapeutics 由杜德纳和希克什尼斯创立，研究基于 CRISPR 的治疗方法。 Intellia 的第一个目标是研究一种罕见的神经系统疾病（称为转甲状腺素蛋白淀粉样变性）的体内治疗方法。该公司已经对第一位患者进行了该疗法，并且一期试验正在进行中。

张锋、杜德纳与丘奇等科学家共同创立了 Editas Medicine，致力于治疗遗传性失明和癌症等疾病。虽然杜德纳最初与张锋共同成立 Editas Medicine，但在有关 CRISPR 知识产权的问题出现后就离开了。

CRISPR 工具的知识产权问题非常复杂，涉及多个机构和研究团队之间的竞争，也是美国西岸和东岸之争。代表杜德纳和沙尔庞捷申报专利的是杜德纳就职的美国加州大学伯克利分校（UC Berkeley），这两位女科学家是 CRISPR CAS 9 技术最早的开发者之一。她们于 2012 年提交了第一份 CRISPR 专利申请，声称她们拥有 CRISPR CAS 9 技术的知识产权。

在美国东岸波士顿地区的布罗德研究所（Broad Institute）代表张锋申报专利。布罗德研究所声称他们于 2012 年底提交了 CRISPR 专利申请，同时他们迅速付款，进行了快速审查。美国专利商标局最初做出了有利于布罗德研究所的裁决，但随后加州大学伯克利分校提出上诉，要求撤销布罗德研究所的专利。

在欧洲，杜德纳和沙尔庞捷获得了 CRISPR 的广泛专利，布罗德研究所的专利则在 2020 年初被撤销。这使得欧洲的知识产权状况更有利于杜德纳和沙尔庞捷。

CRISPR CAS 9 技术最早的开发者们都非常清楚 CRISPR 作为开创性的底层技术，应用和潜力极广，其经济和商业价值不可估量。知识产权争议仍在进行中，不同的国家和法院正在审查相关申请和诉讼。目前最新的进展是，美国专利商标局于 2022 年 2 月 28 日裁定，突破性基因编辑技术的专利归于哈佛大学和麻省理工学院的联合研究所：布罗德研究所。

3.1.7 总结

我们在本节简单介绍了 CRISPR CAS 9 系统的原理与机制，以及它是如何一步步由科学家在细菌中发现的，又是如何一步步从细菌的免疫系统变为高效的基因编辑工具。这意味着人类拥有了修改生命之书（基因组）的实际手段。这也为一系列基因治疗手段打开了大门。CRISPR 应用之广泛、影响之巨大，需要我们用接下来几个章节，从不同的角度介绍 CRISPR 的实际应用：从编辑植物基因到编辑动物基因，甚至是"复活"猛犸象；基因驱动把基因编辑从个体扩散到群体；CRISPR 在临床的医疗运用；带有科幻色彩的异种器官移植等。

3.2 改写植物基因

上一节我们探讨了 CRISPR CAS 9 的原理，以及其被发现的历程。我们反复强调，以 CRISPR CAS 9 为代表的新一代基因编辑，拥有巨大的潜在价值和影响力。接下来我们将详细讲述基因编辑的应用，以及这些应用对人们生活方方面面的改变，这些改变不仅仅是医疗层面的（研究者凭借 CRISPR 技术获得的是诺贝尔化学奖而不是诺贝尔生理学或医学奖，这看来是合理的）。接下来，我们将讨论如何改写植物的基因并被人们使用。

3.2.1 水稻杂交的基因改变

中国工程院院士、共和国勋章获得者袁隆平曾经说过，他梦见水稻长得有高粱那么高，穗子像扫把那么长，颗粒像花生那么大，而他则和助手坐在稻穗下面乘凉。中国人的饭碗要想牢牢端在自己手里，科学的农业生产必不可少。虽然袁隆平院士受限于当年的技术，无法使用基因工程，但他一生都致力于通过水稻杂交的方式，改善水稻基因，使水稻更高产，为中国人远离饥饿立下不世之功。

生物分类学"界、门、纲、目、科、属、种"，越往后被归属的生物之间的特征越相近。两种不同的生物杂交产生的后代，比如骡是由马和驴杂交而来，可能无法存活或无法生殖。但人类在数千年农业发展中注意到，比"种"还细分的一层，"品系"之间的杂交，存在杂交优势规律：不同"品系"的农作物杂交后在生物产量上往往优于同"品系"繁殖。这个杂交优势规律背后的分子基础就是不同"品系"之间的基因交换重组。这个是大自然的慷慨馈赠，也需要人类长期、艰苦地发现和培育。

1960 年 7 月，袁隆平院士在试验田中意外发现一株特殊性状的水稻。他利用该株水稻试种，发现其子代在产量上具备高度优势。他在世界上首次发现天然杂交水稻，我们可以称为优势株。但杂交水稻的应用存在许多障碍，其中最为关键的是水稻是自花授粉植物。作为水稻的生殖系统，每一个稻穗上都有许多小花，每朵小花中同时存在雄蕊和雌蕊。水稻就在每朵小花的范围内实现自花授粉，自己的雄性配子（花粉）落到花朵柱头上与雌性配子结合，这也是水稻保持基因组稳定的天然保护机制。如果要实现杂交育种，就必须阻断水稻这个基因组的自我保护机制，以促进异花授粉，实现不同品种之间的大规模基因交换，从而获得具备高度产量优势的杂交水稻种子。还记得我们在第 1 章提到，"遗传学之父"孟德尔在 19 世纪也进行了不同表型的豌豆花的杂交研究，也是人工隔离每株花的自我授粉，同时进行人工异种授粉。但在水稻田大面积进行人工异花授粉显然不现实。

那么有没有天然就不会自花授粉的水稻呢？袁隆平团队在 1964—1965 年，在 2 个天然水稻品系中发现 6 株雄性"天阉"植株，这些植株因"天然"基因突变而表现出无法使雌性配子受精的特性，但雌性花蕊发育正常，因而被确定为雄性不育系。也就是说，自花授粉可以被天然阻止，为异花授粉创造了条件。杂交子代具备产量优势，1966 年袁隆平在《科学通报》上发表了题为《水稻的雄性不孕性》的里程碑式论文，奠定了杂交水稻的理论基础。

这些雄性花蕊"天阉"植株虽然不育性状非常稳定，易于异花授粉，配置出强优势组合，但其子代为雄性可育，也就是说它们的后代还是会自花授粉，无法代代与优势株异花授粉，打通生产不育系种子的技术路径。1970 年，袁隆平在野生稻群中发现了一株雄性不育株，采用常规的水稻授粉其子代也是不育，也就是说这个新的不育系每一代都可以避免自花授粉，进行有目标的异花授粉，如此彻底打通了生产不育系种子的底层技术路径。袁隆平将它命名为"野败"型不育系，并将其种子分发给全国 30 多个科研单位，以此为技术起点，拉开了我国杂交水稻的研究与生产的序幕。

底层技术路径打通后，袁隆平及同期我国育种科学家通过对农作物遗传学机制的深刻理解和坚韧不拔的努力，设计和建立了精妙的"三系法"水稻杂交技术，彻底打开了高产水稻的大门。从上述分析可以得出，高产水稻的农业生产必须具备 2 个条件：第一个是不育系持续存在并代代保持，代代可以与优势株杂交，因此需要雄性不育系，以及维持雄性不育系并提供雄性配子的保持系；第二个是提供高产基因的优势株（恢复系）。整个系统需要这三系植株，这也就是"三系法"水稻杂交技术的命名缘由。袁隆平多年来在大自然中寻觅合适的三系植株，寻找合适的基因突变，从而形成完美匹配的水稻杂交体系，这也是袁隆平工作的难能可贵之处。"三系法"水稻杂交技术取得了巨大成功，1973 年杂交水稻在全国大面积推广，年种植面积过亿亩。

袁隆平进一步优化"三系法"，形成了"两系法"：即用温敏和光敏的天阉植株替代了保持系，也就是在特定日照和温度下，雄性不育系可以转化为正常可育系。也就是用物理的方法将"三系"变为"两系"（不需要保持系），简化了育种的步骤，实现了不同植株基因组的自由匹配，"两系法"高度有利，充分释放了杂交水稻的优势。2013 年，袁隆平领衔的"两系法杂交水稻技术研究与应用"，获得国家科学技术进步奖特等奖的殊荣，"两系法"杂交水稻在理论和实践方面的突破，以及超级杂交稻技术体系的创立，奠定了我国在这个领域的世界领先地位。

通过袁隆平及同期中国育种科学家的努力，20 世纪 70 年代初期我国水稻平均亩产提高到 400 千克以上，高产地区突破 500 千克。1996 年，我国农业农村部正式启动了"中国超级稻"育种计划，在中国水稻专家的不懈努力下，我国分别于 2000 年之前和 2005 年之前在多个生态区连续 2 年实现了百亩连片单产 700 千克的一期目标和 800 千克的二期目标。2011 年在水稻主产区又达到亩产 900 千克的纪录，超级稻的发展实现了完美"三级跳"。2023 年超级稻单季亩产 1200 千克超高产攻关测产验收会在四川省凉山彝族自治州德昌县举行，最终测定 3 块试验田平均亩产 1251.5 千克，创造了杂交水稻单季亩产的世界新纪录，这一成就源于袁隆平开创的"超级稻"技术。在农耕土地未大幅增加的情况下，每亩产量的提升为解决中国粮食安全问题做出极大贡献。

袁隆平不仅是水稻育种的大师，他同时对现代生物技术（也就是基因编辑技术）非常敏锐。从 2000 年起，袁隆平成立了基因改造应用研究室、分子育种研究室。2003 年，袁隆平团队开展将远缘物种基因组 DNA 导入水稻的研究。2005 年，袁隆平对媒体说："经过 30 年的发展，常规育种的浑身解数已经用完，要进一步挖掘水稻产量的潜力，必须在生物基因技术上取得新的突破。"2007 年，袁隆平在《杂交水稻》上发表文章，态度鲜明地表达了对政府支持转基因水稻商业化的期盼："只要国家放开转基因水稻的限制，具有抗除草剂性能的转基因水稻将大有发展前途。"

如果当年袁隆平拥有诞生于 2012 年的 CRISPR 这个精准的基因编辑工具，就不需要像寻宝一样在大自然中靠运气和试错去寻找合适的水稻株，也可以绕过"三系法"中三系植株基因组需要完美匹配的限制，和"两系法"中物理法加基因组完美匹配的必备条件。CRISPR 基因编辑可以改写生命的语言，直接将优势基因精准引入目标植株，并在超短时间内进一步发挥杂交水稻的高产优势。同时，CRISPR 也可以实现袁隆平提出的"在产量大的基础上改良杂交水稻口味和营养"的目标，并实现袁隆平的"禾下乘凉梦"。见图 3.5。

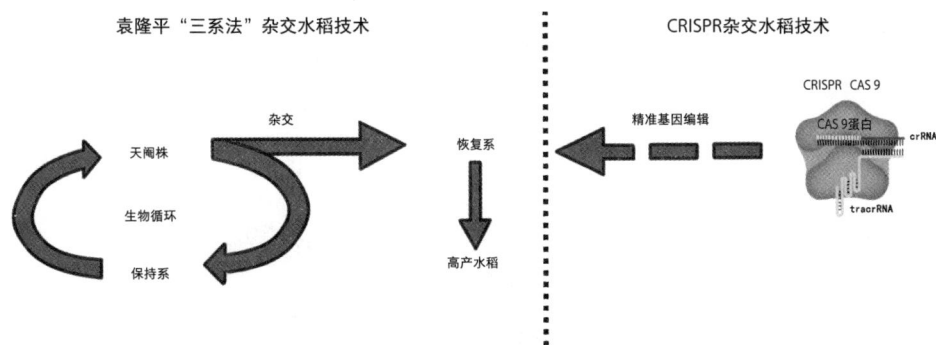

图 3.5　"三系法"杂交水稻与 CRISPR 杂交水稻

3.2.2　诱导基因突变：抗疾病农作物

让农作物抵抗疾病，避免农作物因疾病减产，也是增产的一个重要手段。由有害真菌感染导致的大麦白粉病，长期以来困扰整个欧洲的农业。2004年，欧洲的农业学家发现，如果大麦携带一种叫 Mlo 基因的突变，会使大麦对白粉病真菌产生抵抗或者免疫，从而一举解决这种真菌感染的问题。

这种抵抗真菌的大麦种子，最早在20世纪30年代由德国人在埃塞俄比亚的粮仓中发现。当地人其实一直在利用这种基因突变株。据推算，这个突变基因是在2000多年前大麦被驯化不久后就自然出现的，农民通过选择看上去最健康和最高产的种子进行种植和培育而使其流传下来，形成品系。人类通过上千年的自然进化加上人工选择的过程，形成了现在的农业。

实际上，大麦的 Mlo 基因突变与真菌抗性特征之间的因果关系，是在1942年由德国的种植者通过X线照射种子诱发突变而确立的。科学家发现，通过放射性射线（比如X线或者伽马射线）照射种子，或者使用化学诱变剂（比如秋水仙碱）处理种子，可以诱导出有利的基因突变。

然而，这种方式诱导的基因突变是随机的，会同时引起数百或者数千种基因突变，如果这些突变恰好发生在 Mlo 基因，就可以得到白粉病真菌抵抗大麦品系。因此这种诱导的基因突变不够精准，需要大量试错。

相比之下，CRISPR 基因编辑具有更高的选择性和精准性。例如，2014年中国科学院的科学家运用 CRISPR 基因编辑，对夏季小麦的6个 Mlo 基因进行精准编辑，带有6个 Mlo 基因突变的夏季小麦对白粉病真菌产生抵抗，同时不用担心夏季小麦基因组发生其他基因突变，排除了其他有害基因突变。有了 CRISPR 基因编辑工具，人们可以对任何一段基因或者 DNA 序列进行精准到单个碱基的基因编辑。见图3.6。

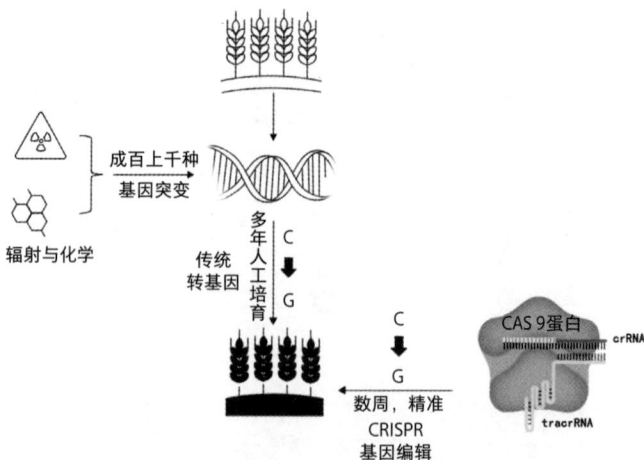

图 3.6　农作物有利基因突变引入路径

3.2.3　转基因争议

根据维基百科的信息，1983 年，世界上第一例转基因植物（含有抗生素抗性基因的烟草）在美国成功培植。1992 年，中国首先在大田生产时种植抗黄瓜花叶病毒转基因烟草。1994 年，FDA 允许转基因番茄在市面销售。此后，抗虫棉花和玉米、抗除草剂大豆和油菜等 10 余种转基因植物获准商业化生产并上市销售。2000 年，由于黄金大米的诞生，科学家看到了转基因食品在营养学上的价值。2012 年，全球转基因作物种植面积达到约 1.7 亿公顷。按照种植面积统计，全球约81% 的大豆、35% 的玉米、30% 的油菜和 81% 的棉花是转基因产品。

但消费者对转基因食品的信心远低于传统食品。有些国家和机构对转基因食品的态度比较保守，比如法国参议院上院通过法案：禁止在法国种植转基因玉米。2014 年 7 月下旬，我国农业农村部农业转基因生物安全管理办公室有关负责人表示："迄今为止，中国批准商业化种植的转基因作物仅有棉花和番木瓜，批准进口用作加工原料的有大豆、玉米、棉花、油菜和甜菜 5 种作物。"这位负责人说，除批准了转基因棉花的种植外，进口的转基因大豆、转基因玉米、转基因油菜等仅限用于加工原料。中国法律规定，进口用作加工原料的农业转基因作物，不得改变用途，即不得在国内种植。中国至今没有批准任何一种转基因粮食作物种子进口到中国境内种植。

同时，很多围绕转基因食品的争议和谣言此起彼伏，但也没有实证。笔者在此不会过度讨论立场，但我们陈列几个事实，供读者自行评判。第一，暂时没有任何科研证据证明转基因食品的危害性。第二，自然界中所谓天然的生物也在不断地发生基因突变，这是达尔文进化论的原动力：细胞每次复制可能会产生几个基因突变，而且这些基因突变是随机和不可控的，难道这些"天然"基因突变比精准基因编辑更安全？第三，确实，关于转基因食品的长期安全性以及对环境的影响的研究还是比较少。第四，问"转基因食品安不安全？"，就好比问"吃药安不安全？"，具体问题应该具体分析。对于每一种药物，都需要花费巨资，长时间研究，科学、严谨地评估其安全性，同时还有例如 FDA 等评估机构进行把关。转基因食品是不是应该按这样的思路来落地？更应该问的问题是：具体哪种转基因食品？做了什么基因编辑？它的安全性有什么科学数据支持？可以理解人们对于食品安全的风险是零容忍的，哪怕做到了 99% 的安全性，1% 的危害可能都是大众无法接受的。而在严格管理和审批落地以及在完成长期研究之前，我国对转基因食品采取保守态度是负责任的。笔者会在最后的生物科学伦理章节再详细讨论转基因问题。

3.2.4　基因工程：CRISPR 树木

2023 年 7 月，《科学》期刊刊登了一篇非常有意思的论文：来自美国北卡罗来纳州立大学的鲁道夫·巴兰古及其同事发表了一篇名为《木材的多重 CRISPR 编辑以实现可持续纤维生产》的论文。这位巴兰古，如果读者朋友还记得，我们在前文关于 CRISPR 的发现中提到过，他当时还是食品添加剂巨头丹尼斯克的研究员，早在 2007 年就率先在《科学》期刊发表细菌 CRISPR 免疫机制的实验证据。他也是 Intellia Therapeutics 的联合创始人和科学顾问委员会成员（Intellia 也是诺贝尔化学奖得主杜德纳的公司）。

树木是世界上最大的碳基生化物群体，碳储存含量达 3150 亿吨，占生物碳存储量的 57%。树木每年提供 1700 亿吨的纤维，用于纸类、包装、成衣、建筑材料等。树木提供了重要的自然资源，但优化木材特性的育种非常耗时，而且树木的遗传多样且复杂，阻碍了木材的优化。原料木的缺陷导致木材相关工业（如造纸业）的效率无法提升，同时造成严重的碳排放。自然选择并没有"考虑"如何使木材更适合人类工业，树木的供应还是十分"原始"的。

CRISPR 技术可以用于增强木材特性，提高树木的可持续性。贯穿本书的一个观点就是，新一代生命科学技术的到来，带来的是生物增强的可能，而此处展示的是运用 CRISPR 技术增益木材的功能。巴兰古团队运用多重 CRISPR 在杨树上造成了多重遗传改变，改变了杨树的木材成分，使其具有更理想的纤维制浆特性，提高了纸浆工业的生产效率，提高了造纸厂的经济价值，并降低了碳排放量。这项研究表明，基因编辑可以更高效地培育和优化树木，这将为林业的可持续性和更高效的生物经济提供机会。

造纸业需要从木材中有效分离所需纤维素，这是植物细胞壁的主要成分。但这很大程度上取决于木材中木质素（lignin）的含量和组成，因为木质素会和纤维素纠缠在一起。木材中的木质素越多，分离纤维就越困难。木质素难以被化学酶降解，造纸厂提取纸浆最重要的工序就是用磺酸盐溶解、用强碱降解木质素，但这需要大量化学试剂和能量。因此 CRISPR 树木能在原木源头调整木材木质素，其目标也很简单：就是合理减少以及调整原料树木中的木质素。

科学界对植物的研究远比我们普通人想象的多，比如人们研究木质素有超过 50 年的历史，积累了大量数据。木质素是一种苯丙烷类聚合物，其形成复杂，需要多个生化反应，涉及超过 11 种酶、24 个代谢产物、100 多个转录和翻译因素，仅杨树品种中就有 21 个基因与木质素相关。而且木质素也不是越少越好，因为它也负责树的硬度，缺乏木质素树木将无法直立或无法导水，影响树木生长。所以要有效合理地对杨树进行 CRISPR 基因编辑，巴兰古团队重点放在了选择编辑靶点上面。AI 和 CRISPR 相结合，模拟预测最优的编辑策略。需要机器学习模型来真正破译和理解遗传调控，然后使用 CRISPR 对基因进行修改，最终生产出与工业流程兼容或能转化为有用产品的木质材料。同时，单基因编辑不足以达到最好的编辑效果，巴兰古团队使用多重 CRISPR：同时对多基因进行 CRISPR 基因编辑。

经过数十年的研究，大量的树木类遗传学数据形成。这些数据经过 AI 处理进

行预测：自变量为众多基因位点、众多参与的转录酶以及代谢通量；而因变量是
25 种树木化学物和表型。研究小组使用预测模型设定了 4 个目标：①降低杨树木
质素水平；②增加碳水化合物与木质素（C/L）的比例；③增加紫丁香基木质素与
愈创木基木质素（S/G）的比例（两种重要木质素结构单元，S/G 的比例高对提取
纤维素有益）；④保持甚至增加杨树的高度。研究人员认为，这些综合化学特性代
表了纤维生产的最佳点。如果在工业规模的树木中减少木质素，并提高 C/L 和 S/G
比例，且不降低木材长度，那么纤维生产的效率可以提高。

　　他们对 69 000 多种不同的多基因编辑策略进行预测，并推导出 7 种最佳基因
组编辑策略，针对最多 6 个基因的同时改变。研究人员运用农杆菌携带 CRISPR 信
息感染杨树细胞，并产生了 174 个经过编辑的杨树树种，这些编辑策略导致树木
获得所需的特性：比野生树木或未编辑树木少 35% 的木质素，比野生树木高 200%
以上的 C/L 和 S/G 比例，同时树木生长速度与野生树木相似。

　　他们将这些树种在温室中种植 6 个月，收获后用于分析和生成纸张，并预测工
业效率、收益转化和环境影响。研究人员将这些数据输入到一个基于南美洲实际纸
浆厂运营的模型中，发现使用 CRISPR 编辑的木材可能带来显著优势：它不仅能降
低树木中的木质素含量从而提高纸浆产量，还能减少制浆过程中产生的"黑液"，
这一变化有望消除回收锅炉方面的瓶颈，因为回收锅炉是纸浆厂最关键且限制速度
的能源组件，既消耗大量能源，又释放大量废气。这最终帮助工厂生产高达 40%
的可持续纤维材料。

　　通过将木质素从 28% 降低到 16%，并将 S/G 比例从 2.8 提高到 4.0，可以获得
巨大的经济效益，纸浆厂的现金流估值可以翻数倍。提高木材中的 C/L 比例还意
味着生产相同数量的纤维素所需的生物质更少，而纤维生产中相关的碳排放还可以
减少 20%。基因编辑过的杨树让造纸更环保、更便宜、更高效。

　　展望未来，研究团队希望在实际环境中培育 CRISPR 编辑杨树，并进一步验证
这类基因编辑杨树在造纸业中的实际生产效率、经济价值以及环境价值（碳排放
量）。同时，巴兰古团队期望这种基因编辑技术可以应用于其他更重要的树种，例
如松树或桉树，为此巴兰古设立专门的树木基因编辑公司 Tree Co.。

　　巴兰古说："美国和世界各地的许多常规机构现在都熟悉 CRISPR 技术，并且
更愿意在不同领域做出不同目的的部署，落地不同的 CRISPR 应用。"作为最早一
批研究 CRISPR 的科学家之一，巴兰古是 CRISPR 技术最虔诚的信徒。因为深知
CRISPR 技术的颠覆性和争议性，为了使技术顺利落地，对 CRISPR 早期运用领域
的选择也充满智慧。树木不是药物或食物，基因编辑也不在人类身上直接使用，因
此 CRISPR 树木的安全性就不是一个争议点，这与上述转基因食品的情况不同。植
物的基因编辑在技术方面比在动物身上容易得多。植物基因编辑也积累了多年的研
究经验（包括上一代基因编辑 TALENs 也是在植物上开始）。而且树木的 CRISPR

编辑面临的伦理压力也会比在动物和人类身上使用时小很多。CRISPR 树木的风险也比较可控。

CRISPR 树木的收益是巨大的。巴兰古说："CRISPR 在临床上取得了成功，基因治疗试验正在进行中，人们已经被'治愈'。但为第一位患者提供治疗总共花了 8 年时间，为几十名患者提供治疗又花了 2 年时间。虽然我们已经给数百名患者注射了药物，但需要多长时间才能覆盖 100 万人？这需要很长时间。但可以从编辑树木中受益的人数超过 100 亿人。"目前，基因编辑树木的效益远比基因编辑疗法高，基因编辑疗法对单个患者来说可能要花费大约 100 万美元，而且并不适用于解决世界性宏观问题。

3.3　CRISPR 基因编辑"复活"猛犸象

上文中我们在植物层面讨论了 CRISPR 基因编辑的应用（植物增强）：CRISPR 树木拥有巨大工业价值、经济价值和环境价值；基因编辑农作物能增加产量，或者赋予农作物人类需要的特点（抗疾病、营养、口味等），但转基因食品可能比较有争议。可这种基因编辑植物的争议，在基因编辑动物的争议面前，已经算小的了，更别提在人类身上进行基因编辑了。CRISPR 最忠实的推动者们十分了解 CRISPR 技术的颠覆性和潜力，但要让 CRISPR 落地产生更大的影响力，就必须冲破这些争议的障碍，向世人展示这个技术的益处，且风险是可控的。上文提到巴兰古选择 CRISPR 树木这个非常安全的策略。而在动物基因编辑层面，一位极富传奇色彩的科学家反而选择了一条最吸引眼球的策略来推广 CRISPR 技术，这就是生物学界的"登月计划"："复活"猛犸象。

想必大家都看过电影《侏罗纪公园》：科学家从困在琥珀的蚊子里提取恐龙血液 DNA 并复活恐龙，创造出整个恐龙世界的故事。在现实生活中就有一位科学家在尝试类似的事情："复活"早在几千年前灭绝的猛犸象！他就是乔治·丘奇，美国哈佛大学遗传学教授、哈佛大学医学院基因组研究中心主任、哈佛大学韦斯研究所生物工程部创始人，他拥有几十家公司和 100 多个专利，绝对是聚光灯下的明星科学家。他为猛犸象成立巨兽（Colossal）公司，并募集 1500 万美元，埃森哲和 Zynga 游戏公司的投资人纷纷入局，团队里也包含了遗传生物学家、化学家、生物工程学家和生物伦理学家等。

团队看起来靠谱，但花钱"复活"猛犸象究竟是吸引眼球，还是说真的有科研价值或商业意义？笔者要承认这有点标题党了，这里不是严格意义上的复活，更加精准的定义是"去灭绝"（de-extinction），也就是把猛犸象的替代品重新引入生态环境之中（但连乔治·丘奇自己都用"复活"猛犸象来形容项目，我们在下文也用"复活"这个词吧）。"复活"猛犸象的做法就是基因编辑猛犸象的近亲亚洲象的干细胞，插入猛犸象的特征基因，使亚洲象具有猛犸象的特点，比如又长又厚的毛发、耐寒等，类似于亚洲象和猛犸象的综合体。虽然不是 100% 复活猛犸象，但我们认为这个挑战类似于当年的登月计划：看起来好像没什么直接的成果，但它是个多技术集成的项目，会带动一系列前沿的生物学及硬科技发展。见图 3.7。

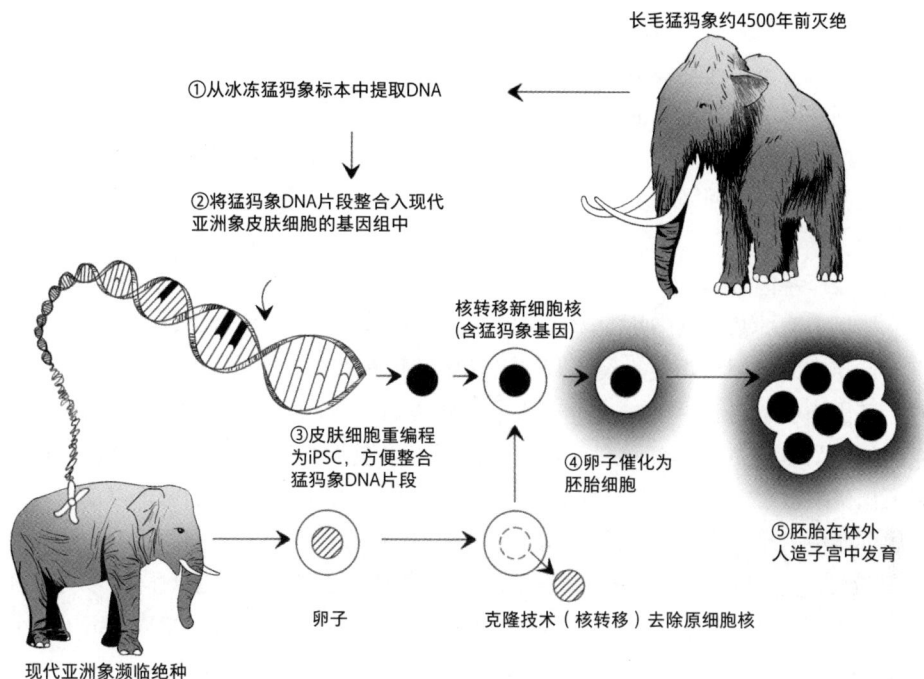

长毛猛犸象约4500年前灭绝

①从冰冻猛犸象标本中提取DNA

②将猛犸象DNA片段整合入现代亚洲象皮肤细胞的基因组中

核转移新细胞核
（含猛犸象基因）

③皮肤细胞重编程
为iPSC，方便整合
猛犸象DNA片段

④卵子催化为
胚胎细胞

⑤胚胎在体外
人造子宫中发育

卵子

克隆技术（核转移）去除原细胞核

现代亚洲象濒临绝种

图 3.7　"复活"猛犸象的技术路径

3.3.1　基因测序及基因研究

要"复活"猛犸象，首先要知道猛犸象的基因序列，所以肯定要进行 DNA 测序。在这个领域，乔治·丘奇绝对是极具影响力的。他领衔第二代基因测序，又称高通量测序，1 次可以对百万条 DNA 片段进行测序和分析，并为此提出"个人基因组计划"，把基因测序技术用在临床医学（比如从患者基因突变中发现基因关联疾病）。要知道著名的"人类基因组计划"（乔治·丘奇也是推动者之一）在 20 世纪 90 年代只测了一个人的基因，花费 30 亿美元和多国科学家 13 年的努力；而第二代基因测序把效率极大提高，使商业化成为可能，现如今个人基因测序技术的成本已降至数百美元。

然而，要测序已经灭绝的猛犸象难度巨大。这里我们不得不提到获得 2022 年诺贝尔生理学或医学奖的斯万特·帕博，他从事的就是古基因学的考古发掘、测序和分析，他把古基因和现代生物基因比较，得出生物演化信息、基因对生理的影响等。从已灭绝的生物遗体中提取并测序 DNA 非常不容易，因为生命结束后，DNA 会受到体内酶和细菌的攻击而降解，此外，水分、背景辐射等不利环境因素也会对 DNA 的保存造成影响。斯万特·帕博曾在 1994 年参与过测序猛犸象 DNA 的科研课题。

测序猛犸象之后，科研人员可以比较亚洲象基因和猛犸象基因，找出变异部分（预计存在 50 万个基因差异）：这些差异是赋予猛犸象特点的基因组。通过大量研究，找到基因与生理现象的关联，比如什么基因组给予猛犸象厚密的毛发等。这些基因分析技术甚至能为未来的科研和制药提供宝贵信息。可以说，推进生物学未来的发展，有时可以回顾历史，在历史信息中寻找线索。

3.3.2 基因编辑

如果上面的基因测序是阅读基因这个生命语言，那么基因编辑就是书写生命语言。近年来，基因编辑技术突飞猛进。其中的重头戏就是 CRISPR CAS 9 "基因剪刀" 基因组编辑方法，2020 年诺贝尔化学奖被授予其发现者：德国马克斯·普朗克病原学研究室的埃玛纽埃勒·沙尔庞捷教授和美国加州大学伯克利分校的珍妮弗·杜德纳教授。两位教授运用细菌天然抵御病毒入侵的原理：细菌把以前侵略过的病毒遗传信息片段融入自己的基因组，当这类病毒再次侵犯，细菌就会产生一种 CAS 蛋白，并按照之前记住的病毒基因剪碎病毒。运用这个原理，科学家可以随意编辑人们想要编辑的基因片段，用 CAS 9 蛋白在人类或其他生物基因组中找到它并剪断。剪断后的基因组中会插入我们想要的基因，完成基因组编辑。见图 3.8。

近年来，基因编辑技术突飞猛进，比如发明出剪和插入一体的工具 PiggyBac 转座子系统。在 "复活" 猛犸象项目上，乔治·丘奇团队把编辑技术进一步改进，使用多路复用基因编辑（multiplexed editing），即一次编辑多个基因片段。试想如果只能在 iPSC 中（我们会在本书稍后详细介绍）进行一次编辑，编辑后把干细胞核放入胚胎细胞中，培育成熟皮肤细胞，把皮肤细胞变回 iPSC 再编辑，整个周期需要 22 周。不敢说 50 万个基因差异全都要改（那就是 100% 纯猛犸象），至少也要编辑 50 个，一个个改需要 20 年，而多路复用基因编辑只需要 22 周就能完成。

乔治·丘奇认为编辑 50 个基因是可行的，此前他就运用此类技术在猪身上修改了 50 个基因并用于人体异种器官移植（下面章节会介绍）：异种移植最大的问题就是宿体会产生免疫排斥反应，而基因改造的猪的器官更能被人类接受，减少免疫排斥反应。异种器官移植是在现阶段器官供体稀缺的情况下一个非常有潜力的解决方案，这也是猛犸象项目一个衍生的运用。

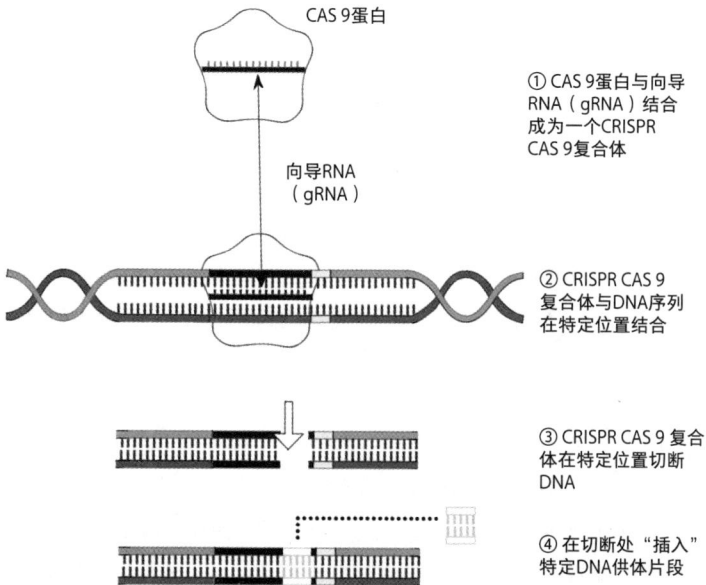

图 3.8　CRISPR CAS 9 运作机制

CAS 9蛋白

① CAS 9蛋白与向导RNA（gRNA）结合成为一个CRISPR CAS 9复合体

向导RNA（gRNA）

② CRISPR CAS 9复合体与DNA序列在特定位置结合

③ CRISPR CAS 9复合体在特定位置切断DNA

④ 在切断处"插入"特定DNA供体片段

　　基因编辑肯定是整个猛犸象计划中最引人入胜的一环，也是最有潜力的领域。虽然在大多数情况下，直接在人体（特别是生殖细胞）上实施基因编辑是有违伦理的，但我们可以设计间接的应用方式，畅想基因编辑在体外基因治疗、异种移植、基因相关疾病的科研及制药等方面的潜力。比如，最近太空生物学备受关注，SpaceX 的埃隆·马斯克致力于推动人类移民火星，而猛犸象基因中有能在低温下生存的特性，例如血细胞在低温下的正常运作及丰富的皮下脂肪以抵抗寒冷等，是否能以某种方式运用在人类的太空计划中（人类生物增强）呢？

3.3.3　诱导多能干细胞（iPSC）及体细胞重编程技术

　　2012 年诺贝尔生理学或医学奖得主日本科学家山中伸弥，将 4 个转录因子［Oct4、Sox2、Klf4 和 c-Myc（OSKM），命名为山中因子（Yamanaka factors）］通过逆转录病毒载体转入小鼠的成纤维细胞，使其变成 iPSC。如果想要编辑亚洲象，那就要针对胚胎细胞修改，修改过的胚胎细胞复制、成熟，最终生成编辑过的亚洲象。天然的胚胎干细胞比较缺乏，特别是同样濒临绝种的亚洲象。此类重编程和干细胞技术能应用于人 iPSC，在医疗和科研领域具有巨大的潜力。

3.3.4　生殖辅助技术

　　"复活"猛犸象涉及众多生殖辅助技术，比如编辑好的胚胎细胞要放入代孕亚洲象子宫内培育，其中可能还涉及体外受精（IVF）、胚胎培育等。笔者认为最具科幻色彩的就是人工子宫：生命在实验室孕育，而不是在生物体内。

3.3.5　环境保护

乔治·丘奇团队还认为，现在在北极的永冻土中锁住的是 2 万亿吨碳排放量，全球变暖会导致永冻土融化并造成巨量碳排放。而永冻土上覆盖的是针叶树林，其不利于散热，只有靠"复活"的猛犸象去推倒这些树林，让树林恢复成草原生态，才能帮助永冻土结冰并锁住碳排放。不要以为这是科幻，西伯利亚一些区域已经开始规划实施这类计划，等猛犸象"复活"就真的是创造出了"冰河时代公园"！

3.3.6　保育

如上文所说，亚洲象也是濒临绝种的生物，主要原因是疱疹病毒及人类。基因编辑技术可以让亚洲象免于疱疹病毒的致命侵扰。基因编辑也可以把亚洲象改成适合低温生存，生活在极地而远离人类。此类技术可以推广应用到其他濒临灭绝生物的保育。当然基因编辑过的亚洲象还是不是亚洲象，这个问题涉及哲学和伦理学，此处就不展开讨论了（在本书末尾的伦理章节再详细讨论）。

3.3.7　总结

除了以上几大领域外，想必还有很多技术会被推动，就如当年的登月计划推动了火箭技术、载人航天技术、数字电控飞行技术、材料科学、集成电路等多个领域的发展。此外，我们也可以看到一个明星科学家（乔治·丘奇）在这个项目上的顶级布局。乔治·丘奇知道许多技术（特别是基因编辑），因为伦理问题现在是不可能被直接运用到人体身上的。比如 2018 年科学家贺建奎就敲除人类胚胎中人类免疫缺陷病毒受体基因，让一对双胞胎对艾滋病免疫，就引起轩然大波，最后贺建奎被判刑。伦理卫士作为科技保守派一定会对这些新技术高度警惕，他们最关心的就是技术有什么负面性、有没有必要、会不会造成什么伤害、长远的影响等。当然笔者觉得科技伦理还是很有必要，这能阻止科技无序发展，不然每个人长一对翅膀或者像变色龙一样变色也是很可怕，关键在于科技和伦理的尺度和平衡。

乔治·丘奇要推广这些很有潜力的技术，必须为此找到一个很好的项目载体："复活"猛犸象就是一个很吸引眼球、让普通老百姓觉得很酷、获得群众支持的项目；另外，他给项目赋予了环保、保育、生命科学等标签，满满正能量，并收获了政治资源。为了发展他认为有潜力的技术，乔治·丘奇设计了一个好莱坞式的故事作为掩护，本质上是为了推进以上技术的发展而做的大型动物实验，此番苦心确实值得敬佩。

3.4 基因驱动：从个体到种族

以上我们讨论了许多运用基因编辑技术改变个体生物基因的例子。但改变后的基因，是否能高效传播并覆盖个体所在的族群？本小节我们讨论一个同样脑洞大开的技术：基因驱动（gene drive）。

人类在 1980 年成功消灭天花病毒，终结了这场长达近百年的战争（估计约 3 亿人死于天花）。疟疾，一种由蚊子传播疟原虫引起的传染病，可能是排在天花之后最影响人类生命健康的传染病：每年死于疟疾的人数达 50 万人，大多数都是 5 岁以下的孩童。人类想尽办法对抗疟疾，比如通过在大自然中投放化学灭蚊药；又比如获得诺贝尔生理学或医学奖的中国科学家屠呦呦，发现了能治疗疟疾的青蒿素，挽救了百万人的生命。

蚊子除了传播疟原虫外，还传播寨卡病毒、登革病毒等，特别是在蚊子肆虐的非洲和其他热带地区，由蚊子传播的病毒引起的疾病严重影响当地人的生命健康。投放化学药的灭蚊效果并不好：不精准而且影响生态环境，并且蚊子会逐渐发展出抗药性让化学药剂失效。在这种情况下，有关基因驱动的最新研究可能能为控蚊以及消灭蚊虫传播的传染病提供新思路。比尔·盖茨就多次支持基因驱动，他的基金会也支持有关使用基因驱动阻挡病毒传播的科学研究。这其中就包括由麻省理工学院的凯文·埃斯韦尔特（Kevin Esvelt）和哈佛大学科学家乔治·丘奇联合发表的基因驱动最新研究成果。

3.4.1 演化就是个数字游戏

简单来说，基因驱动就是指某些基因能大概率遗传给后代，这种基因能在这个生物种族中传递而不被自然淘汰。根据现代遗传学之父孟德尔的遗传学定律，父母会把各自 50% 的基因传递给后代，即所有基因都有 50% 的机会传播到下一代（详见 1.2.2 节内容）。但在大自然中有一些特例，少数基因更容易传递给后代（大于 50% 的概率），原理简单来说就是这些基因能指挥身体的酶带动这些基因"跳船"，跳往下一代的基因组。

比如，现代牛身上就有 25% 是蛇的基因，这是因为远古时期病毒把蛇的一部分基因整合到牛身上。如果按照孟德尔 50% 的遗传概率，很多代以后这些基因将会非常少（当 n 很大，50% 的 n 次方会非常小），但这些基因顽强地留了下来（因为这些基因传播概率大于 50%，甚至接近 100%）。因此驱动（drive）的意思是某些基因在种族中被驱动传播开来，也叫自我驱动传播（self-propagating）（没有外力），更有甚者称之为"自私的基因"（selfish gene），因为这些基因只是为了能自我传播，不被淘汰，但不一定对宿主有益。

有本著名科普书也叫《自私的基因》。虽然讲的并不是基因驱动，但它的核心理念与之相似：以简洁的博弈论讲述基因如何影响生物个体与行为，基因并不顾及生物个体的利益，而是让自身更容易传播。当年笔者还是尘世中的一个迷途小书童，仰望星空思考人生意义的时候，偶遇这本书：此书以科学和生物学的角度，阐述人不过是基因的容器，人类行为不过是基因影响下的延伸。这个思想当年震碎笔者三观，这本书非常推荐大家阅读。回到基因驱动，笔者认为这都不只是自私的基因了：击败孟德尔定律，传播概率超过 50%，比自私还自私，简直称得上是"霸道的基因"（the tyranny gene）。

3.4.2　人造基因驱动的原理

科学家们以大自然中的基因驱动为灵感，致力于发明人造基因驱动，造福人类，但这需要克服孟德尔遗传学的"引力"：不稳定的人造基因驱动会被自然消除，基因回到接近 50% 的传播概率。人造基因驱动必须以基因编辑手段来实现，我们上文提到的基因编辑威力巨大、影响深远，也带来了风险。基因编辑目前还仅局限于个体层面，但如果结合基因驱动，就实现对整个种族基因的改写：基因驱动能够传播被编辑的基因，基因驱动就是基因编辑的放大器！

早在 2003 年，英国帝国理工学院团队提出人造基因驱动的概念。埃斯韦尔特与乔治·丘奇进一步提出运用基因剪刀 CRISPR CAS 系统构造基因驱动。简单来说，他们的人造基因驱动的精华就是剪与贴。在一段 DNA 上编辑，插入一个 3 节"火箭"：基因剪刀 CRISPR CAS、基因剪刀的导航系统向导 RNA（gRNA）、载负（我们想要的目标基因）（图 3.9）。

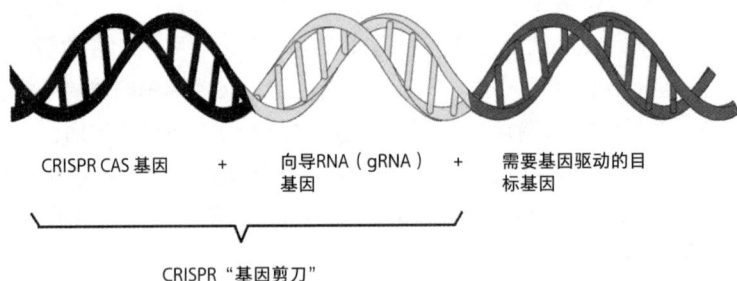

CRISPR CAS 基因　　＋　　向导RNA（gRNA）　　＋　　需要基因驱动的目基因　　标基因

CRISPR "基因剪刀"

图 3.9　基因驱动组成部分

如前面章节介绍，细菌每次防御病毒入侵后，会把病毒的一些基因片段整合进自身 DNA（相当于对敌人的记忆），并传递给后代；下次类似的病毒再次入侵，细菌体内的 CAS 酶在 gRNA 的导航下（gRNA 掌握病毒片段的模板）剪开入侵病毒。

一般人类有 23 对染色体，蚊子有 3 对染色体。一对常规"姐妹"染色体是一模一样的，一般情况下它们会互相救助［同源重组（homologous recombination）］："姐妹"谁断了就会找另外一方复制补救。

如果其中的"姐姐"染色体被赋予一把基因驱动的基因剪刀，它就会精准砍断"妹妹"染色体，断掉的"妹妹"染色体就会复制"姐姐"染色体中搭载着 A+B+C 组件的基因驱动基因。

一个拥有基因驱动染色体的生物就必然产生拥有基因驱动基因的配子（精子或卵子），也意味着哪怕这个生物与野生型生物（没有被编辑的异性）交配，基因驱动基因也会被强势传递到下一代：按以上的方式，激活基因剪刀和同源重组，通过剪断与粘贴，最终基因驱动基因会传递下去。可以理解为基因编辑过的生物，其生殖细胞带有基因编辑工具，并"强硬"编辑来自配偶的另外一半遗传信息，使其后代也拥有编辑过的基因信息。比如，如果雄鼠的精子拥有基因驱动基因 A+B+C（A+B 是 CRISPR 基因剪刀，而 C 是目标基因），那么当这个精子与来自普通雌鼠的卵子结合时，雄鼠的基因剪刀会剪断雌鼠的染色体；而作为修补，来自雌鼠的基因会按雄鼠 A+B+C 基因模板修复，那么诞生的后代就会 100% 拥有目标基因 C。以此类推，种族后代会传递目标基因 C。

埃斯韦尔特巧妙地利用了染色体天然的同源修复机制，只要给予基因剪刀"燃料"，基因驱动就能自动传开。一旦 A+B+C 组件"火箭"被投放进一个个体的基因组，理论上这个基因组就会通过自然繁殖，自动而无限地在一个种族复制（理论上跨代传递概率为 100%，而不是自然界的 50%），也有人称之为"基因炸弹"。也就是说，原本细菌才有的免疫系统 CRISPR CAS 9 被添加到其他动物的基因组里，同时，CRISPR CAS 9 剪刀加同源重组修复会强行使目标基因在种族里传播。而这个目标基因 C，可以达成一系列人们想要在某个种族中实现的效果，比如使蚊子不携带疟原虫。目前，科学家已经可以在酵母、果蝇和两种蚊子上实现基因驱动。基因编辑可以改变一个个体的基因，而基因驱动可以改变一个种族的基因。

3.4.3　运用基因驱动

了解完基因驱动的 3 节"火箭"构造，接下来可以解决蚊子传播疟疾的问题。"火箭"系统有"燃料"CRISPR CAS，"导航系统"gRNA，以及搭载我们想要驱动表达的目标基因 C 的"核弹头"。通过基因驱动，我们可以把我们想要的基因"核弹头"在种族中驱动传播（图 3.10）。比如，2016 年，英国帝国理工学院团队就使造成雌性蚊子不孕不育的基因在实验室蚊子群中通过有性繁殖传播。同一支团队在 2018 年使"重男轻女"的基因（后代是雄性的概率接近 100%）在实验室蚊子种群中传播，雄性后代比例比雌性大，最终在第 7～11 代，这个种群因雌雄比例高度不平衡而灭绝了。埃斯韦尔特团队模拟预测这类"基因炸弹"只要在一只蚊子上出现，就能使包含 100 万只蚊子的种群灭绝。如果你觉得蚊子很可爱，不忍杀生（严肃地说，把蚊子灭绝可能造成生态风险），科学家也有办法满足你：来自约翰斯·霍普金斯大学的团队可以编辑蚊子让其不携带疟原虫，并在蚊子种群传播，这样就能在不灭蚊的情况下有效阻挡疟疾传播（改变而非灭绝）。这就是基因编辑和环境生态学科的集成。

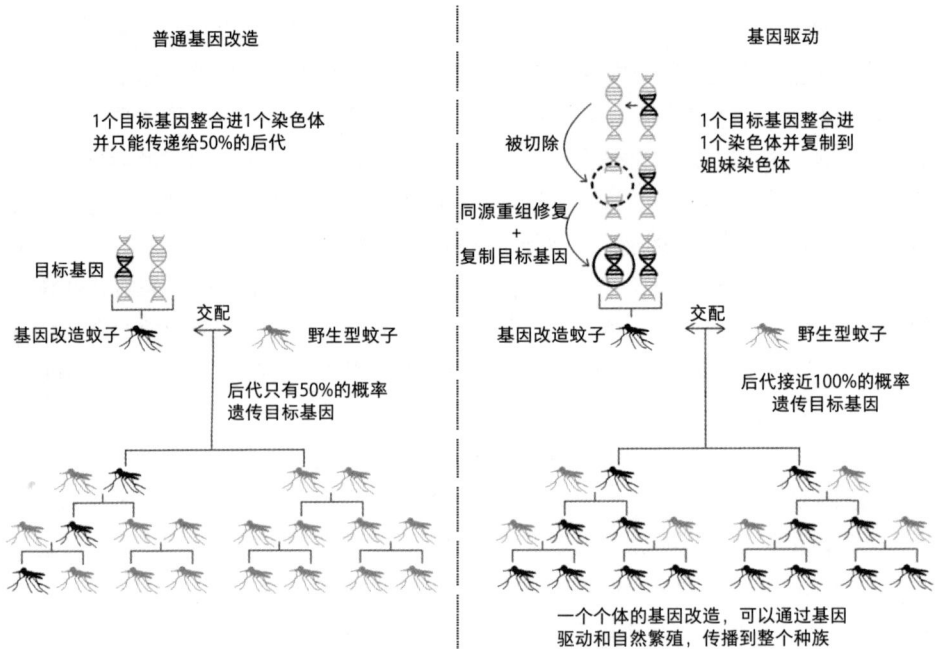

图 3.10　普通基因改造与基因驱动对比

　　同样的逻辑可以延伸到阻挡蚊子传播寨卡病毒、登革病毒等。在预防新冠病毒入侵方面，我们是否也能运用基因编辑与基因驱动，让中间宿主不再携带新冠病毒，从而让人类避免感染新冠病毒？这相当于把人类预防病毒的防线提前，超越人类的自身免疫系统。

　　除此之外，基因驱动能在改善生态、控制外来物种入侵（比如澳大利亚的兔子入侵）方面做出贡献。这种技术除了效率极高，还会精确瞄准目标生物种群，而不误伤系统中的其他生物。另外，基因驱动也能用于保护濒临灭绝的动物：比如亚洲象就受疱疹病毒的侵扰而濒临灭绝，我们可以对少数亚洲象进行基因编辑，让它不受病毒侵扰，再通过基因驱动保护亚洲象族群后代不受病毒影响。

3.4.4　控制基因驱动

　　埃斯韦尔特和乔治·丘奇前瞻性地指出：基因驱动，如同所有基因工具，其发展核心是控制。如果基因驱动踩下基因传播的"油门"，比之更为关键的是如何"刹车"。如上所述，只要在种群中丢入一个基因驱动基因，这个基因的传播就会自动展开，直到覆盖整个种族。这听起来是非常可怕的。比如，我们改变或消灭了一个地区的蚊子，会不会给这个地区的生态带来不可预测甚至毁灭性的影响？一个目标区域的生物改变，会不会外溢到别的非目标区域，甚至整个生态系统？而且这类基因改变是长远的、跨代的，可以永远改变物种的基因。这些已经不是个体基因改写的问题，还需要考虑外溢到整个生态系统的风险。打个比喻，科学家设计了搭载"核弹头"的"基因火箭"或"基因炸弹"，但我们不需要无法控制的"核爆炸"；我们需要的是可控的"核反应"用来产生有价值的"核发电"。

埃斯韦尔特团队在这个控制领域也做出了精巧的设计。一种代号为"雏菊"（像雏菊般一串一串）的基因驱动系统就是在 A+B+C 系统之上加入另外的驱动启动引物基因（比如 D+E），并打散安插在染色体不同的位置，D 启动 E，E 启动 A，A 启动 B，B 启动 C。但没有基因能启动 D 基因驱动，因此 D 又回到孟德尔定律的 50% 传播概率：下一代中 50% 出现 D，基因驱动启动；50% 不出现 D，基因驱动不启动。下下一代出现 D 的概率和基因驱动启动的概率再减半，以此类推，基因驱动的影响力大大减速，几代之后基因驱动就能基本停止。而 A、B、C、D、E 基因就像一节节火箭燃料驱动基因传播。见图 3.11。

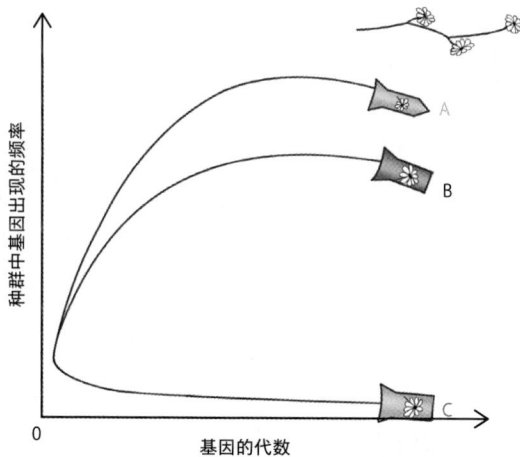

图 3.11　数代之后能自然消除的基因驱动：雏菊系统

科学家也希望把基因驱动限制在一个特定区域以防止外溢。同样是在埃斯韦尔特团队，通过染色体易位打乱基因驱动组件的位置，这样下一代就不一定有基因驱动基因，从而形成一个阈值系统：比如设计模型，当拥有基因驱动的果蝇数量超过 60% 时基因驱动才能在种群中传播，小于 60% 时基因驱动迅速被淘汰掉，也就是说少量的基因驱动外溢不会影响目标区域之外的种群。

另外的控制手段包括基因驱动逆转，如果以前的基因是 X+Y，基因驱动后是 X+Y+Z，后来人们又后悔了，就基因驱动搭载 –Z，最终中和掉 Z：X+Y+Z–Z。以上的设计机制说明，通过对基因驱动的时间限定（代数，控制传递多少代）和空间限定（本地化），以及可逆转性，基因驱动会变得更加可控，技术的应用性将有所提升。

3.4.5 总结

基因驱动技术再次说明了科学家对遗传学以及基因编辑工具的理解已经非常深刻，这种深刻的理解是设计出各类精巧基因驱动技术的基础。

最后，不要觉得基因驱动只是个高科技"灭蚊拍"，这个技术结合基因编辑，具有深远的医学意义。比如，除了预防动物传播病毒外，我们也可以运用基因编辑加基因驱动，来培育适合异种移植的猪，最终把基因编辑猪的器官移植到人类身上。没错，我们现在最多只能在动物身上运用基因编辑和基因驱动，只能间接地创造医疗价值，暂时无法直接在人类身上运用。面对前沿的基因技术，我们还需进行大量的研究，来确认其安全性和可靠性（本质上人类基因编辑的容错率极低）；另外，还有来自保守科学伦理的拷问：有没有必要？有什么代价？对人类长远的影响是什么？是道德的吗？基因编辑的人还算人吗？等等。（本书结尾的伦理章节会详细讨论。）

上文我们讲过丘奇"复活"猛犸象是为基因编辑寻找应用场景，为新兴技术寻找应用场景，从而改进这个技术，并最终有一天能将基因编辑技术运用在人体身上。同样的，本节讲述的基因驱动也是运用在一个争议性最小和收益最大的场景中（消灭传播疟疾的蚊子），从而获得群众的支持，借此发展和改进该技术。比如科学家设计出的可逆转机制，必能成为人体基因编辑重要的控制手段，大大提高基因编辑的容错率。

科学的进步是不容阻挡的，我们要认清发展的趋势：现有的传统医疗手段已经无法解决所有的临床需求，大量疾病根本的问题是基因层面的，要在根本的层面解决问题只能用到基因治疗工具，这只是时间问题。顶级科学家如乔治·丘奇已经迈出第一步了。与此同时，基因治疗手段只有不断精进，变得更加靠谱、更加安全、更加可控时，才能突破上述技术问题、社会信任问题和伦理问题，成为成熟且稳定的前沿医疗手段。接下来，我们将讨论包括基因编辑在内的基因疗法对现代医学的影响。

3.5 新技术浪潮下医学观念的改变

前文探讨了 CRISPR 基因编辑在植物和动物层面的应用，但 CRISPR 技术在人类身上的临床运用以及满足未满足的临床需求，才最有挑战、最有争议，但同时也是最让人期待的应用。在拥有了以 CRISPR 为代表的细胞与基因治疗工具后，我们很自然地就会提出一个问题："我们的基因组并不完美，为什么不让我们的基因组变得更好一点？"但在讨论 CRISPR 的具体临床运用之前，我们把镜头稍微拉远一点，站在更宏观的角度来思考一下以 CRISPR 为代表的生命科技突破对于医学意味着什么。拥有新工具的我们，对疾病和医疗的看法有没有发生什么深刻和根本的变化？

2000 年 6 月 26 日，人类第一个基因组序列公布。巧合的是，2021 年 6 月 26 日，人类首个在体 CRISPR 基因编辑疗法公布临床数据，数据显示 CRISPR 基因编辑可以安全而有效地用于治疗致命性疾病。这是人类对基因组从"读"到"写"的巨大飞跃，也标志着 CRISPR 医学时代的正式到来。

科学家很早就意识到人类的基因组也是不断变化的，我们的祖先在长期进化中不断适应外部环境及其变化。在科技的推动下，近两百年人类文明的加速发展，人类与环境的互动也出现翻天覆地的变化。但生物进化以及适应环境的速度，远远落后于人类文明发展的速度。现代人类基因组大部分可以适应很久以前的环境，但很大一部分基因的环境适应性并不理想。所以，生命的语言（也就是我们的基因组）并不完美，不能完美地适应当下环境。我们必须面对我们的祖先没有经历的场景，适应新的环境，例如我们的视觉与动作反应难以适应汽车的速度，因为我们的祖先没有面对汽车的经历；又例如我们天然对新冠病毒没有非常有效的免疫反应，因为我们的祖先并没有经历过新冠疫情。可以说，我们的基因组的改变没有匹配我们环境的改变。

那为什么不让"我们的基因组变得更好一点"，也就是对我们的基因组做一些修改，使其能更快、更好地适应现代人类的新环境？

从遗传学角度来看，一直到 20 世纪 80 年代，我们才开始对严重致死性遗传病进行人工干预。例如针对孕期的泰 - 萨克斯病（Tay-Sachs disease）和囊性纤维化（cystic fibrosis）等进行突变基因测序、筛查和终止妊娠等措施，来进行干预。20 世纪 90 年代，人们开始进行受精卵着床前的突变基因遗传学诊断，从而达到人类优生优育的效果。

直到 20 世纪 90 年代末，真正意义的基因治疗才开始出现。我们在可以不清除致病基因的情况下引入正确的基因，进行"让我们的基因组变得更好一点"的工作。比如血友病是因肝脏细胞基因突变而导致的凝血因子无法产生，通过基因治疗，病毒载体腺相关病毒（adeno-associated viruses，AAV）携带缺失的"正确基因"在肝脏细胞表达凝血因子，可改善血友病症状。缺失的基因通过外源输入，而原本的基因突变不做修改。

在不久的将来，细胞和基因疗法将逐步替代传统药物治疗，成为治愈某些疾病的重要手段，这标志着现代医学模式的重要转变。

传统医学模式（图 3.12）非常简约而有效：发生疾病后找到病原体并治疗疾

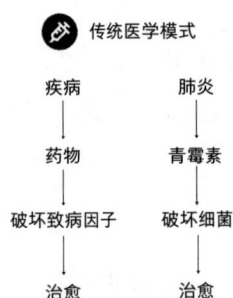

传统医学模式

疾病　　　肺炎

药物　　　青霉素

破坏致病因子　破坏细菌

治愈　　　治愈

图 3.12　传统医学模式

病。例如发生肺炎，我们通过细菌培养锁定致病病原体（如肺炎链球菌或者结核分枝杆菌），而后通过服用抗生素破坏肺炎链球菌或者结核分枝杆菌，达到治愈疾病的目的。还记得我们在第 1 章中提到的，这是医疗"冷兵器时代"的模式。这个模式是人类医学的最重大进步之一，被称为"抗生素革命"，极大地提高了人类的健康寿命。青霉素的发现者也获得了诺贝尔生理学或医学奖。青霉素在第二次世界大战中被誉为"最重要的军火"，助力盟军战胜法西斯轴心国，也催生了以辉瑞制药公司为代表的"宇宙药厂"。而我国民国时期也有"一根金条换一支青霉素"的历史，这些都体现了抗生素革命的价值和影响力。

从上述案例我们可以看出传统医学模式的核心是"破坏"，是"杀死什么"，即从找到治疗靶点，到合成靶点特异性药物，再到破坏致病因子，最终治愈疾病。100 多年来，人类通过这个模式不断扩展可被治愈的疾病清单，从感染性疾病扩展到非感染性疾病，如肿瘤、糖尿病、高血压、心脏病等。又例如化学治疗药物的应用：80 多年前癌症的治疗是没有任何有效药物的，人们通过上述传统医学模式，合成靶点特异性化学治疗药物，破坏癌细胞，极大地提高了癌症患者的寿命。

这个模式虽然取得足以载入史册的医学进步，但时至今日已经慢慢接近平台期，很多时候药物的疗效一般。例如，传统化学治疗药物大多用于缓解癌症，能达到的效果是"可治"而不是治愈，同时患者的生活质量会不同程度地下降。

更为重要的是，因为该模式的核心是"靶点—破坏"，现实中很难达到精准破坏，绝大多数情况下会带来副作用，少数情况下会出现致命的副作用。例如，肝移植手术后，广谱抗生素应用后继发致命性真菌感染；又例如肿瘤化学治疗后的致命性骨髓抑制。

为什么会这样？似乎单靠"杀死什么"的理念，我们无法满足许多临床需求。在分子水平，这个落差也是十分明显的。人体生命的本质之一，就是在纳米水平上进行有序而快速的生化反应，而这个生化反应数量是百万级别的。传统的医学模式即"靶点—破坏"模式仅仅能够靶向其中约 250 个生化反应，也就是人体生化反应的 0.025%。

这种情况下，如何塑造新的医学模式？我们首先要打破传统医疗观念中的路径依赖。让我们暂时忘记疾病靶点，退后一步从人体生理构成来看这个问题。人体是一个"自下而上"的系统，细胞是生命的基本功能单元。细胞是一个自我调节和半自动化的生命元部件，由细胞组成组织和器官，器官系组成完整人体，而人体最终生活在环境中。见图 3.13。

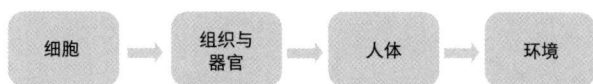

图 3.13　人体"自下而上"的系统

从这个"自下而上"的系统出发，我们可以重新理解疾病。例如肿瘤治疗，从 20 世纪 50 年代开始，人类非常努力地用"靶点—破坏"模式寻找肿瘤治疗药物，我们用各种化学治疗药物来破坏肿瘤细胞。化学治疗或者靶向性疗法在白血病和乳腺癌治疗上取得了重大进展，有部分白血病和乳腺癌患者获得了治愈，但是药效最终进入了平台期。

2000 年初，科学家开始从另外一个角度来思考肿瘤，即肿瘤发生在人体之中，而并非单独凭空存在。在发生肿瘤的机体中，一定存在一个肿瘤生存环境，也就是肿瘤发生的"土壤"，专业术语可以称作"肿瘤微环境"。另外，外部环境如香烟烟雾、环境辐射等，也会持续提供一个肿瘤发生的"外在土壤"。

所以基于上述正反两个方面的思考，2015 年起科学家通过改造肿瘤环境、形成抗肿瘤环境，催生了一系列引人注目的肿瘤新药。显然这些是改变环境水平的新药，而不是传统的"靶点—破坏"医学模式，达到人类药物历史上的全新的高度，是一种全新的医学模式。例如，通过改变肿瘤"土壤"中雌激素的水平来治疗乳腺癌等。

再如抗抑郁药研发，20 世纪 60—70 年代人们非常努力地采用传统医学的"靶点—破坏"模式，试图通过破坏神经元之间 5- 羟色胺与多巴胺的联系，从而治愈抑郁症。这确实有部分效果，但很快达到极限。现在我们知道为了治愈抑郁症，我们很可能需要通过重新塑造整个大脑的功能，以达到治愈的目标，结合"谈话疗法"和药物疗法的集成疗法的效果要优于单纯的药物疗法。

综上所述，现代新的医学模式是通过合成赋能以及改善机体内环境，达到治愈疾病的目的。新模式"长出什么东西"和"调整什么东西"，与传统的"杀死什么东西"形成鲜明对比，而且新的模式几乎可以影响人体所有的生化反应。而这个新模式的核心是细胞与基因，特别是免疫细胞和（或）干细胞。新模式扎根于生命的本质及生命底层的共性：基因是生命信息的载体，生命信息在细胞层面表现，最终影响生物功能。相比旧模式下简单粗暴的杀死和抑制，新的模式抓的是疾病的原理和本质，疾病发展的各个环节都可以成为目标，治疗手段因此更加丰富和立体，在不同维度存在不同的治疗思路：基因层面、转录组水平、蛋白质水平、细胞水平、表观遗传层面等。

骨关节炎（特别是创伤性骨关节炎和老年性骨关节炎）是典型的慢性疾病、欧美第三大致残疾病、中国第四大致残疾病。25 岁以后的人群中，骨关节炎在非感染性疾病中排名第一，在中国超过 40 岁的人中约有一半有不同程度的骨关节炎。

2013 年，骨关节炎造成的损失占美国 GDP 的 1%。

骨关节炎的本质是软骨丢失，但是科学家尝试了向骨关节腔注射各种化学药物，都没有能够实现软骨的再生，未发生任何疗效。这说明骨关节炎并不是化学药物能解决的问题。旧模式下的"杀死什么"与治疗软骨缺失导致的骨关节炎显得格格不入。2015 年，骨关节炎被证实是细胞问题，准确地说是干细胞问题。美国哥伦比亚大学的科学家发现人体中存在可以分化为硬骨和软骨的干细胞，被称为骨软骨网状（OCR）干细胞，这是通过追踪细胞表达的蛋白质而发现的。科学家发现 OCR 干细胞能自我更新并产生关键的骨和软骨细胞。研究人员还表明，将 OCR 干细胞移植到骨折部位有助于骨骼修复；OCR 干细胞也存在于人体骨骼组织中，因为小鼠和人类具有相似的骨骼生物学特性。

同时，这个重要的研究表明我们可以通过以 OCR 干细胞为核心研发药物或使用其他疗法来刺激 OCR 干细胞的产生，提高机体修复软骨损伤的能力，从而可以治疗甚至治愈骨关节炎。这说明调节干细胞从而改善病灶的微环境可以治愈疾病，这是"调整"和"长出什么"的模式，而且可以"治本"。这是传统医学模式无法做到的。

另外一个新医学模式具备优越性的证据，来自中国科学院深圳先进技术研究院和臻赫医药（杭州）有限公司的联合研究。间充质干细胞被认为是软骨细胞的起源，一直被尝试用于骨关节炎患者中以促进软骨再生。但间充质干细胞除了具备调节免疫的作用外，对软骨再生没有作用。最近的研究也证实，这些细胞不会产生新的软骨。这说明间充质干细胞与上述的 OCR 干细胞有差别，单纯的间充质干细胞治疗骨关节炎无法达到治疗的效果。鉴于此，中国科学院深圳先进技术研究院的科学家遵从新医学模式，先将 mRNA 导入间充质干细胞中，在细胞内产生其本身不具备或者缺乏的功能蛋白质，赋予了间充质干细胞新的能力，通过这个新能力促进了 OCR 干细胞的更新并产生关键软骨细胞，在恰当的时间和恰当的位置实现了软骨再生。这也延伸出新模式重要的概念：生物增强。如果旧模式是"驱邪"，那么新模式就是"扶正"。

这个研究是现代医学模式的良好范例，同时也证实了骨关节炎是一种干细胞缺乏性疾病。在骨关节炎治疗中，细胞与基因疗法替代了药物治疗，改善了病灶微环境，替代了对致病因子等的破坏。这是大多数慢性病如慢性肾病、心脏病、糖尿病、高血压、帕金森病等重大疾病的治愈模式。我们应该从寻找合适的药物转变为寻找合适的细胞与基因疗法。这也是治愈所有疾病的希望，因为这个模式可以影响人体几乎所有的生化反应。见图 3.14。

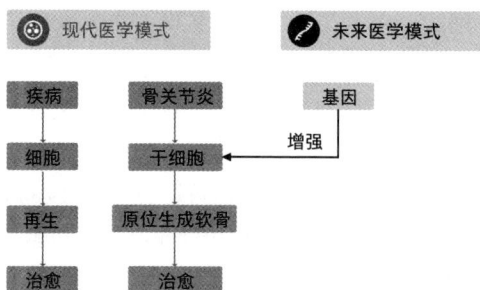

图 3.14 现代医学模式及未来医学模式

现代医学模式相对传统医学模式的不同如下。现代医学模式治疗频率为终身 1 次或者每隔十几年 1 次；传统医学模式为每日用药，或者终身用药，还需要不断调整剂量。现代医学模式递送方式是智能递送或者配备感应器；传统医学模式为全身给药模式。现代医学模式为精准治疗，作用机制明晰，副作用小；传统医学模式可以快速起效，作用机制广泛，但副作用大。两种模式都可以做到低成本治疗。见表 3.1。

表 3.1 现代医学模式和传统医学模式对比

比较项目	现代医学模式（基因 / 细胞治疗）	传统医学模式（小分子 / 蛋白药物）
给药频率	终身 1 次 / 每隔十几年 1 次	每日用药，需要调整剂量
递送方式	智能递送 / 配备感应器	全身给药
作用机制	高度选择性	快速起效
副作用	低脱靶率	作用范围广，高脱靶率
成本	未来成本可低至 2 美元 / 剂量	工艺进步与量产可实现低成本

3.6 基因治疗

创新技术以及科学手段的出现，引领了关于医学理念的反思，从"杀死什么"到"长出什么"和"调整什么"，为此我们拉开了生命科技的火器时代的序幕。接下来，我们会具体梳理这波生命科学技术革命的代表：基因治疗（gene therapy）。基因治疗是通过分子生物学技术，修改或操纵基因的表达，或改变活细胞的生物学特性，从而使疾病得以治愈，是现代医学和分子生物学相结合而诞生的新兴临床医疗技术。根据中心法则（DNA—mRNA—蛋白质这个链条），蛋白质出了问题往往是由于"上游"出了问题，基因治疗就是来修正 DNA 的"错误"的；但从临床的角度来看，"分子—细胞—机体"的逻辑链条更能串联基因治疗的关键环节，这是我们上一节讨论的新医学模式的延伸：一种自下而上的模式。

20世纪40年代，人类疾病同基因突变的因果关系及分类正式建立，确定了基因治疗的临床需求和目标。1962年的DNA氨基酸密码Codon的破译和1970年出现的基因重组技术（不像CRISPR一样精准，而是DNA片段的剪切和拼接技术，又称基因工程技术，2000年国际上定义为合成生物学技术，也就是基于系统生物学的基因工程技术）及基因克隆技术等，催生了基因治疗。

基因治疗的精髓是在人的基因组层面对抗疾病，其范围非常广，形式也非常多样（包括基因测序和诊断、mRNA技术等），而CRISPR基因编辑是基因治疗最有潜力和影响力的工具之一。笔者在思考CRISPR的临床运用时，认为还是应该更大范围、更系统地讨论，而不是仅仅探讨CRISPR的临床应用。这是因为把基因治疗的脉络梳理清楚后，我们更能掌握CRISPR的适用性和优势；而且目前基因治疗还处在快速发展的阶段，很多过去的技术（比如AAV治疗）并不"过时"，仍然是治疗许多基因疾病的主力。我们认为这些技术以及背后的理念，非常值得讨论。

同时，我们在讨论不同基因治疗技术的同时，会适时通过不同维度来理解和分类基因治疗。

在体细胞vs体外细胞：基因编辑是直接在生物体内实施，还是要把特定细胞提取到体外实施基因修改然后再回输体内？

体细胞vs干细胞vs生殖细胞：在不同类型的细胞上进行基因编辑，效果不同，本质也不同。

改变基因vs增添基因：有的基因治疗手段是"纠错"，有的是补充正确的基因进入体内。

病毒vs LNP vs细胞：用什么载体？搭载基因治疗"指令"的"容器"是什么？

3.6.1 了解基因突变疾病

在使用基因疗法治疗基因相关疾病之前，人们先要对遗传学有一定的认知，然后认识到一些遗传性疾病是基因问题，并建立基因突变和疾病的关系。这一切早在20世纪初就开始了。

1899年，英国病理学家阿奇博尔德·加罗德（Archibald Garrod）描述了一种奇怪的疾病，这种疾病在患儿出生后的几天内就显现：患儿往往在出生几个小时后，尿布会变黑。他仔细研究这些患儿及他们的家族史后发现这类疾病呈明显的家族聚集性，并发现成人患者的汗水常能染黑他们的衣服。他提出了科学假设：该家族的某个控制细胞代谢的"遗传单元"发生了改变，导致尿液的成分发生了变化，而且这个"遗传单元"还会导致肥胖以及毛发、皮肤和眼睛颜色的变化。这还是DNA被发现之前的时期，科学家已经猜测是遗传导致了疾病。加罗德首次发现了一个基因突变导致一系列表型变化，进而提出了"基因组成了人类，而基因突变让人类各不相同"的著名观点。

1947 年，美国约翰·霍普金斯大学的内科医生维克托·麦库西克（Victor McKusick）受到加罗德工作的启发，开始系统性地对人类遗传病进行分类和命名，撰写了一本名叫《人类表型、遗传性状和功能障碍》的百科全书。这是一本关于遗传性疾病的书。在编写这本巨著的过程中，他惊奇地发现仅单基因突变引起的人类疾病的类型简直是一个奇异的宇宙，远远超过人们的想象。例如马方综合征，在 19 世纪 80 年代由法国医生首先描述：由负责骨骼系统及血管结构和完整性的单基因突变造成，携带该基因突变的人会出现异乎寻常的身高、更长的手臂和手指，非常容易出现各种骨折，甚至会因为主动脉破裂或者心脏瓣膜破裂而突然死亡。比如 20 世纪 80 年代美国女子排球著名运动员弗·海曼，与我国的郎平齐名，曾被誉为"世界第一重炮手"，因为罹患马方综合征，于 1986 年在日本比赛中因突然出现主动脉破裂而猝死。

麦库西克医生毕生致力于撰写这本百科全书，到 20 世纪 80 年代中期，麦库西克和他的学生们已经将 2239 个基因同人类疾病建立了因果关系，其中 3700 种疾病为单基因突变导致的。1998 年出版的第 12 版收录共计 12 000 个基因突变，并且它们与人类疾病建立了因果关系。其中有些疾病症状轻微，有些疾病是致命的，显然这个基因清单随着技术进步会不断延长。

麦库西克的工作大致将基因疾病分为 3 类。第一类就是单基因突变疾病，疾病由单个基因突变引起，但是单基因突变会引起一系列罕见疾病的临床表现。第二类是染色体数量变化疾病，例如 21- 三体综合征，患者往往多出一条染色体，染色体数量变化也会引起一系列罕见疾病的临床表现。第三类是多基因突变疾病，这也是最复杂的一种情况，也就是疾病由多个基因突变引起，表现为多个基因突变导致一种临床表现；这类疾病多为常见病，同时往往为慢性疾病，例如糖尿病、高血压等，而且每个基因对疾病的发生、发展影响的权重都不一样（有时单个基因突变只是增加疾病的易感性，个体在同样的环境刺激下更容易发病，因果关系并不是非常明显）。

麦库西克的工作至少有 4 个重大意义。第一，该项工作明确了单个基因突变会导致疾病的一系列临床表现，涉及多个人体器官和系统。例如，纤维结构蛋白的结构基因突变会影响机体所有结缔组织，如肌腱、韧带和软骨。因此，一部分马方综合征患者会有异常的关节和脊柱，而另一部分马方综合征患者会出现主动脉和心脏瓣膜的异常，其原因是以上两个结构都需要纤维结构蛋白的支持。第二，此项工作反过来又明确了多个基因突变会汇集到一起，导致一种临床表现。例如，人的血压受到多个基因的闭环调节，所以以调节血压的多个基因单元上的单个基因突变或者多个基因突变都会导致高血压这种疾病。因此，要说高血压是基因疾病也完全正确，但需要强调一点：不存在单一的高血压特异基因。维持正常血压需要一系列基因的相互协调，这就像操控提线木偶，改变任何一根提线的长度都会改变木偶的姿态。第三，麦库西克的工作指出了突变基因的外显率和表现力，也就是突变基因是否表达，表达的程度在疾病发生、发展和转归中的重要性。两栖类动物生物学家发现某些基因只在某些环境下才实际表达，例如携带同样决定性别的基因在不同温度下会产生雌雄不同的青蛙。再例如同样基因的突变只能改变 20% 的线虫肠道形态等。"不完全突变基因外显率"意味着即使该基因突变出现在基因组中，该基因外显为生物体的生理或者形态特征也不是完全必然。这在人类疾病中也有类似的现象，例如 *BRCA1* 基因突变会增加罹患乳腺癌的风险，但不是所有携带该基因突变的妇女都会患乳腺癌（但会有 80% 左右的概率患乳腺癌），说明 *BRCA1* 基因的不同突变会有不同的外显率。再比如血友病是一个比较明确的单基因突变凝血疾病，但是同样的突变，有些患者会出现每月一次的致命性出血，而有些患者就基本不会出现这样致命性的出血。目前认为突变基因外显率和表现力还受到表观遗传学和环境的调节［关于表观遗传学（影响基因的表达与否），我们会在本书稍后章节详细介绍）］。第四，麦库西克的工作一方面指出了临床需求，也就是基因突变疾病的治疗需求；另一方面也指出了基因治疗的发展过程，即基因治疗会从单基因疾病治疗慢慢过渡到多基因疾病治疗，从治疗罕见遗传病向治疗慢性常见病、多发病过渡。

3.6.2　基因治疗关键环节：分子—细胞—机体

在了解基因突变和遗传病的因果关系之后，人们开始对治疗遗传病跃跃欲试，相应的治疗思路也逐渐清晰起来。既然基因出了问题，那是否能纠正基因的问题？方向明确，但实际操作却遇到不少技术问题。基因治疗要考虑的不单是怎么修改基因那么简单，有 3 个问题需要思考。①基因分子层面如何改动，如何改变基因才能在细胞层面体现？②目标细胞是什么，针对不同目标细胞有不同效果吗？③改变的细胞最终能改变生物机体吗？

第一个问题，其实就是基因分子层面怎么有效改动基因，"小目标"是这个改动能在细胞层面显现。所谓基因分子层面，就是 DNA 碱基分子的改动。前文我们讲了许多关于 CRISPR CAS 9 的原理，这个技术就是在分子水平上修改 DNA。但请不要觉得这一切是理所当然的，实际操作不会像理论那么完美，生物是复杂的系统，有一定随机性，实际操作成功是一个概率问题。科学家第一次能比较稳定地在分子水平改变 DNA 是 20 世纪 70 年代的基因重组技术。基因或 DNA 重组技术（获得 1980 年诺贝尔化学奖）可以理解为通过特定内切酶和链接酶，组装与拼接 DNA 序列，组成新的基因序列（质粒），再把质粒"塞入"比较简单的生物如细菌和病毒中，这些细菌和病毒最后感染目标。早在 DNA 重组技术发明后的第三年（1974年），基因重组改造的猿猴空泡病毒 40（SV40，是一种环形双链的 DNA，其大小仅有 5243 bp，很适于基因操作，是至今为止研究得最为详尽的病毒）去感染早期小鼠胚胎细胞，小鼠胚胎细胞就会带有外来基因（由 SV40 作为载体携带特定基因指令）。后期科学家不断改进基因工程技术，并发明了一系列工具，比如逆转录病毒、AAV 病毒、mRNA 技术、CRISPR CAS 9 等，都能在分子水平添加或修改基因指令。

第二个问题，是关于在什么细胞上修改，针对不同目标细胞的效果和结果可能非常不同。在基因治疗的大舞台上，聚光灯永远聚焦在具体分子技术上面，但一个重要的问题不容忽视：基因治疗在什么细胞上实施？具体则是，我们的目标细胞是体细胞，还是生殖细胞或干细胞？体细胞（somatic cells）：细胞的遗传信息不会像生殖细胞那样遗传给下一代，比如我们"已经成型的"肝脏细胞、心肌细胞、免疫细胞等。生殖细胞（germ cells）：包括从原始生殖细胞直到最终已分化的生殖细胞（精子和卵细胞），而且只有 23 条染色体（体细胞有 23 对染色体，分别来自父母）。干细胞（stem cells）是比较特殊的细胞，是未充分分化且具有再生各种组织、器官的潜在功能的一类细胞。对哺乳动物来说，干细胞分为两大类：胚胎干细胞与成体干细胞。胚胎干细胞取自囊胚里的内细胞团，能分化为所有的特化细胞；而成体干细胞则来自各式各样的组织，分化特定体细胞，担任机体的修复系统，补充成体组织。

对什么细胞进行基因干预会有本质的不同。一般来说，临床方面的基因治疗是针对体细胞的，比如下文会详述的血友病，可以运用以 AAV（腺相关病毒，很少或根本不引起免疫反应，相对安全）为基因载体、以肝细胞为靶细胞的基因治疗。针对体细胞就是"谁患病，治疗谁"，这个修改的基因信息一般不会传递到下一代，不会改变其他人的基因组。而针对生殖细胞的基因治疗，比如在精子和卵细胞中进行基因编辑达到基因治疗效果，这个基因路线的特点就是永久性，因为受精卵会携带基因修改信息进行发育，这些修改信息会出现在后代个体的所有体细胞中，并将改变的基因信息通过生殖传递到子代，并且可能永久性传递，从而有可能改变整个人群的基因组；而且，这对眼前的患者并无治疗效果，这是针对患者后代的基因纠正，是对遗传病的阻断预防。生殖细胞基因编辑这个路线非常具有争议性，目前已被全球禁止。

而干细胞比较特殊，能够自我更新，保持未分化状态，并可生成更多的干细胞，这为长期的基因治疗提供了可持续的细胞来源。干细胞具有多潜能性，可以分化成多种不同类型的细胞，包括心脏细胞、神经细胞、肝细胞等，这使它们成为替代受损或缺失细胞的理想候选者。它既能分化和复制出大量我们想要的、经修正过的细胞，也不会像生殖细胞那样影响整个后代，它对基因治疗来说有点介于中间位置：既能复制和生长出所需要的"纠正后的细胞"，又不会像生殖细胞那样影响整个后代基因组。见图 3.15。比如下文会详述的镰状细胞贫血治疗，靶细胞是造血干细胞，这些经 CRISPR 改造的造血干细胞回输回体内，会源源不断分化出修饰过的红细胞。

基因治疗分类:靶细胞

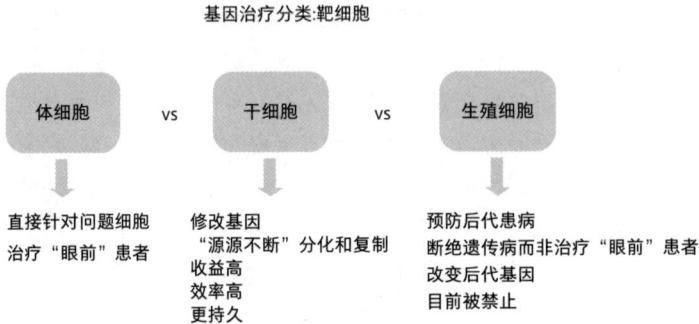

图 3.15　基因治疗分类：靶细胞

回到上文提到的初代 SV40 搭载基因指令感染小鼠的实验，实验目的（或者预期）非常直接：被病毒感染的小鼠胚胎细胞就会带有外来基因（由 SV40 携带特定基因指令），那么目标小鼠的器官、组织将会带有这个外来基因，如果这个外来基因进入小鼠的生殖细胞（即卵子或者精子），就可以在下一代传递，SV40 就会"混进"小鼠基因组，这样经过多代后最终会形成第一代基因改造的高等动物。基因治疗最初的科学假设是：遗传病的治疗方案是在早期胚胎细胞中导入纠正基因，让其通过发育进入生殖细胞，如此就可以实现遗传病的预防和治愈。

这项实验一开始进展顺利，但是有两个障碍阻止了实验的进展。第一个障碍是虽然这个外来基因可以顺利进入小鼠的血液、大脑、肌肉、神经（体细胞），但是进入小鼠的卵子或者精子（生殖细胞）的效率非常低下，无法高效地实现既定的外来基因在小鼠中的"垂直"传播，也就是无法高效地将外来基因传递到下一代。第二个障碍是虽然外来基因进入了小鼠的细胞，但是这个插入基因组的外来基因无法表达，无法形成 RNA 或者蛋白质，也就是外来基因"沉默"了。多年后，科学家发现小鼠在体内能将外来基因进行表观遗传学标记，从而阻止它的表达，例如通过甲基化基因的核苷酸来使这个基因"沉默"，以保持自身基因组的稳定性。显然，任何一个基因组已经预见到会有外来基因的入侵，早早做了准备，基因治疗要发挥作用就必须克服上述技术障碍。

回到本节开头 3 个问题中的最后一个：成功修改了一个（或数个）细胞的基因，改变了这一个（或数个）细胞，也就是完成从 0 到 1 的过程后，怎么使特定基因指令覆盖亿万个细胞，从而影响整个生命机体？也就是怎么完成从 1 到所有的过程？参考上述细胞类型的问题，体细胞数量有亿万之多，不可能逐个对细胞进行感染和修改其基因（病毒载体量得多大啊！）；干细胞虽然能复制，但也只能分化特定体细胞，也不能做到完全覆盖；生殖细胞虽然能使后代基因全部修饰，但当年也没有 CRISPR CAS 9 这种精准编辑手段。（此处必须澄清，要达到体内所有细胞都受同一种基因纠正，更多是为了理论闭环而提出的极限目的；实际临床中要达到治疗效果，往往修改部分体细胞或干细胞的基因就足够了。）

上述技术障碍使得基因治疗发展停滞了大约 10 年，直到小鼠胚胎干细胞被发现（上述 SV40 实验针对的是胚胎细胞，此处是胚胎干细胞！）。我们深入理解了现代基因治疗也需要从胚胎干细胞入手。胚胎干细胞技术解决了上述问题：从纠正一个细胞到影响整个生物机体。

生理上，我们机体的器官存在动态更新，如皮肤细胞会生长、死亡、脱落，新的皮肤细胞会不断产生。病理上，正常小鼠在切除 80% 的肝脏后，会在数月内恢复到切除肝脏前的重量，这说明机体在生理和病理的情况下都存在再生的潜力，而干细胞是完成上述功能的主要载体。

干细胞至少具备两个功能。第一，干细胞具有通过分化转为其他功能细胞（如神经细胞或者皮肤细胞）的能力。第二，干细胞具有自我更新的能力，也就是干细胞可以产生更多的干细胞，而这些干细胞又能分化为其他功能细胞。干细胞就像愚公所说的"虽我之死，有子存焉；子又生孙，孙又生子；子又有子，子又有孙；子子孙孙无穷匮也"，而干细胞跟愚公的不同之处在于干细胞是不死的"愚公"，也就是"愚公"能生出"愚公"。

大多数干细胞是成体干细胞，它们存在特异的器官和组织里，可以产生有限的成体干细胞池，不断地产生特定功能细胞。例如，哺乳动物的皮肤都分为两层：一层为真皮，主要含有结缔组织细胞比如成纤维细胞；另一层为保护性的表皮，主要富含角质细胞。这两层以基底层为分界，表皮细胞因与外界接触，不断地被磨损和替代，我们大约每 4 周就会有一个全新的表皮层，基底层的干细胞在整个生命周期不断产生表皮，干细胞可以产生子代细胞，这个子代细胞定向分化为表皮细胞，同时干细胞产生与自身一样的干细胞，完成自我更新，以维持表皮细胞的动态平衡。见图 3.16。同样的机制和模式也存在于其他组织和器官，例如骨髓里的干细胞可以

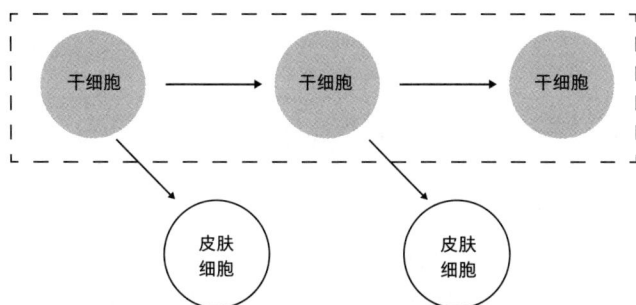

图 3.16　干细胞与功能细胞举例

不断地产生血细胞，维持血细胞的动态平衡；肠陷窝里的干细胞可以不断地产生肠道细胞，维持肠道细胞的动态平衡。但是这个机制会随着衰老和（或）疾病逐渐衰减。

然而，从胚胎中的内层分离出来的胚胎干细胞比成体干细胞功能更为强大，胚胎干细胞可以分化为机体所有的细胞类型：血液、大脑、肠道、肌肉、骨骼、皮肤等的细胞。生物学家将胚胎干细胞这个分化潜能用"多潜能（pluripotent）"来形容。

胚胎干细胞拥有另一个特异功能，这也是大自然的馈赠，即胚胎干细胞可以从胚胎中分离并在体外"几乎无限"地培养。

胚胎干细胞在自然发育的过程中产生。卵子受精后形成受精卵，受精卵分裂几次后，会形成一小群细胞，叫作囊胚，具备两个明显的部分：外面的一层膜称为"滋养外胚层"，将来发育为胎盘；内部为"内细胞团（inner cell mass）"，将来发育为个体。囊胚很像一个网球中套有一个乒乓球，而乒乓球就是内细胞团。小鼠胚胎的内细胞层于 1981 年在英国剑桥大学被成功地分离并实现在体外的无限培养，第一个哺乳动物的胚胎干细胞被成功地建立。这是一个划时代的发现，打开了基因治疗和基因组功能研究的大门，获得了 2007 年的诺贝尔生理学或医学奖。

胚胎干细胞的独特优势在于它既是基因的载体又是细胞的载体，这具有高度的有利性。胚胎干细胞与其他实验室细胞一样，可以在体外培养皿中培养和扩增，能够进行冷冻保存和复苏，基因可以相对容易和方便地插入基因组中，也可以从基因组中去除基因。

而且，这些体外培养的胚胎干细胞可以重新植入小鼠的子宫，可以分化为小鼠机体的各类细胞，例如大脑、肌肉、肝脏的细胞，甚至精子和卵子，这些细胞按自然规律构成小鼠的活体。

如此在体外培养中对胚胎干细胞进行基因改造，导入新的基因或者去除胚胎干细胞基因组的基因，然后这个带着基因改造的小鼠胚胎干细胞在小鼠子宫发育成基因改造的小鼠，这样就打通了实验室 DNA 操作和真实哺乳动物生命之间的壁垒。这是划时代的突破，在此之前，基因改造主要是通过病毒携带基因指令在机体内完成。

此外，胚胎干细胞解决了基因治疗中另一个重要问题。早期技术将病毒作为基因递送载体，把基因导入细胞时，实际上无法控制基因插入细胞基因组的位点。人类基因组有 30 亿对碱基，人类基因组规模是大多数病毒基因组的 5 万～10 万倍，一个病毒基因组整合到人类基因组中就像在鄱阳湖上空从飞机上投放一颗硬币落入鄱阳湖，完全无法预测这个硬币的落点。

与此同时，几乎所有的基因治疗病毒载体都会整合到人类的基因组中，就像前文提到的人类免疫缺陷病毒和猿猴空泡病毒 40（SV40）通常会随机地整合在人类的基因组中。对于基因治疗的临床应用，这样的随机整合至少会有两个缺点：第一，病毒整合的染色体区域往往会很容易地陷入"沉默"而不表达；第二，如果病毒整合到关键基因区域，会破坏宿主原有基因的表达，或者激活癌症相关基因，导致灾难性后果。

通过胚胎干细胞这个工具，科学家学会了制造靶向性基因突变，也就是不随机而是定向改变基因并可以形成"基因垂直传播"。例如，人们可以通过基础而巧妙的实验操作仅仅对胚胎干细胞基因组中的胰岛素基因而不是基因组其他位置进行修改。因为这个胰岛素基因改变的胚胎干细胞可以产生小鼠机体的各种类型细胞，所以当这个小鼠胚胎干细胞在成体小鼠中产生精子和卵子时，这个改造基因就可以进入下一代小鼠中，并在小鼠中持续传播。

在有胚胎干细胞技术之前，人类有计划地改变基因必须通过随机基因突变加上自然选择，缺一不可。例如，人们将某个动物暴露于 X 线中，X 线产生的随机突变将永久性印记在动物基因组中，但是这个突变是否能够传给下一代还需要自然选择，也就是这个突变更适应环境而有生存优势才有可能传给下一代。我们前文提到的袁隆平的工作就是寻找水稻中自然出现的突变并通过更为艰苦卓绝的自然选择（培育）挑选出超级水稻。

然而，通过胚胎干细胞这个全新的工具，科学家可以在培育皿中对胚胎干细胞实施精确基因编辑，进而产生精确基因编辑的小鼠，也就是"转基因小鼠"。20 世纪 90 年代，全世界已经完成了上百个"转基因小鼠"谱系，用于基因功能的解读。例如，带有水母绿色荧光蛋白基因的转基因小鼠会在绿色激光下在黑暗中发出绿色的荧光；又比如带有生长激素基因突变的转基因小鼠可以比非转基因小鼠大 2 倍。这就是从分子层面修改基因，影响细胞层面，最终小鼠整个机体层面出现表型改变，完成"分子—细胞—机体"的逻辑闭环。

带有人类疾病相关基因的转基因小鼠会出现对应人类疾病的表现。例如，带有人类癌症、癫痫等疾病基因的转基因小鼠会出现相应的疾病表现。2014 年，研究者制备了一种带有基因突变的小鼠，这个基因负责控制大脑神经元的交流，结果这个基因突变导致这个小鼠具备了超常的记忆和思考能力，这种小鼠是啮齿类动物世界的超级"学者"，它们的记忆可以更快、更持久，它们学习新任务的速度是普通小鼠的两倍。

小鼠胚胎干细胞可用于研究基因功能、疾病机制以及候选治疗方法的开发。它们还可以用于建立疾病模型，测试药物疗法，以及深入了解基因治疗的潜力和限制。显然，这些实验充满了复杂的伦理争议。例如，这个胚胎干细胞技术可以应用于非人灵长类动物吗？可以应用于人类吗？谁应该监管转基因动物的生产？可以转入什么基因？转基因动物的局限性在哪里？想象一下我们通过基因编辑和胚胎干细胞技术，培育出了一个基因编辑人类婴儿，这个编辑安全吗，会影响这个人类婴儿的健康吗？如果因为各种原因出了问题怎么办？这个婴儿未来能有后代并传播修饰过的基因吗？毕竟人类不是实验小鼠，出了问题可不是"人道毁灭"这么简单的事……

　　幸运的是，胚胎干细胞技术在应用于非人灵长类动物和人类时存在重要的技术障碍，避免了伦理的混乱。目前大多数细胞的基础研究工作——包括转基因生物的制备——都是使用小鼠细胞进行的。在 20 世纪 90 年代初期，当科学家从早期人类胚胎中提取出几种人类胚胎干细胞时，遇到了意想不到的技术障碍。由于技术的不稳定性，出现上述风险的概率就更高了，科学家更不会贸然尝试。小鼠胚胎干细胞已被证明非常适合实验操作，而人类胚胎干细胞在培养过程中被证实并不适合。小鼠胚胎干细胞的技术经验无法直接、轻易地转化为人类胚胎干细胞技术。我们既不能使人类胚胎干细胞变得像小鼠胚胎干细胞那样"无所不能"，也不能克隆人类胚胎干细胞，更不能进行人类靶向性基因编辑。

　　类似的人类诱导多能干细胞（iPSC），是通过重编程技术（另一种基因治疗技术，我们会在稍后章节详细介绍）把体细胞逆转回多能干细胞，它的功能基本类似于人类胚胎干细胞。但同样，技术的不成熟以及伦理的争议，这类技术在临床的运用还没那么快。

　　精准基因编辑加上胚胎干细胞技术追求"分子—细胞—机体"的逻辑闭环（图3.17），是理论的极限追求，是"终极理想基因治疗"，我们希望彻底打通整个基因治疗流程。但实际上目前基因治疗的临床应用只需要修正部分细胞，而不是"彻头彻尾"改变患者全部细胞的基因。另外，临床治疗专注于"眼前的患者"，而胚胎干细胞技术或 iPSC 则注重改变后代子孙的基因组，以杜绝和预防遗传病。如果要彻底改变子子孙孙的基因，那恐怕超出目前临床的范畴，朝着机体增强，甚至是改变人类物种那个方向去了，我们在稍后章节再详细讨论。

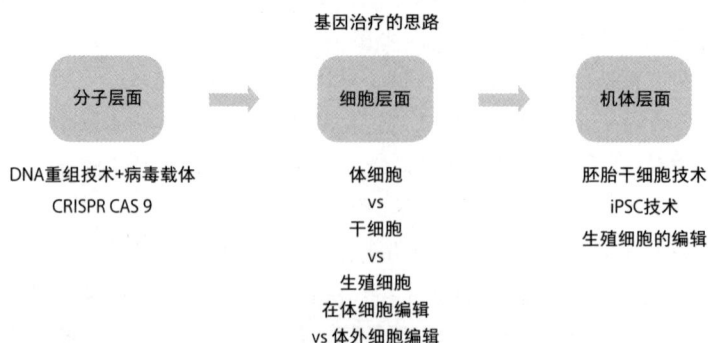

基因治疗的思路

| 分子层面 | ➡ | 细胞层面 | ➡ | 机体层面 |

DNA重组技术+病毒载体　　　　体细胞　　　　　　　胚胎干细胞技术
CRISPR CAS 9　　　　　　　　vs　　　　　　　　 iPSC技术
　　　　　　　　　　　　　　干细胞　　　　　　　生殖细胞的编辑
　　　　　　　　　　　　　　vs
　　　　　　　　　　　　　　生殖细胞
　　　　　　　　　　　　在体细胞编辑
　　　　　　　　　　　　vs体外细胞编辑

图 3.17　基因治疗：分子—细胞—机体

3.6.3　CRISPR 之前的基因治疗

人类胚胎的转基因改造在短期内是不可能实现的，但如果医生将目标设定得更加务实呢？是否可以将基因转入到人类非生殖细胞中，比如神经元、血细胞或肌肉细胞等体细胞？虽然基因随机整合到基因组中的问题仍然存在，但最关键的是，这种方式不会导致基因从一代传递到下一代。但是一旦病毒传递的基因可以被放入一种正确的细胞中，可能会达到治疗的目的。显然它是"终极理想基因治疗"的精简版，但即使这个目标也代表了人类医学的飞跃，也是 CRISPR 出现前基因治疗的主要手段，其本质就是在不改变基因缺陷的前提下，导入外源基因以达到治疗的目的。

1972 年，医生西奥多·弗里德曼（Theodore Friedmann）和生物化学家理查德·罗布林（Richard Roblin）在一篇具有里程碑意义的论文中描述了通过操纵 DNA 来治疗人类遗传病。1980 年，第一次基因治疗临床试验是在一名患有腺苷脱氨酶（ADA）缺乏症的遗传病患者身上进行的。患者的 T 细胞从身体中被提取出来，经过基因改造以产生缺失的酶，然后重新注入患者体内。虽然治疗成功，但这只是桥梁治疗，患者还需要接受进一步治疗。

第一个获批的基因治疗临床试验很快到来。1987 年，在美国俄亥俄州北部奥姆斯特德，一个名叫阿珊蒂·德席尔瓦（Ashanti Desilva）的 2 岁女孩开始出现奇怪的症状。一般孩子在婴儿期有几十种短暂的小病，但德席尔瓦的疾病和症状（明显异常的肺炎和感染）似乎持续存在，且伤口无法愈合，白细胞始终徘徊在正常水平以下。德席尔瓦童年的大部分时间都是在医院内度过的：她在 2 岁时，病毒感染失控，导致危及生命的内出血，需要长期住院治疗。

有一段时间，她的医生对她的症状感到困惑，将她的周期性疾病粗略地归因于免疫系统发育不全，并希望随着年龄的增长，德席尔瓦的症状会缓解。但是当德席尔瓦满 3 岁时，症状仍未减轻，她接受了一系列医学检测。她的免疫缺陷被归因于她的基因：第 20 号染色体上一个叫作 ADA 的基因发生罕见的自发突变。

ADA 基因编码的酶，能将人体产生的一种脱氧腺苷转化为无害的肌苷。在缺乏腺苷脱氨酶的情况下，上述解毒反应无法发生，导致有毒的脱氧腺苷在身体各个细胞内累积，从而产生伤害。对该种毒物最敏感的是免疫细胞，特别是 T 细胞，患者的 T 细胞会大量死亡，几乎完全对病毒和细菌失去免疫力，从而形成先天性重症联合免疫缺陷病（SCID），基本等同于先天性艾滋病，可见这是一个非常严重的情况。在当时，患儿一旦被诊断为 ADA 缺乏症就注定无法活到成年，而且活得痛苦且孤独。

该类疾病的另一个著名例子是一个名叫大卫·维特尔（David Vetter）的男孩（以他为原型，美国拍摄过一部名叫《塑料泡泡里的男孩》的影片，使他广为人知），他几乎完全丧失了免疫力，在得克萨斯州一家医院的隔离室里度过了 12 年（他的全部生命）。由于与其他任何人直接接触都会给他带来可能的致命性感染，因此维特尔必须生活在无菌的塑料泡泡中，从而避免接触到对他致命的细菌或病毒。为了挽救这位可怜的"泡泡男孩"，人们绝望地尝试对其进行骨髓移植（补充外源免疫细胞），但他还是在 1984 年去世，去世前仍然被困在他的无菌塑料泡泡中。维特尔的死让那些希望使用骨髓移植来治疗 ADA 缺乏症的医生停下了脚步。

基因疗法能纠正 *ADA* 基因缺陷吗？毕竟，只有一个基因需要纠正，而且该基因已经被鉴定和分离。

在美国波士顿，病毒学家和遗传学家理查德·马利根（Richard Mulligan）设计了一种特殊的逆转录病毒（人类免疫缺陷病毒的近亲），它可以将任何基因以相对安全的方式递送到任何人类细胞中。逆转录病毒可以被设计用于感染多种细胞，它们的独特能力能够将自己的基因组插入细胞的基因组，从而将它们的遗传物质永久地固定在细胞的基因组上。通过调整技术，马利根创造出部分缺陷的病毒，这些病毒可以感染细胞并整合到它们的基因组中，但不会产生新的病毒颗粒，如此病毒颗粒无法扩增，而需要表达的基因则落入人体基因组中，同时病毒无法复制和扩增。在不修改患者原有突变基因 *ADA* 的情况下，简单而有效地补充了因突变而缺失的基因功能，从而奠定了 CRISPR 之前的基因治疗的技术路线，引发了第一个被FDA 批准的基因治疗临床试验。

从 1988 年 6 月开始，弗伦奇·安德森（French Anderson）基于马利根创立的技术路线，向 NIH 和 FDA 提出了临床方案，在 7 个月的时间里，7 个监管委员会举行了 15 次会议和 20 个小时的公开听证会来评估该方案。虽然受到不小的反对，但在 1990 年初，安德森和他的合作者还是获得了 NIH 和 FDA 的最终批准，并清除了所有法律障碍。

到了 1990 年春天，他们确定德席尔瓦为临床试验的候选者，并取得德席尔瓦父母的同意。随即德席尔瓦和她的父母飞往美国马里兰州贝塞斯达的 NIH 临床中心。1990 年 9 月 14 日中午 12 点 52 分，他们共同创造了历史，德席尔瓦成为了第一位接受监管部门批准的基因治疗的患者。安德森团队从德席尔瓦身体抽取血液，诱导德席尔瓦血液中的 T 细胞在体外培养，通过逆转录病毒载体［由西雅图福瑞德·哈金森（Fred Hutchinson）癌症研究中心的科学团队构建和提供］在体外培养的 T 细胞中导入正常 *ADA* 基因。抽血后约 12 天，经过基因校正的 T 细胞被重新输回德席尔瓦体内，德席尔瓦在随后的 2 年内接受了 11 次输注。

这种基因疗法对德席尔瓦的影响是惊人的。注射后 6 个月，她的 T 细胞升至正常水平。在接下来的 2 年里，她的健康状况持续改善，她能够上学、走出家门，并度过相当正常的童年、青年和成年时期。

虽然德席尔瓦还没有被彻底治愈，她仍然需要服用低剂量的外源性 ADA 酶，但她服用的剂量一直固定在 4 岁时的水平。她健康地活到了今天，德席尔瓦之后在俄亥俄州立大学获得公共管理硕士学位，然后通过学习科学课程最终从事遗传咨询工作，这也使她能够更好地了解自己的疾病，她在 2013 年免疫缺陷基金会（一个专注于原发性免疫缺陷疾病的美国全国性非营利患者组织）的美国全国会议上开始公开谈论自己的基因治疗。

如今，德席尔瓦已婚，作为一名遗传咨询师住在芝加哥。她通过免疫缺陷基金会提高人们对原发性免疫缺陷疾病的认识，同时在罕见遗传病倡导组织全球基因项目的博客上分享了她的经验。

这些要归功于她的基因治疗，这也有助于证明一个医学的关键点，即基因可以植入人体来治疗遗传病，也引发了随后近 10 年基因治疗的快速发展。这也是我们上文中讨论的新医学模式的延伸，不是传统模式下的"杀死什么"，基因治疗永远不是"打打杀杀"，而是自下而上的：从纠正基因，到影响细胞，再到治疗整个机体。

2000 年，第一个基因治疗产品获得 FDA 的批准，用于治疗称为莱伯氏先天性黑矇的遗传性失明，这标志着基因疗法发展成一种可行的治疗方法。之后基因治疗在经历了 10 年的黑暗时期（稍后详述）后，再次进入火热发展时期。在过去的 10 年间，近 40 款基因治疗药物先后获批上市。2022 年 11 月 22 日，FDA 批准了全球首个 B 型血友病基因治疗药物 Hemgenix，澳大利亚药品制造商 CSL Behring 将一剂的价格定为 350 万美元，成为当时世界上最昂贵的药物。2023 年 6 月 22 日，FDA 批准了全球首个迪谢内肌营养不良（DMD）患儿的 AAV 载体基因治疗，美国药品制造商 Sarepta Therapeutics 将一剂的价格定为 320 万美元，成为世界上第二昂贵的药物。目前基因治疗是医学最活跃的领域之一，已经有超过 40 款产品获得监管部门的批准，未来会有更多的基因治疗惠及人类。见图 3.18。

3.6.4　基因治疗的挫折

尽管一些基因治疗试验取得了令人鼓舞的结果，但该领域多年来也面临着一些挫折。1999 年 9 月 13 日，一个名叫杰西·盖尔辛格（Jesse Gelsinger）的 18 岁美国青年，为了治愈轻型遗传性肝脏代谢性疾病，勇敢地在宾夕法尼亚大学注射了一种携带修正基因的腺病毒载体。注射后盖尔辛格立即对这个腺病毒载体出现了严重的免疫反应和随后的细胞因子风暴，4 天内迅速出现肝衰竭和脑死亡，于 9 月 17 日去世。这个事件震惊了全世界，当时的《纽约时报》将该事件描述为"生物技术之死"，导致了美国几乎所有的基因治疗的临床研究停止；相关大学的科技人员受到惩戒、解雇；相关公司破产，该领域的科学家纷纷转行，基因治疗一度中止了至少 10 年，这个事件的教训深刻且深远。

其中关键的技术问题就是：为什么这样一个理论上无害的改造病毒载体在携带修正基因进入肝脏后会引起如此严重而致命的反应？盖尔辛格死后的 20 年间，科学家对盖尔辛格接受的临床试验进行了细致的分析和复盘后，终于找到了答案。这个病毒载体（腺病毒）是通过改造普通感冒的病毒而获得的，而盖尔辛格在治疗前

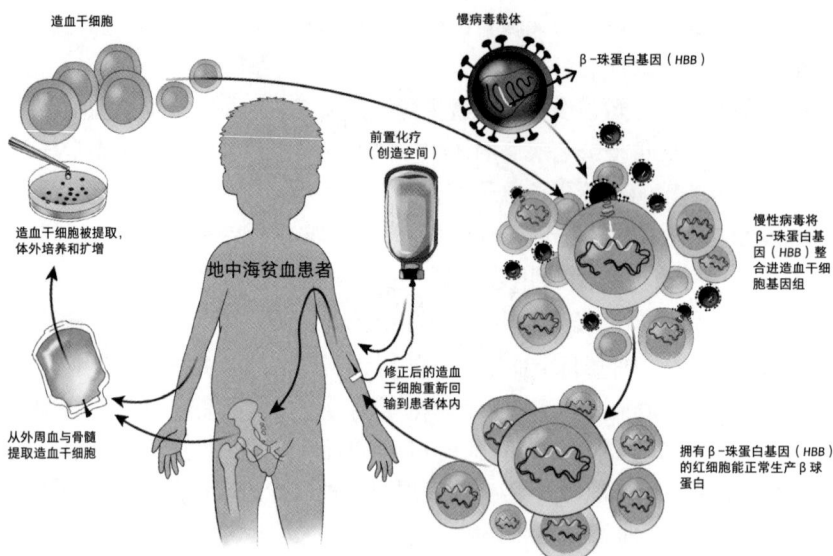

图 3.18　CRISPR 之前的基因治疗策略举例

就得过这个病毒引起的感冒，已经对这个病毒高度敏感了。在注射这个改造后携带修正基因的病毒后，机体立即启动了免疫记忆，启动了远超第一次感冒的免疫反应，这类反应在临床上非常常见，科学家本应很容易预见，但是科学家在追求高新前沿技术的时候，竟然忘记了"小小的感冒"，忽略了对可能的灾难性后果的预案。

在经历这次大挫折后，人类转向另一类基因传递载体，称为腺相关病毒（AAV）（当时认为该病毒很少或根本不引起免疫反应），并获得了进展。2019年5月24日，FDA 首次批准了针对致命性疾病进行基于 AAV 的基因治疗，该药物（商品名 Zolgensma）用于治疗脊髓性肌萎缩，这是一种破坏神经细胞的遗传性疾病，是婴儿死亡最常见的遗传原因之一。该药物当时被定价为 210 万美元 / 剂，是当时最昂贵的药物，也是罕见病基因治疗的里程碑，因为 AAV 载体可以用于其他罕见病的治疗。

2002 年，法国研究人员利用干细胞对 10 名儿童进行了类似德席尔瓦的试验性基因治疗，用于治疗 SCID：先取患儿骨髓干细胞，并用逆转录病毒在体外向这个干细胞导入治疗基因后回输给患儿。治疗有效，患儿免疫能力得到明显恢复，但几年之内有 4 名患儿罹患白血病，其中 1 名死亡。由于逆转录病毒载体整合到基因组致癌基因附近，从而诱发白血病。这又是一次基因治疗的挫折，该试验被暂停，基因治疗的长期安全性和有效性需要更好地被了解。

2022 年（后 CRISPR 时代），来自纽约的 27 岁的特里·霍根（Terry Horgan），在针对个人设计的基因编辑治疗的首批测试中，接受高剂量 AAV 后数天内因快速出现致命性急性心包炎及心肺衰竭而死亡。负责该项目的麻省大学医学院和耶鲁大学医学院在随后的尸检报告中认为：因为在霍根器官组织中并未检测到 AAV 载体编码目标蛋白质表达，霍根对 AAV 强烈的免疫反应是其死亡的重要原因。该试验被暂停，这个挫折再次强调了基因治疗的复杂性和长期性，为了提高 AAV 载体基因治疗的安全性，应该像青霉素皮试一样，有必要开发出一种方法提前检测出对 AAV 载体敏感的人群。

3.6.5　CRISPR 基因治疗

CRISPR 基因治疗一般可以分为 3 种技术路线（图 3.19）。第一种是体细胞基因治疗，经典就是通过静脉输注 CRISPR 基因治疗药物，对体细胞如肝脏细胞、血细胞和肌肉细胞进行基因编辑达到在体基因治疗效果，或者通过回输基因编辑细胞给患者。这样的技术路线的特点是在细胞内进行 CRISPR 基因编辑，改变靶细胞的功能从而达到治疗效果，机体部分或者大部分细胞受到影响，但不会将这个修改的基因信息传递给下一代，不会改变其他人的基因组。

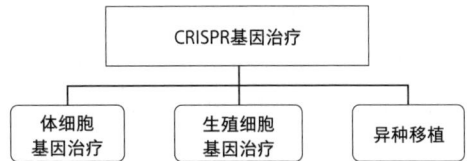

图 3.19　CRISPR 基因治疗分类

第二种技术路线是生殖细胞基因治疗，也就是在精子和卵子（或受精卵）中进行 CRISPR 基因编辑达到基因治疗效果。这个基因路线的特点就是 CRISPR 基因编辑是永久性的，并出现在后代个体的所有体细胞中，并将改变的基因信息通过生殖传递给后代，并可能永久性传递，并且有可能改变整个人群的基因组。这个路线目前被全球禁止。

第三种技术路线是异种移植，即通过 CRISPR 改变其他物种的基因组，使它的器官与人类的器官部分或者完全兼容，从而达到治疗的效果。例如，通过对猪进行基因编辑，使得基因编辑后猪的器官与人类的器官部分或者完全兼容，从而可以部分或者全部替代人类器官的功能，达到治疗的效果。这个技术路线不会对人体的基因组产生影响，也不会将这些修改的基因信息传递给子代。

同时我们也要认识到，CRISPR 基因治疗处于起步阶段，许多临床研究也才刚刚开始，20 多年前的基因治疗的教训也提醒我们，CRISPR 基因治疗的发展道路肯定不会是坦途，会遭遇各种各样的挫折。但是可以确定的是，CRISPR 基因治疗将可以极大地满足于临床未满足的需求。

首个人体 CRISPR 基因治疗如下。2023 年是 CRISPR 临床人体体细胞基因治疗的突破之年，在下述的两种 CRISPR 基因治疗技术路线上都取得了突破，进入了临床应用阶段。也是在这一年，美国的福泰制药公司和 CRISPR Therapeutics 向监管部门提交上市申请，英美两国在 2023 年底批准首个 CRISPR 基因治疗，用于治疗镰状细胞贫血与 β 地中海贫血。

人体体细胞 CRISPR 基因治疗技术路线根据"给药"的途径分为 2 种。第一种技术路线为"在体"基因编辑，即通过静脉给药等方式直接将 CRISPR 基因治疗药物注入人体，通过基因编辑改变目标细胞的功能，从而达到治疗的效果。例如，正常人体的肝脏会产生一种甲状腺素转运蛋白，用于运输关键的甲状腺素。但如果编码该蛋白质的基因出现罕见突变，这个蛋白质就会在肝脏被错误地折叠，从而无法被人体正常代谢，变成毒性蛋白质而沉积在心包和周围神经中，导致心肌病和周围神经病变（如麻木、疼痛），导致患者死亡。这是一种致死性遗传病，也称为转甲状腺素蛋白淀粉样变性（ATTR）。估计全球大约有 5 万人患有该疾病，目前没有很好的治疗方法，大部分患者会痛苦地死去。显然，这个被错误折叠的毒性蛋白质与疾病发生和严重程度有着明确的因果关系及一定的线性关系。

由诺贝尔化学奖得主杜德纳创办的 Intellia Therapeutics 联合再生元制药公司合作开发治疗转甲状腺素蛋白淀粉样变性的 CRISPR 基因编辑疗法进入临床阶段。2021 年，科学家用特殊的脂质纳米颗粒（LNP）包裹 CRISPR 基因和特异的 gRNA（相当于 CRISPR 的 GPS，帮助它在基因组准确定位基因编辑的位点），通过一次性静脉注射，经过血液循环进入 6 位志愿者患者的肝脏，在肝脏 CRISPR 精准地破坏编码这个错误蛋白质折叠的基因，让它无法产生毒性蛋白质。治疗 1 个月后，科学家发现 6 位患者的毒性蛋白质水平都下降了，在一名接受大剂量治疗的患者中，这个毒性蛋白质产生量最高下降了 96%，平均下降 87%，这足以让患者明显受益。这也是首个公布的在体 CRISPR 基因编辑疗法的临床试验结果。

虽然这项前瞻性队列研究例数还是个位数，尚需要积累更多的病例，但是这已经充分展示了 CRISPR 基因治疗在安全性和有效性方面的潜力。这项里程碑式的研究标志着人类正式进入了 CRISPR 精准基因治疗时代。

同时，这项历史性的 CRISPR 临床干预治疗对整个基因治疗领域有着非凡的意义。该临床试验成功实现了基因治疗和纳米技术的集成，通过人工模拟病毒包膜（脂质体）LNP 递送基因治疗药物，结束了基因治疗主要依赖改造病毒的历史，消除了上文提到的对病毒载体产生致命性免疫反应的隐患，很可能成为未来基因治疗发展的方向。

在此多说两句关于基因治疗载体的分类（图 3.20）。我们要清楚基因治疗不是一个单独的存在，单是"正确的基因"还不够。要起到治疗效果，需要不同的载体来承载正确的基因指令，就好像把指令包裹进"包装盒"里，递送到合适的"细胞工厂"，使"细胞工厂"产生"正确"的蛋白质。这些承载正确基因的载体可以是病毒，也可以是人造的 LNP，甚至是整个细胞。因此，基因治疗也往往会与细胞治疗联系在一起，称为细胞与基因疗法。

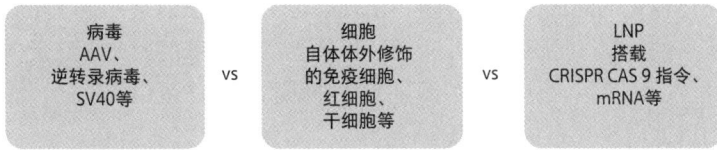

图 3.20　基因治疗载体分类

　　第二种技术路线是体细胞体外编辑回输法，即先提取患者的目标体细胞，在体外培养皿中进行 CRISPR 基因编辑以改变其性状或者功能，成功后，将这些基因编辑后的细胞回输给患者从而达到治疗效果。

　　2023 年底，美国的福泰制药公司和 CRISPR Therapeutics 联合宣布他们达成 CRISPR 基因治疗的一个突破性的里程碑：FDA 批准的第一个 CRISPR 基因治疗。这两个制药公司专门为 CRISPR 基因治疗的适应证选择了两种血液疾病（镰状细胞贫血和输血依赖性 β 地中海贫血），FDA 已准备批准这两种疗法的上市（FDA 在 2013 年 12 月 8 日之前对镰状细胞贫血的治疗做出批准决定，而对于 β 地中海贫血的治疗 FDA 则等到 2024 年 3 月 30 日才做出批准决定）。

　　在这两家公司向 FDA 提交 CRISPR 基因治疗生物制剂申请之前，这两种因先天性基因突变导致的血液病的治疗均取得了令人印象深刻的疗效：关于镰状细胞贫血的 CRISPR 基因治疗，94% 的患者在治疗后至少有一整年没有出现因血栓引发的剧烈疼痛；而关于输血依赖性 β 地中海贫血的 CRISPR 基因治疗，89% 的患者在治疗后至少一年不再需要输血治疗。

　　这两种血液疾病都是由编码血红蛋白基因的单个基因突变导致的。镰状细胞贫血患者的血红蛋白（负责运输氧气的蛋白质）出现变异，改变了红细胞的形状。红细胞从正常的"圆饼"形状变为"镰刀"形状，变形后的红细胞积累到一定数量会阻塞血管，导致器官的损伤和无法忍受的剧烈疼痛，甚至器官功能衰竭，例如患者会出现脾脏梗死、脑梗死，男性患者还可能出现阴茎梗死，患者非常痛苦。

　　在一次关于如何利用基因编辑来治疗镰状细胞贫血的学术会议上，37 岁的镰状细胞贫血幸存者维多利亚·格雷（Victoria Gray）登台演讲。她向大家讲述了她的镰状细胞贫血的严重症状如何扰乱了她的童年和青春期，并如何使她成为一名医生的梦想破灭。她详细描述了几次剧烈疼痛发作，每次都导致她住院数月，每次她的孩子们都担心她可能会死。

　　但随后她接受了 CRISPR 基因治疗，利用 CRISPR 编辑骨髓细胞中的基因，她称之为新的"超级细胞"改变了她的生活。她告诉人们，在接受编辑细胞回输后的几分钟内，她就感到重获新生并流下了喜悦的泪水，随后 7~8 个月的时间她感觉更好了。"我真的开始享受正常的生活了。"维多利亚·格雷说道。

　　如前所述，镰状细胞贫血和 β 地中海贫血发病的根本原因在于单一的基因突变导致负责运输氧气的成人型血红蛋白出现缺乏。但奇怪的是，患者在胎儿时期并不会出现疾病的症状。原来在胎儿时期，机体会产生特殊的胎儿血红蛋白以适应子宫的低氧环境，出生后人体逐渐关闭这个特殊的胎儿血红蛋白的生产，而产生成人型血红蛋白以适应氧气充足的环境。

科学家设计了一个巧妙的解决方案，用 CRISPR 基因编辑的方法增加负责携带氧气的血红蛋白。具体是使用 CRISPR 破坏"封印"胎儿血红蛋白的 *BCL11A* 基因，在成人体内激活通常只有在胎儿发育过程中才产生的血红蛋白，补偿了成人血红蛋白氧气运输能力的缺陷。

治疗过程包括收集患者的血液干细胞，然后将其运送到实验室进行基因编辑，经过彻底的质量检查后，改造后的细胞被输回患者体内。患者同时接受化学治疗，为创造空间重新引入编辑过的细胞。CRISPR 疗法在镰状细胞贫血患者中显示出令人印象深刻的安全性。见图 3.21、3.22。

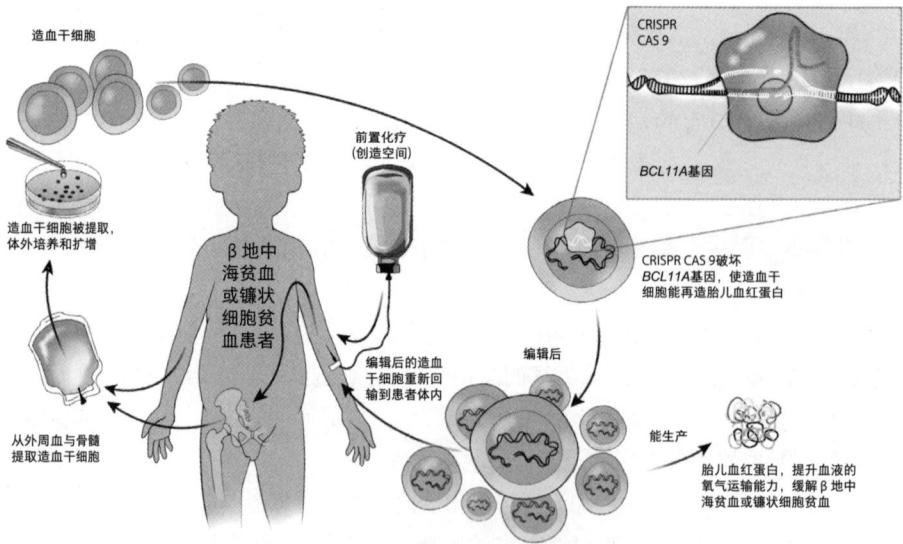

图 3.21　CRISPR CAS 9 基因治疗策略举例（体外）

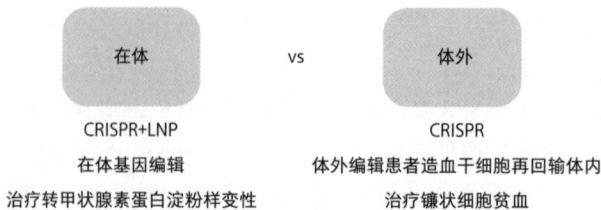

图 3.22　基因治疗分类：在体 vs 体外

3.6.6　基因治疗：没有最好，只有最合适

以上我们介绍了基因治疗的历史，以及多种基因治疗的路线。现在我们抓取其中两个有代表性的例子做比较：AAV 治疗血友病 vs CRISPR 治疗镰状细胞贫血。

在 CRISPR 基因编辑发明之前，人类的基因治疗主要是通过载体（主要是病毒载体）介导将外源性基因导入人体细胞或者人体本身，替代人体没有或者缺乏的重要蛋白质，从而达到治疗的目的。也就是说，想办法把"正确的基因"导入人体，而对人体本身"错误的基因"不做修改。这与通过 CRISPR 基因编辑直接修改身体"错误的基因"是不同的，如图 3.23 所示。

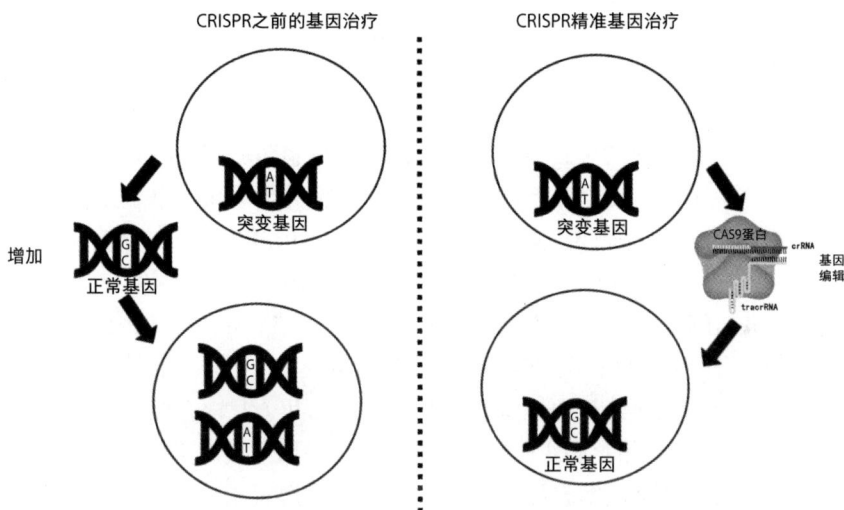

图 3.23　CRISPR 之前的基因治疗 vs CRISPR 基因治疗

例如，B 型血友病是由基因突变导致的凝血因子Ⅸ缺乏和凝血功能障碍遗传病，大约每 4 万人中就有 1 人患有这种疾病，其中大多数是男性。俄国最后一任沙皇尼古拉二世的唯一男性后代，也就是皇储阿列克谢就患有血友病，他因缺少凝血因子而经常出现不明淤青、血尿、血便、血流不止。尼古拉二世为了治疗体弱多病的皇储，邀请"妖僧"拉斯普京入朝，不料引狼入室，"妖僧"祸乱朝纲，成为沙皇俄国灭亡的导火索。布尔什维克十月革命见证了红色力量的崛起，命运的齿轮就此开始转动。近年来，阿列克谢的遗体被寻获，基因测序证实了他患有遗传性血友病的事实，而这个遗传病甚至追溯到"欧洲祖母"英国维多利亚女皇家族：尼古拉二世是维多利亚的孙女婿（当年欧洲皇室近亲通婚普遍）。

经过 20 多年的基因治疗研究，FDA 于 2022 年 11 月 22 日宣布批准全球首个 B 型血友病基因治疗药物 Hemgenix。该药物是一种相对安全的、基于 AAV 载体的一次性基因疗法，也就是通过 AAV 载体承载凝血因子Ⅸ的基因指令，通过静脉注

射单剂量给药，在不处理患者先天的基因突变的情况下，导入凝血因子Ⅸ，用于治疗患有 B 型血友病的成人。FDA 通过对大约 60 名成年男性进行了两项研究的安全性和有效性评估，进而批准了 Hemgenix，其中一项研究表明，使用该药物的患者凝血因子水平升高，对标准治疗的需求减少，出血问题减少了 54%。以 AAV 为载体的基因疗法在一些领域取得了显著进展，我们期望未来会有更多的相关疗法面世。

与此形成对比的是 CRISPR 精准基因治疗，其精髓是将突变的基因精准修改为正常的基因。例如镰状细胞贫血是因为 β- 珠蛋白基因突变导致红细胞镰状化和聚集，进而引发伴有疼痛的炎症性血管闭塞性危象，并造成溶血，红细胞的破裂会导致贫血和慢性器官损伤。现有的小分子药物可以减轻疼痛，降低发病率和死亡率，但无法完全治愈该病。另外，因为这是发生在红细胞，红细胞的主要功能是运输氧气至全身，所以红细胞变形也会导致机体缺氧。

市值接近千亿美元的生物科技"独角兽"福泰制药公司，与诺贝尔化学奖得主沙尔庞捷创立的 CRISPR Therapeutics 联手开展治疗镰状细胞贫血的研究。研究人员从患者体内收集造血干细胞及祖细胞后，通过 CRISPR CAS 9 精准基因编辑，对胎儿血红蛋白的 *BCL11A* 基因进行编辑，进而启动胎儿血红蛋白的生产。如上所述，这个胎儿血红蛋白大有作用：胎儿在子宫内处于缺氧环境中，因此需要特殊的血红蛋白运输有限的氧气；但当婴儿出生，环境变化，婴儿不再需要胎儿血红蛋白运输大量氧气，胎儿血红蛋白通常在婴儿出生后的几个月内自然停止表达。通过 CRISPR 技术破坏"封印"胎儿血红蛋白的基因，使胎儿血红蛋白可以出现在成人体内，其产物可弥补镰状细胞贫血患者 β- 珠蛋白的携氧能力，减少患者的输血需求，从而达到潜在治愈的效果。

AAV 搭载"正确的基因"让身体表达所需蛋白质，而不处理自身"错误的基因"，是做加法；CRISPR 基因编辑是直接纠正"错误的基因"，强调修正。我们同时引出一个重要理念，在选择基因治疗方案时（甚至从医疗总体来说），永远没有最好，只有最合适，见表 3.2。虽然 CRISPR 的修正可以一劳永逸，解决基因问题的根源，但技术要求比 AAV 更高。CRISPR 既要剪，也要进行修正，出错风险也更高。一些疾病如血友病，只是缺少某个基因和蛋白，那么"简单"的 AAV 补充这个基因更直接（杀鸡焉用宰牛刀？）。见图 3.24。

表 3.2 CRISPR 之前的基因治疗和 CRISPR 精准基因治疗对比

比较项目	CRISPR 之前的基因治疗	CRISPR 精准基因治疗
机体本身基因突变	不处理	完全纠正或者完全破坏
基因功能恢复	不需要 100% 恢复	100% 恢复或者 100% 破坏

续表

比较项目	CRISPR 之前的基因治疗	CRISPR 精准基因治疗
递送方式	病毒载体为主，如腺病毒、AAV 等	病毒载体或者 LNP
作用机制	一般为增加目标基因表达	精准恢复基因或者破坏基因
成本	目前高，但未来低，目标为 2 美元 / 剂量	目前高，但未来低，目标为 2 美元 / 剂量
治疗代表疾病	血友病	镰状细胞贫血

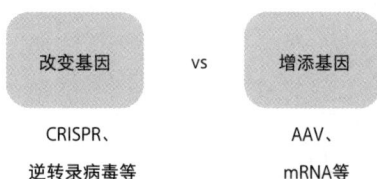

图 3.24　基因治疗分类：改变基因 vs 增添基因

3.7　CRISPR 临床应用：异种移植专题报道

3.7.1　生命的礼物：异种移植会是疾病治疗的终极武器吗

前面章节我们讨论了各类基因治疗，但有时候患者器官衰竭太严重了，"治"不了只能"换"，因此器官移植是人体终末期器官功能衰竭的唯一治愈手段。但由于器官供体的缺乏，临床器官移植的应用已接近极限。以猪器官为供体来源的临床异种器官移植是解决这一问题的终极方法。异种移植（猪的器官移植到人的体内）有别于一般的同种移植（一个人的器官移植到另一个人的体内）。

猪的器官供应远远比人的器官捐献多，同时伦理争议也更小。但器官移植最大的问题就是器官的免疫排斥反应。人与人之间的器官移植都会有排斥现象，更何况是异种移植，其会产生超级排斥反应。这是因为猪的细胞表面有一种糖蛋白，与细菌类似。人类在进化过程中，身体发展出免疫系统和抗体，能抵抗细菌入侵，因此猪器官进入人体将会激活免疫反应，引起超级排斥反应（人体"以为"是细菌入侵）。猪器官和人之间的免疫壁垒必须打破才能使猪器官用于人类疾病的救治，而猪基因编辑是打破这个壁垒的唯一方法：通过 CRISPR 基因编辑使猪细胞不产生糖蛋白，从而降低免疫排斥反应（除此之外，还会进行其他方面的基因编辑，让猪的器官与人体更"匹配"）。

另外，大家可能会有个疑问：那么多动物，为什么要用猪作为供体？为什么要选"二师兄"猪，"大师兄"猴子难道不是人类的近亲吗？其实在选择合适动物供体时要考虑诸多因素。第一，器官大小要适配，大象、老虎这类动物的器官比较大，人类身体不一定放得下；小鼠、兔子的器官又太小，猴子的器官也偏小；猪器官大小一般比较合适。第二，猪的生产培育非常成熟，可以保证器官供应。第三，猪作为器官供体伦理争议小。第四，猪与人类共同居住近万年，所处环境和饮食其实非常接近；而猴子一般生活在深山老林，会携带人类中不常见的病毒与细菌。

根据美国器官获取和移植网络的数据，目前美国约有 11.7 万人正在等待可移植的器官，其中只有少数人能够等到器官，大部分人在等待器官的过程中去世。尽管美国超过半数的成人都注册成为器官捐献者，但 2016 年只有 3.3 万余人接受了器官移植。见图 3.25。

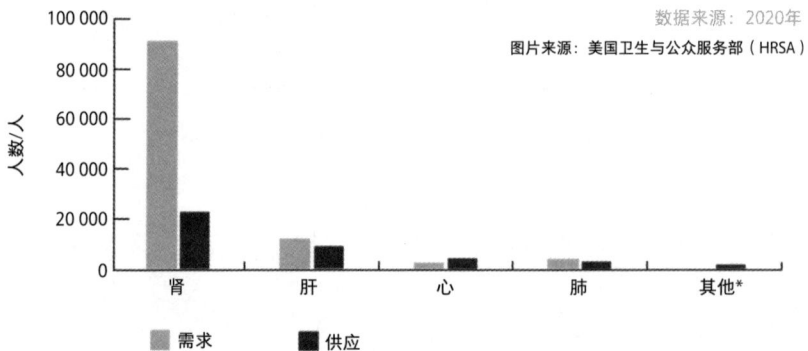

图 3.25　等待名单上的患者与已进行移植的患者对比（其他* 包括面部、手部和腹壁等同种异体移植）

在我国，根据不完全统计，每年约有 150 万人需进行器官移植，但每年器官捐献者的人数仅约 1 万人。在庞大的需求面前，解决器官移植供体来源的问题在我国显得尤为紧迫。

3.7.2　异种移植的历史发展

人类很早就在探索异种移植，并做了大胆的尝试。有资料显示，1905 年，法国医生布兰斯多（Princeteau）将兔的肾切片移植到人的肾包膜来治疗尿毒症，结果无效。之后，他把家兔的肾移植给一个肾衰竭的儿童，术后移植肾功能良好，但患儿术后 16 天死于肺部感染。

1967 年，南非医生实施了第一例人类心脏移植手术。

1920 年，俄国医生为了给患者提高活力，将黑猩猩的睾丸切片植入老年男子的阴囊内。到 1930 年，已有数百人进行了这种手术。女性也进行了猩猩卵巢组织的移植，用来解决更年期症状。

1966 年，美国完成了首例异种肝移植的临床尝试。

1984 年，1 只狒狒的心脏被植入一名婴儿体内，但患儿在术后数周内死亡。

2005 年，研究者去除了猪细胞表面的一种免疫识别蛋白，以这种猪作为器官供体，以免疫系统被药物抑制的狒狒为受体，尝试了人类史上第一次借助于遗传工程的异种心脏异位移植，最后这些心脏在接受器官的受体体内平均存活了 92 天。

2009 年，美国明尼苏达州立大学的干细胞科学家成功实现了人造心脏的研发，从人体捐献者或其他动物身体上提取器官，然后用温性洗涤剂去除器官上的肌肉、细胞和 DNA，只保留"免疫惰性"蛋白质的内部"脚手架"结构蛋白，从相关患者体内提取干细胞附加在这个"裸体脚手架"上，来自患者体内的干细胞在培育过程中会起到主体免疫功能，避免了由器官移植导致的感染。

2011 年 11 月，韩国尝试异种移植，科研人员将 GTKO 猪的肾脏移植到食蟹猴身上。他们先后进行了 20 多次肾脏和心脏的异种器官移植，实验结果是肾脏最长的生存时间为 23 天，心脏最长的生存时间为 43 天。

2012 年 2 月 18 日，《柳叶刀》发表文章报道了异种器官移植的临床前研究的最新进展，并认为异种移植的临床前研究的成就，使得临床异种器官移植正在变成临床现实。

2018 年，德国慕尼黑大学在《自然》报道基因改造猪 - 狒狒心脏原位移植，受体存活超过 6 个月，该结果提示临床原位心脏移植已经完成临床前实验，已经做好启动临床试验的准备。

2019 年 3 月，中国科学院深圳先进技术研究院、南昌大学附属第一医院和浙江大学团队，联合发表广泛基因编辑猪 - 非人灵长类异种皮肤移植。2021 年 1 月，该团队已经展开临床试验，完成数例烧伤患者的猪异种皮肤移植。

2020 年 10 月 5 日，《循环》（Circulation）杂志上发表文章，对异种猪来源的心脏作为人的移植供体的研究进展进行了报道，提示猪心脏异种移植可以延长心力衰竭患者的生命。

2022 年 1 月 7 日，美国人贝内特（Bennett）成为世界上首例接受经过基因改造后的猪心脏移植的患者，术后存活 2 个月。猪心脏由联合治疗公司（United Therapeutics）子公司雷维维科尔公司（Revivicor）与美国马里兰大学联合研发。

2023 年 9 月 20 日，美国马里兰大学再次进行世界第 2 例转基因猪心脏移植，58 岁的劳伦斯·福西特（Lawrence Faucette）在术后 6 周去世。猪心脏同样由雷维维科尔公司提供。

2024 年 3 月 21 日，美国麻省总医院和专注异种移植技术的 eGenesis 公司在历史上首次将基因编辑猪的肾移植到活体人类受者体内。

我国政策方面，2015 年国家"863"计划布局"异种器官和组织移植关键技术研究"项目。同年，国家"973"计划布局"异种肝移植免疫耐受机制及诱导"项目。2016 年，由中国农业大学牵头，设立"小型猪表型与遗传分析及医学应用大设施"，内设 SPF 级小型猪研究平台，供异种移植使用。2017 年，我国国家科技重点专项布局"生物医用材料研发与组织器官修复替代"，关键核心技术包括"人源化异种组织转基因技术"，支持时间为 3 年。

异种移植物存活时间见图 3.26。

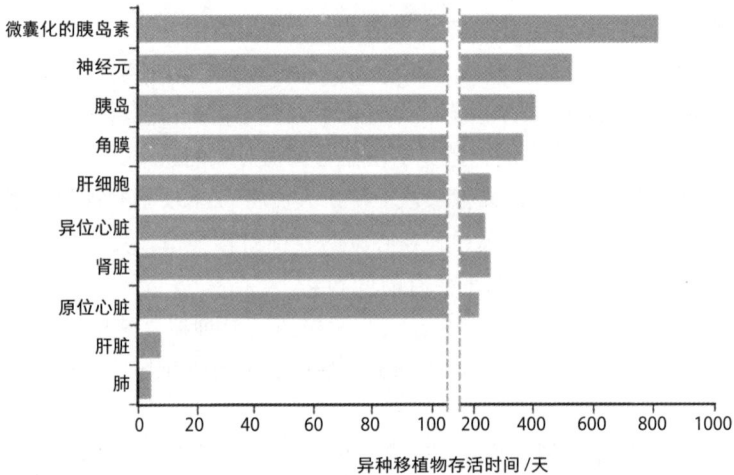

图 3.26　异种移植物存活时间

图片来源:《柳叶刀》（2011 年）

以猪器官移植为代表的异种移植带来了新的解决方案。器官移植目前常规的操作主要有 3 种：异种移植（xenotransplantation）、异种嵌合（interspecies chimeras）和类器官（organoid）。本文将着重介绍前两种技术，分析它们的科研进展，探究领域的动态以及伦理与政策的未来风向。

3.7.3　基因编辑技术赋能的异种器官移植

异种器官移植在 CRISPR 工具出现后，迎来了新的发展。基因编辑技术的重大进步使科学家们培育出了基因工程动物，特别是猪。科学家认为猪的器官更容易被人体免疫系统接受。未来基因工程技术甚至有可能改造动物器官，使其比人类器官更适合人类。这项技术的出现从微观上赋能了异种器官移植。

2003 年，戴一凡和大卫·L. 阿亚里斯（David L. Ayares）团队合作在《科学》期刊发表文章：从猪的基因中完全敲除 *α1,3Gal* 是异种移植成功的关键步骤。他们通过连续 3 轮克隆，获得 4 头健康的 *α1,3Gal* 双基因敲除仔猪［敲除基因（knock out）简称 KO］。携带 *α1,3Gal* 基因点突变的仔猪具有重要的价值：*α1,3Gal* 基因编码糖基转移酶，会使猪细胞表面长出糖蛋白，从而造成猪器官在人体被排斥；敲除 *α1,3Gal* 基因的猪器官则大幅降低超级排斥反应。研究员打通了生产不含抗生素

耐药基因的 *α1,3Gal* 缺陷猪的关键路径，从而有可能制造出供人类使用的更安全的产品。

那位一心想"复活"猛犸象的科学家乔治·丘奇的研究团队在猪的基因编辑领域取得重大进展。2015 年 11 月，乔治·丘奇团队在《科学》发表研究，阐明了在猪肾上皮细胞系（PK15）根除所有 PERVs（猪基因组的内源性逆转录病毒，可能会跨物种感染人类）的过程，研究人员使用 CRISPR CAS 9 破坏 *PERV pol* 基因的所有等位基因对，并证明经基因工程处理后的细胞在向人类移植后，PERVs 对人类细胞的传染程度降低了 1000 倍以上。该研究证明了猪 - 人异种移植临床应用中实现 PERVs 灭活的可能性。这项工作扫除了 10 多年前发现的猪内源性逆转录病毒在这个领域的最大安全障碍，也重新燃起了大家对异种移植的信心。

2017 年 9 月，乔治·丘奇团队在《科学》刊登论文，该研究利用 CRISPR CAS 9 技术在猪原代细胞系中灭活了所有 PERVs，并通过体细胞核转移生成了 PERVs 灭活猪。体细胞核转移也称克隆技术，即在猪的体细胞进行基因编辑后，把细胞核转移到已去除细胞核的卵细胞中，新的细胞核与受体卵细胞融合并发育，形成一个与捐赠细胞相同或相似的个体。科研人员成功克隆世界上首批 PERVs 灭活猪，为解决异种移植的临床安全性问题提供了新方法；但由于尚无证据显示 PERVs 能否感染人类，以及灭活后 PERVs 再感染的问题无法完全避免，其临床意义尚需进一步评估。

2020 年 9 月，《自然生物医学工程杂志》（*Nature Biomedical Engineering*）上的文章显示，乔治·丘奇团队成功地做出了第一代可用于临床的异种器官移植雏形——"猪 3.0"，加速了做出和人类免疫兼容的细胞和器官产品的进程，创造出第一个独特的临床异种移植雏形：同时具备去除 PERVs 以及增强异种器官的免疫兼容性两个功能。

在这项工作中，研究人员将 CRISPR CAS 9 和转座子技术结合在一起（能敲除基因以及敲入所需基因），培育出了一种特别的猪，其具有 13 个独立的基因修饰，研究首次同时敲除 *PERV* 和 13 个免疫排斥相关基因，培育出健康且器官功能完整的猪。初步细胞实验表明人体对这些猪细胞的免疫排斥反应降低了 90%，该方法修改了猪与人之间免疫和凝血方面的不兼容性，并根除了 PERVs。同时，该基因工程猪具有正常的生理特征、生育能力以及转基因向下一代传递的能力。见图 3.27。

该研究推出了当时基因编辑技术应用最广泛的猪，标志着在全球范围内将猪作为人类器官移植供体方面的重大发展，为异种移植奠定了基础。但目前异种移植仅为体外实验，尚缺乏动物特别是大型动物体内实验数据，其临床意义尚需进一步研究。

与此同时，中国科学院深圳先进技术研究院于寅团队、南昌大学附属第一医院

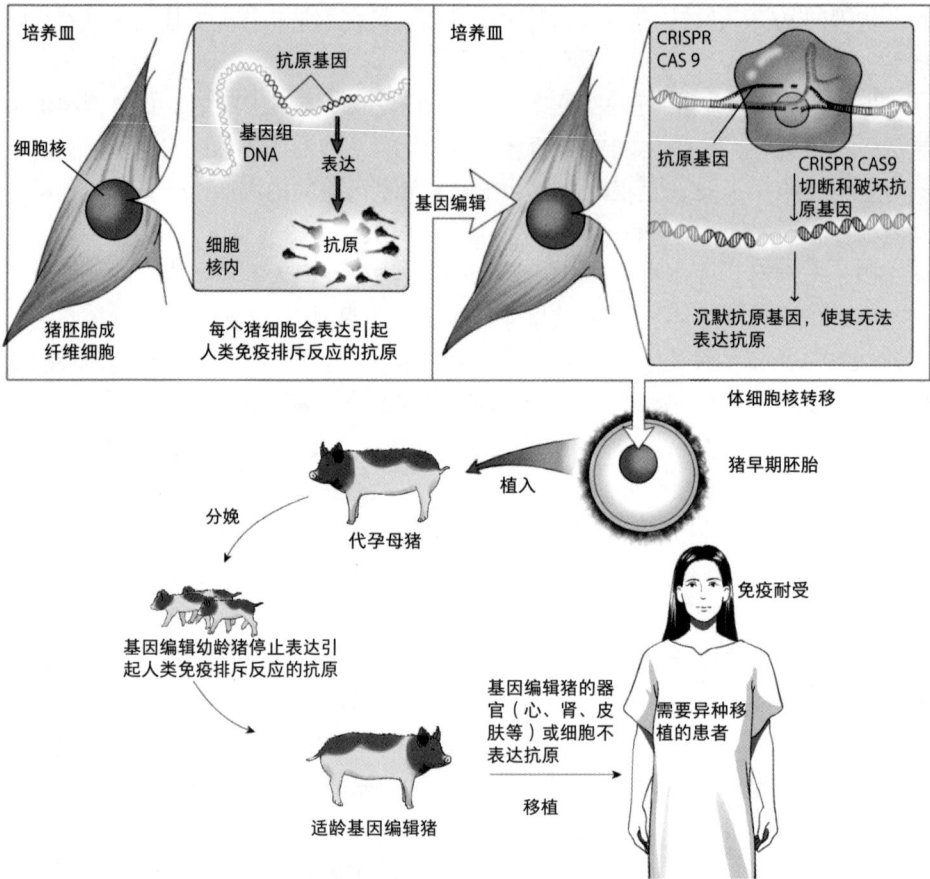

图 3.27　基因编辑猪运用于异种移植

邹立津团队和浙江大学基础医学创新研究院王刚团队亦联合推出了广泛基因编辑小型猪"拯救者"，并在世界范围内率先完成广泛基因编辑猪 - 非人灵长类异种皮肤移植。异种移植猪皮在完全无免疫抑制剂的情况下生存 25 天，大大超过先前单基因编辑猪异种皮肤移植物 13 天的纪录，相关结果发表在预印版平台 BioRxiv 的合成生物学版块。目前该团队已经展开临床试验，完成数例烧伤患者的猪异种皮肤移植，临床异种移植已经成为临床现实。

　　全球范围内从事异种移植的领先者是由乔治·丘奇创立的 eGenesis 公司，该公司致力于开发人类相容性工程器官，以解决全球器官短缺问题。2024 年 3 月 21 日在美国波士顿，历史上首次将基因编辑猪的肾移植到活体人类受者体内。这项移植手术由 FDA 批准，并由美国麻省总医院外科手术团队执刀。患者患有终末期肾病，由于无法继续使用透析进行治疗，已经没有其他选择。手术后，患者情况良好，在麻省总医院顺利康复。

在美国有超过 80 万人，全球范围内有数百万人，患有终末期肾病或肾衰竭，这是一种危及生命的疾病，移植手术被认为是改善患者生活质量和延长寿命的金标准治疗方案。然而，器官需求远远超过供体供应，超过 9 万人排队等待肾移植，每年仅进行约 2.5 万例肾移植手术。通过基因组编辑开发与人类相容的供体器官，为减少等待名单上患者的死亡率和缓解器官移植供体短缺提供了潜在可行的替代方案。

用于本次手术的供体猪肾脏，经过了 3 类编辑：①敲除参与合成与超急性排斥反应相关的聚糖抗原的 3 个基因；②插入 7 个参与调节免疫排斥反应途径的人类转基因：炎症、先天免疫、凝血和补体相关基因；③使猪基因组中的 PERVs 失活，基因编辑旨在提高器官的安全性和有效性。如果没有基因编辑，猪肾脏会被人类受者立即排斥。

上述众多例子展示了基因编辑技术革命解决全球器官短缺这一关键问题的强大力量。由于现代基因编辑工具和下一代测序技术的进步，将加速这项移植手术从概念变成现实，我们很快会看到基因编辑器官在临床的广泛应用，每年可以救治数以百万器官功能衰竭的患者。

3.7.4 异种嵌合研究解锁的异种移植

异种嵌合研究广义上将大批量人类外源基因导入动物胚胎细胞中，使动物发育成一个具有人类和受体动物特征的动物。这为体外大量制备人类多能干细胞提供了新的可能，也是异种移植的新希望。

在该领域，日本东京大学的中内启光（Hiromitsu Nakauchi）团队 2010 年在小鼠中进行了一系列实验，生成了小鼠 - 大鼠嵌合体并成功在嵌合体大鼠体内产生了完全由小鼠细胞构成的胰腺，并可通过移植胰腺治疗糖尿病小鼠。

研究团队将小鼠野生型多能干细胞（PSC）注入另外一只 Pdx1-/-（胰腺发生障碍）小鼠的囊胚，实现了胰腺"形成位置"的补偿性形成，生成了几乎完全源自 PSC 的胰腺。为研究异种囊胚互补的可能性，研究人员将小鼠或大鼠 PSC 分别注入大鼠或小鼠囊胚中，生成种间嵌合体，进而证实 PSC 能够促进小鼠和大鼠之间的异种生成。研究团队进一步将大鼠野生型 PSC 注入 Pdx1-/-（胰腺发生障碍）小鼠的囊胚，在 Pdx1-/- 小鼠中生成功能正常的大鼠胰腺。研究数据证明，种间囊胚互补和利用供体 PSC 在异种体内进行器官体外生成在原理上是可行的。

2017 年 1 月，中内启光团队在《自然》期刊发表文章，研究在嵌合体大鼠体内产生了完全由小鼠细胞构成的胰腺，并通过移植胰腺治疗糖尿病小鼠。研究通过进行反向实验，将小鼠 PSC 注射到 Pdx1 缺陷的大鼠囊胚中，在大鼠体内生成了由小鼠 PSC 来源的细胞组成的胰腺。随后将这些小鼠 - 大鼠嵌合胰腺制备的胰岛移植到链脲佐菌素诱导的糖尿病小鼠体内。在没有免疫抑制的情况下（不包括移植后的前 5 天），移植胰岛成功地使宿主血糖水平正常化并维持了 370 多天。

这项原理验证研究展示了一个物种的器官是如何在另一个物种体内生长的，有助于在未来生产出可供移植的人类组织。在人体细胞嵌合研究中，胡安·卡洛斯·伊斯皮苏亚·贝尔蒙特（Juan Carlos Izpisua Belmonte）团队和北京大学邓宏魁团队，分别成功培育出人猪嵌合体和人鼠嵌合胚胎。

2017 年 1 月，胡安·卡洛斯团队在《细胞》期刊发表文章，研究将人类干细胞注入猪胚胎中，借助 CRISPR 技术首次成功培育出人猪嵌合体胚胎，并在猪体内发育了 3~4 周。这是干细胞研究领域的里程碑。该研究的最终目标是在动物体内培育出可供移植的人类细胞、组织和器官。

该研究首先利用 CRISPR 技术敲除猪胚胎内形成器官的关键基因，创造遗传"空位"；然后把人类 iPSC 注入猪胚胎内。研究小组将超过 2000 个人猪嵌合体胚胎植入 41 只代孕母猪体内，1 个月后，有 186 个胚胎存活。然而，许多胚胎远小于正常胚胎，嵌合体似乎长得更慢。

2017 年 4 月，北京大学邓宏魁团队和胡安·卡洛斯团队在《细胞》期刊上发表文章，研究发现人类扩展多能干细胞（PSC）在小鼠受孕过程中表现出种间嵌合能力，并首次在体外建立了具有胚内和胚外发育潜能的干细胞系扩展 PSC，实现了人鼠嵌合胚胎。

2021 年 4 月 15 日，《细胞》期刊发表了来自中美两国研究团队的合作论文，研究者首次创造了人猴嵌合胚胎，并对其发育过程中的细胞通讯进行了探索。研究人员将具有高分化能力的人类 PSC 注射到猴子的囊胚中，然后在体外进行培养。研究人员发现，PSC 不但能够在猴胚胎中生长，而且还能整合到猴胚胎的组织发育中。这是异种嵌合研究的一大突破，被称为干细胞和异种嵌合领域的一个里程碑，也是器官再生研究的重要基石。

嵌合体研究有两个意义。第一，这些研究能让人们了解人类天然胚胎干细胞的特征、形成时间、基因表达谱等，这样有助于人类"捕获"多能的天然胚胎干细胞，用于研究和治疗（目前人类只有 iPSC，其他动物中只有小鼠能被提取胚胎干细胞，详见"基因治疗"节）。

第二，我们未来是否能用动物作为"容器"：比如基因编辑后的猪，敲除猪本身某个器官相关基因，并同时放入人类 PSC，使这类猪长出人类的器官，用于器官移植？

3.7.5　异种移植的生命伦理难题

长久以来，异种移植都是生物伦理领域的热门话题，从第一例器官移植手术开始，关于这一话题的争论就从未停止。从对于人体"脑死亡"和人体器官商品化的探讨，到针对 CRISPR 人体试验所带来的伦理和道德挑战，而最近人猴嵌合体的研究又一次将生物伦理问题抛到风口浪尖。以下是相关政策方面的进展。

1979 年，美国卫生、教育和福利署的伦理咨询委员会首次提出坚决不允许并命令禁止科学家使任何人类胚胎在体外生长超过 14 天。

1996 年，美国医学研究所出版了图书《异种移植科学、伦理与公共政策》，该书探讨了有关重新进行异种移植临床试验的可能性、伦理和公共政策问题。该书着重介绍异种移植的科学基础、传染病传播的公共健康风险以及道德和公共政策问题，包括患者及其家属的观点。

NIH 从 2015 年 9 月起停止资助了部分人 - 动物嵌合研究。2016 年 8 月，NIH 提出解除这项禁令，条件是将人类 PSC 导入发育极早期（早于原肠胚形成）脊椎动物胚胎内的研究需要接受内部联邦委员会的特别监管。

2016 年 4 月，日本厚生劳动省修改"异种移植"有关方针，允许向人体移植动物的脏器和细胞。日本有研究团队计划今后为 1 型糖尿病患者移植猪的胰岛细胞，以减轻患者终身注射胰岛素的负担。

2018 年 12 月，"WHO 第三届全球异种移植临床研究规范研讨会"在长沙召开，来自中国、美国、瑞士、英国等 11 个国家的 30 余名移植研究领域知名专家及 WHO 官员、FDA 官员、欧洲药品管理局（EMA）官员，围绕异种移植临床研究的生物安全、研究规范、医学伦理和研究成果等问题进行研讨，共同探讨异种移植医学的现状和未来。会议达成 5 项国际共识，其中一项为"FDA 即将批准猪心脏和肾脏异种移植临床研究"。

2018 年 12 月，FDA 已批准 Xeno Therapeutics 公司开始进行首次异种皮肤移植临床试验。

2020 年 12 月，FDA 宣布，批准了雷维维科尔公司的一种有意改变基因组（Intentional Genomic Alteration，IGA）的家猪——GalSafe 猪上市。这是 FDA 批准的首个可以同时用于人类食物和作为潜在疗法来源的 IGA 动物。这种家猪基因的改变旨在消除猪细胞表面表达的 α - 半乳糖。

FDA 也表示，任何机构或研究所在将 GalSafe 猪用于新药、移植或人体植入之前，都必须寻求 FDA 的进一步批准。FDA 局长表示，首次批准一种动物生物技术产品用于食品和潜在的生物医学用途，代表着科学创新的巨大里程碑。

2021 年 3 月，国际干细胞研究学会（ISSCR）已经拟定了建议草案，将嵌合体研究从"禁止"转为"经过伦理审查后允许开展"，并于 5 月发布修订后的干细胞研究指南，对嵌合体研究进行进一步的限制和管理。同时，不同国家也可以根据国情，在法律层面予以调控。

2021 年 4 月 6 日，美国卫生和福利部宣布，解除 2019 年颁布的"禁止使用选择性流产之后的人胚胎组织开展医学研究"的禁令。

技术一直都是双刃剑，其进步往往超前于监管、伦理规范及民众认知。未来异种移植的临床研究过程中，还将会有越来越多原有的伦理、政策和法律面临挑战。然而，通过纵向梳理此领域的伦理政策发展，我们发现，技术的进步推动了伦理政策与法规的细化与制定。同时，人们关于生命的伦理观也正在被逐步重塑。

第 4 章

———

生命的指令：mRNA

回到中心法则（基因—mRNA—蛋白质），在第 2 章和第 3 章我们是围绕基因（也就是 DNA）的测序与编辑展开讨论的。按照中心法则的顺序，我们接着探讨 mRNA 这个中间体，我们在此章重点讲述 mRNA 技术的原理和应用，以及它是如何在新冠疫情中一战成名的。

4.1　增值 18 万倍的 mRNA 技术

大家应该听过 mRNA 疫苗，但它究竟是什么原理可能大家并不熟悉。笔者在梳理资料时更是发现，mRNA 技术在短短 10 年间价值翻了 18 万倍。以 mRNA 技术为代表的生物科技公司莫德纳（Moderna），10 年来估值也翻了约 10 万倍。这背后的故事可能鲜为人知。mRNA 技术作为疾病治疗和预防的手段究竟是什么原理？mRNA 技术有什么厉害之处让科学家看好它成为颠覆性科技的无穷潜力，为何资本市场又赋予它惊人的估值？本节将一次性说清楚这些问题。

在与新冠病毒的斗争中，我们不得不提到人类抗疫的一个重要的武器：mRNA 新冠疫苗。作为现阶段最有影响力的新冠疫苗，其由 170 多年的龙头制药公司辉瑞联手欧洲新晋生物科技公司 BioNTech（BNT）推出，疫苗保护率达 90%，2021 年销售约 26 亿支。同一时间，大西洋另一边的美国生物科技"独角兽"莫德纳公司的 mRNA 疫苗保护率达 94.5%，2021 年 mRNA 疫苗卖出 8 亿支，可谓是旗鼓相当。

mRNA 简单来说就是蛋白质的"生产指令"，若把人体细胞当成"细胞工厂"，"指令"指示细胞生产出人体所需要的蛋白质。mRNA 新冠疫苗是运用 mRNA 技术治疗和预防疾病的一个例子（也是此领域的第一种上市产品）。mRNA 携带新冠病毒表面特有的刺突蛋白的生产信息（刺突蛋白的作用犹如病毒打开和进入人类细胞的一把"钥匙"），并指导人体细胞生产新冠病毒中无害的一小部分刺突蛋白，从而训练人体免疫系统熟悉新冠病毒的特点。当新冠病毒真的进入体内时，免疫系统就能迅速识别并杀死病毒。这有别于灭活疫苗：直接把没有活性的病毒或类病毒输入体内训练免疫系统。

4.1.1　再回到中心法则

要深入了解 mRNA 技术，我们再回到中心法则。中心法则对生物学的意义就好比牛顿力学定律对物理学的意义。DNA 通过转录变成 mRNA，mRNA 翻译生产出蛋白质（图 4.1）。

我们再一次回顾中心法则。如果把人类比喻成一栋楼，每个细胞就是一块砖，而 DNA 就是建造与运营整栋楼的蓝图。DNA 蓝图，或者说生命的代码，是用 4 种核苷酸分子（或称碱基，简称 A、C、G、T）的序列写成的，我们人体有大约

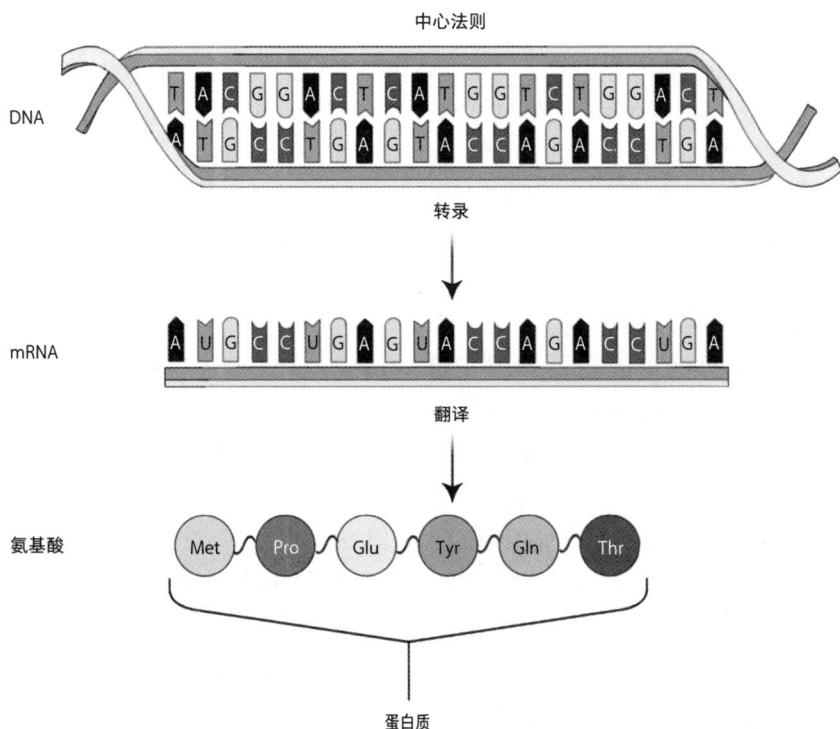

图 4.1　中心法则流程

30亿个核苷酸，这构造了生命的一切基础。mRNA则是阅读（转录）DNA蓝图信息的载体，搭载着指令离开细胞核（这时编码 T 分子转变成 U 分子，信息以 A、C、G、U 呈现，但不影响整体过程）。mRNA 的 m 就是信使（messenger）的意思。这个信使把"生产指令"带到细胞的蛋白质"生产基地"核糖体（ribosome），最后生产出身体需要的蛋白质（翻译）。我们会在第 5 章中介绍，蛋白质对生命极其重要，人体基本除了 70% 是水之外，剩下 20% 是蛋白质。蛋白质构建了身体的细胞、组织、器官，并且是生理反应和生理功能的主角，比如激素、酶、抗原等。蛋白质可以说是生命生化反应和功能的执行者。可以看出 mRNA 本来就是生命机制的重要环节，起到承上（阅读基因）和启下（指示生产蛋白质）的作用。

　　人体出现疾病很多时候就是以上某个环节出现问题，那自然地我们也可以在中心法则的链条上找到解决方案。比如血友病是由凝血因子Ⅷ的基因突变引起的，导致身体缺乏凝血因子Ⅷ（蛋白质）。我们可以在上游 DNA 环节解决问题，比如通过上文提到的基因编辑如 CRISPR CAS 技术来修改问题基因；或者在下游的蛋白质环节，缺什么补什么，通过重组蛋白技术在体外生产凝血因子Ⅷ后回输给患者。

　　但问题是，基因编辑技术虽然潜力无穷，但还属于初期，毕竟受到成本等影响，产业界尚未完成大规模的基因组测序和解读工作；而且基因编辑技术修改的是基因的蓝图，是生命的根本，稍有不慎就会脱靶，风险过高、代价过大，安全性有待提高。重组蛋白技术产生的蛋白质主要在细胞外发挥作用，而且为外源性蛋白质，效果有限，同时涉及的工艺高度依赖设备与资金，毕竟生产蛋白质需要用到大肠杆菌或酵母等活性生物，面临质量、稳定性、安全性等问题，所以重组蛋白技术发展 40 年，仅有两位数的产品获批。因此，聪明的科学家把目光停留到中间产物 mRNA 身上。

4.1.2　mRNA 技术的优势

颠覆制药和制备疫苗模式：人体细胞本身就是一个高级、精密的蛋白质生产工厂，mRNA 技术可以给这个生产工厂下达不同的生产指令，人体自身就可以生产相应的蛋白质，达到治疗（药物）和预防（疫苗）效果。人体自身有约 22 000 种蛋白质，而大自然目前预计约有数亿种蛋白质，它们都是人类潜在的疾病治疗和预防的单选或者多选项，可以说 mRNA 技术有望治愈和预防人类所有的疾病。

mRNA 技术的工艺更简单：相比重组蛋白质需要用到大型复杂、高度依赖设备的生产基地，mRNA 可以让人体自身生产目标蛋白质，而载体只是核苷酸指令（上文提到的 A、C、G、U 分子序列）。这可以化学合成，因此更稳定可控，量产难度大幅降低。

mRNA 可工程化和编程化：与工艺息息相关。生产 mRNA 产品的逻辑变成了编程问题：A、C、G、U 序列不但是人们所需蛋白质的"原代码"，还影响 mRNA 的结构、稳定性、翻译效率等，生物学家仿佛变成了程序员，把给细胞的指令通过核苷酸语言写出来。恰恰这就是 mRNA 技术的颠覆性：把生物学问题变成产品问题，再把产品问题变成编程（coding）问题。特斯拉公司创始人埃隆·马斯克（Elon Musk）就不止一次发文认可 mRNA 技术，其与同样开发 mRNA 产品的 CureVac 联手，目标是打造 mRNA 打印机，简单输入所需代码即可自动生产 mRNA 产品。

mRNA 技术的速度：因为生产简单，所以产品可以快速落地。比如莫德纳在中国科学家公开新冠病毒序列后 40 多天就推出测试版疫苗，半年后就在临床使用，不到一年即获得 FDA 紧急授权。这是疫苗生产史上不可想象的速度，虽然有疫情的特殊原因，但相比传统疫苗动辄十几年甚至几十年的开发周期，一年内疫苗从研发到上市的速度是惊人的。也只有这样的研发速度，才能谈得上追赶病毒变异的速度。

mRNA 技术能进入细胞内：人体自身有 22 000 种蛋白，其中只有 4000 种在细胞外。使用重组蛋白技术输入体外生产的蛋白质，往往不能抵达细胞内（太大了，或者因为分子水溶性问题或分子电荷问题，无法穿过细胞膜）。因此，重组蛋白技术无法实现大部分细胞内蛋白质的外源性输入。mRNA 天然的舞台就是在细胞内，关键就是把外源 mRNA 送入指定细胞内即可。

　　mRNA 技术更安全：mRNA 只是"中间商"，它本身就是过渡性产物，只会在机体短暂停留，其本质是临时的，对人体的影响不会是永久性的；而且 mRNA 不会整合人体基因，不会像基因编辑修改生命蓝图那样造成永久性影响。

　　mRNA 技术的平台化：mRNA 的潜力和广度体现在平台化的优势上。新冠疫苗只是这个技术平台展现的冰山一角。在同样的技术框架下，人们可以迅速设计出其他 mRNA 产品，比如 BNT 接下来要研发 mRNA 癌症疫苗，莫德纳公司积极研发艾滋病疫苗、寨卡病毒疫苗、流感疫苗等。改变代码，即可得到目标的蛋白质，编辑核苷酸代码总比重新设计生产蛋白质分子（比如单克隆抗体）简单得多。这就像 iPhone 生态系统，为应对不同的需求，我们无需重新设计整部 iPhone 手机，只要开发能在 iPhone 系统中运行的各类 APP 即可。传统新药研发往往需投入数 10 亿美元、耗时超 10 年，且成功率仅有百分之几，而现在这一领域正经历着以 mRNA 技术为代表的技术革命。

4.1.3　mRNA 技术的挑战

　　当然，mRNA 作为一个新兴的技术，需要克服的瓶颈也是明显的。mRNA 作为中间产物，本身就是脆弱和易降解的，短暂的特质既是优点也是缺点。另外，体内环境对 mRNA 是非常恶劣的，因为目前发现 60% 的致病病毒为 RNA 病毒，哺乳动物在进化中发展出对抗病毒的防御机制，其机体与各种免疫细胞和酶会迅速消灭入侵的 mRNA。我们可以这样设想：mRNA 的本质是从细胞核读取遗传信息，将信息传递到细胞核外并启动蛋白质生产，mRNA 本身不是为了从细胞外进入细胞内而存在的（从内到外，而不是从外到内）。如果"硬要"mRNA 从体外进入体内再进入细胞内，那就像病毒，会引起免疫反应。病毒本身就是蛋白质包裹 RNA 分子的简单生物，mRNA 药物本质上就像是人类从病毒身上学习对抗病毒的手段。看来只有"魔法才能击败魔法"。

　　为了克服 mRNA 易降解和引起免疫反应的特点，要尽量使人造 mRNA 能逃过免疫系统的狙击。另外，mRNA 自带负电荷，要穿越同样负极的细胞膜，因此科学家设计出精巧的"防护罩"包裹 mRNA，如 LNP 递送系统（下文详述）。mRNA 技术的研发早在 20 世纪 60 年代就开始了。

4.1.4　mRNA 技术的发展简史

　　mRNA 技术恰逢新冠疫情历史机遇（对人类来说是灾难，对 mRNA 技术而言是机遇），可以说，如果没有新冠疫情，mRNA 技术进入主流视野可能还要推迟 10 年以上。当然，mRNA 疫苗在疫情爆发 1 年内就成为主要的抗疫力量，这要归功于众多科研先辈数十年来默默无闻的研究。mRNA 技术是个集成式科技，涉及众多技术层面，其中最重要就是 mRNA 本身的分子组合，以及递送系统。我们可以沿着这两条主线来了解 mRNA 技术的发展历程。见图 4.2。

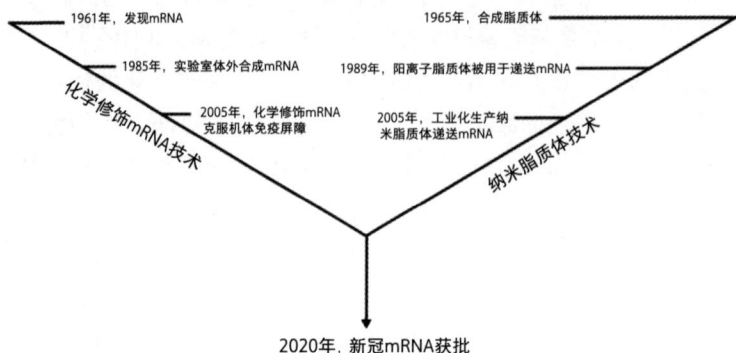

图 4.2　简化的 mRNA 技术发展史

20 世纪 60 年代，生物学家发现 mRNA 分子和其在体内的功能。20 世纪 80 年代就有科学家想控制 mRNA 以作为治疗手段，但当时主流科学界并不认可，认为 mRNA 极其不稳定，不可能成为成熟的产品。来自匈牙利、之后移民到美国的科学家卡塔琳·考里科（Katalin Karikó）坚信 mRNA 的潜力，矢志攻克 mRNA 容易被免疫系统消灭的问题。可惜她来到美国宾夕法尼亚大学后也未被看好，拿不到资源甚至被降职降薪。但她历经 30 年的学术追求，从未放弃 mRNA 技术。

转折点来自 2005 年，她与宾夕法尼亚大学的同事、免疫学家德鲁·韦斯曼（Drew Weissman）共同发现了修饰核苷酸可以抑制 mRNA 的免疫原性：具体就是修改 mRNA 中 U 分子上的分子键，把 U 变成一个 U 变形态（pseudouridine），免疫细胞的探头就无法识别和抓住修饰后的 mRNA，mRNA 直接变成"隐形战机"，逃过免疫系统的"雷达侦察"，同时还不影响 mRNA 的翻译功能。这一发现使得 mRNA 治疗和预防手段成为可能。考里科与韦斯曼是两个非免疫原性修饰核苷酸 RNA 应用的美国专利的共同发明人，而宾夕法尼亚大学则是专利拥有者。笔者在 2022 年书写本篇第一稿时就预测考里科和韦斯曼将成为诺贝尔奖强有力的竞争者，而 2023 年当笔者接近完稿时，考里科和韦斯曼果真荣获诺贝尔生理学或医学奖！真是十年寒窗无人问，一举成名天下知！

2010 年，在 mRNA 技术还未引起关注时，宾夕法尼亚大学把 mRNA 技术的原始专利（化学修饰 mRNA 技术）以 30 万美元的价格卖给了一个小型实验室耗材供应商 Cellscript 公司，Cellscript 在新冠疫情前把该技术授权给了德国的 BioNTech 公司（BNT）和美国莫德纳公司。BNT 联合辉瑞，而莫德纳（Moderna）则独自行动，在新冠疫情发生后的一年内，分别以相关专利为基础成功开发出新冠 mRNA 疫苗。2021 年，这两家公司共实现 548 亿美元的销售额，mRNA 技术原始专利价值翻了 18 万倍，就连 Cellscript 也凭借专利版权税年收益数亿美元。见图 4.3。

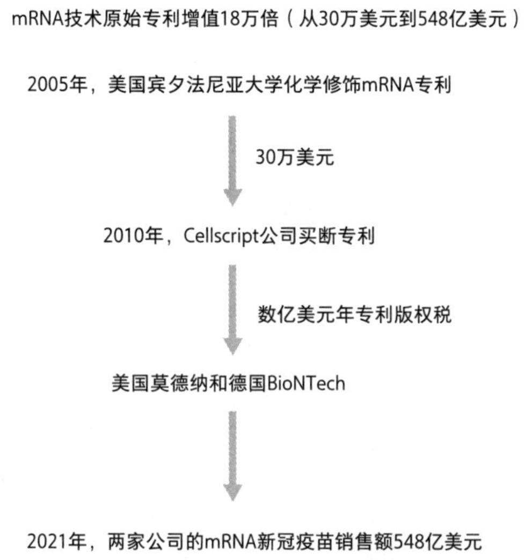

mRNA技术原始专利增值18万倍（从30万美元到548亿美元）

2005年，美国宾夕法尼亚大学化学修饰mRNA专利

30万美元

2010年，Cellscript公司买断专利

数亿美元年专利版权税

美国莫德纳和德国BioNTech

2021年，两家公司的mRNA新冠疫苗销售额548亿美元

图 4.3　mRNA 技术经济价值翻了 18 万倍

在递送载体方面，20 世纪 60—70 年代，脂质体（类似于脂肪或油粒）就作为载体被合成。被称为当代爱迪生的麻省理工学院教授、美国三院院士、莫德纳创始人之一罗伯特·兰格（Robert Langer）在 20 世纪 70 年代提出用脂质分子包裹目标分子进入人体内。之后加拿大公司 Arbutus Biopharma 在此基础上研发出我们熟知的 LNP，并获 FDA 批准使用。但此脂肪颗粒为化学合成，人体天然缺乏代谢的手段，会引发无法预料的后果，存在安全隐患，非常难被获批，所以目前 mRNA 产品基本都在用这种类型的 LNP 载体（下文将详细介绍 LNP）。

mRNA 修饰和 LNP 递送载体的诞生和集成，加上疫情爆发，彻底点燃了 mRNA 技术的应用。见图 4.4。

4.1.5　莫德纳

如果说 mRNA 技术的应用使哪个公司最受益，那一定是美国生物"独角兽"公司莫德纳。这个公司连名字的意思都是"modified RNA"（修饰 RNA），股票代号也是 MRNA。莫德纳成立于 2010 年，当时就职于斯坦福大学的德里克·罗西（Derrick Rossi）看到考里科和韦斯曼发表的关于 mRNA 修饰的成果后，敏锐地察觉到这项技术的潜力。他联系了上文提到的兰格和著名风险投资人努巴·阿费扬（Noubar Afeyan），并由此成立了莫德纳，据说初始估值才几百万美元。

随后莫德纳就开启了融资之路：2012 年融资 4000 万美元；2013 年，制药大厂阿斯利康就给出 4.6 亿美元用于研发治疗心脏病，为还没上市的产品买了单；2014 年，制药厂 Alexion 同样资助 1 亿美元用于罕见病药物研发，同年股权融资 1.1 亿美元；2015 年，制药巨头默克同样资助了 1 亿美元用于传染病领域的研发；2016 年，

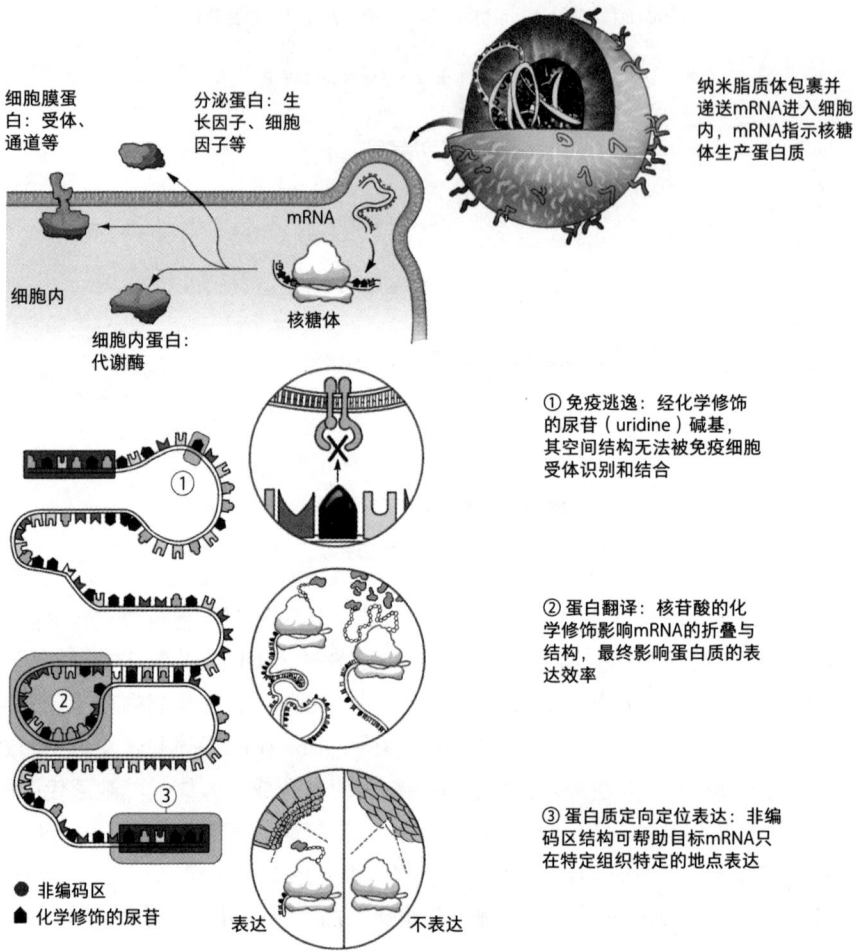

细胞膜蛋白：受体、通道等

分泌蛋白：生长因子、细胞因子等

纳米脂质体包裹并递送mRNA进入细胞内，mRNA指示核糖体生产蛋白质

mRNA

细胞内

核糖体

细胞内蛋白：代谢酶

① 免疫逃逸：经化学修饰的尿苷（uridine）碱基，其空间结构无法被免疫细胞受体识别和结合

② 蛋白翻译：核苷酸的化学修饰影响mRNA的折叠与结构，最终影响蛋白质的表达效率

③ 蛋白质定向定位表达：非编码区结构可帮助目标mRNA只在特定组织特定的地点表达

● 非编码区
▲ 化学修饰的尿苷

表达　　不表达

图 4.4　mRNA 技术总结

默克追加 2 亿美元研发经费用于癌症疫苗开发，福泰制药公司贡献 4000 万美元，同时股权融资 4.74 亿美元；2018 年，5 亿股权融资后，年底造就生物科技领域史上最大规模的首次公开募股（IPO）纪录，市值 75 亿美元；刚上市时每年亏几亿美元，2021 年利润却靠新冠疫苗达到惊人的 120 亿美元，巅峰市值高达 1800 亿美元，巧合的是其估值比 10 年前初创时差不多翻了十几万倍；目前市值 700 亿美元左右。但有争议的是，新冠疫情期间美国政府用纳税人的钱也投入数亿资金资助技术研发，并从莫德纳采购 5 亿支 mRNA 新冠疫苗，莫德纳从中赚取了高额利润。

　　但不管怎么说，莫德纳确实在科研和融资两方面都表现出色，充裕的资本支持和产品的研发相辅相成，再加上疫情的爆发，最终推动了莫德纳市值的惊人增长。

4.1.6　总结

毫无疑问 mRNA 技术本身，同时在经济方面，以及以莫德纳为代表的生物科技公司，都取得了惊人的成就。但我们也不能忘记，mRNA 作为潜力无限的产品，是治愈和预防人类疾病的希望之一，背后有许多科学家在这个技术不被看好时坚守。同时，疫情是个估值放大器。

展望未来，我们对 mRNA 技术怀有信心，毕竟这个产品还十分年轻，远没达到最优状态：更新的载体、更好的修饰、更优化的序列、mRNA 自动打印机等技术，一定会陆续出现，解决更多的临床问题，比如癌症和艾滋病。mRNA 技术下一个 10 万级别的估值翻倍说不定就在路上了，谁知道呢？

4.2　纳米技术：疫情下的涅槃重生

1999 年 9 月 13 日，美国患有尿素循环障碍的青年杰西·盖尔辛格在宾夕法尼亚大学接受了一种携带修正基因的腺病毒载体，以测试该疗法的临床安全性和效用。4 天后，他因体内出现细胞因子风暴而逝世，享年 18 岁。该少年以前有腺病毒感冒史，因此对腺病毒载体过敏，他的死震惊了全世界，被《纽约时报》称为"生物技术之死"，直接导致后续基因治疗临床试验中断多年，基因治疗延缓多年。显然，科学家在对新技术的兴奋中忽略了"小感冒"，这说明了基因治疗的复杂性，也使得监管部门对基因治疗格外谨慎。

同时，递送载体所属更广泛的纳米医学领域，多年来更是不温不火，许多研究还停留在理论概念阶段，而没有形成普遍运用的医疗手段。这一切因全球新冠疫情的爆发而改变。纳米医学，特别是纳米递送载体的运用，被时代推到了抗疫的舞台中央。同时，随着新冠 mRNA 疫苗集成技术变成实际医疗运用，以及后疫情时代基因治疗的崛起，作为底层技术的纳米医学也终于迎来了自我救赎，最终凤凰涅槃，浴火重生。本节将讲述纳米医学的经典应用和原理，以及纳米医学作为未来生命科学发展中一块重要的拼图尤其值得重点关注。

4.2.1　为什么要发展到纳米级别

首先回答一个问题：生命科学为什么要发展到纳米级别？一个明显的答案就是生物分子的直径大小基本上就是纳米级别的（图 4.5）。比如，新冠病毒直径大概100 纳米大小；递送 mRNA 的 LNP 大约也是 100 纳米；真核细胞大约 100 微米。生命科学犹如芯片行业，趋势是往纳米级发展。"大体积"的问题如器官和组织层面的治疗似乎难有重大突破，再往下走要解决未满足的临床需求，比如对抗病毒、基因编辑、细胞编程等，只能回到生命本质如基因水平和细胞水平，在这些纳米级的微观环境中寻求突破。而作为生物学和工程学的跨界组合，纳米医学重归主流自然也是水到渠成。

接下来我们会介绍新冠疫情中纳米技术的一些运用。

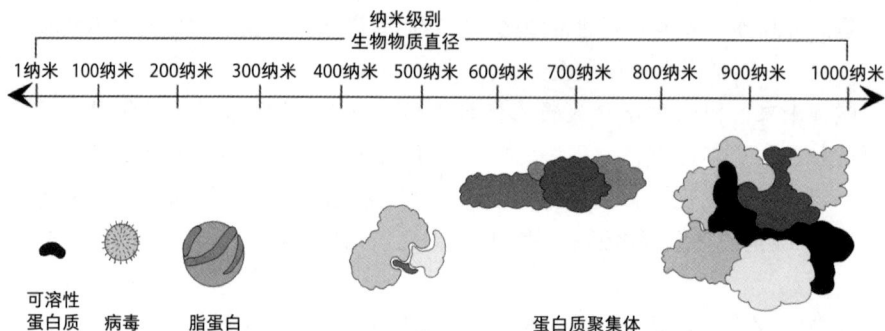

图 4.5　生物分子：纳米级别

4.2.2　自测抗原测试（称 RAT 或 ART）

自测抗原测试的原理就是把能捕获新冠病毒的抗体结合在胶体金纳米颗粒上（标识金 Ag 抗原），随着液体缓慢通过纤维素膜的毛细血管渗透，通过两条"防线"：T 线［检测（Test）］和 C 线［控制（Control）］。T 线有另一种拦截病毒的抗体：如果存在病毒，T 线会阻挡抗体–纳米金–病毒组合，并显示 T 线（阳性）；如果不存在病毒，抗体–纳米金组合通过 T 线，最终被 C 线拦截。纳米金的作用就是辅助抗体捕捉病毒，并使其可视化（毕竟肉眼看不到抗体和病毒，但被拦截的金元素能显示成线条）。见图 4.6。

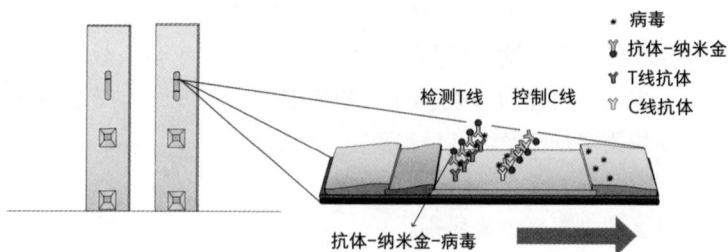

图 4.6　自测抗原测试

就全球范围来说，抗原测试远比新冠病毒核酸检测更普及。当年 FDA 批准了约 50 款新冠抗原测试，其优势是快速、成本低、可自测；但核酸检测准确率更高。新冠后期，核酸检测在国内逐渐减少，抗原测试开始在国内普及。

4.2.3　纳米孔测序（Nanopore Sequencing）

这是来自牛津大学的黑科技，25 年磨一剑的产品。在 U 盘大小的机器里有 2000 多个 5 纳米大小的孔，并施加电压，形成离子电流通过。当 DNA 和 RNA 分子通过纳米孔时，会干扰电流，不同碱基分子 A、C、G、T 会形成不同电流干扰（分子形状、大小不同，电荷不一样），最终电流干扰图能还原出基因序列。有实验显示，纳米孔测序检测新冠病毒准确率和灵敏度超 99%。纳米孔测序因其方便快捷的特点迅速在全球各大实验室普及，隐约有颠覆传统基因测序的趋势。

4.2.4　其他纳米辅助运用

纳米技术及纳米材料同样可以用于抗疫，在纳米级别对病毒发起防御或反击。比如，防护用品如在口罩上添加纳米颗粒，可让病毒更难依附；而有的纳米颗粒可以消杀物品表面的病毒。疫苗也会添加纳米颗粒来辅助和提高疫苗效用，比如提高体内抗原的免疫反应。据统计，在全球 198 款新冠疫苗中，有 69 款用到纳米技术。见图 4.7。

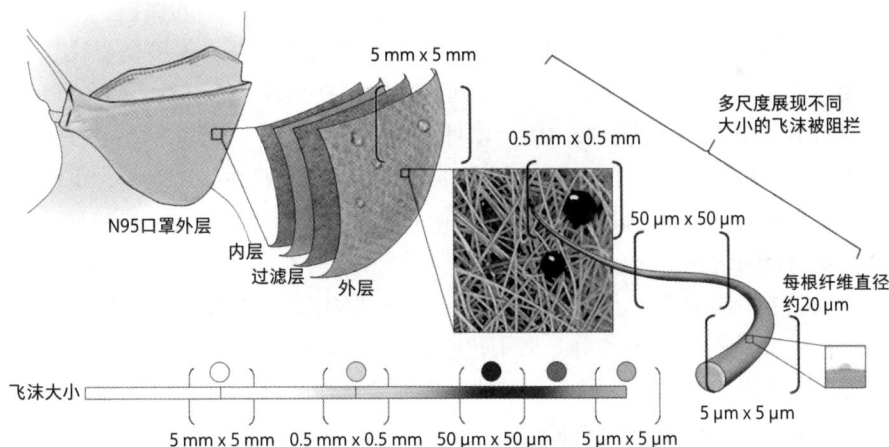

图 4.7　纳米材料运用举例

以上举例了疫情时期纳米医学的运用，但说到真正使纳米医学作为王者归来的应用，就不得不提 mRNA 疫苗，以及它采用的纳米递送载体：脂质纳米颗粒（LNP）。以前，LNP 用于 siRNA 的递送（siRNA 用来干扰 mRNA 的运作）。当然，LNP 也是经历了几十年的技术积累，默默无闻地发展，绝不是疫情爆发后横空出世的。

4.2.5　纳米疫苗及 LNP 递送

mRNA 疫苗，因为运用了 LNP 递送载体，所以也被称为纳米疫苗。辉瑞联合

BNT 和莫德纳的 mRNA 新冠疫苗属于第一次获批的这类产品。两款疫苗在疫情爆发后的 1 年内以破天荒的速度形成产品投入使用（一般疫苗从临床到获批只有 30% 的成功率，费时 10 年以上）。疫苗效用方面，WHO 定义效用大于 30% 以及减少 50% 感染的疫苗就为有效，而辉瑞联合 BNT 和莫德纳的疫苗的保护率分别达 90% 和 94.5%。这两款 mRNA 疫苗共有超过 100 亿支投入使用。

上文介绍了 mRNA 新冠疫苗的成功包含两个重要技术的突破：修饰 mRNA 来克服免疫屏障并稳定表达所需抗原，以及把 mRNA 护送到目标细胞和协助 mRNA 进入细胞内的 LNP 递送载体。修饰 mRNA 技术和 LNP 纳米技术彼此互相成就。

这里我们重点讨论 LNP 载体。LNP 的工作精髓是：包裹 mRNA、保护 mRNA、递送 mRNA、释放 mRNA。它就好像使命必达的纳米"快递员"，"跋山涉水"把包裹送到，还不是"送到小区门口"，也不只"送到家门口"，而是直接"送到客厅里"，真正解决最后 1 纳米的运送问题。我们要意识到把 mRNA 送到细胞内的难度。首先，mRNA 本身比以往要递送的分子要大，并且脆弱，身体内大量的酶可以把它降解。其次，体内的生理环境又十分复杂，免疫系统时刻像防御病毒入侵一样来抵御外来 mRNA。当把 mRNA 送到细胞"家门口"时，又面临 mRNA 分子和细胞膜同是负电荷的问题，不易通过。据研究，如果没有 LNP 的保护，可能只有 0.01% 的 mRNA 最终能抵达细胞内。递送确实是个技术活儿，关键是要让身体对携带的"货物"不产生有效免疫反应，同时载体本身也尽可能引发小的免疫反应，这其中的难度甚至超过了修饰 mRNA 本身。

递送的艰难更显示了 LNP 设计的巧夺天工。LNP 是脂质纳米颗粒，也就是油脂类分子（lipid）。因为细胞膜本身就是由油脂分子组成，那么要穿越细胞膜很自然的就要用到油脂分子。

纳米颗粒用 4 种脂质体（lipid）组合保护"货物"（蛋白质、核苷酸等"货物"）。这里重点讨论关键部分：离子化脂质体。因为从体外进入体内，跨越脂质细胞膜，最终进入细胞内，每个环节的生理环境都在变化，需要 LNP 相应改变性质以适应环境。LNP 靠 pH 酸碱不同，改变离子化，最终改变 LNP 偏水还是偏油的性质。在进入细胞前，体内 pH 呈中性，LNP 更加偏油脂，不易溶入血液而被排出体外。非离子化也降低了 LNP 的毒性，因为带电荷的分子会破坏细胞膜。当跨越细胞膜时，非离子化偏油脂 LNP 对细胞膜也更亲和，更容易跨越。见图 4.8。

LNP 会"欺骗"细胞像吞噬营养物质一样吞噬自己，这个吞噬过程叫细胞内吞（endocytosis）。细胞会"张开双臂拥抱"LNP，在细胞内形成一个由细胞膜包裹 LNP 的囊泡（endosome）。这个囊泡会用酸性物质来"消化"外来物质，因此 pH 偏酸性，这时 LNP 的非离子化脂质体就会像个质子海绵（proton sponge）吸收阳离子，LNP 转而偏水化，水分进入会把囊泡撑破。同时，离子化脂质体带上正电荷后，会与细胞膜上带负电荷的脂质吸引，破坏囊泡的结构，最终导致 LNP 和

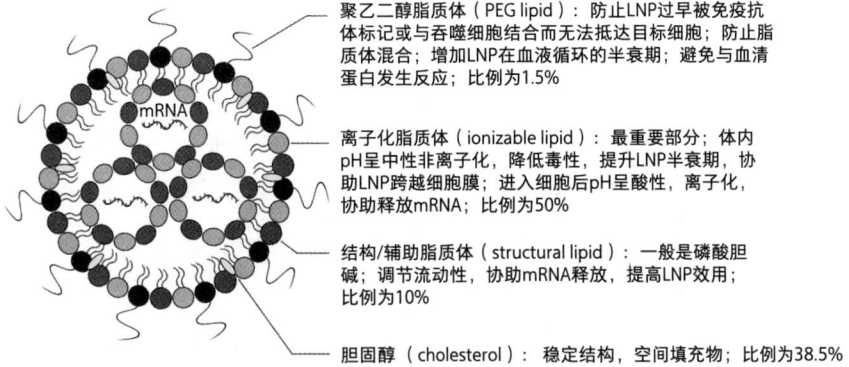

聚乙二醇脂质体（PEG lipid）：防止LNP过早被免疫抗体标记或与吞噬细胞结合而无法抵达目标细胞；防止脂质体混合；增加LNP在血液循环的半衰期；避免与血清蛋白发生反应；比例为1.5%

离子化脂质体（ionizable lipid）：最重要部分；体内pH呈中性非离子化，降低毒性，提升LNP半衰期，协助LNP跨越细胞膜；进入细胞后呈酸性，离子化，协助释放mRNA；比例为50%

结构/辅助脂质体（structural lipid）：一般是磷酸胆碱；调节流动性，协助mRNA释放，提高LNP效用；比例为10%

胆固醇（cholesterol）：稳定结构，空间填充物；比例为38.5%

图 4.8　LNP 的结构

囊泡破裂，在细胞内释放出 mRNA "货物"。理想情况下，细胞内线粒体会消化回收 "快递包裹" LNP 的残余；而 mRNA 开始在细胞内工作，给细胞下达指令生产所需蛋白质、抗体（如新冠 S 蛋白抗原）等。见图 4.9。

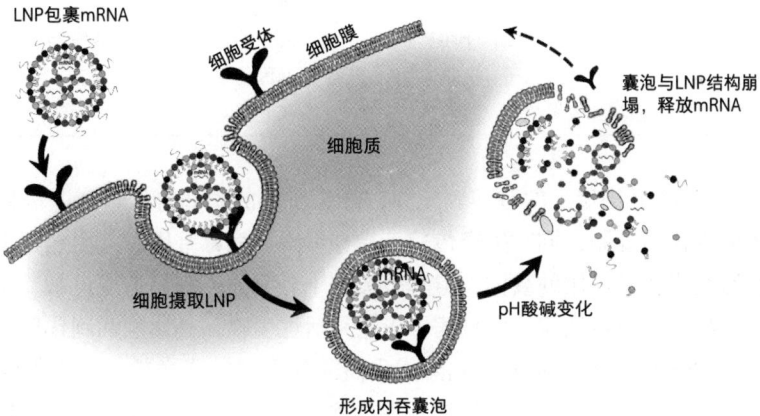

图 4.9　LNP 递送 mRNA 入细胞内

4.2.6　"用魔法击败魔法"

把 mRNA 从体外带入细胞内是困难的。天然的 mRNA 本质上只是来自细胞核内 DNA 的转录，是从细胞核内向细胞核外转移的过程，而不是从细胞外进入细胞内。从细胞外进入细胞内的 RNA 本质上就像病毒！因此，LNP 的设计理所当然的是在纳米水平向病毒学习，最后用于 mRNA 疫苗抗击病毒，真所谓 "用魔法来击败魔法"。由此，我们不再需要使用传统的简单粗暴的基因枪和电穿孔来硬塞内容进入细胞。见表4.1。

表 4.1　LNP 脂质载体 vs 病毒

项目	LNP 脂质载体	病毒
结构		
组成部分	主要为脂质分子：离子化脂质体、胆固醇等，包裹着 RNA	主要有 S 刺突蛋白、核衣壳 N 蛋白、包裹蛋白（或称包膜蛋白、E 蛋白）、膜蛋白（M 蛋白）、脂质膜等，包裹着病毒基因 DNA/RNA
大小	70 ~ 100 纳米	20 ~ 500 纳米 新冠病毒 80 ~ 160 纳米
进入细胞方式	细胞内吞	细胞膜融合 细胞内吞
进入细胞后	mRNA 给细胞工厂下生产指令，生产所需蛋白质、抗原，激活免疫系统等	利用细胞内部资源完成病毒基因复制，复制出的病毒离开宿主继续传播

　　当然 LNP 绝不是唯一的载体。比如，开头所说的腺病毒载体，基因修饰腺病毒让其不能在体内复制，同时把遗传信息指令编辑进病毒基因，并由病毒带入细胞内。虽然腺病毒还是常用的载体，但其短板也十分明显：容易造成过敏、凝血等。腺病毒本身易造成免疫反应，而且病毒毕竟是活性生物，其影响和副作用更大。

　　同时，LNP 也绝不是完美的载体。我们需要更好的递送效率，更低的毒性和免疫反应。"旧版" LNP 不好被身体代谢，经常会在肝脏和脾脏累积，造成器官伤害。同时，新一代 LNP 载体也向更精准递送方面发展：能递送到指定器官和组织。LNP 也需要在常温下更稳定：由于产品自身不稳定，现在的 LNP 需要至少 –20 ℃保存，这对运输纳米疫苗非常不利。制作工艺和成本也要优化，据说莫德纳一台纳米级 LNP 包裹 mRNA 的机器当年价值 7 亿美元！而同时，有别于 LNP技术路线的新一代纳米载体也在积极推进中。

4.2.7　蛋白纳米疫苗

　　2022 年 7 月，FDA 批准美国初创公司 Novavax 的新冠蛋白纳米疫苗进入临床使用，成为继莫德纳的 mRNA 新冠疫苗、辉瑞联合 BNT 的 mRNA 新冠疫苗、强生的腺病毒新冠疫苗后第 4 个在美国获批的新冠疫苗。

Novavax 公司的新冠蛋白纳米疫苗通过杆状病毒感染飞蛾细胞，产生新冠病毒的刺突蛋白（Spike 蛋白），收集刺突蛋白后用"纳米颗粒重组技术"将刺突蛋白制备成纳米蛋白颗粒，直径只有 20 纳米的高仿人造新冠病毒壳，再加上来自树皮的佐剂皂苷，形成完整的新冠蛋白纳米疫苗。可以理解为在纳米水平，模仿新冠病毒搭建了一个稻草人般的"假病毒"。临床研究结果显示，新冠蛋白纳米疫苗对新冠非变异株的有效率达到96%，对变异株为 86%。见图 4.10。这也标志着纳米颗粒重组技术成为非病毒载体基因治疗的重要手段，可用于细胞外蛋白替代疗法或者增强基因治疗，意义重大。

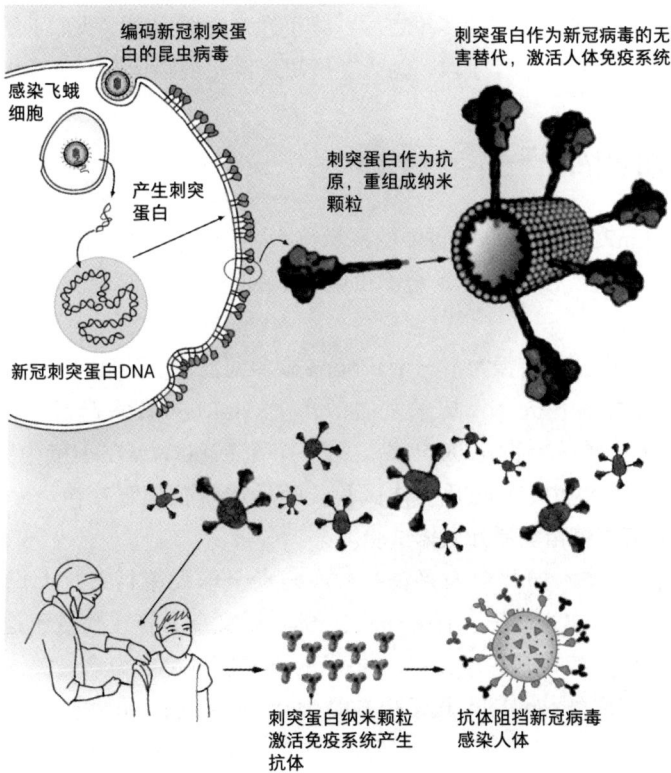

图 4.10 Novavax 公司的新冠蛋白纳米疫苗

4.2.8 总结

如上文所说，新冠疫情的爆发为纳米技术的回归提供了历史机遇。超越新冠疫情，纳米技术也必然会对未来生命科学的发展起到作用：回到生命科学的本质，从微观纳米级别的细胞与基因出发解决医疗需求。比如 mRNA 技术作为新兴治疗手段，在抗击新冠病毒中成功崭露头角；而 mRNA 全流感疫苗的动物实验成功，以及在研发中的 mRNA 癌症、艾滋病、MERS、SARS 等疫苗，标志着 mRNA 技术的逐渐普及，而这必然需要纳米技术提供重要的递送技术支撑。稳定的递送载体能用于递送其他"货物"，如 mRNA、DNA、蛋白质、CRISPR CAS 9 系统，甚至是细胞；或似上文所提及的蛋白纳米疫苗，纳米颗粒搭载的是一个"仿造新冠病毒"。

除此之外，潜力无穷的基因治疗和基因编辑也需要纳米技术的支持。比如由诺贝尔奖得主、基因剪刀 CRISPR CAS 9 的发现者之一的詹妮弗·杜德纳成立的 Intellia 公司在动物实验中，成功运用 LP01 纳米脂质载体把搭载基因剪刀 CAS 9 蛋白的 mRNA 和导航系统 gRNA 输入动物体内，并成功敲除转甲状腺素蛋白（成功率达 97%）。

总而言之，纳米医学在沉寂多年之后，终于迎来涅槃重生。我们不妨期待纳米技术在未来能配合新兴的治疗手段，为人类解决未满足的临床医疗需求做出贡献。

4.3　mRNA 产品半导体化

在讨论完对 mRNA 技术非常重要的纳米技术之后，我们回到 mRNA 技术的主线来，本节我们会重点思考 mRNA 技术可能带来的制药产业的变革。

4.3.1　mRNA 产品：是否为下一个 iPhone 现象级产品

我们简单回顾一下 mRNA 技术发展的历史。mRNA 技术起源于 20 世纪 60 年代，一直默默发展；20 世纪 90 年代，第一个流感 mRNA 在小鼠中完成测试；2013 年，第一个狂犬病疫苗展开人体试验；随后埃博拉病毒疫苗、寨卡病毒疫苗、癌症疫苗和流感疫苗均展开人体试验。

为什么 mRNA 技术如此令人兴奋？新冠病毒全球大流行后，人们对 mRNA 技术的兴趣已经呈爆炸式增长。有关 mRNA 的科研文章不管在数量还是在影响力方面都比过往有极大的提升。对 mRNA 技术的研究也迅速成为众人关注的科研领域，除了新冠疫苗之外，mRNA 技术也被誉为新一代疗法。同时全球新冠肺炎疫情更是把 mRNA 新冠疫苗推到了抗击新冠肺炎的主力位置：2021 年，全球新冠疫苗总销售额预计为 730 亿美元，折合人民币为 5000 亿元，其中 mRNA 疫苗（主要来自莫德纳及 BNT 联合辉瑞）占比 75%，约 548 亿美元。见表 4.2。

mRNA 疫苗领域的发展非常迅速，过去几年这个领域积累了大量的临床前数据，并启动了多项人体临床试验。数据表明，mRNA 疫苗有潜力解决传染病和癌症疫苗开发中的许多挑战。2018 年，研发 mRNA 平台技术的美国生物科技公司莫德纳以 6 亿美元创下生物科技领域史上最大规模的首次公开募股（IPO）纪录；2022 年 9 月，莫德纳市值近 500 亿美元。

表 4.2　新冠 mRNA 疫苗开发时间表

日期（2020 年）	1 年内完成的 mRNA 新冠疫苗制备里程碑
1 月 10 日	完成新冠病毒序列测定
1 月 15 日	美国 NIH 同莫德纳公司合作设计 mRNA 新冠疫苗
3 月 16 日	莫德纳公司展开 mRNA 新冠疫苗临床 I、II 期试验
7 月 14 日	莫德纳/辉瑞在《新英格兰医学》杂志发表 mRNA 新冠疫苗临床 I、II 期试验数据
7 月 27 日、7 月 28 日	莫德纳公司展开 mRNA 新冠疫苗临床 III 期试验
8 月 12 日	莫德纳/辉瑞在《自然》杂志发表 mRNA 新冠疫苗临床 I、II 期试验数据
10 月 22 日、10 月 27 日	mRNA 新冠疫苗 III 期临床试验招募超 74 000 人
11 月 9 日	辉瑞宣布 mRNA 新冠疫苗临床试验中期数据保护率 >90%
11 月 16 日	莫德纳宣布 mRNA 新冠疫苗临床试验中期数据保护率为 94.5%
11 月 18 日	辉瑞宣布 mRNA 新冠疫苗临床试验终期数据保护率为 95%
11 月 20 日	辉瑞向欧洲药品管理局提交新疫苗申请
11 月 27 日	mRNA 新冠疫苗在美国各地开始发送
12 月 10 日	FDA 审查辉瑞向欧洲药品管理局提交新疫苗申请
12 月 11 日	医务工作者率先展开大规模接种

　　mRNA 疫苗或药物很有前景，因为它们有前所未有的开发和生产速度，以及它们具备灵活性和对病毒变异的快速适应性。莫德纳针对新冠病毒的 mRNA 疫苗在病毒基因组公布 63 天后开始进行临床试验（表 4.2）。相比之下，用于人乳头瘤病毒（HPV）的 Gardasil 疫苗——使用重组 DNA 技术——从 2006 年始经历了 15 年时间才被批准使用。

　　目前，mRNA 产品形成的模式及周期已经越来越像 iPhone 手机产品。从产品模式上，mRNA 其实可以理解为一条生物信息指令。体外合成的 mRNA 就像体外设计的一条信息，在输入人体细胞后，mRNA 在细胞质中被翻译成所需的蛋白质或抗原，从而实现治疗或免疫的目的（图 4.11）。

　　mRNA 技术的颠覆性在于我们可以通过核苷酸编码（coding），表达任何蛋白质，类似在一个技术框架下产出所有所需成果，而无须重新设计技术框架。以往我们需要花费大量的时间和资源来设计和生成一款蛋白质分子，而且每一个蛋白质都需要我们从头走一遍分子设计和生成工序。这有点像传统电子加工厂，每个新需求可能都要从头设计、建模、落实到生产。

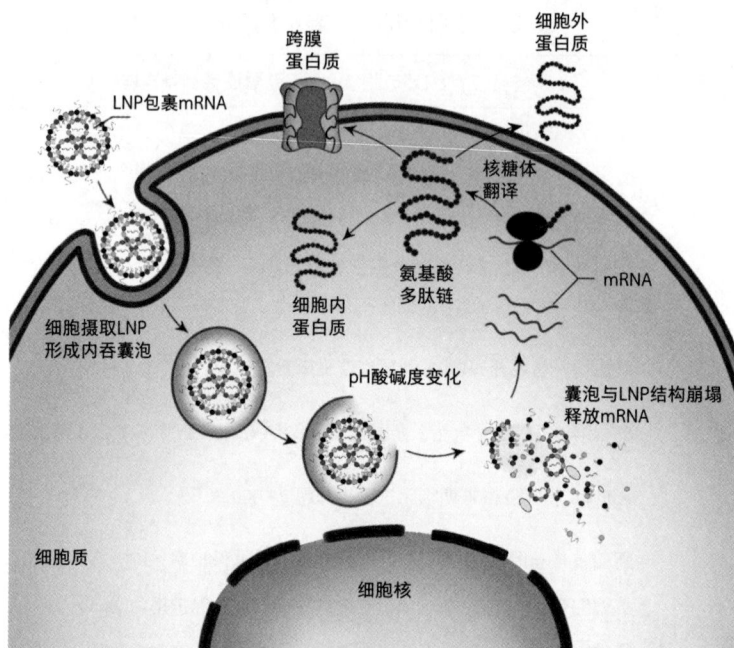

图 4.11   mRNA 技术的工作原理

　　此外，新冠病毒（或未来任何病毒）在传播扩散过程中不断累积变异，从而产生更适合生存的变异株，造成已注射疫苗人群大面积的突破性感染，这是现有传统疫苗的尴尬之处：传统疫苗的更新速度跟不上病毒变异的速度。在疫苗和病毒赛跑的比拼中，mRNA 产品具有序列易修改的特点（就像修改编码），能够快速更新迭代，更好地应对病毒的不断变异。比如 mRNA 疫苗针对新冠病毒变异的第 4 针的效果得到确定（表 4.3）。

表 4.3   第 4 针 mRNA 疫苗应对新冠病毒变异的效果

国别及年龄	第 4 针 vs 第 3 针	变异株	文献
以色列，60 岁以上	与第 3 针相比，患者第 4 针死亡率降低 74%，住院率降低 68%	奥密克戎	Magen O 《新英格兰医学杂志》 2022 年 4 月 28 日
以色列，60 岁以上	与第 3 针相比，患者第 4 针死亡率降低 78%，住院率降低 64%	奥密克戎	Arbel R *Nature Medicine* 2022 年 4 月 22 日

续表

国别及年龄	第 4 针 vs 第 3 针	变异株	文献
瑞典，80 岁以上	与第 3 针相比，患者第 4 针死亡率降低 60%	奥密克戎	Nordstrom P *Lancet Reg Health* 2022 年 7 月 13 日
美国，50 岁以上	与第 3 针相比，患者第 4 针死亡率降低 75%	奥密克戎 BA.2 和 BA.2.12.1	https://covid.cdc.gov/covid-data-tracker/#rates-by-vaccine-status
以色列，中位数 80 岁	与第 3 针相比，患者第 4 针死亡率与机械通气率降低 50%	奥密克戎	Broshe-Nissimov T *MedRxiv* 2022 年 4 月 27 日

新冠病毒会不断变异，因此每年会对疫苗的更新有巨大的需求，过去的流感就有类似的变异周期。以上这些特点，让 mRNA 产品更趋向半导体类产品的产业周期。比如我们熟悉的 iPhone 产品：每年我们都习惯在 9 月新品发布会期待苹果公司给我们带来新一代 iPhone 手机，但每代 iPhone 的底层框架已经不会有大变化，只会在局部做出创新。我们是否可以期待，未来应对传染性疾病的 mRNA 产品也能在一年内更新迭代？

从产业化的角度，iPhone 产品 2021 年产值为 1919 亿美元；而 mRNA 新冠疫苗单一产品 2021 年产值为 548 亿美元（中国市场还未开放）。mRNA 技术的特点非常契合疫苗，因此能涵盖新冠病毒、带状疱疹、狂犬病、流感、结核病、肿瘤等疫苗及药物研发。而且我们不要忘了 mRNA 理论上能够表达任何蛋白质，因此可以探索治疗几乎所有与蛋白质相关的疾病。作为新一代全新的药物种类，mRNA 药物在治疗领域的应用场景广阔，其产业经济价值会像半导体产业一样潜力巨大。

4.3.2　mRNA 药物产业发展与展望

现在 mRNA 疫苗如辉瑞联合 BNT 新冠疫苗的生产需要大型 GMP 工厂、巨额投资和机器设备，另外，产品的运输需要低温冷链的运送，这对 mRNA 产品的普及设置了障碍，比如低收入国家的人往往就享受不到 mRNA 新冠疫苗。这引发了关于疫苗公平性的讨论。

近年，全球电动汽车及智能制造引领者特斯拉也在 mRNA 领域做出尝试：特斯拉联合 Codex 公司（DNA 合成公司，产品为数码生物一体机）和 Curevac 制药公司，打造 mRNA 疫苗和药物打印机。它们的目的是设计出大约特斯拉车子大小的 mRNA 小工厂，配合新一代的生产路径，减少关键生产环节的重复浪费（运用类似马斯克另一家公司 SpaceX 关于火箭回收的想法），以提升 mRNA 的生产效率。未来只需在电脑屏幕输入核苷酸序列，运用自动化如机器臂使该序列在一辆车的空间里实现 mRNA 的合成，即可在患者床边打印出疫苗和个体化药物，而成本仅仅需要 2 美元，其效率、简易性和自动化程度都比现有 mRNA 产业链有革命性提升，目前特斯拉已经在南非建厂。

除了以上我们提到的提升产出效率外，技术平台的核心优势是产品可编程，由此我们可以畅想未来的 mRNA 产品可以不断创新。比如，我们可以轻松编程多价疫苗mRNA 产品（一个 mRNA 信息含有多个蛋白质生产指令，一针完成多个疫苗的接种）。

显然 mRNA 产品会像半导体产品一样不断更新，产品更完善，生产更高效，成本更低。mRNA 产品终究会成为如 iPhone 一样跨时代的产品，我们甚至畅想未来消费者可以在手机上输入核苷酸序列，随时打印需要的疫苗和药物。

4.4 mRNA 技术的延展

4.4.1 新冠疫情对医学的推动：mRNA 医学的确立和崛起

全球估计有数亿人感染新冠病毒，并有数百万人因感染新冠病毒而丧生。此外，新冠后遗症的出现又放大了其长期危害，我们很难想象这场疫情会有任何积极的一面。

然而，这场疫情确立的 mRNA 纳米医学将彻底改变未来几十年包括整个预防医学、临床医学和基础医学的面貌。这场疫情也同时见证了 mRNA 生物科技公司的迅速崛起（表 4.4）。全球十大领先 mRNA 技术公司：美国波士顿 6 家，美国加利福尼亚州圣地亚哥 2 家，美国加利福尼亚州门洛帕克 1 家，德国 1 家。

表 4.4 2022 年全球十大领先 mRNA 技术公司

公司名称	地点	特点
BioNTech	德国美因茨	同辉瑞合作推出人类第一种成功的 mRNA 新冠疫苗，有 8 种肿瘤疫苗包括卵巢癌和结肠癌疫苗
Orma Therapeutics	美国波士顿	环状 RNA，更稳定，免疫原性更弱
Recode Therapeutics	美国门洛帕克	拥有 5 种组分纳米脂质体技术，比 4 种组分纳米脂质体技术更为高效
Intellia Therapeutics	美国波士顿	应用 mRNA 纳米技术递送 CRISPR 系统，治疗 2 种致死性遗传病，2021 年 6 月完成人类第一个在体 CRISPR 基因编辑的前瞻性队列研究

续表

公司名称	地点	特点
Verve Therapeutics	美国波士顿	非 DNA 双链切断基因编辑
Senda Bioscience	美国波士顿	致力于"天然"纳米脂质体开发
Moderna	美国波士顿	人类第二种成功的 mRNA 新冠疫苗，30 个 mRNA 产品在研发中，包括感染性疾病疫苗、肿瘤疫苗和罕见病 mRNA 药物
Strand Therapeutics	美国波士顿	mRNA 分子骨架技术，组织特异性表达
Replicate Biosceinece	美国圣地亚哥	自我复制 mRNA 技术
Arcturus Therapeutics	美国圣地亚哥	代谢疾病和囊性纤维化 mRNA 药物

疫情前 mRNA 技术和纳米技术的集成从未被大规模使用。但现在这种技术集成产生的疫苗产品已经在全球 170 多个国家 / 地区使用，疫苗注射已超过 20 亿剂。

事实上，mRNA 纳米医学的探索早在 20 世纪 60 年代就已经开始了，但直到 2015 年左右才展开相关的早期临床试验。2020 年在全球新冠病毒大流行的压力下，mRNA 技术和纳米脂质体技术加速集成，最终得到确立，彻底改变了人类医学面貌。见图 4.12。

现在看来卡塔琳·考里科和德鲁·韦斯曼 2005 年发表在《免疫》（*Immunity*）期刊的论文（PMID:16111635）是 mRNA 技术的转折点。早在 20 世纪 90 年代，科研人员对 mRNA 作为治疗手段开始展开研究，但是一直进展缓慢。因为对哺乳动物致病的病毒大多数为 RNA 病毒，在进化中哺乳动物对单链 RNA 有强烈的先天性免疫反应。外源性 mRNA 被注射到哺乳动物（包括人类）体内会被识别为"病毒"，进而机体启动先天免疫反应。例如，细胞表面的 Toll 样受体会结合外源性 mRNA，阻止 mRNA 进入细胞和促进 mRNA 降解，并触发肿瘤坏死因子（Tumor Nerosis Facor，TNF）相关基因表达，导致细胞凋亡。但是内源性的转运 RNA 含有假尿嘧啶（用假尿嘧啶取代核苷酸尿苷的尿嘧啶部分），不会触发上述的免疫反应，可以自由进出细胞。

考里科和韦斯曼受到这个启发，创造性地提出了"体外用假尿嘧啶替代尿嘧啶作为 mRNA 分子基础可以绕过机体的先天性免疫反应"这个关键科学假设，成功完成了验证，并形成了论文。至此"化学修饰 mRNA"的技术确立，解决了 mRNA 技术最关键的环节，同纳米脂质体技术一起构成了 mRNA 新冠疫苗的两大技术支柱，也奠定了整个 mRNA 医学的基础，开创了未来。考里科和韦斯曼凭此获奖无数，并获得了 2023 年诺贝尔奖。值得一提的是，当年该论文首先投稿《自然》期刊，在 24 小时内因为被认为"没有意义"而遭编辑部拒绝。

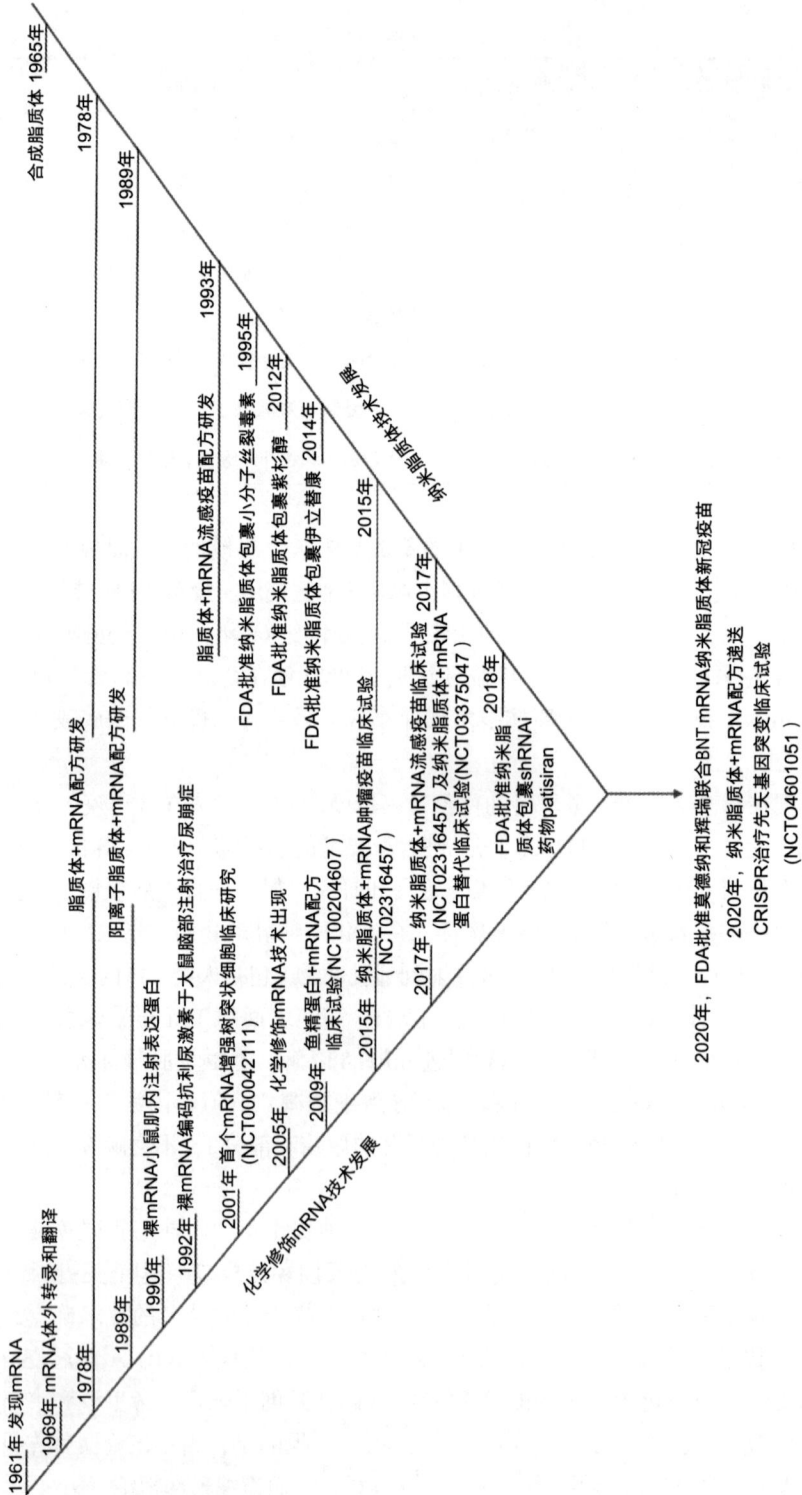

图 4.12　mRNA 技术发展史

mRNA 新冠疫苗在辉瑞联合 BNT 和莫德纳公司组织的大规模临床试验中，分别获得了 90% 和 94.5% 的有效率，并且迅速在全球范围内接种了超过 10 亿剂。人类历史上还没有其他生物制剂在如此短的时间，以如此高的有效性和安全性，注入人体达到超 10 亿次；而且 mRNA 新冠疫苗的成功打开了一个全新的疫苗技术大门，推动 mRNA 纳米医学技术应用于研发其他病原体疫苗。mRNA 技术本质上是使细胞生产人体所需蛋白质，这决定了 mRNA 技术的潜在应用远不止新冠疫苗，甚至超越疫苗这个范畴。见图 4.13。

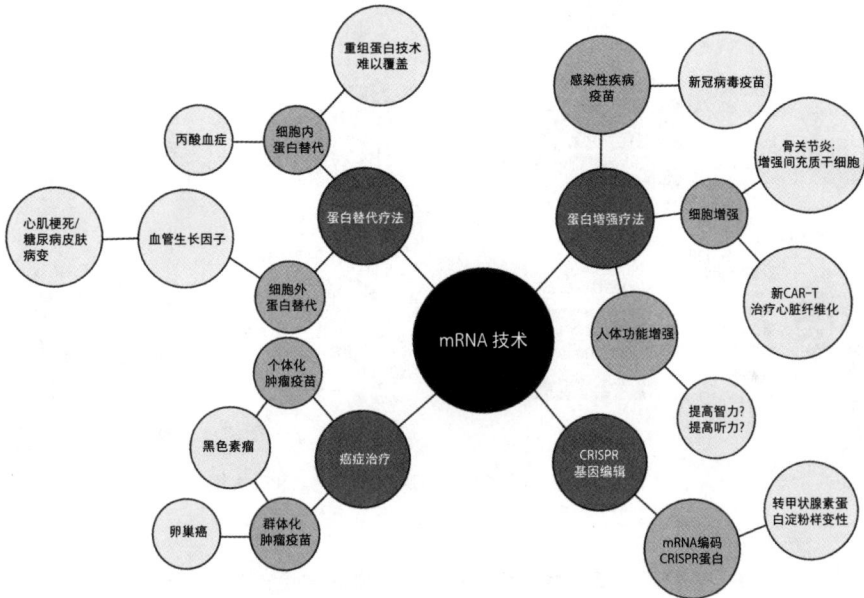

图 4.13　mRNA 技术应用举例

目前正在进行的临床试验还针对多种其他病原体，包括人类免疫缺陷病毒（HIV）、巨细胞病毒、狂犬病毒、呼吸道合胞病毒（RSV）、A 型流感病毒和基孔肯亚病毒。此外，针对所有流感毒株的 mRNA 疫苗以及针对钩端螺旋体病原体的疫苗，已在小鼠中完成测试。针对疟疾寄生虫疟原虫的 mRNA 疫苗已经在非人类灵长类动物中完成了测试。人类疫苗正在进行技术革命，人类将会从中获益。图 4.14 列举了部分重要病原体 mRNA 疫苗的靶点和开发策略，表 4.5 总结了代表性病原体 mRNA 疫苗临床试验。

新冠病毒
SARS-CoV-2
膜
刺突糖蛋白
核衣壳
包膜

刺突糖蛋白及刺突糖蛋白
受体结合域
新出现突变
抗多突变增强剂
全冠状病毒家族疫苗

流感病毒
Influenza virus
膜
血凝素
神经氨酸酶
基质蛋白
离子通道

血凝素、神经氨酸酶、
核衣壳、离子通道
新病毒株出现，每年更新
流感普适疫苗，针对多个
保守区域马赛克疫苗

寨卡病毒
Zika virus
包膜二聚体
膜
衣壳蛋白

病毒膜蛋白prM蛋白和E蛋白
妊娠期神经畸形抗体增强
效应
孕产妇疫苗接种，疫苗编
码单克隆抗体

人类免疫缺陷病毒
HIV
表面，gp120
跨膜，gp41
整合酶
蛋白水解酶
逆转录酶
核衣壳
基质
衣壳，p24
Vif, Vpr
Vpu, Nef

表面糖蛋白保守区域
快速突变，蛋白多糖
屏蔽关键表位
广泛中和抗体

呼吸道合胞病毒
RSV
基质蛋白
糖蛋白
大多聚酶蛋白
磷酸蛋白
融合蛋白
核蛋白
小疏水蛋白

融合蛋白
疫苗相关的增强性疾病
靶向中和抗体的目标蛋
白F构象

埃博拉病毒
Ebola virus
糖蛋白
基质 VP40
核蛋白
多聚酶

糖蛋白
目前获批的疫苗必须保存
于-80 ℃，无mRNA疫苗
热稳定疫苗

狂犬病毒
Rabies virus
多聚酶
糖蛋白
基质
核蛋白
磷酸蛋白

糖蛋白
发病后接近100%死亡率
优化递送载体

疟原虫
Plasmodium gametocyte
空泡
红细胞膜
核

免疫逃逸
缺乏疟原虫表面抗原，
疟原虫生命周期多变
靶向被感染细胞，阻断靶
向被感染的细胞

□ 靶点　■ 挑战　■ 策略

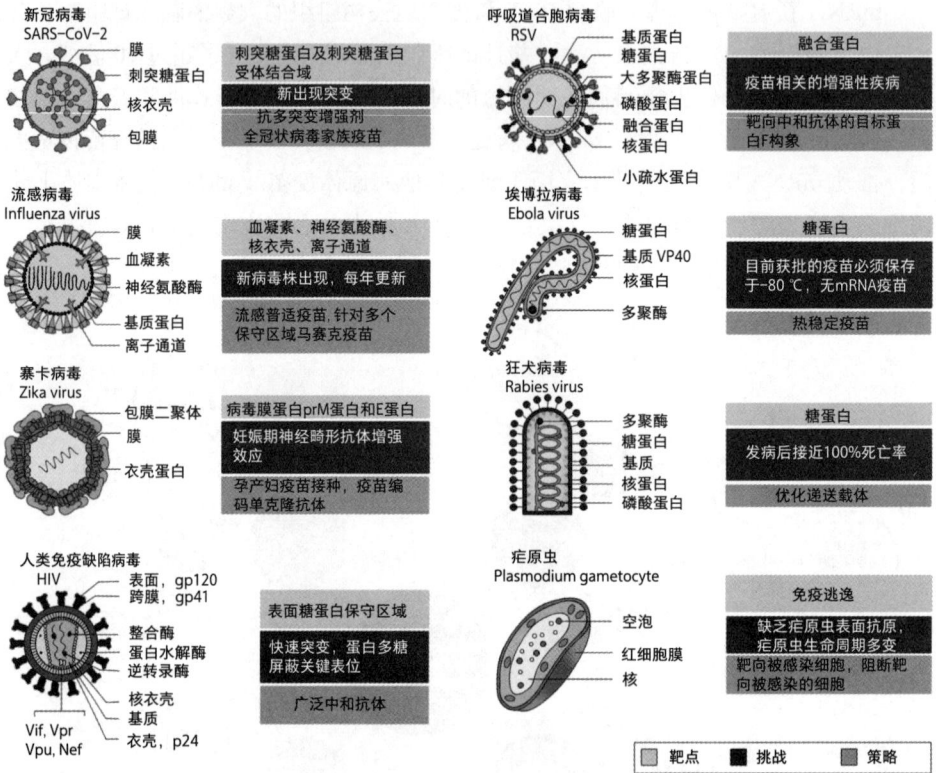

图 4.14　部分重要病原体 mRNA 疫苗的靶点和开发策略

表 4.5　代表性病原体 mRNA 疫苗临床试验进展总结表

持有人	代号	病原体靶点	mRNA 疫苗类型	给药途径	临床试验	临床试验编号
莫德纳	mRNA1647	巨细胞病毒	化学修饰	肌内	II 期	NCT04232280
			mRNA+LNP	注射		NCT03382405
莫德纳	mRNA1443	巨细胞病毒	化学修饰	肌内	I 期	NCT03382405
			mRNA+LNP	注射		
莫德纳	mRNA1893	寨卡病毒	化学修饰	肌内	I 期	NCT04064905
			mRNA+LNP	注射		
莫德纳	mRNA1325	寨卡病毒	化学修饰	肌内	I 期	NCT03014089
			mRNA+LNP	注射		
莫德纳	mRNA1653	巨细胞病毒 / 副流感病毒	化学修饰	肌内	I 期	NCT04144348
			mRNA+LNP	注射		NCT03392389
莫德纳	mRNA1345	呼吸道合胞病毒	化学修饰	肌内	I 期	NCT04528719
			mRNA+LNP	注射		

续表

持有人	代号	病原体靶点	mRNA 疫苗类型	给药途径	临床试验	临床试验编号
莫德纳	mRNA1777（V171）	呼吸道合胞病毒	化学修饰 mRNA+LNP	肌内注射	Ⅰ期	未注册
莫德纳/默克	mRNA1777（V172）	呼吸道合胞病毒	化学修饰 mRNA+LNP	肌内注射	Ⅰ期	未注册
莫德纳/默克	mRNA1851	A 型流感病毒（H7N9）	化学修饰 mRNA+LNP	肌内注射	Ⅰ期	NCT03345043
莫德纳	mRNA1440	A 型流感病毒（H10N8）	化学修饰 mRNA+LNP	肌内注射	Ⅰ期	NCT03076385
莫德纳	mRNA1010	A 型流感病毒（H1N1、H3N2）B 型流感病毒（Yamagata 株、维多利亚株）	不详	肌内注射	Ⅰ期/Ⅱ期	NCT04956575
Tanslate Bio/赛诺菲	MRT5400	A 型流感病毒（H3N2）	不详	肌内注射	Ⅰ期	未注册
Tanslate Bio/赛诺菲	MRT5401	A 型流感病毒（H3N2）	不详	肌内注射	Ⅰ期	未注册
莫德纳	mRNA1944	基孔肯亚病毒	化学修饰 mRNA+LNP	肌内注射	Ⅰ期	NCT03829384
莫德纳	mRNA1388	基孔肯亚病毒	化学修饰 mRNA+LNP	肌内注射	Ⅰ期	NCT03325075
CureVac	CV7201	狂犬病毒	非化学修饰 mRNA	肌内注射	Ⅰ期	NCT02241135
CureVac	CV7202	狂犬病毒	非化学修饰 mRNA+LNP	肌内注射	Ⅰ期	NCT03713086
葛兰素史克	GSK3903133A	狂犬病毒	自我复制 mRNA+阳离子纳米乳液	肌内注射	Ⅰ期	NCT04062669

4.4.2 mRNA 医学新领域: 肿瘤疫苗

　　mRNA 疗法正在扩展到传染病之外，包括上调对各种类型癌症和神经退行性疾病的免疫反应，进行有益干预。此外，还有可能下调对自身免疫病的免疫反应，并促进新血管生长。mRNA 技术最初是以通过假尿嘧啶替代尿嘧啶来抑制小鼠的炎症反应为成功起点，后来成为医学关键共性技术，以对抗人类的传染性和非传染性疾病。

在原理上，癌症疫苗与传染病疫苗非常相似：任何疫苗的目的都是集中诱导免疫系统对特定分子或抗原的反应（抗原是任何能启动免疫系统并导致抗体产生的物质）。因此，我们可以把 mRNA 技术在新冠疫苗的成功经验应用到癌症领域。对新冠疫苗而言，抗原是新冠病毒颗粒表面的一小部分刺突蛋白；而在癌症疫苗场景下，抗原通常是一种新的、有缺陷的蛋白质，这种蛋白质由肿瘤细胞产生，但在健康细胞中基本上不存在（我们称之为"肿瘤新抗原"）。但是，这两者有个根本的区别：癌症疫苗通常是一种治疗方法，而不是预防措施。

现在 mRNA 肿瘤疫苗主要有两种：第一种是 mRNA 编码患者自身的肿瘤新抗原，并重新注射回该患者体内，也就是个体化 mRNA 肿瘤疫苗；第二种是 mRNA 编码肿瘤新抗原用于其他患者，我们称之为群体化 mRNA 肿瘤疫苗。见图 4.15。代表公司为德国 BioNTech，有 8 款 mRNA 肿瘤疫苗在进行临床试验。

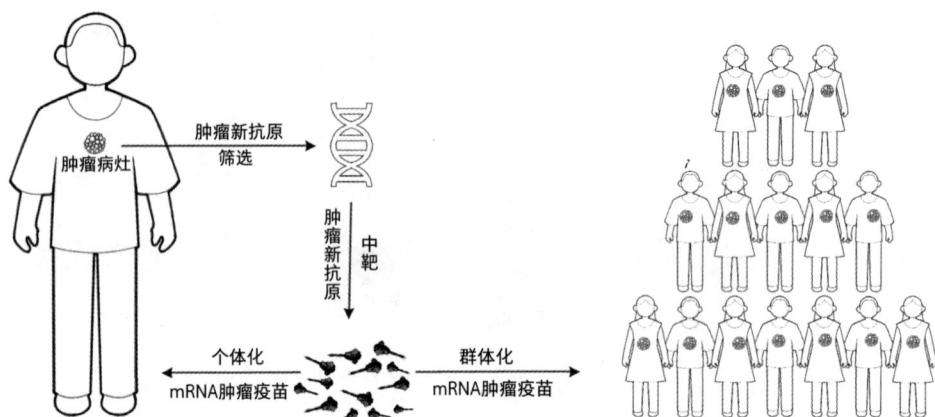

图 4.15　mRNA 肿瘤疫苗分类

肿瘤新抗原是肿瘤细胞基因组突变产生的特异性抗原，不存在于正常细胞，靶向肿瘤新抗原并不会对正常细胞和组织造成非肿瘤靶向性毒性，是理想的肿瘤治疗靶点。

肿瘤细胞因为基因组不稳定，会产生大量的新抗原，但不是所有的肿瘤新抗原都能产生破坏肿瘤的免疫反应。这是因为肿瘤细胞微环境能产生肿瘤特异毒性屏障，而只有一小部分肿瘤新抗原诱导的免疫反应能突破，达到治疗肿瘤的效果。同时肿瘤新抗原具有高度异质性和多样性，即肿瘤异质性不仅存在于不同患者，也存在于同一患者不同的肿瘤细胞克隆，因此以肿瘤新抗原为靶点的治疗通常是个体化、抗原多表位的精准免疫治疗（图 4.16）。图 4.17 简要说明个体化 mRNA 肿瘤疫苗的工作原理。

表 4.6 总结了代表性 mRNA 肿瘤疫苗 /mRNA 肿瘤产品临床试验，它们的给药

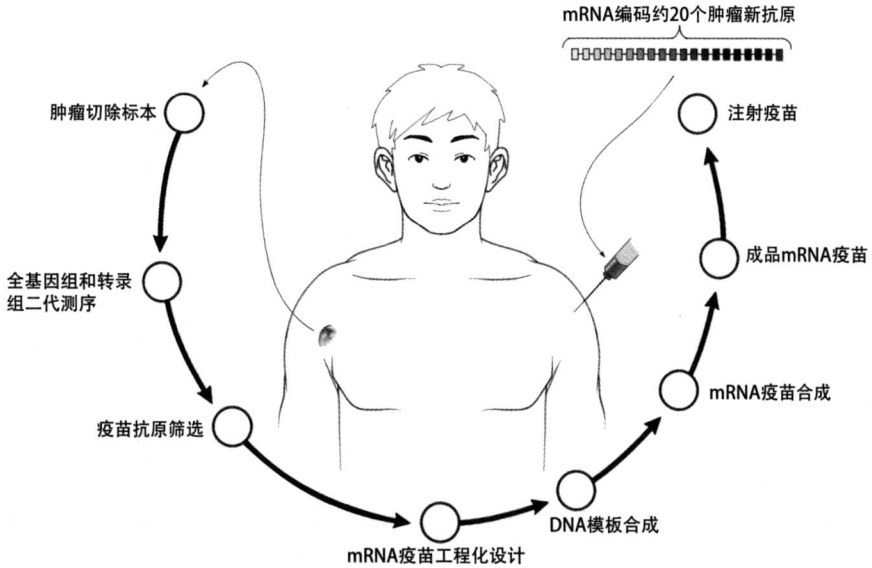

图 4.16　个体化 mRNA 肿瘤疫苗治疗流程

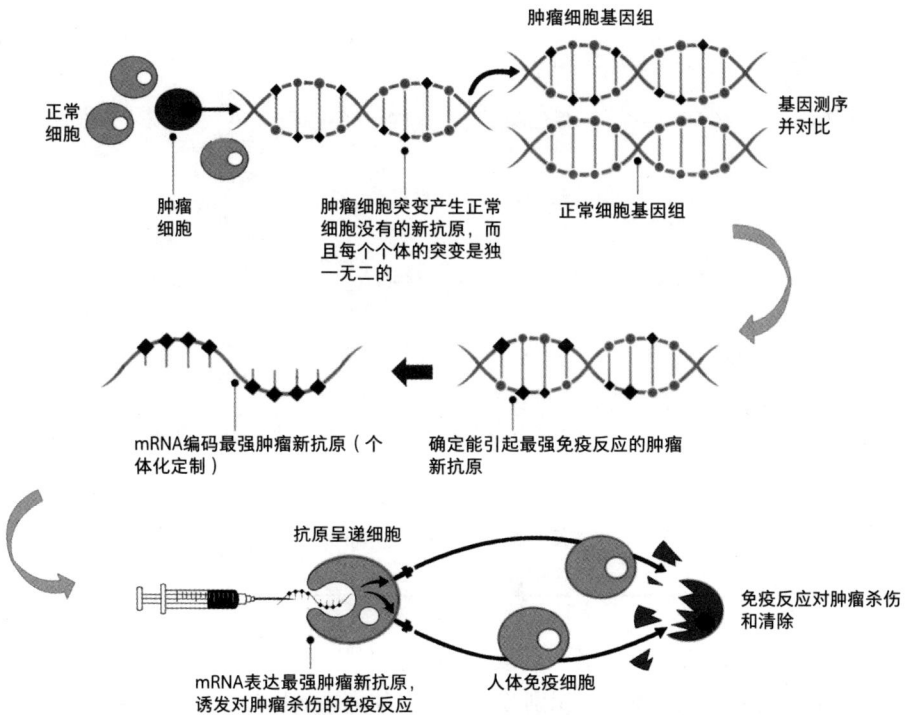

图 4.17　个体化 mRNA 肿瘤疫苗工作原理

途径为肌内注射、静脉注射或瘤内注射等。

表 4.6　代表性 mRNA 肿瘤疫苗 /mRNA 肿瘤产品临床试验

持有人	代号	肿瘤	mRNA 编码的抗原或抗肿瘤细胞因子	给药途径	临床试验	临床试验编号
莫德纳	mRNA567	非小细胞肺癌、结直肠癌、胰腺癌	KRAS 抗原	肌内注射	Ⅱ 期	NCT03948763
莫德纳 / 默克	mRNA4157	黑色素瘤	个体化肿瘤抗原	肌内注射	Ⅱ 期	NCT03897881
莫德纳	mRNA4650	胃肠道肿瘤	个体化肿瘤抗原	肌内注射	Ⅰ 期 / Ⅱ 期	NCT03480152
BioNTech	Fixvac	黑色素瘤	NY-ESO-1、tyrosinase、NAGE-A3、TPTE	静脉注射	Ⅰ 期	NCT02410733
BioNTech	TNBC-MERIT	三阴乳腺癌	个体化肿瘤抗原	静脉注射	Ⅰ 期	NCT02316457
BioNTech/南安普顿大学	HARE-40	HPV 阳性肿瘤	HPV E6 和 E7	皮内注射	Ⅰ 期 / Ⅱ 期	NCT03418480
BioNTech	RO7198457	黑色素瘤	个体化肿瘤抗原	静脉注射	Ⅱ 期	NCT03815058
BioNTech	W_ova1	卵巢癌	卵巢癌抗原	静脉注射	Ⅱ 期	NCT04163094
莫德纳	mRNA2416	实体瘤	OX40L	瘤内注射	Ⅱ 期	NCT03323398
莫德纳	mRNA2752	实体瘤	OX40L、IL23、IL36Y	瘤内注射	Ⅰ 期	NCT03739931
Medimmune	MEDI1191	实体瘤	IL12	瘤内注射	Ⅰ 期	NCT03946800
赛诺菲 /BioNTech	SAR 441000	实体瘤	IL12sc、IL15、sushi、IFNa 和 GM -CSF	瘤内注射	Ⅰ 期	NCT03871348

4.4.3　mRNA 医学新领域：诱导免疫耐受

正常情况下，免疫系统会识别和攻击体内的外来病原体，比如细菌、病毒和其他有害物质。然而，免疫系统出现功能失调时，会将正常组织和器官误认为是外来入侵物，并错误地攻击自身正常组织和器官，导致炎症和组织损伤。自身免疫病包括多种不同类型，例如类风湿关节炎、红斑狼疮、硬皮病、自身免疫性甲状腺病等，并导致一系列的症状，如关节疼痛、皮疹、疲劳、器官功能异常等。

　　上文介绍的感染性疾病疫苗和肿瘤疾病疫苗都是诱导机体产生正向免疫反应以达到预防病原体入侵和清除肿瘤的效果，但是按照免疫学基本原理，我们也可以用同样的路径诱导机体产生负向的免疫反应，这在治疗自身免疫病和器官移植领域意义重大。见图 4.18。

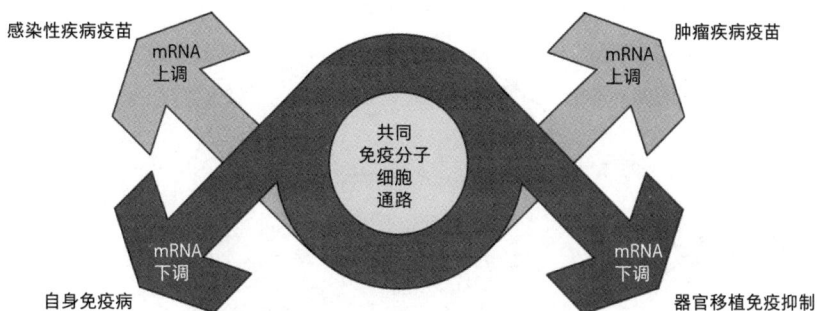

图 4.18　mRNA 技术可以上调和下调机体免疫反应

　　2021 年，研究人员在多发性硬化小鼠模型中，通过 mRNA 编码抗原成功诱导了调节性 T 细胞的激活，从而抑制免疫反应，达到治疗多发性硬化的效果。这个意义远远大于治疗多发性硬化本身，因为这个研究说明 mRNA 技术有潜力覆盖所有的自身免疫病，包括 1 型糖尿病、红斑狼疮、类风湿关节炎、银屑病关节炎、系统性硬化病等长期没有治疗方法的自身免疫病。见图 4.19。

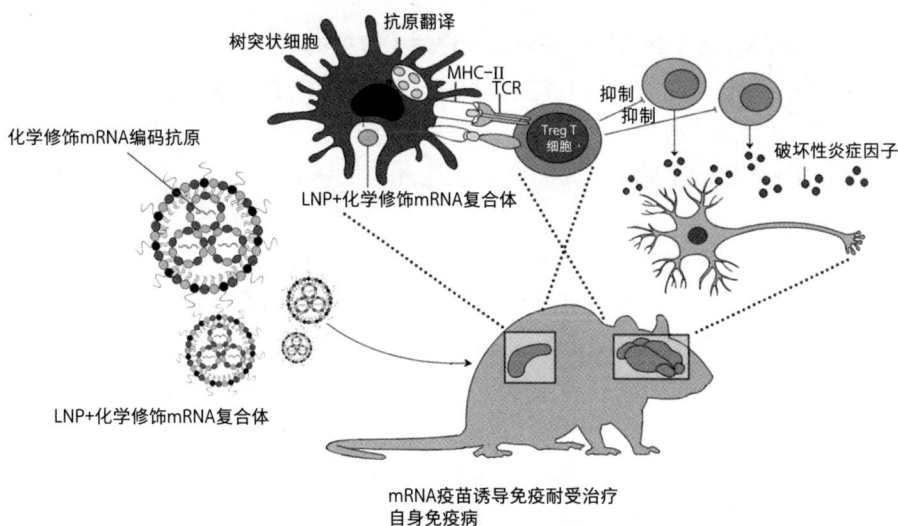

图 4.19　mRNA 疫苗治疗自身免疫病

此外，考虑到 2022 年最大的医学突破之一就是人们发现了 EB 病毒（Epstein–Barr virus，人类疱疹病毒第 4 型）感染是多发性硬化的病因，这也说明 mRNA 技术至少可以有两条路径从病因上治疗多发性硬化：一条是通过编码抗原下调机体的免疫反应，另一条是通过编码 EB 病毒的一部分蛋白质产生预防 EB 病毒感染的疫苗。见图 4.20。

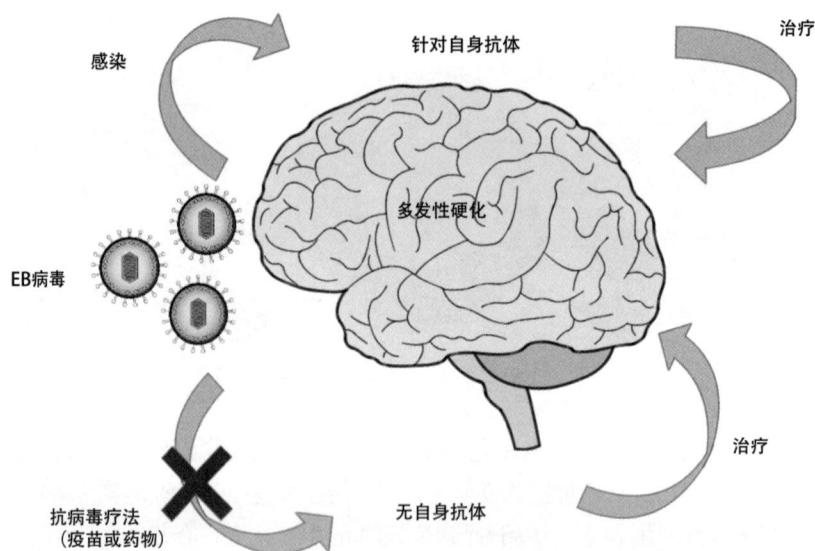

图 4.20　EB 病毒感染是多发性硬化的病因

4.4.4　mRNA 医学新领域：蛋白替代疗法（罕见病）

罕见病又称"孤儿病"，世界卫生组织（WHO）定义为患病人数占总人口的 0.65‰～1‰的疾病，美国定义为患病人数少于 20 万人（约占总人口的 0.75‰）的疾病。我国成人患病率低于 1/500 000，新生儿中发病率低于 1/10 000 的遗传病可定为罕见遗传病。

罕见病多为单基因遗传病，往往为单一分子（例如酶）、单一机体信号通路的疾病，所以对于罕见病的研究往往能够揭示重大而普遍的医学规律。例如 *P53* 基因为肿瘤发生、发展和转归的最重要的基因之一，在所有恶性肿瘤中，50% 以上会出现该基因的突变。*P53* 基因是迄今发现的与人类肿瘤相关性最高的基因，是现代肿瘤学研究的重要基础。这个基因是在研究一种叫作利 - 弗劳梅尼综合征的罕见病时发现和确认的，该罕见病由遗传性 *P53* 基因突变导致，患者有着非常高的癌变概率，几乎都会在 45 岁以前出现恶性肿瘤，而且很高概率是多系统肿瘤。因此，罕见病的研究和治疗意义重大。

目前，单基因遗传病至少有 6000 种，而且随着诊断技术的提高，会有更多的单基因遗传病被发现，这类疾病大多数由酶的缺乏导致。酶发挥作用的地点多位于细胞内，甚至是在线粒体内，所以发展了 40 年的重组蛋白技术并没有在治疗这类疾病方面发挥应有作用，其原因是该技术路线产生的蛋白质很难进入细胞内。

而与此相比的是 mRNA 技术，其可以在机体自身的细胞内产生所需蛋白质（蛋白质生产本身就是在细胞内），并可以让其编码的蛋白质进入任何需要的地方，例如线粒体。

值得重视的是，罕见病的 mRNA 治疗与上述的感染性疾病和肿瘤疫苗治疗有很大的不同。因为患者蛋白质缺乏（主要是各类酶）是绝对的，这些蛋白质也是生命周期时时刻刻需要的，所以用 mRNA 编码相应的蛋白质治疗罕见病，需要长期（甚至终身）反复注射，频率往往远超疫苗（这是由 mRNA 分子容易降解的特性决定）。如果要一劳永逸地解决罕见遗传病，我们会考虑比如基因编辑等基因治疗方法，详见第 3 章。回到 mRNA 疗法，多次反复注射就意味着罕见病的 mRNA 治疗对 mRNA 药物的安全性比其他各类 mRNA 疫苗要求要高得多。

美国莫德纳公司有一系列的罕见病 mRNA 产品，其中最接近临床阶段的产品是用于治疗丙酸血症的 mRNA 药物。丙酸血症患儿因为缺乏催化某种氨基酸和脂肪酸的代谢酶（丙酰辅酶 A 羧化酶），而导致有毒的代谢中间产物在肝脏累积，最终造成广泛的肝脏损害。丙酸血症是一种潜在的致死性疾病，患者往往需要进行肝移植。从 2021 年开始莫德纳已经开始了 mRNA 编码这个酶的 2 个活性亚基的 I/II 期临床试验，至今已经注射了超 100 次。

另外，莫德纳公司还有处于研发早期的罕见病 mRNA 药物，例如甲基丙二酸血症和 Ia 型糖原贮积病等罕见病的 mRNA 药物研发平台已经形成。

此外，美国福泰制药公司最近在囊状纤维化新药研发方面取得了重大突破，拥有两款获批的畅销药 Orkambi 和 Symdeko，并产生大量现金流。这两款药物通过纠正或者放大 CFTR 蛋白从而达到治疗囊状纤维化的效果。然而，这两款药并不能覆盖 CFTR 蛋白罕见基因突变的患者，这类人群占囊性纤维化患者的 10%。

因此，针对囊状纤维化，2016 年福泰制药公司和莫德纳公司达成研发合作协议，福泰制药公司支付莫德纳 2000 万美元首付款和 2.75 亿美元的销售分成。另外两家生物科技公司 Arcturus 和 Recode 也正在开发囊状纤维化 mRNA 药物，它们共同的特点都是开发创新的吸入性 mRNA 制剂，其意义远大于囊状纤维化的治疗本身，这开创了吸入性 mRNA 治疗疾病的新路径。

4.4.5　mRNA 医学新领域：细胞与器官蛋白增强疗法

2022 年，mRNA 技术发源地美国宾夕法尼亚大学的研究人员在《科学》期刊上发表原创论文，在心脏纤维化小鼠模型上治愈了这个先前完全没有药物治疗的致死性疾病，其意义已经超过了器官纤维化这个医学难题本身，开创了 mRNA 细胞增强疗法的治疗新路径。研究人员通过 mRNA 编码心脏纤维化的关键"坏"细胞——成纤维细胞的特异蛋白［成纤维细胞激活蛋白（fibroblasts activation proteins, FAP）］，通过带有特异抗体的纳米脂质体在 T 细胞中表达，赋予了 T 细胞对心脏成纤维细胞特异清除的能力，从而缓解了心脏纤维化，恢复了心脏的功能。这个研究的意义非凡，因为几十年来，预防或减少器官的瘢痕 / 纤维化一直是一个难以实现的治疗目标。见图 4.21。（后面关于 CAR-T 疗法的章节中我们会再次探讨这个研究。）

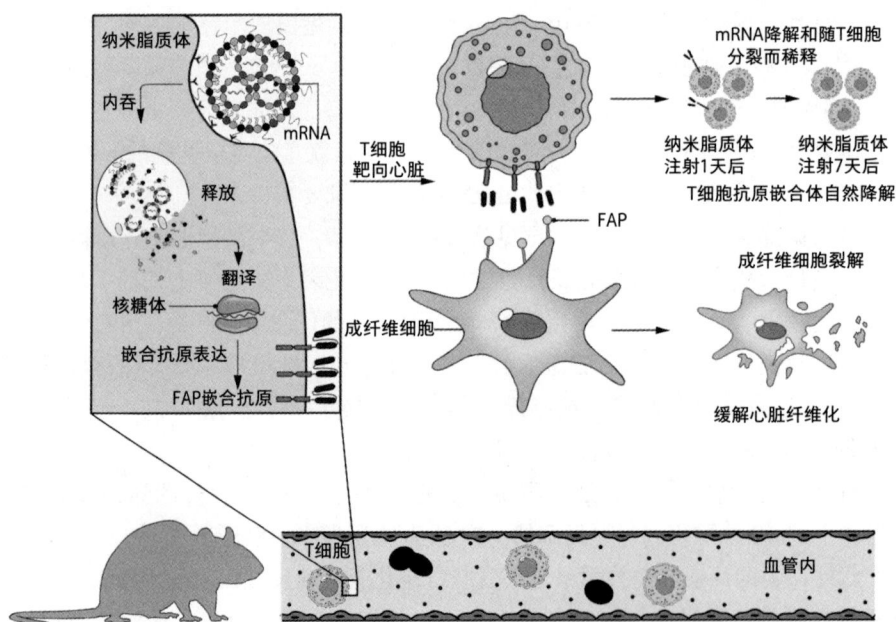

图 4.21　mRNA 细胞增强疗法的范例：心脏纤维化的治疗

同年，中国科学院深圳先进技术研究院团队在预印本平台 BioRxiv 发表论文：使用 mRNA 编码特殊细胞因子赋能间充质干细胞后，在大块软骨缺损大鼠的膝关节局部注射，成功在原位诱导了软骨的再生，为骨关节炎的病因治疗完成了概念认证，开创了 mRNA 间充质干细胞增强疗法，弥补了单纯间充质干细胞难以对创伤性骨关节炎进行病因治疗的缺陷。见图 4.22。

mRNA 医学的最后一个潜在应用，就是增强人体生理功能，使人类获得"超能力"，例如提高智力或者突破听力、嗅觉等极限。这在理论上是可行的，但在应用上有伦理争议。

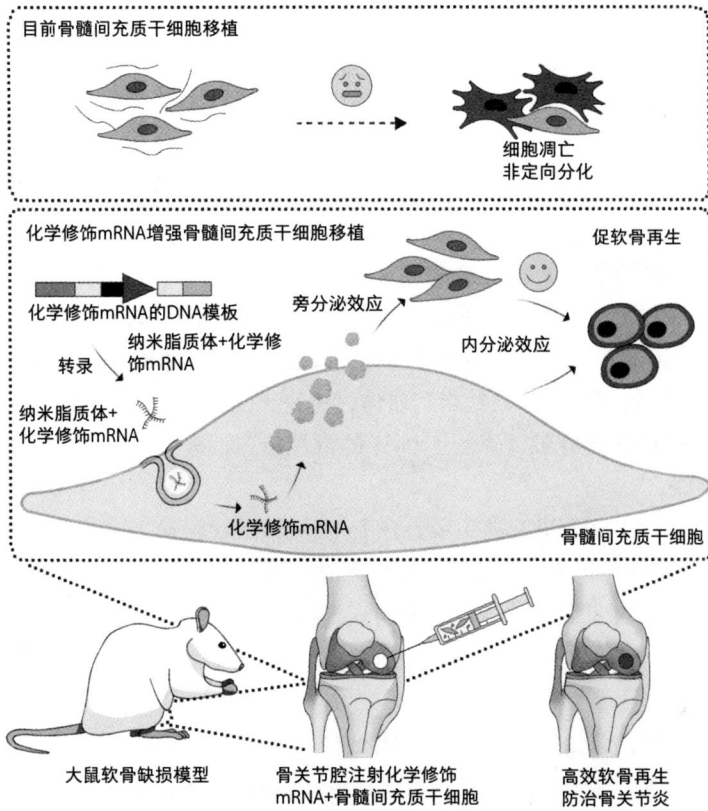

图 4.22　mRNA 细胞增强疗法范例：软骨原位再生治疗骨关节炎

4.4.6　mRNA 医学新领域：在体 CRISPR 基因编辑

mRNA 蛋白替代和蛋白增强疗法在很多场景下需要终身反复多次使用；而 CRISPR 基因编辑疗法可以"一劳永逸"地治愈疾病（表 4.7）。所以集成 mRNA、纳米脂质体和 CRISPR 基因编辑技术的新疗法非常值得期待。

表 4.7　CRISPR 基因疗法同分子 / 蛋白 /mRNA 疗法对比表

比较项目	CRISPR 基因疗法	分子 / 蛋白 /mRNA 疗法
给药频率	一生 1 次	大部分场景下每日 + 终身给药
给药路径	智能递送 / 负反馈 / 趋化性	大部分场景下全身给药
治疗靶点	非常明确	广谱
费用	可低至 2 美元 / 剂，可大规模	也可能低廉

早期的 CRISPR 基因治疗仅限于血液疾病（如镰状细胞贫血）或眼部疾病（如莱伯先天性黑矇症），而且都是以腺病毒为载体：腺病毒载体在 20 世纪 90 年代导致了"盖尔辛格之死"的悲剧，人们对此还是心有余悸，认为基因疗法并没有完全消除安全隐患。

目前，有两个成功的集成 mRNA、纳米脂质体和 CRISPR 基因编辑技术在人体应用的例子，均由美国 Intellia Therapeutics 公司完成。2021 年 6 月，该公司在《新英格兰医学杂志》发表论文，宣布成功完成 6 例转甲状腺素蛋白淀粉样变性（进展性、致死性遗传病）的 CRISPR 基因编辑治疗，这是人类第一次使用在体 CRISPR 基因编辑技术治疗疾病，意义重大。他们通过 mRNA 编码 CRISPR 蛋白，并通过带有特异性抗体的纳米脂质体，将完整的 CRISPR 基因编辑系统（含向导 RNA）靶向递送到肝脏，降低了 90% 的毒性蛋白，改变了疾病的进程，并没有发现不良事件。

2022 年 9 月，该公司又进一步公开了 12 例转甲状腺素蛋白淀粉样变性治疗后数据：1 次给药，1 个月后毒性蛋白减少了 92%～94%，也没有发现不良事件，进一步说明了 mRNA 编码 CRISPR 系统的安全性和有效性。该项药物研发是 Intellia Therapeutics 公司同纽约的再生元公司（Regeneron）合作，再生元公司在 2020 年向其支付了 1 亿美元，用于合作开发。

2022 年 9 月，该公司还宣布了一项 mRNA 编码 CRISPR 系统基因治疗的里程碑，他们安全地治疗遗传性血管性水肿（hereditary angioedema，一种罕见的常染色体显性遗传性疾病，主要特征是反复发作的局限性皮肤和黏膜水肿，根本病因为基因突变导致变异的缓激肽过度累积）患者，他们取得了降低 92% 的毒性变异缓激肽的效果，改变了疾病的病程。

该公司的产品生产线涵盖肝脏疾病、肺疾病、血友病、骨髓疾病和中枢神经系统疾病。该公司的非人灵长类动物实验已经证实其可以成功地在体产生凝血因子Ⅸ和 α - 抗胰蛋白酶。对血友病和 α - 抗胰蛋白酶缺乏症患者（甚至是所有先天性基因缺陷患者）来说，这个进展令人充满期待。

4.4.7　总结

本节详述了 mRNA 疗法可用于诸多领域，而不单单只是新冠疫情。多年后我们会回顾这场全球疫情，我们也可以将其视为生物医学的一次非凡复兴，它催生了一个生物医学关键共性技术平台（mRNA 技术平台），有着无限的应用潜力，彻底改变了预防医学、临床医学和基础医学的面貌。

第 5 章

———

生命的执行者：蛋白质与细胞

在探索以基因和 mRNA 为核心的生命技术革命之后，我们继续沿着中心法则前进，并来到中心法则的最下游：蛋白质与细胞。蛋白质和细胞被描述为生命的执行者，因为它们在生物体内发挥了关键的功能和作用，支持和维持生命的各个方面。

蛋白质是生物体内的主要执行者，承担了多种生物学功能。蛋白质包括：酶，用于催化生化反应；抗体，用于执行免疫系统的功能；结构蛋白，用于维持细胞和组织的结构；激素，用于调节生理过程；运输蛋白，用于将分子运送到细胞内和细胞间；以及其他蛋白质。

细胞是生命的基本单位，是生物体内各种生物学过程的主要场所。细胞内含有大量蛋白质，这些蛋白质有各种功能；真核细胞还具有细胞核，其中存储着携带遗传信息的 DNA，负责指导蛋白质的合成并调控生命活动。因此，我们经常称细胞为"细胞工厂"，蛋白质则像细胞工厂内的"零部件"或"产品"，而 DNA 是"生产蓝图"，mRNA 是"生产指令"。

围绕着蛋白质和细胞，也分别诞生了令人期待的生物技术。本章我们首先介绍 DeepMind 旗下 AlphaFold 算法如何高效预测蛋白质结构，而蛋白质结构直接影响蛋白质的功能。然后，我们会详细介绍合成生物学，看看科学家如何"人造细胞"，甚至"人造生命"。最后，我们聚焦最近非常热门的 CAR-T 技术，讨论如何运用合成生物技术改造人体免疫细胞，用于治疗癌症等疾病。

5.1　AlphaFold 蛋白质结构解析

5.1.1　AlphaFold 会获得诺贝尔生理学或医学奖吗

近日，有"科学奥斯卡"之称的科学突破奖公布，奖励在生命科学、基础物理和数学方面取得突破性成就的科研人员。获奖者中出现了一个异类，或者说它根本不是人类，它是由谷歌旗下 DeepMind 团队开发的人工智能（AI）系统：AlphaFold（直译为"阿尔法折叠"），该系统通过蛋白质的氨基酸序列，预测了几乎所有已知的蛋白质如何折叠成 3D 形状。

与阿尔法狗（AlphaGo，DeepMind 的 AI 围棋系统，2016 年击败人类顶尖围棋手一战成名）相比，AlphaFold 并没火出圈，但它在 2018 年发布后，在短短 5 年时间内创造了一个又一个生命科学领域的奇迹，各大顶级期刊发表相关封面文章评论，它频频获得大奖，而我们认为这些贡献远超网红阿尔法狗，将深刻影响生命科学、制药、人类健康等领域的发展。本节请随笔者领略以 AlphaFold 为代表的 AI 带来的震撼。

5.1.2　蛋白质折叠

AlphaFold 预测的是蛋白质折叠的 3D 形状。蛋白质绝对是有机体体内最重要的物质之一，不单单是生命的重要构成，它更多是生命活动及体内无时无刻不在发生的生物生化反应的重要参与物质：运送氧气的血红蛋白、催化各种反应的酶、激素、抗体、信号分子等，都是蛋白质。可以说没有蛋白质就没有生命活动。

蛋白质能实现那么多功能主要靠 3D 结构。结构、结构、结构，重要的事情说三遍！我们可以想象不同蛋白质分子在体内不断碰撞，就像天量级别的"小积木"在碰撞，当两个形状匹配的"积木"嵌合在一起，生化反应才算开始。蛋白质的结构因此与功能息息相关（图 5.1）。因此，物理规律（蛋白质分子结构）影响生化反应，生化反应影响生理机制。所以知道蛋白质结构对了解生物生化反应和制药都极为重要。过去我们对蛋白质结构了解太难，不夸张地说等同于生物科学家是在蒙眼开车。

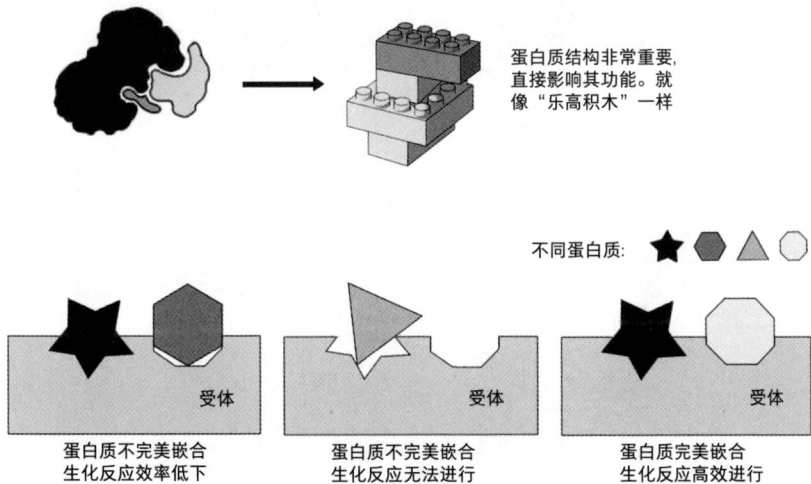

图 5.1　蛋白质结构决定蛋白质功能

所有蛋白质又是由 20 多种氨基酸（amino acids）排列串联组成（一般长度为50～2000 个氨基酸）的。这些氨基酸"串珠"又很不安分，不好好排成一串（因为每个氨基酸里的原子有不同的电荷，不同氨基酸分子彼此互动，吸引或排斥），折叠出形状各异的蛋白质（图 5.2、5.3）。

那么了解蛋白质结构很难吗？难！AlphaFold 面世之前，全世界预计的 2 亿种蛋白质中只有 17 万种蛋白质的结构是已知的。科学家需要耗费大量时间和资源进行 X 射线晶体学研究或运用冷冻电镜。蛋白质通过氨基酸序列组合形状的自由度太高，其结构预测（分子几何学）在过去被认为不可能。早在 20 世纪 60 年代就有著名的莱文瑟尔悖论（Levinthal's paradox）指出通过氨基酸序列理论预测结构是不

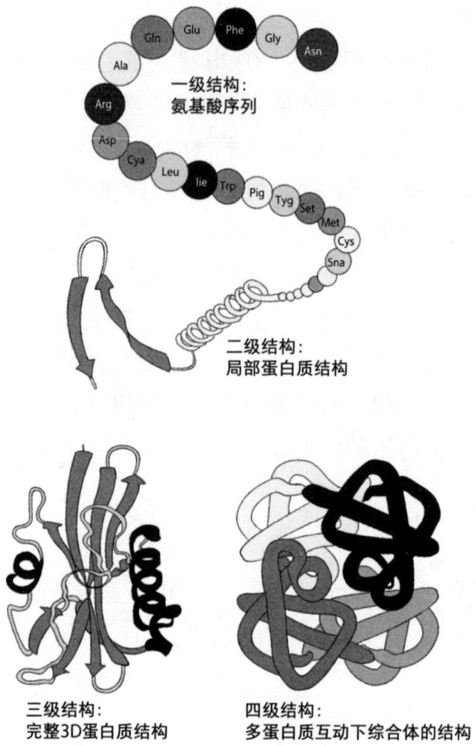

图 5.2   蛋白质结构

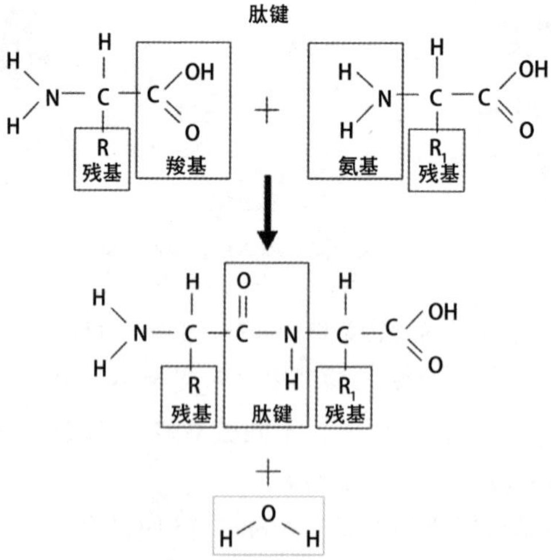

图 5.3   氨基酸分子间的联系

可能的：假设一个普通蛋白质由 100 个氨基酸组成，那么就有 99 个分子链接、198
个扭转角数据（或二面角，相邻两个氨基酸就像两手握拳贴紧做拧毛巾状动作，左右手都可以前后拧，与垂直参考线形成角度），假设每个扭转角只有 3 种状态（手往前拧、后拧和垂直不拧），那么这个蛋白质的可能形状（扭转角）组合就是 3 的 198 次方，人类若一个个测试结构，试到宇宙的尽头都不可能全部测完（利文索尔悖论原文的用词就是"宇宙尽头"）。

5.1.3　距离 + 角度 = 结构

前面铺垫了那么多，终于轮到主角登场。只要给出组成的氨基酸序列，AlphaFold 系统就能预测蛋白质结构。这中间是强大的 AI 深度学习（deep learning）。为了打破 AI 的黑箱操作的印象，我们简单提炼 AlphaFold 的工作原理。蛋白质 3D 结构可以量化为两个参数：每个氨基酸和其余所有氨基酸的距离组合，和（或）我们上面提到的相邻氨基酸的扭转角组合。知道这两个组合参数，我们基本就能知道蛋白质结构。

预测蛋白质上某个氨基酸与其他氨基酸的距离：在已知的 17 万种已知蛋白质结构里隐含海量数据，包括特定氨基酸之间的距离信息，比如关联性（如果一对氨基酸在类似蛋白质里经常同时出现或消失，同时变异，大概率这对氨基酸是很靠近的，因为一个氨基酸的变异必然影响另外一个氨基酸）。这些数据被整理出来，每对氨基酸有 480 种不同的维度信息（参数）来形容，把这些信息参数输入到输入端，通过神经网络处理信息，最终就能预测出每对氨基酸的距离。

我们会在本书多次提到神经网络，其精髓就是通过模拟大脑神经元处理信息的方式，把底层细小的信息一层层加权整合，最后形成一个通过各层信息处理过的预测。这里我们提供的 480 种参数或多或少都有距离的信息，我们要给重要的参数多一点权重，给不重要的参数少一点权重，而 AI 的精华就在于每层的权重，这是通过不断提供数据给 AlphaFold 做预测，修正，再预测，不断循环训练，最终形成最优权重，也就是通过数据形成算法。

如图 5.4，左边节点为原始信息输入，中间节点为信息整合，右边节点为输出结果，每层节点中间的连接是每个下层信息整合成上层信息的权重。当然此图只是个简单缩影，如果一个 150 个氨基酸长度的普通蛋白质，有 150 × 150 对氨基酸的距离（右边输出信息矩阵），每对有 480 个信息参数，那么左边输入节点就有 150 × 150 × 480 个，中间的权重和分层节点更是数不胜数，我们就此感受一下计算机处理的信息量……

预测蛋白质上相邻氨基酸的扭转角：重复以上神经网络来预测邻近氨基酸的扭转角。同时，通过 AI 常用的梯度下降法（gradient descent）来减少预测与真实结果（标准答案）的误差平方（就是微积分里的局部误差极小值，梯度 =0）。

每对氨基酸的预测距离和相邻氨基酸的扭转角，这两种信息加起来后，基本就能通过氨基酸序列预测蛋白质的结构。见图 5.5。

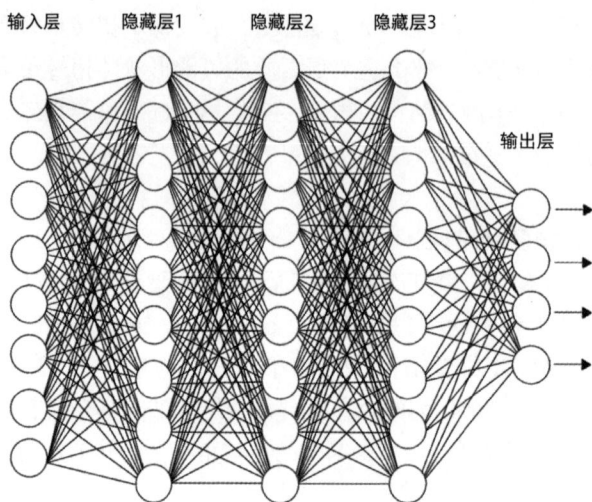

图 5.4　神经网络

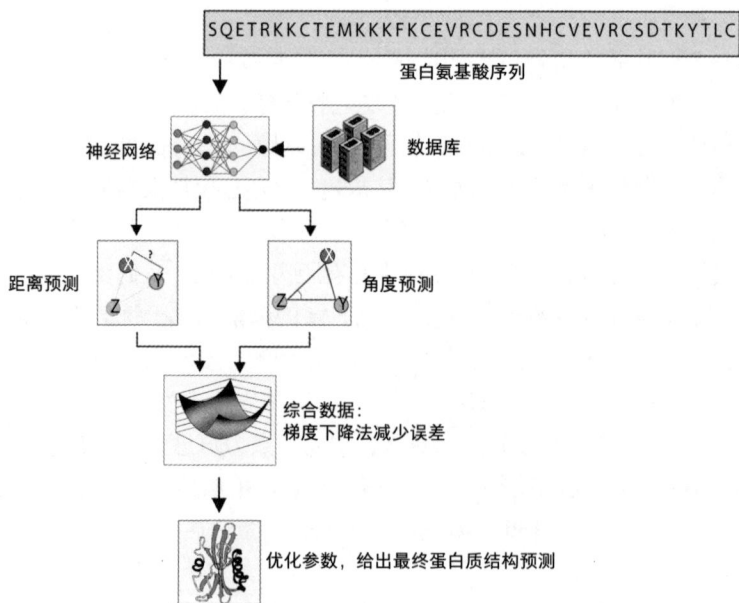

图 5.5　AlphaFold 原理简介

5.1.4　AlphaFold 的意义

　　AlphaFold 一面世，其强大的蛋白质结构预测能力，以及它在科研和制药领域的潜力，震惊了许多科学家，所谓出道即巅峰。AlphaFold 1.0 在蛋白质预测奥林匹克竞赛 CASP 中击败 100 多个队伍夺魁；AlphaFold 2.0 更是把准确率提高到

90% 以上，远超第二名，可谓一路绝尘。如果读者觉得这没什么，那笔者要说接下来 AlphaFold 在一年后公布了 20 种常用科研生物（包括人类、酵母、小鼠、大肠杆菌）的全蛋白质预测结构。如果这仍不足以令人惊叹，那么笔者要补充的是，到了 2022 年，AlphaFold 成功预测并整理出了人类所有已知蛋白质的结构，并将其开放给全球科学界（没错，涵盖了整个蛋白质宇宙：超过 2 亿种蛋白质，仅用一年时间完成，其核心在于运用 AI 输入数据—找规律—做预测，见图 5.6）。相比之下，传统的实验模式（如 X 线晶体与冷冻电镜）至今发现的蛋白质不超过 20 万种。

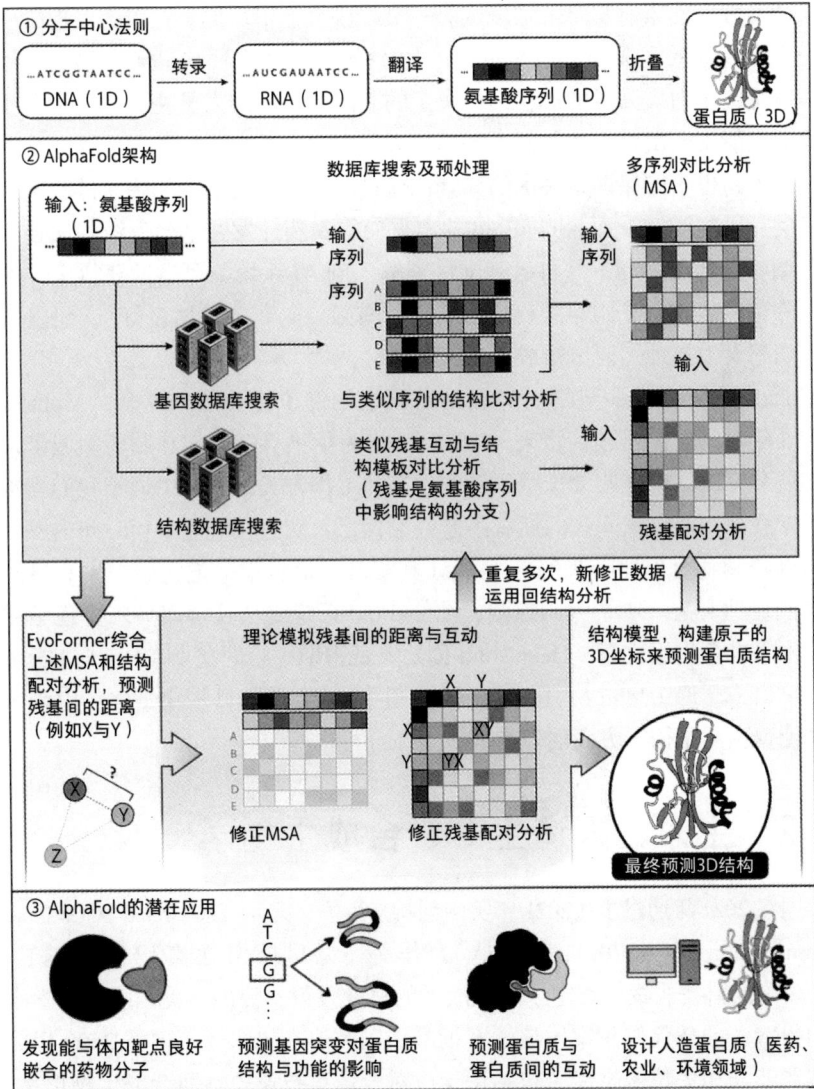

图 5.6　AlphaFold 的原理

　　许多停滞不前的科研领域可能会因为这项技术而取得突破。据 DeepMind 团队报道，全球已经有超过 50 万个科学家开始使用该技术。一些科学家称以往需要 10 年的工作量现在只需 30 分钟就能完成。比如研究因蛋白质错误折叠引起的阿尔茨海默病、帕金森病、亨廷顿舞蹈症等，如果科学家能清晰看到蛋白质的错误折叠结构（由基因突变引起错误氨基酸序列造成），我们对这些疾病的理解能力将大大提升。又或者，新冠疫情中新冠病毒表面的刺突蛋白结构若能够迅速被科学家掌握，就能启发科学家制造出类似的刺突蛋白抗原疫苗。

　　突破不单是科研方面的，制药领域也同样受益。现在，新药的研发流程基本就是：新药发现—临床前实验—临床试验—最终获批上市。但要在新药发现阶段找到几款安全又有效的候选分子基本就是"大海捞针"。蛋白质大分子药物的药效和安全基本就是由蛋白质分子的形状结构决定的。因此，科研人员在不知道蛋白质结构的情况下只能不断试错，效率低下并耗费大量时间、精力、资源，就算找到一个潜在候选分子，也不能保证是最优的，其往往在后面更花费资金的临床试验中（常常是数亿美元）被淘汰。而 AlphaFold 的出现使得新药开发迎来史诗级的加强，科学家不断调整氨基酸序列，并将氨基酸序列输入到 AI 系统，可迅速获得十几种理论上十分靠谱的候选分子组合（稳定、安全、有效，与靶点接触良好），研发效率和研发成功率大大提升，而试错成本大大降低。

　　AlphaFold 融入生命科学研究和制药领域的例子将会越来越多。AlphaFold 面世只有 5 年时间，但可预计将来 AlphaFold 将为生物科学研究和制药领域带来井喷式的发展和突破，彻底改变这些领域的生态和工作方式，基本类似于我们当年没有电脑和互联网，而突然间我们拥有了这些工具，一切只在短短 5 年时间内发生。我们也看到跨学科合作所带来的威力，AI 其实就是信息学，把它用在生命科学领域能带来颠覆性突破。本书大胆预测，AlphaFold 系统终会获得诺贝尔生理学或医学奖。在本书准备出版之际，DeepMind 创始人戴密斯·哈萨比斯（Demis Hassabis）和约翰·M·詹伯（John M. Jumper），获得了 2024 年诺贝尔化学奖，以表彰他们在"预测蛋白质结构"方面的贡献。

5.2　生命、人造生命、合成生物学

　　美国在 2021 年通过了《2021 年美国创新与竞争法案》（The United States Innovation and Competition Act of 2021，USICA），作为《无尽前沿法案》（Endless Frontier Act）（著名的科技法案，奠定了美国战后的科技政策，促成了美国政府对学术研究的大力投入）的替代修正案。该法案批准美国政府在未来 5 年内将 2500 亿美元投入科技产业与相关技术发展，包括用于应对全球科技竞争，而合成生物学是 10 大重点领域之一。美国总统拜登更是特别点明：美国在中美科技竞争中，要在 AI 和

合成生物学领域保持领先地位。

　　我国同样十分重视合成生物学领域的发展，并有持续的规划部署。除了纲领性的《国家中长期科学和技术发展规划纲要（2006—2020 年）》外，中华人民共和国科学技术部与中华人民共和国国家发展改革委员会还分别发布了更具针对性的《"十三五"生物技术创新专项规划》和《"十三五"生物产业发展规划》等文件，全方位对合成生物学领域做出了相应的规划和布局。2021 年 3 月 16 日，习近平总书记在《求是》杂志上发表《努力成为世界主要科学中心和创新高地》一文，指出"以合成生物学、基因编辑、脑科学、再生医学等为代表的生命科学领域孕育新的变革"。2021 年 5 月 28 日，习近平总书记在两院院士大会上的讲话中指出"未来我国的生物科学基础研究和应用研究将快速发展"。

　　什么是合成生物学？它又为何成为中美科技竞争点？它现阶段的发展如何？在回答这些问题之前，我们应该先追溯合成生物学的发展源头，探究这个学科是怎么演变来的，以及其底层的哲学思想：一切从我们对生命的认知和定义生命开始。人类千百年来对生命的理解、对生命的定义，直接决定了人造生命的发展方向和技术路径。首先，认识生命，再追求人造生命。其次，我们将讨论人造生命的几个大方向，人造生命是个更为广阔的范畴。最后，我们将聚焦其中与生命科学最相关的板块，也就是我们上文提到的合成生物学。

5.2.1　生命是什么

　　想要创造生命，首先要定义什么是生命。古希腊哲学家亚里士多德早在公元前 4 世纪就提出生命的形而上学（超越物质、物质之上的）：将生命与非生命区分开来，他认为生命体具有自主性和目的性，能自我运动、自我维持、自我发展。这一形而上学的概念延续到 17 世纪的欧洲，形成生机说（Vitalism），其认为生命现象不能仅通过物理和化学规律来解释，而是具有一种超越物质的特殊力量或能量，这股超越自然的力量被古人称为"灵魂""仙气""生命的火花（spark of life）"等。米开朗基罗的名画《创造亚当》就是这一思想的体现，上帝把生命和自我意识赋予人类始祖亚当。

　　与生机说对立的是以法国哲学家笛卡尔为提倡者代表的生命机械论（Mechanism），是指动物被视为类似于机器的生物，它们的行为和功能可以通过机械的、物理的过程来解释，而无须引入灵魂或意识的概念。机械论强调，生命就在所有组成的"零部件"中，如果把所有"原材料"按合理的比例和结构组合，理论上我们就能创造生命，而不需要上帝的那口"仙气"。

　　现代科学区分有机物和无机物：有机物本身指由碳（C）与氢（H）、氧（O）、氮（N）等元素组成的分子，因为生命体里主要的成分如碳水化合物、脂肪、蛋白质、核苷酸等基本都是由有机分子组成，因此人们习惯称生命体为有机体。但要注意有机物本身是个化学概念，不是完全等同于生命（生命中也含有矿物质等无机物）。

1952 年进行的著名米勒 - 尤里实验（Miller-Urey Experiment），旨在模拟早期地球的环境，探究生命起源的可能性。实验的目标是通过模拟地球原始大气环境和释放闪电，观察是否可以产生有机分子如氨基酸等生命的基本构建模块。米勒 - 尤里实验使用了一个装有氨气（NH_3）、甲烷（CH_4）、氢气（H_2）、二氧化碳（CO_2）和水蒸气（H_2O）的封闭系统，模拟了地球早期的原始大气环境，并通过加热和通电，在模拟的环境中产生了闪电。在一周的实验过程中，米勒和尤里两位科学家观察到了一系列有机化合物的产生，包括氨基酸、脱氧核糖和脱氧核苷酸等。这些有机分子是生命中必不可少的化学物质，并被认为是生命起源的基础。看来"生命的火花"这个词并不完全是神话，物质加闪电或热能可能是生命的基础条件。它的科学假设是地球环境可以把简单无机物转化成复杂有机物，最终形成生命。见图 5.7。

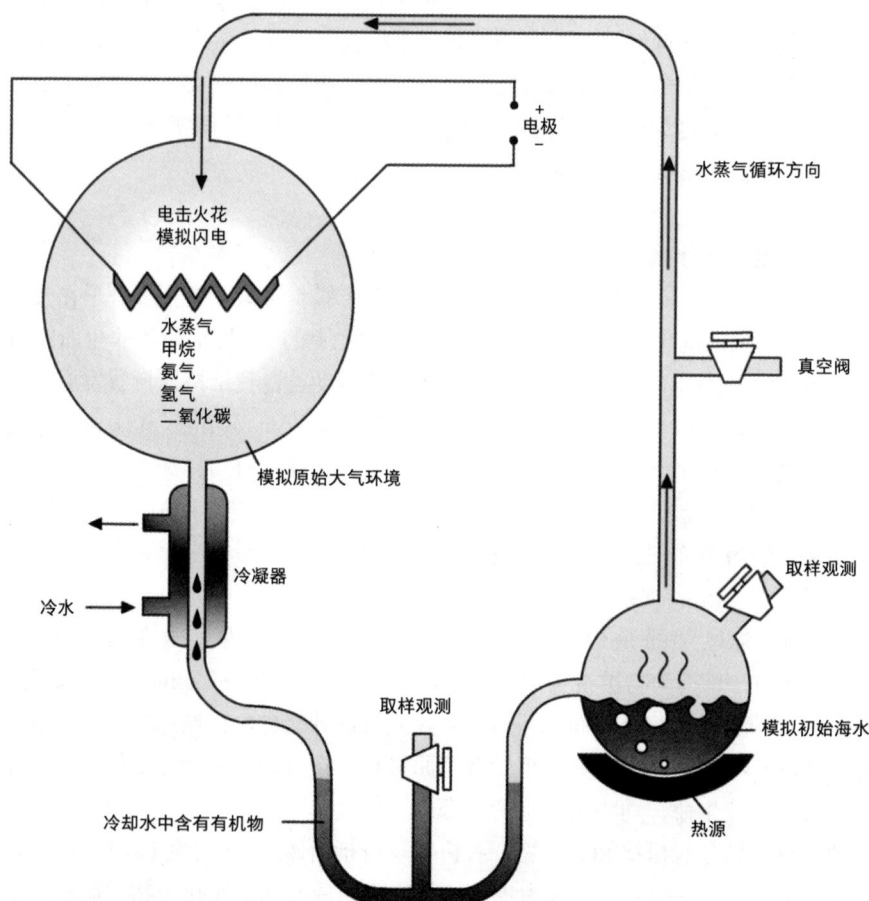

图 5.7　米勒 - 尤里实验

随着 DNA 结构在 1953 年被发现，对生命的研究重心从分子转向基因层面，遗传信息变成了生命研究的重心。这也是可以理解的，因为生命的一切都书写在基因里。比如一个细胞，可以拆解成记录一切生命信息的遗传物质（基因或 DNA），加上装载遗传物质的"容器"（包括细胞器、细胞质、细胞膜、细胞骨架等）。这好比电脑里的软件和硬件，生命信息就是软件，驱动生命硬件。也正是这个转变，促进了人造生命以及合成生物学的蓬勃发展：既然生命的信息都在遗传物质里，那么创造或改造生命的重点就在于创造或改造 DNA 信息，也就是改动"软件"。生命也悄然变成了一个我们能够在物质组织中赋予的特性。

当然，也有不少科学家不看组成，而是把生命的几个特点作为生命的定义要素，符合多个甚至全部特点的物体就可以称之为生命体：比如成长、消耗能量和资源、繁殖或复制、进化、对外界刺激有反应等。围绕这些特点，人们开始尝试创造他们眼中的人造生命。见图 5.8。

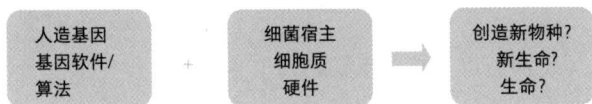

图 5.8　生命的"创造公式"

5.2.2　人造生命

19 世纪初，著名科幻小说《弗兰肯斯坦》（*Frankenstein*）面世，描述科学家追求人造生命的梦想，通过科学实验成功地创造出了一个人造畸形怪物。虽然这属于科幻小说，但它延续了生机说思想：人体四肢、躯干等零部件缝合一起，再通过电击赋予它"生命"。现代流行文化中也不缺涉及人造生命体的例子，比如电影《终结者》等，关于机器人觉醒智能的题材层出不穷。

生命的定义本身就存在争议，这也导致了人们以他们自己的方式创造生命，历史上也不缺乏自称创造了生命的案例，但都非常具有争议。比如 1912 年德国裔美国生物学家雅克·勒布（Jacques Loeb）通过操控化学环境来诱发海胆卵子的孤雌生殖（从没有受精的卵子中发育出胚胎），被当时舆论评为人类创造了生命。

我们探讨了什么是生命这个大问题，这个问题可能永远没有定论。我们的目标是满足未满足的临床需求，与其纠结什么是生命这样宏大的问题，不如沿着技术发展路线看看人造生命的实际发展和应用。

英国生物学家理查德·道金斯（Richard Dawkins）（《自私的基因》的作者）认为生命不在于是有机物还是无机物，而在于组织。这是一个非常宽泛的生命定义：除了我们传统理解的大自然中的生命体外，类似数字生命体、硅基机器人等，在这个定义下也可以属于生命。人造生命可以分为 3 种：软（soft）人造生命、硬

（hard）人造生命、湿（wet）人造生命。见图 5.9。

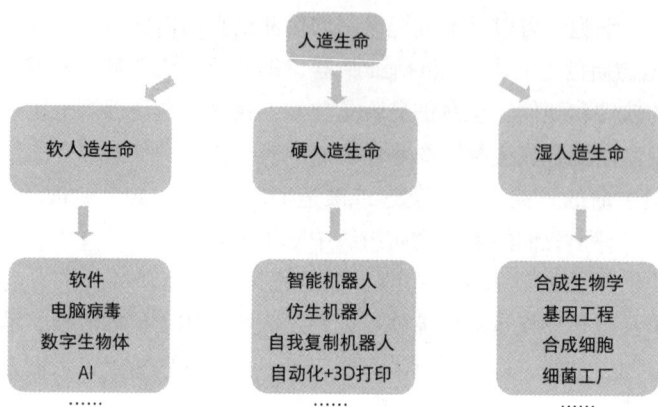

图 5.9　人造生命分类

　　首先，软人造生命可以理解为电脑软件上呈现的人造生命，是使用计算机程序和算法来创建和模拟类似生命的行为和过程，如繁殖、适应、进化和环境的交互。在人造生命领域，研究人员通过开发计算机模型和仿真来研究和理解生命及其复杂行为的原理。这些基于软件的生命形式，也被称为"虚拟生物体"或"数字生物体"（digital life），能够在模拟环境中进行进化、学习和相互作用。人造生命软件的应用包括进化算法、人造智能、虚拟生态系统和生物现象的模拟，也许未来我们每个人都有一个虚拟的双胞胎，代替我们进行每分钟的身体状态监测、疾病诊断、疾病模拟治疗甚至模拟手术。这类人造生命离我们并不遥远，比如计算机病毒离我们定义的软人造生命非常接近，计算机病毒具有自我复制、消耗储存资源、计算以及传播的能力，通常表现出进化和适应性的特征。当下流行的元宇宙、AI 以及脑机连接，也预示着生命未来可能向虚拟空间转移。

　　最近，以深度神经网络为代表的 AI 技术经历了大爆发。如果智慧是衡量和区分生命体和非生命体的定义要素之一，那么这个界限可能会被 AI 冲击而变得非常模糊。著名的图灵测试原理是，一个人与一台机器进行对话，通过文字交流进行评估，如果一个评委无法分辨出与其对话的是一个人还是一台机器，那么这台机器就通过了图灵测试，并被认为具备了人类水平的智能：规则、逻辑、处理信息。从现代 AI 的发展来看，机器通过图灵测试应该已经不会让人感到诧异。技术的持续发展可能导致 AI 的自我意识觉醒。上述生命中的"灵性"何来？似乎足够复杂的神经网络能够产生智慧，验证了那句名言"机器中的幽灵"。

　　其次，与软人造生命基于计算机模型不同，硬人造生命的目标是创建具有与生命系统相似特征的物理实体，其中涉及设计和构建仿生机器人，以模仿生物体的结构和行为。硬人造生命的目标是创建能够感知和响应周围环境、适应变化的条件，并可能展示出新兴属性和行为的系统。硬人造生命涉及跨学科的研究，结合了生物学、机器人技术、材料科学和其他相关领域的元素。比如，波士顿动力公司设计的机器人已经具备强大的运动能力（图 5.10），在可预见的未来，这些强悍的机器人可能会搭载如以 ChatGPT 为代表的 AI 系统，甚至是人工通用智能（AGI）。我们敢说《终结者》中的机器人是完全不能实现的吗？

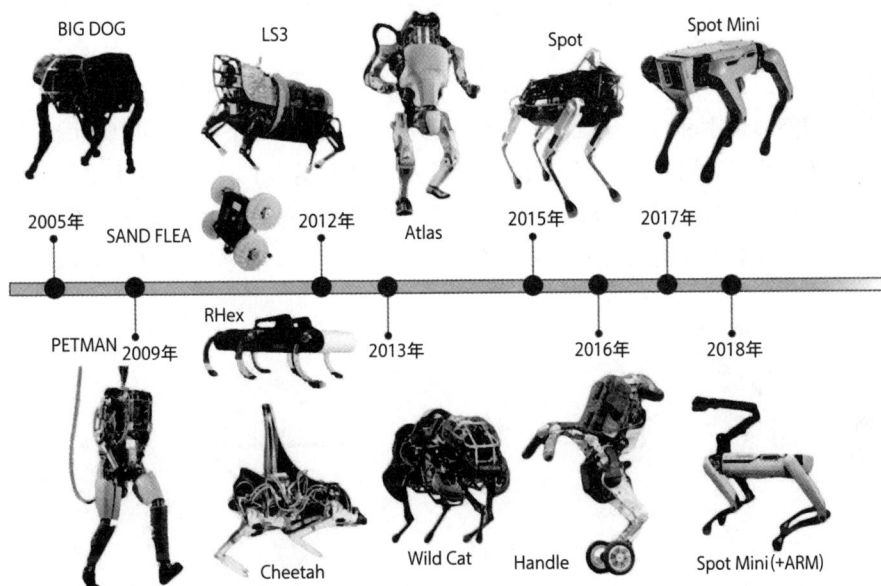

图 5.10　波士顿动力公司历代机器人

　　硬人工智能需要克服的一个重要生命问题是繁殖，毕竟让机器人生小机器人还不太可能。但是科学家对此也不是毫无办法。早在 20 世纪，计算机先驱约翰·冯·诺依曼（John von Neumann）就提出了"自我复制机器"（self replicating machine）的概念。而在现代，随着生产自动化程度越来越高，人们完全可以建造一条全自动化机器人生产线，配备比如自动 3D 打印机和自动组装系统，让机器人自己运行，自动生产，自我复制！上述这一切使创造硅基生命似乎成为可能（硅是电脑芯片的重要原料，而生物有机体是碳基生命）。

　　最后，湿人造生命，顾名思义就是泛指基于液体和生化原料的生命体，涉及使用生物材料和组成部分进行生命类系统的研究和创造。与上述人造生命主要依靠计算机模拟或基于机械硬件不同，湿人造生命涉及细胞、组织等生物物质。它结合了生物学、化学和工程学的知识与技术，为特定目标创建新的生物系统或修改现有生物系统。因此，湿人造生命也衍生出合成生物学、生物工程和仿生学等领域。接下来，我们重点讨论合成生物学的发展和应用。

5.2.3   合成生物学的发展

合成生物学（Synthetic Biology）是一门综合了生物学、工程学和计算机科学的跨学科领域，旨在设计、构建和修改生物系统以实现特定功能。合成生物学的发展源于早期的基因工程，将工程学的原则应用于生物学，通过组装和重组生物体的基因、代谢途径和细胞组件，创造新的生物体、生物材料和生物过程，可谓是"超级基因工程"。

从袁隆平以人工杂交的方式培育高产水稻，到修改患者自身的免疫 T 细胞使得 T 细胞能够识别和攻击癌细胞上特定的蛋白质（CAR-T 疗法），再到基因编辑和基因驱动技术的运用（如"复活"猛犸象等），都可以算作广义的合成生物学范畴。目前最经典的合成生物学应用是在微生物（如细菌、病毒）中修饰或合成新的基因，从而赋予微生物新的功能。见图 5.11。

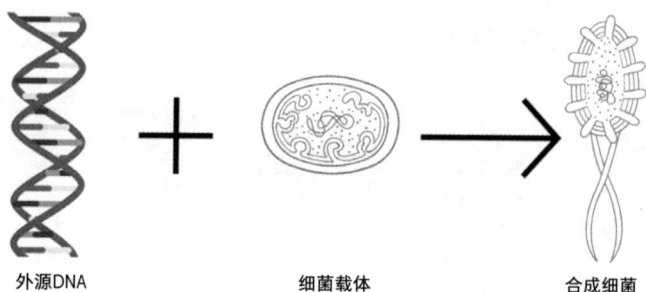

外源DNA   细菌载体   合成细菌

图 5.11   合成生物学经典例子

人类运用微生物已经有超过 2000 年的历史，给微生物糖分，人们就能生产出酒、奶酪、酱油等。通过合成生物学技术，微生物还可以生产药物、工业等原材料。比如 20 世纪 70 年代，基因泰克公司（Genentech，元老级的生物科技"独角兽"）通过基因重组技术，在大肠杆菌里放入人类胰岛素基因序列的质粒，最终大肠杆菌生产的人类所需的胰岛素，用于治疗糖尿病。这是合成生物学的一个里程碑式的成就。

通过合成生物学技术，人们可以把微生物或细胞变成工厂。比如在 20 年前，生物学家在植物细胞中找到增加维生素 E 水平所需的 TMT 酶，并通过把这种酶的基因信息置入细胞，使植物的维生素 E 水平增加 80 倍。

2005 年，科学家在 T7 噬菌体（病毒）上完成了 11 515 个基因碱基的置换，同时能维持其活性不变。随着技术的进步，能合成或修饰的基因碱基数越来越多。

美国生物学家克雷格·文特尔（Craig Venter）（当年著名国际人类基因组计划的创始人之一）在 2010 年创造了第一个全人造基因的细菌，名为"synthia"（英文发音跟女孩名字"辛西娅"一样，而词根 syn- 有合成的意思）。文特尔团队通过电脑设计并化学合成一种丝状支原体（mycoplasma mycoides）的 DNA 片段，并将其放入另外一种完全不同的山羊支原体（mycoplasma capricolum）中，从而创造出自然界没有的新物种。新物种虽然繁殖缓慢，但还是能复制存活，文特尔把细菌重编程成生物特性不一样的新物种，这是另一里程碑式的成就。文特尔团队化学合成完整的细菌 DNA（大概 400 个基因，百万对碱基），而不是像上述例子中只是某个单一蛋白质基因序列的合成。

合成生物学的技术不断进步。2019 年《自然》期刊报道了英国团队重新编写大肠杆菌基因，其复杂程度比文特尔项目又要增加不少。文特尔团队从头合成了100 万对碱基长度的基因组，而这次英国团队直接增加到 400 万对碱基长度的基因组，新创造的物种与原来的大肠杆菌在生理规律方面不一样，所生产的蛋白质也不一样。

合成生物学是个技术活，我们不应该低估其中的技术难度，其包含大量基因工程学和生物学技术，以确保我们能把新的基因组放入宿主，新的基因能表达，同时宿主还能存活。行业里每个里程碑都是来之不易的技术突破。合成生物学技术的成本目前还是非常高昂，工艺有待优化并降低成本。2003 年合成 1 个碱基需要 4美元，2016 年下降到 3 美分。但就算如此，如果要从头合成一个完整人类基因组30 亿对碱基，需要 9000 万美元。当然，业界期望人类全基因合成的成本会持续下降，在 20 年内该成本可能下降至 10 万美元。

合成生物工程也从无核的微生物过渡到有细胞核的真核细胞，比如"人造酵母2.0 项目"（Synthetic Yeast 2.0）。这除了需要使合成的 DNA 跨越细胞膜，还需多跨越一层细胞核，其技术要求更高。

上述合成生物工程聚焦在遗传物质的编写和合成，就如同"软件"的修改。但相关领域的科研人员野心更大，目标是同时修改"软件"和"硬件"：除了化学合成基因，还要想办法人工制造如细胞膜等细胞结构材料，比如在开源社区平台"造个细胞"（Build-a-Cell）就聚集了这类项目资源和人才。要想合成细胞结构，技术会更加艰难，例如运用人工合成的生物材料脂质双层膜（lipid bilayer membrane），将细胞的内部环境与外部环境分隔开来，使细胞能够维持稳态、对刺激做出反应并与其环境进行交互。

这是一种自下而上的合成技术路径，从"零部件"开始合成一个"类细胞"可能是当前合成生物领域最前沿的方向之一（图 5.12）。《自然》期刊 2022 年报道了生物学家通过拆除现有细菌细胞，取其内部"零部件"如酶、结构体、线粒体等，用人工材料如聚合物形成的人造泡泡、凝胶体（coacervate）等包裹，尝试合成"类细胞"。具体过程是通过添加两种细菌（大肠杆菌和绿脓杆菌）到人造聚合物，让细菌"内爆"释放"内脏"，如重要的蛋白质（包括参与生化反应的酶）、支持新陈代谢的物质和细胞骨架架构。但报道称只有16%的细胞"零部件"被吸收进人造膜内。最后，还要添加设计好的人工合成基因，运用酶切DNA分子并形成类似细胞核的组织，整体技术难度不小。另外，尽管人工合成的基因已经非常精简，但仍有30%的基因功能未知，这会影响合成效率和最终效果。

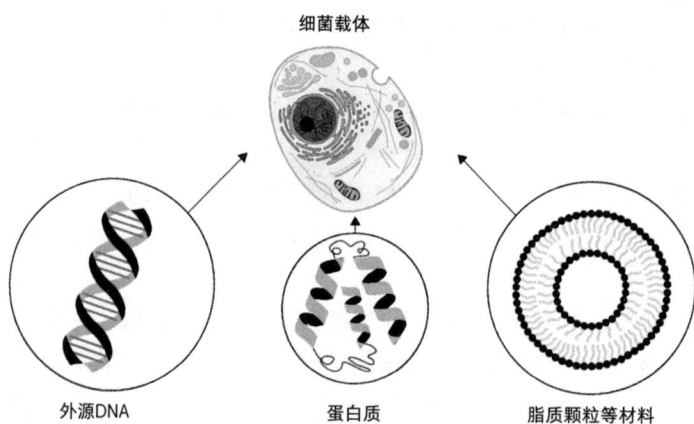

图 5.12　自下而上的合成路径

5.2.4　浅谈合成生物学技术

合成生物学是生物学和工程学的结合，或者说是在生物上运用工程思维：比如元部件—装置—系统。在工程上，元部件就像电路板上的电阻、晶体管、线路等；而在生物上，这些元部件就是 DNA 以及细胞容器内的各种组织。

合成生物学目前有两种路径：自上而下以及自下而上。自上而下是指在现有生物基因上修改，比如运用基因编辑手段，从而赋予细胞新的功能和特点，这就好比改装现有的车子，拆除多余零件，同时赋予车子新的功能和特点。自下而上则是指从头开始化学合成基因以及细胞零部件，这就好像从零部件开始，重新组装成一个新的汽车。但不管是自上而下还是自下而上，最终目标是"新的车子要能跑"。见图 5.13。

自上而下路径的一个重要载体就是质粒（plasmid）。这是存在于细菌、酵母和一些其他微生物中的小型环状 DNA 分子。它们不属于细菌中染色体的遗传信息，但可以在细胞内自主复制和传递。质粒能作为传递外来生物信息的载体，在基因工程和分子生物学研究中具有广泛的应用。我们可以想象质粒是一个搭载新信息的 U 盘，通过插入到"细胞电脑"传递信息。

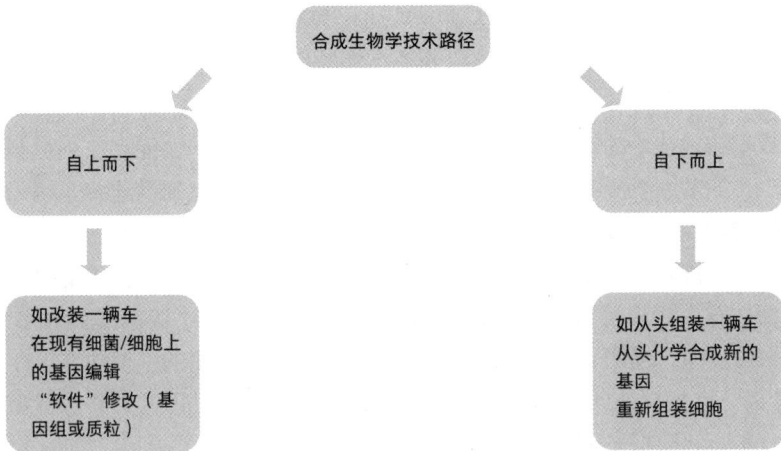

图 5.13　合成生物学技术路径

自上而下路径最经典的合成生物学手段就是修饰质粒基因，具体方法是通过 DNA 内切酶识别 4～5 个碱基长度的 DNA 片段并切断，之后用 DNA 连接酶接上需要的目标基因片段，也就是剪切与粘贴（cut and paste）。这就是经典的基因重组技术（图 5.14）。比如现在获 FDA 批准的主流基因疗法：运用 AAV 病毒进行基因治疗，也是在病毒载体原有质粒上粘贴需要表达的基因，最终 AAV 病毒在人体表达目标基因及翻译所需蛋白质，达到所需的治疗效果。

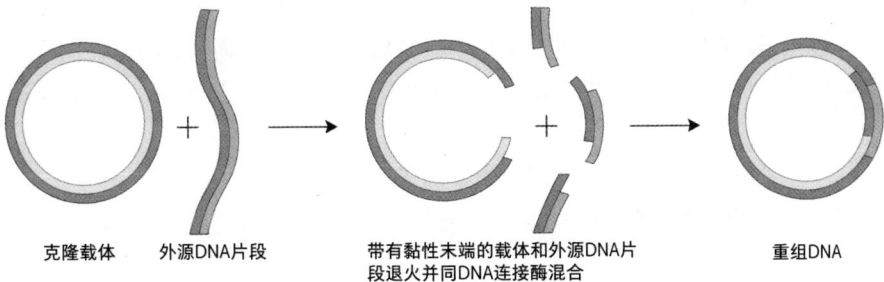

克隆载体　　外源DNA片段　　带有黏性末端的载体和外源DNA片段退火并同DNA连接酶混合　　重组DNA

图 5.14　修饰质粒与基因重组技术

自下而上路径则是直接化学合成 DNA 片段，并用酶连接。但目前在商业化应用中，化学合成 DNA 片段的长度不超过 15 000 个碱基。合成生物学目前主要还是通过自上而下路径从修饰基因组入手，改变细胞功能，其技术门槛相对比较低。如上述，除了 DNA 片段合成，自下而上组合细胞的其他零部件还是有技术难度。但未来自下而上组装新的基因，甚至新的细胞，会渐渐多起来。现在已经有很多专门的软件来进行 DNA 设计，甚至达到全自动化和数字化，只要在电脑上输入 DNA 序列就能得到所需模板，并可以模拟分子克隆的各个实验步骤，例如酶切、连接、PCR 等。

合成生物学技术的难点之一是，我们对许多基本元件的功能和作用机制尚未完全了解。比如基因里面有大量重复的非编码片段，我们大概知道这些非编码基因具有表观遗传功能，但具体机制还不清楚。我们需要合成或保留这些貌似无用的基因吗？保留的代价就是技术难度加大，合成基因变得冗长。但如果这些基因组合起来又是生命体重要组成部分，这样它们还能被轻易简化吗？比如 A 基因和 B 基因单独看起来都没用，但两者同时出现在特殊位置可能产生重要的生理功能。在未来，"合成什么"这类设计问题可能比"如何合成"这类工程问题更关键，需要通过大量研究、实验和数据来筛选。

合成生物学技术的挑战是控制表达蛋白质的量。人工合成的基因组有变异性，也就是俗称的"噪声"，往往其目标蛋白质表达效率不理想。为了增加表达效果，往往要增加质粒的量。新增的信息越多，人造的部分越多，细胞要携带及维持多余基因信息，承担更多外来压力和负担，细胞的存活率就会下降。

过去，合成生物学的焦点是找到关键基因通路，而现在在合成生物学则更关注更好的设计和机制，如控制蛋白质表达、提升效率、调控优化等。比如大肠杆菌可以被改造用于生产生物燃料乙醇（ethanol），但乙醇对细菌是有毒性的，超标浓度会杀死大肠杆菌。因此一个负反馈机制，比如安装生物信号检测，可以检测乙醇浓度，让细菌可以维持"安全生产"，其最终结果是乙醇产量增加了 5 倍。

这样看来编写一个细胞犹如编程一个电脑程序，我们甚至可以做到重复使用，重复编程代码，区别只不过是上述工程手段是用于细胞这个碳基有机体，而不是电脑里的硅基无机体。未来我们可以期待合成生物向标准化、自动化、工业化发展。

5.2.5　合成生物学的核心应用：蛋白质生产

我们在上文简单列举了几个修饰细菌细胞用于生产的例子，比如生产人类所需的胰岛素。作为一个合成生物学重要的应用，蛋白质的结构设计与生产值得深入研究。我们可以用工程师的思维来考虑整个流程：通过组合元部件组成系统，由系统输出结果。比如我们人工创造一个"细胞工厂"，让它生产我们所需的产品，而其中最重要的就是蛋白质。蛋白质在生物制药、农业、工业等领域都有极大的运用，这些领域存在大量关键的生理和生化反应，这好比要解开这些生化反应的"锁"，我们需要打造匹配的蛋白质"钥匙"，因此蛋白质的 3D 结构极其重要，这直接决定了蛋白质的功能（图 5.15）。除了结构和功能外，蛋白质分子也需要稳定，而这需要计算蛋白质结构的自由能（free energy）（自由能越小，分子发生生化反应的概率越低，结构越稳定，越不会被降解）。

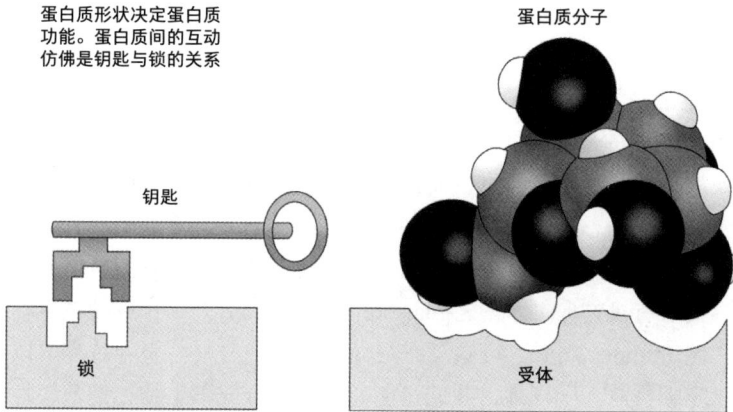

图 5.15 蛋白质的 3D 结构影响功能

2021 年的生命科学突破奖（"生命科学领域的奥斯卡"）授予了华盛顿大学的大卫·贝克（David Baker），奖励他在预测和设计蛋白质方面的突出贡献。有意思的是，同个奖项在 2023 年授予了 AI 团队 DeepMind，其设计的 AlphaFold 能通过基因和氨基酸序列预测蛋白质结构（见上文）。更巧的是，2024 年诺贝尔化学奖的一半授予贝克，以表彰他在"设计蛋白质"方面的贡献，而另一半则授予了DeepMind 创始人戴密斯·哈萨比斯（Demis Hassabis）和约翰·M·詹伯（John M.Jumper），以表彰他们在"预测蛋白质结构"方面的贡献。贝克成立的 Arzeda 公司搭建蛋白质设计平台，用计算机和 AI 技术设计蛋白质，并在实验室完成测试，建立蛋白质数据库。

虽说结构决定功能，但预测蛋白质功能要远比预测蛋白质结构困难。2018 年诺贝尔奖得主是来自加州理工学院的弗朗西斯·阿诺德（Frances Arnold），她除了把电脑算力运用到 DNA 以及蛋白质设计，还借鉴大自然的优胜劣汰，加入"进化"的概念：允许平台具有一定的随机性来创造变异（通过化学、CRISPR 基因编辑、辐射等方式），并加入选择性压力（设立 KPI 并评估候选蛋白质）来筛选更优的蛋白质……人类越来越像是在执行造物主的工作。

2017 年，Scripps 研究所通过合成生物工程，使微生物能合成 172 种氨基酸（自然界只有 20 种常见氨基酸）。作为蛋白质的组成部分，新的氨基酸表明可以人工创造多种非自然界的蛋白质，并广泛地运用到产业中。

5.2.6　合成生物学的广泛应用

除了生产有用的蛋白质和生物酶，合成生物学还能改变细菌和细胞的特点。比如上述通过生物工程进行细胞增强，让 T 细胞安上 CAR "导弹头" 能更好地攻击癌细胞（详见下文）。又比如在奶制品行业，一个重要的需求就是改造和强化微生物（如酵母），让其产量更高，并抵抗病毒的入侵。

成衣制造业用到的纤维原料有 60% 以上是石油化工产品，这也让其成为最污染环境的行业之一，这个行业预计在全球每年碳排放中占到工业类的 10%。除此之外，销量前一百的药物中，有 70% 的原材料也是石油化工产品。能源加石油化工产品的发展路线，其污染严重，而且资源的不可再生导致发展不可持续。合成生物学则提供另外一种思路。我们可以编辑、合成、创造自然界中没有的微生物，这些微生物是一个个细胞工厂，为我们创造所需的产品。比如我们可以通过回收造纸业的废料，提取有机物愈创木酚（guaiacol），通过喂给人工合成的微生物，最终能够产出己二酸（adipic acid），而这就是尼龙纤维的原料。整个过程可以做到废物循环，而且零碳排放。同样地，我们也能通过人工合成微生物，把塑料垃圾转化成衣服和药品的原料。合成生物学技术若运用得当，既可以通过人工合成的细胞工厂为我们生产所需产品，也能进行废物循环，以及减少污染和碳排放。目前这些技术有待突破产业化瓶颈。但这些技术有如此多益处及前景，这也难怪中美都十分重视合成生物学的发展，并将之上升至国家科技战略的高度。

畅想未来，我们甚至可以合成并修改我们肠胃的菌群。某些特定条件达成时，比如疾病生理信号，就能够促使这些人造微生物在体内生产药物分子，直接治疗疾病。

2009 年，一群麻省理工学院的科学家创立了波士顿生物技术独角兽公司——Ginkgo，这家公司专注于合成生物学和基因工程。该公司专注于利用合成生物学的原理，设计和改造微生物，以用于多种应用，包括化学品、酶和药物的生产。合成生物学的应用领域包括农业、制药、消费品、可持续材料和生物燃料等。Ginkgo还将合成生物学与自动化、数据分析相结合，比如通过数据分析，从 10 万级别的候选合成物中筛选出 5000 个，再交给自动化平台进行高通量测试，提高合成的效率。Ginkgo 曾为莫德纳优化候选酶，提高候选物的效率和成功率，加速新冠疫苗的研发。另外，Ginkgo 也为农业巨头孟山都（Monsanto）公司研发调控土地中氮成分的微生物，从而减少化学肥料的使用，提高产能并减少污染。Ginkgo 也为最近兴起的植物肉提供特制酵母，以提升食物味道和质感。目前，Ginkgo 已经完成了近 100 个各种各样的微生物和细胞项目，充分展示了其在生物工程和工业化、自动化结合方面的能力。

其他合成生物科技公司包括 Twist Bioscience、Codex DNA 等。而制药公司巨头如拜耳和默克，也纷纷进入合成生物学赛道。

5.2.7　合成生物学探索生命本质

合成生物学除了实际应用外，也在探索本节开头提出的"生命是什么"这个问题。自然界中，病毒被认为处于生命体和非生命体之间的边界。而合成生物学更进一步，用渐进的方式，一点点简化基因组，就好像拆汽车零部件一样，看看基因简化到什么极限才是生命的边界，研究什么才是生命的必要组成部分。毕竟在创造生命之前，先要了解什么是生命。

从中心法则出发，我们知道 DNA 4 个碱基 A、C、G、T 中，3 个碱基可以组合成 1 个氨基酸密码子，而氨基酸又是蛋白质的组成部分，是形成生命的基石。但为什么自然界中用 64 个密码子来编码 20 个氨基酸呢？比如丝氨酸（serine）可以由 TCT、TCC、TCA、TCG、AGT、AGC 6 个密码子之一组成，为什么密码子与氨基酸是多对一，而不是一对一？科研人员尝试过在大肠杆菌中简化多余重复的密码子，精简原来的 DNA 中的密码子，但同时保持生命活性。

为什么要简洁？第一，基因越长，结构越复杂，越难合成，也越难放进细胞载体。第二，是为了功能性更强，追求效率。设计功能单一的微生物，简化其他不需要的生物功能，可提高效率并节省资源。第三，简化也是为了探索生命边缘，简化到极致的同时生命体还能维持生命，可以让人们了解生命本质的机制。又或者是说，我们修改原有生命体的基因，探索其极限是什么，好比把一辆汽车的音响、空调、门窗等不必要的部件删除，仅留下能让汽车运作的基本部分。通过做减法，极简处理来理解生命是什么。这就是还原论（Reductionist）的思想。

5.2.8　合成生物学的伦理争议与挑战

表面看来，科学家们好像并不满足于简单修饰细菌来生产蛋白质；同时，他们在生命的边界不断探索，而在科技快速发展的背景下，合成生物学的重要性日益凸显。

如果基因测序是读懂生命之书，基因编辑是修改生命之书，那么合成生物学就是创造生命之书。比如合成生物学技术可以运用在克隆领域，理论上我们可以克隆爱因斯坦：美国至今还存放着爱因斯坦的大脑切片，只要提取并阅读其基因序列，化学合成爱因斯坦完整的基因组，并通过核转移把基因组转移到胚胎细胞中，理论上就可以克隆爱因斯坦。但就好比基因编辑，合成生物学工程也面临同样的争议：生命伦理、社会公平、安全性、必要性等。它引发了有关生命定义、自然与人工之间的界限，以及创造和操纵类生命系统的伦理和哲学问题。

卫道人士会抗议，如果生命可以随意创造，那么生命还有什么神圣性可言？我们懂或完全掌握技术了吗？有什么不可控的后果？会出现生化危机吗？收益和风险是什么？可以做不代表应该做？这一切需要充分的社会讨论，也需要政府监管。上文提到的文特尔完成人工合成新微生物，迫使奥巴马政府成立生物伦理委员会来应对合成生物技术进步带来的影响。

又比如 2016 年，那位计划"复活"猛犸象的哈佛大学遗传学教授乔治·丘奇提出"人工合成人类基因组计划"（The Human Genome Synthesis Project），希望通过合成生物学技术，人工创造人类基因组。相比 20 年前的"人类基因组计划"，那仅仅只是测序和"阅读"基因组，这次的人工合成计划目标是从头开始创造和"编写"人类基因组。尽管乔治·丘奇一再强调项目的目标是推动合成生物学技术应用，最多只会在细胞水平验证合成人工基因组，但是因为社会舆论反应太过强烈，并未实际推进这个计划。

5.2.9 总结

虽然不乏争议，但合成生命时代降临的趋势不变。我们已经不需要讨论需不需要运用合成生物技术的问题，而是运用多少、程度多少、修改多少、多少自然、多少人造，以及如何让合成生物学创造价值，同时避免风险、合理监管、健康发展的问题。我们展望这个领域会有更多工具，技术手段更精进，整个流程也会更标准化和元部件化，合成生物学的应用也会越来越广，除了生命科学和临床应用，同时也会带动新材料、环保、废物循环、绿色能源、工业升级等发展。而下一节，我们将会聚焦合成生物学领域中一个最近备受瞩目的医疗运用：CAR-T 疗法。

5.3 抗癌战场上的"神兽"：CAR-T 疗法

5.3.1 CAR-T 疗法

《说文解字·十》记载："麒，仁宠也，麋身龙尾一角；麎（麟），牝麒也。"这里指的是中国古代神话中的神兽麒麟，身体像麋鹿，尾巴似龙尾，还长着龙鳞和一只角。研究中国文化的西方学者，对来自东方的麒麟这类拥有多种动物特征的"四不像"也有专门的名词："Chimera"（音译为喀迈拉或者奇美拉），源于古希腊神话中狮身、羊头、蛇尾的怪物。

近几年，在人类抗击癌症的战场上，同样也有一个名为"Chimera"的神兽被应用于治疗特定血液恶性肿瘤，比如 B 细胞淋巴瘤（lymphoma）和急性淋巴细胞白血病（acute lymphoblastic leukemia，ALL）等，并显示出显著的疗效。这种令人瞩目的疗法全名叫嵌合抗原受体 T 细胞（Chimeric antigen receptor T-cell）治疗，更为人所知的名字是其缩写 CAR-T 疗法。CAR-T 疗法里的"C"来源于四不像怪兽"Chimera"的形容词"Chimeric"，代表嵌合、混合、融合的意思。人们通过基因工程改造了人体免疫 T 细胞，T 细胞犹如"麒麟神兽"般安装上不同的"部件"，创造出自然界没有的免疫 T 细胞，其能够识别癌细胞表面的特定抗原，大大加强免疫细胞的灭癌效果。简单来说，CAR-T 细胞就是免疫 T 细胞的"人工武装加强版"。见图 5.16。

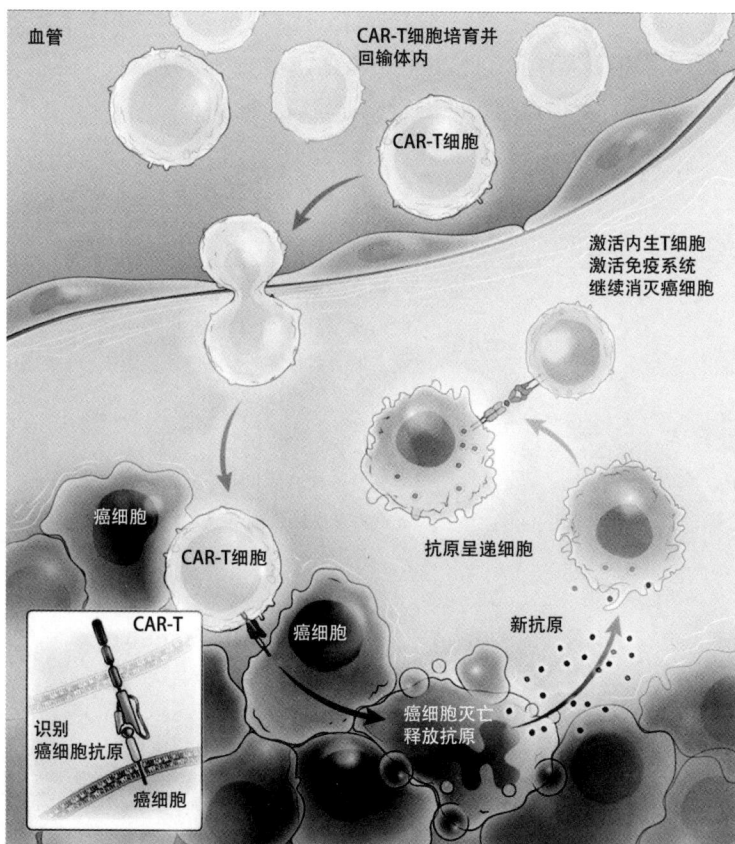

图 5.16　CAR-T 细胞消灭癌细胞

　　CAR-T 疗法是近年来特定癌症治疗的重大突破，被称为革命性技术（game changer），开创了治疗癌症的新路径。FDA 在 2014 年授予 CAR-T 疗法突破奖，CAR-T 疗法进入加速审批通道。CAR-T 疗法同时符合当下最热门的几大战略方向。比如它属于合成生物学：运用基因编辑技术改良 T 细胞的特点和功能。它也属于细胞与基因疗法（CGT）：个体化定制 T 细胞治疗，是"活性的药"。它也是癌症的免疫疗法：通过人体免疫系统来杀死癌细胞。

　　CAR-T 疗法总体十分有效，治疗特定血液恶性肿瘤比如 ALL 的短期缓解率（12 个月）可以高达 90% 左右，许多患者痊愈；治疗 B 细胞淋巴瘤也有 70%～80% 的缓解率。过往这种水平的缓解率在癌症治疗里是想都不敢想的。美国国家癌症研究所（NCI）长期回访研究显示，CAR-T 疗法加干细胞（骨髓）移植，能使 ALL 患儿 5 年存活率达 60%（不同实验产生不同数据，存活率为 30%～70%），而且 43～113 个月无复发。另外，以往 B 细胞淋巴瘤基本无治疗方法，而针对癌细胞抗原（CD19）的 CAR-T 疗法给患者带来希望。针对 B 细胞成熟抗原（BCMA）的

CAR-T 疗法也被用于治疗骨髓瘤（myeloma）。

　　FDA 从 2017 年开始陆续批准了 6 种 CAR-T 疗法，而中国也批准了两款 CAR-T 疗法，主要针对白血病、淋巴瘤、骨髓瘤。见表 5.1。

表 5.1　全球已经批准上市 CAR-T 疗法

药品名	研发机构	靶点	适应证	上市时间
kymriah	诺华	CD19	复发、难治型急性 B 淋巴细胞白血病，用于青少年、儿童；复发、难治型非霍奇金淋巴瘤，用于成人	2017 年 8 月（美国）
yescarta/阿基仑赛	吉利德 /复星凯特	CD19	复发、难治型非霍奇金淋巴瘤和滤泡性淋巴瘤，用于成人	2017 年 10 月（美国）2021 年 6 月（中国）
tecartus	吉利德	CD19	复发、难治型套细胞淋巴瘤，用于成人；复发、难治型急性 B 淋巴细胞白血病，用于成人	2020 年 7 月（美国）
breyanzi	百时美施贵宝	CD19	复发、难治型非霍奇金淋巴瘤，用于成人	2021 年 2 月（美国）
abecma	百时美施贵宝	BCMA	复发、难治型多发性骨髓瘤，用于成人	2021 年 3 月（美国）
瑞基奥仑赛	药明巨诺	CD19	复发、难治型非霍奇金淋巴瘤，用于成人	2021 年 8 月（中国）
carvykti	传奇生物 /强生	BCMA	复发、难治型多发性骨髓瘤，用于成人	2022 年 2 月（美国）

　　治疗癌症，特别是血液恶性肿瘤，现阶段首选治疗方案还是化学治疗。CAR-T 疗法因为上市时间短，以及供应受限的原因，目前只能充当二级治疗方案：即常规化学治疗无用的复发型和难治型癌症，才会使用 CAR-T 疗法。据美国安德森癌症医院估计，每年在美国有 6 万名血液恶性肿瘤患者面临常规治疗方式无效的情况，但目前美国累积接受 CAR-T 疗法的患者也就 1000 多名。CAR-T 疗法 2018 年 12 月在英国获批，每年英国也只有 200 例左右的患者接受 CAR-T 疗法，因此还不是主流治疗方案。但随着越来越多数据和案例证明 CAR-T 疗法的出色疗效，CAR-T 疗法有望变成治疗血液恶性肿瘤的首选方案。特别是 CAR-T 疗法相比现有方案如化学治疗和放射治疗等，更加精准，副作用也更小。理想情况下 CAR-T 疗法是一次注射而达到肿瘤消除，后续不用反复治疗。虽然 CAR-T 疗法还在逐步普及，

海外 CAR-T 疗法在 2023 年半年销售额已经达到 18 亿美元，而且还在快速增长（表 5.2）。

表 5.2　海外 CAR-T 疗法 2023 年半年销售额

药品名	研发机构	靶点	价格	2023 年半年销售额	同比增长
kymriah	诺华	CD19	47.5 万美元 / 针	2.64 亿美元	0.4%
yescarta	吉利德	CD19	37.3 万美元 / 针	7.39 亿美元	46%
tecartus	吉利德	CD19	37.3 万美元 / 针	1.77 亿美元	30%
breyanzi	百时美施贵宝	CD19	41.03 万美元 / 针	1.71 亿美元	106%
abecma	百时美施贵宝	BCMA	43.8 万美元 / 针	2.79 亿美元	78.8%
carvykti	传奇生物 / 强生	BCMA	46.5 万美元 / 针	1.89 亿美元	—
	总销售额			18.19 亿美元	

CAR-T 疗法在获得瞩目成绩前曾沉寂多年，经历了百名科研人员数十年的投入研究。第一例细胞治疗个案源于 20 世纪 80 年代的骨髓移植（捐献 T 细胞给患者）。同样在 20 世纪 80 年代，出现过从癌症患者中提取识别肿瘤抗原的 T 细胞，以治疗另外一个患者的转移性黑色素瘤的案例。1989 年，以色列的魏茨曼科学研究所的齐利格·伊萨哈（Zelig Eshhar）提出 T 细胞加抗体可以更好命中癌症靶点，首先提出了 CAR-T 疗法的概念雏形。但之后长达 20 年并无来自产业界的支持，CAR-T 疗法仅仅停留在学术研究层面。同时，当年被称为一代的 CAR-T 疗法的疗效不佳。

直到以卡尔·朱恩（Carl June）教授牵头的宾夕法尼亚大学团队的技术突破（二代 CAR-T 疗法）大幅提高了疗效，才吸引产业方的介入。不得不说一句，又是宾夕法尼亚大学。它在近十年孵化出 CAR-T 疗法及 mRNA 两大革命性生物科技技术！卡尔·朱恩以前是一名骨髓移植外科医生，2001 年他的妻子因卵巢癌去世。在抗击癌症的战场上，前期他并未获得太多支持，早期 NIH 没有给予他太多科研经费，他基本都是靠血液恶性肿瘤患者的慈善基金会资助。当时卡尔·朱恩团队做了 3 个 CAR-T 疗法案例，其中 2 名患者康复。

2011 年，第一名接受 CAR-T 疗法的成人患者患有慢性淋巴细胞白血病（CLL，*P53* 基因突变白血病），他的名字叫比尔·路德维希（Bill Ludwig），治疗取得了 11 年生存且不复发的优异的奇迹效果，可惜这位患者后因感染新冠病毒去世。2012 年，第一次运用 CAR-T 治疗 ALL 患儿艾米莉·怀特海德（Emily Whitehead），而她当年只有 5 岁，项目是由宾夕法尼亚大学团队以及全球儿童医院的"扛把子"

费城儿童医院共同实施。当时 CAR-T 疗法还未被批准，属于试验性治疗。幸运的是，艾米莉·怀特海德的治疗非常成功，ALL 完全被治愈。截至 2023 年，她已经度过 11 年光阴，癌症无复发，她过上了正常人的生活。艾米莉·怀特海德成为 CAR-T 疗法一战成名的经典案例。

后来宾夕法尼亚大学把专利授权给医药巨头诺华，并形成了 CAR-T 疗法产品 kymriah（其读音与四不像怪兽"Chimera"类似）。这两个成功案例无疑推动 FDA 于 2017 年 8 月批准全球第一款 CAR-T 疗法产品 kymriah 上市，用于治疗 ALL 和 B 细胞淋巴瘤。这也是 FDA 首次专门批准针对儿童的治疗。由于 CAR-T 疗法的成功，卡尔·朱恩被《时代周刊》评为 2018 年度百大人物；鉴于他在 CAR-T 疗法研究方面的贡献，说不定未来他还能问鼎诺贝尔奖。

成功案例对新疗法的获批至关重要，而 CAR-T 疗法在这方面就十分幸运。如果小女孩艾米莉·怀特海德不幸因副作用去世，CAR-T 疗法至少会推迟 10 年面世（比如上文提到的当年杰西·盖尔辛格之死推迟基因疗法发展至少 10 年）。这就是生物医药研发残酷的本质：最终往往需要用人的生命去验证新的疗法。关于 CAR-T 疗法的副作用，以及艾米莉·怀特海德当年惊险的经历，我们下面会详述。

在详细讨论 CAR-T 疗法之前，我们应先讨论 CAR-T 疗法所属的免疫疗法。而在讨论免疫疗法之前，我们应该简单介绍一下我们的免疫系统。

5.3.2 人体免疫系统

免疫系统就像保卫我们身体的军队，它是一个复杂而协调的防御系统，旨在保护我们免受感染和疾病的侵害。免疫系统由多种免疫细胞组成，每一种细胞都扮演着特定的角色，以确保身体的安全。

对外：人类在自然界中难免会接触大量细菌和病毒等，而免疫系统起到防御的功能。

对内：免疫系统能清除体内异常细胞（如癌细胞、衰老细胞等）。

所以小到感冒，大到癌症，我们的免疫系统起到保护我们身体的功能。T 细胞和 B 细胞都属于淋巴细胞，这两种细胞是免疫系统中的主力部队。

T 细胞像是装备精良的特种部队，它们能够直接与感染细胞进行战斗，并消灭它们，属于王牌部队。T 细胞来源于胸腺（thymus，位于胸腔内的腺体），因此得名 T 细胞。T 细胞也按表达的受体分类，分化群抗原（cluster of differentiation antigen）简称 CD。CD 是 T 细胞表面的特色蛋白质受体，可以理解为抓住"敌人"的"抓手"。有些受体是某类 T 细胞特有的，因此直接用表面受体命名这类细胞，如 T 细胞表面 CD4 受体比较多，就直接命名这类 T 细胞为 CD4$^+$，同理还有 CD8$^+$ T 细胞等。CD4$^+$ 在 T 细胞家族里职责为辅助和协调其他免疫细胞，"战后留守"的

T 细胞也是 CD4$^+$。而 CD8$^+$ 则是"杀手"。T 细胞在免疫系统扮演的角色实在太重要了，人类免疫缺陷病毒这么凶猛正是因为攻击了 CD4$^+$ T 细胞，使人体整个免疫系统"下线"。

而 B 细胞则像是情报部门，它们能够产生抗体来标记入侵病原体，帮助其他免疫细胞更好地识别和攻击"敌人"，就像情报兵标记"敌人"位置，然后召唤"炮兵"的"火力覆盖"。B 细胞来源于骨髓（bone marrow），因此得名 B 细胞。

淋巴结，比如我们的脾脏（spleen），宛如免疫军团的集结地。B 细胞和 T 细胞在淋巴结交换和分析"敌军"的情报，如果确认有病原体入侵，免疫系统会启动。T 细胞和 B 细胞快速响应，试图跟上病原体变异的步伐，并大量复制（10 万倍级别扩大），这也是为什么我们感冒时，比如喉咙处的淋巴结经常会肿胀。同时免疫细胞也要经历优胜劣汰，"竞争上岗"。

可惜 B 细胞容易变异，过度扩增就会产生血液恶性肿瘤，而 CAR-T 疗法就是最先用于消灭变异 B 细胞，下面我们会详细讨论。

当然防御系统还有"重装甲部队"巨噬细胞，"先头部队"自然杀伤细胞（NK cell）、"斥候"抗原呈递细胞（APC）等。这些免疫细胞相互合作，形成一个完整的防御体系，以保护我们的身体免受病原体的侵袭。当免疫系统正常发挥作用时，就像一支高效的军队，能够快速识别并摧毁敌人，确保身体的健康和平安。现代医学运用患者自身免疫系统，来治疗疾病以及对抗外来病毒。此处我们主要讨论的是最重要的 T 细胞和 B 细胞。

5.3.3　癌症的免疫疗法

我们身体时刻都在产生变异的细胞，原因可能是环境中的阳光紫外线、辐射或化学物质等，也可能是细胞分裂时的随机出错。当这些变异的细胞不断复制并不受控制时，癌症就发生了。理想情况下，我们的免疫细胞时刻在巡逻身体，在癌变细胞变得不可控制之前将之消灭，这个过程我们称之为"免疫监视"作用。而通过利用和增强机体自身免疫力消除癌细胞就是癌症免疫疗法，也就是人工进一步增强（武装）我们的免疫军队力量达到治疗癌症的效果。这一点，是本书反复强调的生物增强概念。

目前癌症的治疗方法有 5 种（图 5.17）。①手术治疗。②化学治疗。③放射治疗。（化疗和放疗将好细胞、癌细胞一起摧毁，杀敌一千自损八百，犹如核武器大面积杀伤，不够精准，副作用大。）④靶向药物治疗，比如电影《我不是药神》里的抗癌"神药"，来自诺华的格列卫，通过抑制酪氨酸激酶受体的活性，从而阻断癌细胞的增殖和生长，最初是用于治疗慢性髓细胞性白血病（CML）。⑤免疫疗法。

免疫疗法是通过增强或激活我们自身的免疫系统来消灭体内的癌细胞。其中又

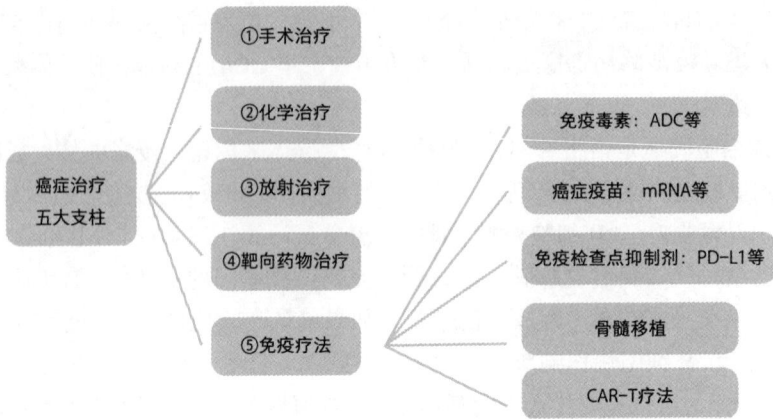

图 5.17　癌症治疗五大支柱

包括免疫毒素（immunotoxins）（结合了抗体和毒素两个部分，比如单克隆抗体、ADC 等）。癌症疫苗（特别是 mRNA 癌症疫苗，通过 mRNA 在体内表达癌症特异抗原，从而训练并提升自身免疫系统的抗癌能力）。莫德纳等 mRNA 生物科技公司纷纷进行癌症疫苗的开发，并且进展迅速，已经将癌症疫苗推进到了Ⅲ期临床试验，所以我们可以期待 mRNA 癌症疫苗赛道的爆发。

另外，也有前两年大火的"网红"免疫检查点抑制剂（immune checkpoint inhibitor）：比如癌细胞的 $PD-L1$ 会与 T 细胞的 $PD-1$ 受体结合，从而使 T 细胞"缴械"，使 T 细胞无法正常工作；而免疫检查点抑制剂可以阻挡 $PD-L1$ 和 $PD-1$ 的结合，从而使 T 细胞恢复正常。这个领域中 $PD-L1$ 和 $CTLA-4$ 的免疫检查点机制的发现获得 2018 年的诺贝尔奖，也改变了整个癌症治疗领域的面貌，挽救了大量的肿瘤患者的生命，并极大地提高了他们的生活质量。

除此之外，免疫疗法还包括干细胞移植（骨髓移植）治疗白血病，因为患者机体无法正常生产 B 细胞，因此移植健康骨髓，让患者可以在体内源源不断地生产健康的 B 细胞。这属于比较传统的 B 细胞癌症治疗，但效果一般，且副作用明显，可能伴有很严重的排斥反应（新的异体 B 细胞反过来攻击宿主身体，就像雇佣兵的致命倒戈）。

而当下免疫疗法治疗癌症最锋芒毕露的当属 CAR-T 疗法：B 细胞的抗体优势（识别癌症）加上 T 细胞直接杀死病原体，两者结合。2013 年《科学》期刊把癌症的免疫疗法评为年度突破奖，其中一个重要的原因是 CAR-T 疗法的技术突破。

5.3.4　血液恶性肿瘤

血液与淋巴细胞见图 5.18。血液恶性肿瘤主要包括白血病、骨髓瘤、淋巴瘤。血液恶性肿瘤的一个重要原因是免疫 B 细胞变异，身体 B 细胞"叛变造反"。B 细胞来自骨髓，增生旺盛，受到的刺激多。同时，B 细胞要通过基因重组与亲和成熟生产不同的抗体来标记病毒或癌细胞，这就注定 B 细胞的形态灵活多变，也就更容易发生癌变。

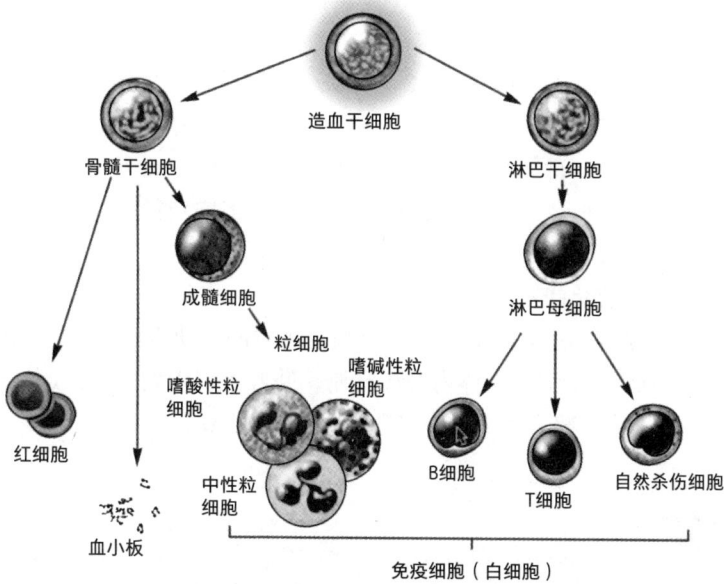

图 5.18 血液与淋巴细胞

　　同为免疫细胞的 T 细胞往往要"手刃"癌变 B 细胞"叛徒"，为身体"清理门户"。目前，针对 B 细胞淋巴瘤和白血病，获批的 CAR-T 疗法主要以 B 细胞表面的 CD19 和 BCMA 为靶点。

　　而儿童最常见的癌症是 ALL，也就是上文艾米莉·怀特海德患的癌症，其占到儿童癌症的25%，而这其中的85%是急性 B 淋巴细胞白血病。ALL 的特点是容易多次复发，存活率不高，2 年存活率不到15%。现在主流的治疗方法是化学治疗和干细胞骨髓移植，但缓解率不到50%（CAR-T 疗法的短期缓解率则是90%左右）。

　　CAR-T 疗法对 B 细胞淋巴瘤的疗效不如对 ALL 的疗效显著，但似乎更持久。

　　除此之外，针对 CD33 和 CD123 抗原的 CAR-T 疗法也在开发中，用于治疗急性髓细胞性白血病（AML），但问题是针对这种靶点的 CAR-T 疗法同时攻击中性粒细胞，相当于战场上对友军的误伤。

5.3.5 CAR-T 疗法流程

T 细胞既能像指挥官，指挥协调免疫系统，又能直接参与杀伤病毒和变异细胞如癌细胞。但面对被称为"众病之王"的癌症，天然 T 细胞杀伤癌症的效果往往有限，在癌症面前 T 细胞基本无法 100% 有效地"活化"，而对癌症"视而不见"。所以为了增强 T 细胞的灭癌能力，科学家们给 T 细胞安装上新式武器，创造出自然界没有的超级 T 细胞，这是现代医学的重大进展。

　　CAR-T 疗法的具体流程如下。第 1 步是取患者自体 T 细胞，抽血并将其中的白细胞分离（leukapheresis），过程像肾透析一样，一部分 T 细胞会留下，其余回输至体内，全程大约需要 2 小时。第 2 步是在体外通过合成生物学手段（也就是基因工程）加入嵌合抗原受体（CAR）蛋白质，让原本 T 细胞长出特定受体，形成 CAR-T 细胞，这些受体犹如 GPS 和抓手，能够精准定位并抓牢锁定癌细胞表面的抗原，从而消灭癌症。第 3 步是 CAR-T 细胞在体外扩增到亿级，并通过抗体目标 CD3 和 IL-2 细胞因子适当地激活 CAR-T 细胞。第 4 步是 CAR-T 细胞回输患者体内，但在这之前，患者首先要进行小剂量化学治疗，先消灭自身 T 细胞，这是一招"腾笼换鸟"，给 CAR-T 细胞预留生存和发挥空间，使其不被原 T 细胞排斥和攻击。第 5 步是 CAR-T 细胞在体内继续复制，并开始识别癌细胞抗原，进行灭癌工作。从采集到回输，整个周期的中位数为 45 天。见图 5.19。

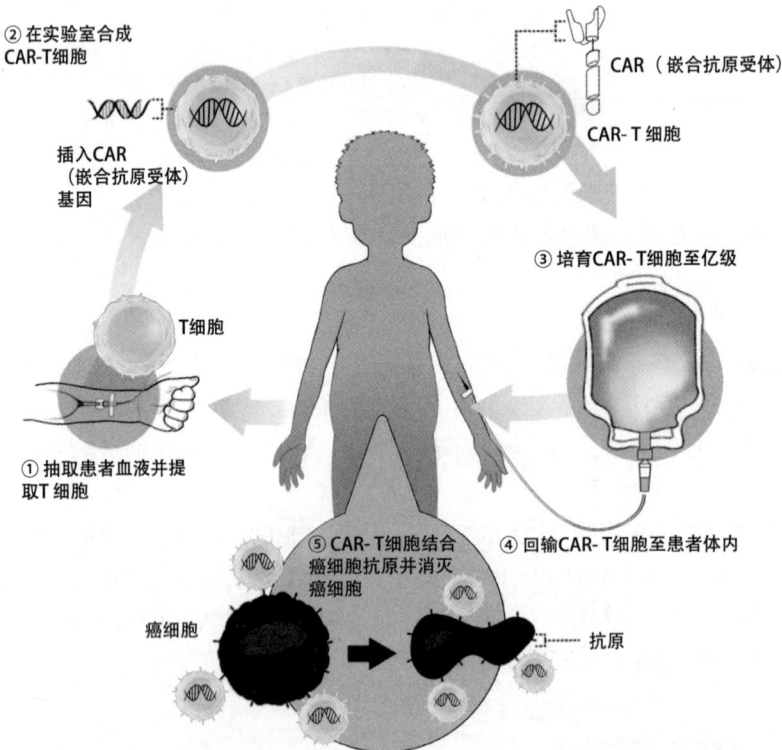

图 5.19　CAR-T 疗法流程（图片来源：NIH）

关键步骤为第 2 步 CAR-T 细胞的生产：用"阉割"的无害的病毒（甚至是经改造过，无害及无法繁殖的人类免疫缺陷病毒）作为载体递送 CAR 基因进入 T 细胞核，让其表达出原本不属于 T 细胞但更好地针对癌细胞抗原的人工受体，发挥类似 GPS 的功能，能够精准定位癌细胞。例如，B 细胞相关癌症中，99% 的组织有高度 CD19 抗原表达，而正常的组织并没有高度 CD19 抗原表达，如此针对 CD19 抗原的 CAR-T 细胞就可以精准消灭目标 B 细胞癌细胞，而基本上不会误杀正常组织。因此，目前最经典的 CAR-T 细胞是针对这个 CD19 靶点。

临床数据显示，患者越年轻，治疗效果越好；而初期反应越强，疗效越持久。另外，疗效和安全性也受制作工艺的影响，其中包含了 CAR-T 细胞纯度等细节。现通过磁珠法筛选 CD4 和 CD8，纯化清除抑制性分子，同时严格的质检也要为疗效和安全性把关。

研究发现，CAR-T 细胞类型的比例也很重要，如最重要的 $CD4^+$ T 细胞和 $CD8^+$ T 细胞的比例问题，未激活（Naive）和激活后（Effector）细胞的比例问题等（这是两个维度的问题，前者是细胞表型，后者是 T 细胞不同发育阶段）。T 细胞不同表型类型之间的作用和互动复杂，比例问题影响疗效：$CD4^+$ T 细胞指挥协调，$CD8^+$ T 细胞抗癌、灭癌。而未激活 T 细胞繁殖能力强，激活后 T 细胞灭癌能量强，也需要比例平衡。另外，有些类型的 T 细胞对疗效贡献大，比如 $CD4^+$ Th1。同时 T 细胞的多样性也重要，毕竟每种癌症微环境不完全一样，平衡多样的 T 细胞类型疗效更好，覆盖的癌症范围也更宽广。

我们也应该了解到目前 CAR-T 细胞生产失败率有 10%，同时癌症病情可以发展得很快，治疗流程过长对及时而有效的治疗不利，因此生产流程还有不少提高空间。

5.3.6　CAR-T 细胞结构

CAR-T 细胞在定义上就是指含有 2 种以上基因型的 T 细胞。天然的 T 细胞也能识别癌细胞抗原，但必须通过癌细胞 MHC/HLA 识别（相当于能窥视癌细胞的窗户），而这种方式往往只对 1/3 的癌细胞有效；而 CAR-T 抗原受体比天然 T 细胞更能识别特定癌细胞抗原（配备了先进的"GPS 导航"），无须 MHC/HLA 的呈现。而 CAR-T 细胞的 CAR 部分简单来说就是 scFV 受体（其实就是抗体），加上跨细胞膜部分 CD8，再加上信号域部分。见图 5.20。

如果拆解 CAR-T 细胞中 CAR 部分的结构，则分为外部抗体识别端与内部信息激活和传递端。外部抗体识别端在 T 细胞表面，主要针对癌细胞特异性抗原，锁定癌细胞：癌细胞抗原是"锁"，CAR-T 抗原受体是"钥匙"。相对应的是不同类型肿瘤有不同表面蛋白质抗原，而 CAR-T 细胞则是识别特定癌细胞抗原。CAR-T 细胞好不好，在于对抗原的识别以及与癌细胞结合得好不好。这个外部

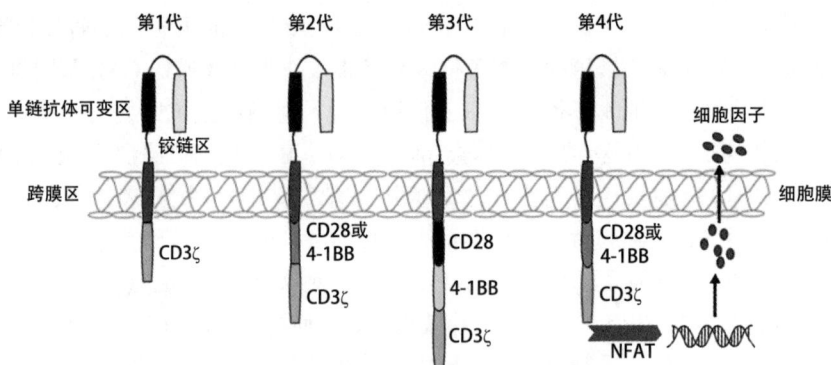

图 5.20　历代 CAR-T 抗原受体（CAR 部分）

受体的正式名称为单链抗体可变区（scFV），其设计也非常重要，亲和力（和抗原的结合度）决定 T 细胞的功能：结合太松就识别不到抗原，结合太紧则会导致 CAR-T 细胞凋零并释放毒素。现在的受体分子基本都是鼠源抗体，存在排斥性，未来人源受体的开发有望降低免疫排斥反应。

　　CAR-T 细胞内部信息激活和传递端则在受体和抗原结合后，启动信号传递功能，激活 CAR-T 细胞。当 CAR-T 抗原受体与癌细胞表面的抗原结合，一系列信号开始传递，最终 CAR-T 细胞被激活。首先细胞内信号域如 CD3ζ 会磷酸化，同时激活酶（tyrosine kinase）也会磷酸化激活。钙离子会涌入 CAR-T 细胞并激活其他信号。CAR-T 细胞，会与目标癌细胞建立链接，称为免疫突触（immunological synapse）。CAR-T 细胞通过免疫突触链接，释放穿孔蛋白（perforin，穿透癌细胞膜），以及颗粒酶（granzyme，诱导癌细胞启动凋亡程序）。CAR-T 细胞也会分泌肿瘤坏死因子（tumor necrosis factor，TNF），以及 γ 干扰素（IFN-γ）激活免疫应答，犹如"发射信号弹"请求其他免疫细胞的火力援助。

　　CAR-T 细胞现在习惯被分为 4 代（甚至 5 代）。20 世纪 90 年代，第 1 代 CAR-T 细胞用到的信号激活端是 CD3ζ，效果一般（激活不够）。之后第 2 代在 CD3ζ 基础上加上信号域 CD28 或 4-1BB，激活 CAR-T 细胞并能大量复制，最终获批，也就是说目前市面上所有 CAR-T 产品都属于第 2 代。第 2 代的持久性比第 1 代更长，4-1BB 帮助 CAR-T 细胞在"战后"转化成记忆细胞，长期守护身体。4-1BB 毒性低且持久（持续时间中位数为 168 天），而 CD28 刺激反应快但不持久（持续时间中位数为 30 天）。第 3 代 CAR-T 细胞同时使用信号域 CD28 和 4-1BB 共刺激分子（co-stimulatory molecule）。第 4 代甚至第 5 代是在第 3 代框架基础上增加功能的，比如能同时表达抗击癌症的其他因子，但这还属于研发阶段，我们在下文详细讨论。见表 5.3。

表 5.3　历代 CAR-T 细胞特点对比

代数	特点
第 1 代	只含有激活受体，即 CD3 ζ
第 2 代	整合了 T 细胞激活的刺激激活信号，如 CD28 或 4-1BB
第 3 代	结合了 2 个共刺激激活信号，如 CD28 和 4-1BB 的组合
第 4 代	也称为"TRUCK"细胞，即整合有组成型或可诱导表达的细胞因子，可在激活时分泌相应的细胞因子
第 5 代	通用型 CAR-T 细胞，敲除内源性 T 细胞受体（TCR）和白细胞抗原 I 类分子，降低异体移植时的免疫排斥风险

其他辅助部位包括链接受体的铰链区（hinge），能把受体延长，为连接癌细胞抗原创造空间条件；跨膜区（transmembrane domain），只是连接功能，一般是 CD8 或 CD28 蛋白。优化铰链区和跨膜可以降低毒性，降低 CAR-T 细胞引起的免疫反应。

CAR-T 细胞犹如普通 T 细胞，在战斗结束后，会有少量记忆细胞残留体内，一旦拥有同样抗原的癌细胞重新出现，记忆细胞会迅速复苏并激活免疫反应，就是我们俗称的"身体有免疫力"。因此，理论上 CAR-T 细胞能持续抑制血液中的癌细胞，并可以预防癌症的复发。

5.3.7　CAR-T 疗法治疗自身免疫病

如上所述，免疫系统处在一个非常敏感、脆弱的平衡之中，免疫反应太强或太弱都不好。当免疫系统过强，没有"敌人"却"无的放矢"，免疫系统反过来伤害机体自身，这就是自身免疫病（autoimmune disease），症状多为轻微和长期，但严重的甚至会导致重要脏器的损伤，例如肾、关节、心、肺等的受损。比如，红斑狼疮（lupus），最明显的症状是面部有皮疹，但是随着病情的发展可能会出现肾脏与大脑的损伤而导致患者死亡，红斑狼疮虽然不是 B 细胞癌变，但也是由于 B 细胞错误地产生抗体，"指挥"免疫系统攻击正常人体组织和器官导致。针对这个发病机制，有来自德国的团队运用 CAR-T 疗法治愈红斑狼疮的个案报道（通过 CAR-T 疗法抑制过度活跃的 B 细胞）。

CAR-T 疗法治疗的其他自身免疫病包括硬皮病（scleroderma）和肌炎（myositis）。宾夕法尼亚大学在治疗自身免疫病方面，运用 CAR-T 疗法针对 B 细胞的 DSG3 抗原，治疗 B 细胞的干细胞病变引起的寻常型天疱疮（pemphigus vulgaris）。见图 5.21。

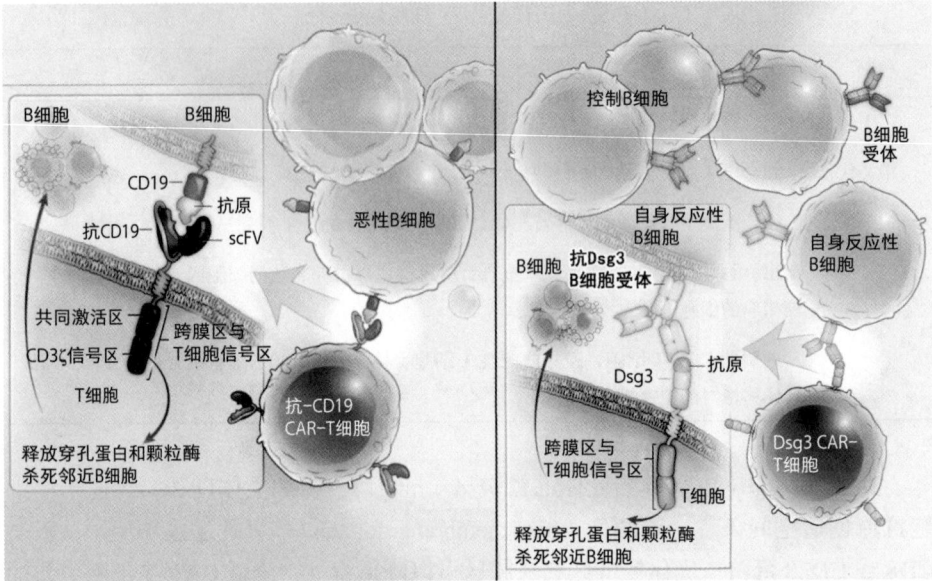

图 5.21 CAR-T 疗法治疗 B 细胞相关的癌症（左）与自身免疫病（右）

CAR-T 疗法也可以用在减缓器官移植后的排斥现象。异体器官必然会遭受来自自身免疫系统（白细胞等）的攻击；而 CAR-T 疗法针对 HLA-A2$^+$ 白细胞抗原，可以起到抑制器官移植的免疫反应、保护移植的器官、提高器官移植成功率的长期治疗效果。

但值得注意的是。CAR-T 疗法本身可能伴随细胞因子释放综合征（cytokine release syndrome，CRS）的副作用，会增加免疫反应，与治疗上述自身免疫病的初衷相抵触。我们接下来讨论 CAR-T 疗法的副作用。

5.3.8 CAR-T 疗法的副作用

CAR-T 疗法目前最突出的一个副作用就是 CRS，其有一定的发生概率，可能危及生命。免疫细胞永远不是"单兵作战"，CAR-T 细胞的工作必然会通过细胞信号和化学信号激起连锁免疫反应。颇具讽刺意味的是，CAR-T 疗法能调动身体免疫反应是 CAR-T 疗法成功的标志，但免疫反应过猛造成的副作用却会反过来伤害身体。CRS 的症状包括：炎症、高热、过敏、疲劳、肌肉酸痛、低血压、器官衰竭，严重时还会危及生命。诺华 CAR-T 疗法 II 期临床试验中，有 78% 案例出现 CRS。当年第一例治疗儿童 ALL 的案例中，艾米莉·怀特海德也曾遭遇 CRS，情况危急，特别是她接受的试验性治疗，并无前车之鉴。偶然情况下，医疗团队发现艾米莉·怀特海德体内 IL-6 信号异常高。卡尔·朱恩记得他女儿患类风湿关节炎，治疗时使用托珠单抗（tocilizumab），可以阻挡 T 细胞信号 IL-6 释放。在孤注一掷的情况下，医生使用了托珠单抗，艾米莉·怀特海德在服用数小时后 CRS 症状即缓解。但这个意外（或者说是"豪赌"）促使 FDA 在首次批准 CAR-T 治疗 ALL 的同时，也批准了托珠单抗用于治疗 CRS（老药新用），后续《自然》期刊也报道了抑制 IL-1 也能减轻 CRS 症状，为 CAR-T 疗法提供了新选择。

卡尔·朱恩在后来提出用 CAR-T 疗法研发依赖小鼠模型的局限性，并提出需要更好的动物模型做 CAR-T 疗法的研究，因为小鼠模型上并没有办法重现 CAR-T 疗法的所有可能的副作用，比如 CRS 和神经毒性，这使第一例儿童临床案例艾米莉·怀特海德险些丧命。

另外一个副作用来自 CAR-T 疗法的"在靶 - 脱肿瘤效应"：CAR-T 细胞结合了健康细胞的目标抗原。这导致免疫效应细胞相关神经毒性综合征（immune effector cell associated neurotoxicity syndrome，ICANS）。这是一种神经毒性，症状类似脑卒中，伴有神志不清、动作不可控制等，有时靠激素缓解。大脑的脑壁细胞也有 CD19 抗原，因此结合 CD19 的 CAR-T 细胞可能会误伤脑壁细胞，导致神经中毒现象。这就是在靶 - 脱肿瘤效应。现在中美两国都在研究运用 CRISPR 基因编辑敲除 CAR-T 免疫刺激蛋白粒细胞 - 巨噬细胞集落刺激因子（granulocyte-macrophage colony stimulating factor，GM-CSF），或者运用单克隆抗体 lenzilumab，从而抑制 GM-CSF 免疫激活，能缓解神经毒性。

在靶 - 脱肿瘤效应还会使 CAR-T 疗法在消灭变异 B 细胞的同时，也抑制正常 B 细胞，机体因此长期缺失抗体，免疫力下降。目标抗原蛋白有时也会出现在正常细胞，若没有很强的抗原特异性，CAR-T 疗法无法分辨恶性细胞和正常细胞，造成在靶 - 脱肿瘤效应。"误杀"正常 B 细胞在 CAR-T 治疗中也非常普遍，因为正常 B 细胞也表达 CD19，从而受 CAR-T 疗法的攻击（正常 B 细胞的 CD19 表达量不如癌变 B 细胞多）。好在人体是可以忍受 B 细胞不健全的，但需要持续补充抗体。

为了控制副作用，一个思路是 CAR-T 细胞装载"自毁装置"或"控制机制"。达沙替尼（dasatinib）是一种能抑制肿瘤生长的酪氨酸激酶抑制剂，为 FDA 批准药物，本身用来治疗慢性淋巴细胞白血病（CLL）和费城染色体阳性的急性淋巴细胞白血病（Ph+ALL）。但同时它能通过抑制 T 细胞抗原受体（TCR）信号通路，抑制 T 细胞的活化，数据显示达沙替尼也能抑制 CAR-T 细胞的活化和功能，或者给 CAR-T 细胞安装上休眠状态的凋亡关键蛋白，例如凋亡蛋白 9（Caspase 9），在 CAR-T 疗法出现重大副作用的时候"唤醒"Caspase 9，迅速清除"叛变"的 CAR-T 细胞（下文还会介绍其他控制 CAR-T 细胞的机制和设计）。

5.3.9　CAR-T 疗法治疗实体瘤：期待突破

美国 NCI 的数据显示，血液恶性肿瘤只占全球癌症种类的 5%～10%，癌症绝大多数还是实体瘤。但据《恩博分子医学》期刊 2017 年的文章显示，CAR-T 疗法刚面世时只对其中 4.1% 的实体瘤有疗效。

目前的共识是，CAR-T 疗法对实体瘤并没有像对血液恶性肿瘤那么有效。如果血液恶性肿瘤是"散兵游勇"，那么实体瘤就像"防守森严的堡垒"。CAR-T 细胞在血液和淋巴系统中循环，天然就对血液恶性肿瘤更加有效。实体瘤不像血液癌细胞暴露在循环系统中，而是藏在层层屏障的保护之下，并伴随异常血管分布，导致 CAR-T 细胞不易触达实体瘤抗原。CAR-T 细胞因此面临"交通问题"，穿越实体瘤外部也会造成 CAR-T 细胞消耗和疲劳。

同时，在免疫系统与实体瘤的攻防战中，实体瘤也很"狡猾"，能抑制免疫细胞的正常工作，比如上述实体瘤表面放置"陷阱"PD-L1 抗原，与 T 细胞（包括 CAR-T 细胞）的 PD-1 受体结合，从而抑制 T 细胞的正常工作。实体瘤的微环境，释放特殊信号和分子来阻碍 CAR-T 细胞工作，比如生长因子 TGF-β 就会抑制 CAR-T 细胞。除此之外，肿瘤的酸性环境、低营养水平、低氧环境等，也会抑制 CAR-T 细胞。有时则是根本没有 CAR-T 细胞"落脚"的地方，比如癌细胞周边遍布成纤维细胞阻挡受体与抗原结合。

为了应付更为复杂的实体瘤微环境，双抗原 CAR-T 细胞被视为一个潜在的策略。比如 CAR-T 细胞能同时识别和靶向癌细胞，以及保护癌细胞的成纤维细胞。又比如 CAR-T 细胞加入显性负性受体（dominant negative receptor），可以同时抑制癌细胞 TGF-β 表达，但这个方案毒性太强，临床试验被迫终止。

CAR-T 疗法治疗实体瘤的一个挑战就是抗原逃逸（antigen escape）：肿瘤细胞由于高度的不稳定性，可能会在治疗过程中发生基因突变，导致肿瘤抗原发生改变，从而躲避了 CAR-T 细胞针对特定抗原的识别，肿瘤细胞因此逃避免疫攻击，继续生长和扩散，相当于癌症披上了"伪装"。肿瘤异质性（tumor heterogeneity）又给治疗增加难度：同类实体瘤可能存在不同亚型，可能存在抗原目标偏差，单一 CAR-T 细胞不易针对。

为了解决肿瘤异质性问题、抗原逃逸问题，以及上文的在靶 - 脱肿瘤效应问题，其答案都指向更好的癌细胞抗原靶点选择。比如现阶段大多数血液恶性肿瘤的 CAR-T 疗法还是使用 CD19 和 BCMA 为靶点，而且行业内同质化严重。新抗原的发现比较少见，但治疗实体瘤需要更好的新抗原，这需要长期的探索和验证，寻找合适抗原：肿瘤高表达而正常细胞低表达，同时相对稳定的抗原。比如最近在探索 CD22、CD5、CD7 等潜在抗原；另外，肿瘤表达特别高的抗原有 TAG72、B7-H3、MUC1、MUC16 等。不同抗原靶点也要对应不同肿瘤，绝无解决所有问题的一套方案。

实体瘤不只有肿瘤 B 细胞，还有其他癌变细胞，比如髓样细胞（myeloid cell）。现在 CAR-T 疗法治疗实体瘤的科研方向是肺癌、乳腺癌、脑癌、卵巢癌、胰腺癌、间皮瘤等。

比如美国斯坦福大学团队针对 B7-H3（CD276）和 GD2 靶点开发双抗原 CAR-T 疗法，目标是治疗致命脑癌弥漫性内生型脑桥胶质瘤（DIPG）。另外，神经母细胞瘤（neuroblastoma）占儿童癌症死亡病因的 11%，对此 GD2 抗原 CAR-T 疗法可达到 63% 的整体反应率（ORR）。同样是 GD2 抗原 CAR-T 疗法治疗神经母细胞瘤，《新英格兰医学杂志》报道了 27 个儿童的临床试验，74% 的患儿有 CRS 副作用，3 年生存率为 60%，其中 36% 的患儿无复发症状。

针对 HER2 抗原的 CAR-T 疗法用于治疗乳腺癌和子宫肿瘤，也有 HER2 和 MUC1 双抗原 CAR-T 疗法治疗乳腺癌。但正常心脏细胞和肺细胞也有 HER2 抗原，这导致出现参加试验的患者因 CAR-T 毒性丧命的案例。

《新英格兰医学杂志》报道了利用针对 IL13Ra2 的抗原的 CAR-T 疗法治疗脑胶质瘤并治愈的个案。同样，HER2 抗原 CAR-T 疗法和 EGFRv III 抗原 CAR-T 疗法也被研究用于治疗脑胶质瘤。

整合素 αvβ3 在多种肿瘤中表达，包括黑色素瘤、胶质母细胞瘤、乳腺癌、胰腺癌和前列腺癌。在这些肿瘤中，αvβ3 促进肿瘤细胞的存活和转移。CAR-T 细胞表达 CXCR1 和 CXCR2 受体来针对 αvβ3 抗原的实验也在推进中。

除了抗原选择，给药方式也在优化中，比如直接在实体瘤局部注射能降低 CAR-T 疗法的副作用和增加疗效。

5.3.10　CAR-T 细胞疲劳问题

CAR-T 细胞疲劳问题会导致疗效不持久和肿瘤的复发。比如 CAR-T 治疗 CLL，需要长期压制变异 B 细胞，但数据显示只有不到 30% 的长期缓解率，30% ~ 50% 的患者会一年后复发。除了血液恶性肿瘤，上述实体瘤导致 CAR-T 细胞疲劳的问题更是明显。如何让 CAR-T 细胞减少疲倦，疗效更持久，减少癌症复发风险，是未来研究的关键点，值得单独讨论。

T 细胞及 CAR-T 细胞会经历不同阶段的发育和细胞分化，从遇到抗原前的初始（naive）T 细胞，到被抗原激活的效应（effector）T 细胞，以及战斗结束后的记忆（memory）T 细胞，见图 5.22。不同阶段的表观遗传谱系也不一样。同时，"年轻力壮"的 CAR-T 细胞会释放 IFN-γ 和白细胞介素 -2（IL-2），两者都在免疫应答中扮演重要角色。而衰老和疲劳的 CAR-T 细胞则表达比较少。有关细胞的衰老（不单是 T 细胞的衰老）、发育、分化和其中的表观遗传机制，我们专门会在下一章来阐述。

CAR-T 细胞疲劳的重要原因是抗原持续暴露。通常效应 T 细胞在体内大概会工作 1 ~ 2 周，消灭病原体后，95% 的 T 细胞就会凋零，而 5% 会转而变成长效记忆细胞，带有之前的"战斗经验"存活在体内。但是如果战斗一直不能结束，比如肿瘤的消除大概要超过 2 周时间，那么 CAR-T 细胞及普通 T 细胞就会长期暴露在

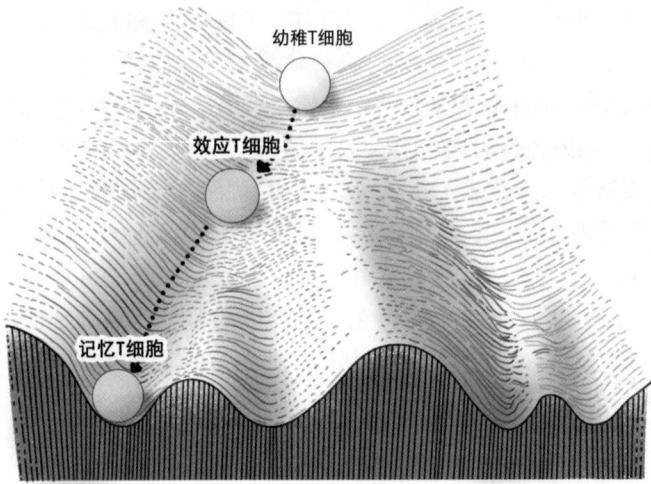

图 5.22　T 细胞表观遗传景观图

肿瘤抗原中，持续被激活，导致出现细胞疲劳的问题。见图 5.23。科学家通过观察 CAR-T 细胞与癌细胞的互动，发现如果过程超过 20 天，CAR-T 细胞的复制能力会下降，细胞毒性下降（"刀不利了"），激活其他免疫系统的信号（IFN-γ 和 IL-2）减弱，甚至 CAR-T 抗原受体的表达也下降了。同时，我们上述也讨论了抗癌对免疫系统来说是一场硬仗，诸如 PD-1、CTLA-4、TGF-β 等抑制 CAR-T 细胞的微环境因素，穿越实体瘤层层保护的困难等，都会消耗 CAR-T 细胞的疗效，让 CAR-T 细胞加速衰老。

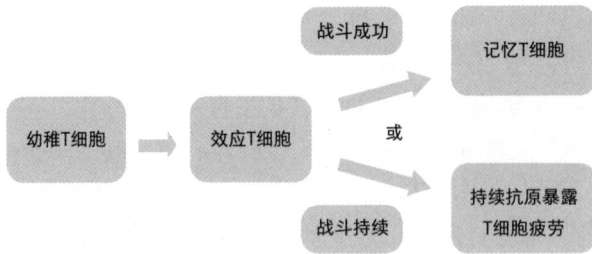

图 5.23　T 细胞发育和分化的不同阶段

我们认为 CAR-T 细胞疲劳是表观遗传学现象，就像身体其他细胞衰老一样，调控基因表达的机制改变导致年轻的 CAR-T 细胞和疲劳的 CAR-T 细胞表达不一样的基因，并最终影响 CAR-T 细胞的功能与表现。科学家在此领域持续投入地研究，但必须说 CAR-T 细胞表观遗传学的机制还没完全搞清楚。比如疲劳的 CAR-T 细胞中 *Sox4* 基因高表达。同时通过 RNA 测序以及染色质可及性显示，衰老的

CAR-T 细胞表达细胞因子和信号的染色质显示"关闭和不可触达"，因此无法表达 IFN-γ 和 IL-2 以激活免疫应答；而 PD-1、CTLA4、TOX 等抑制 CAR-T 细胞的激活表达。也就是说衰老的基因激活表达，而年轻的功能性基因不表达。

如果敲除 TOX，虽然 PD-1 和 LAG-3 等抑制蛋白质减少，但细胞功能没提升（IFN-γ 并无提升）。科学家猜测 TOX 是身体的一个保护机制，因为当 T 细胞长期暴露在抗原下，免疫系统长期激活，持久战对身体也会有害。

科学家在小鼠模型中进一步验证以上猜想：把表观遗传学重编程的基因从 CD8⁺ T 细胞中敲除，那么细胞就算长期受抗原刺激，也能表达正常 T 细胞的 IFN-γ 和 IL-2。同时，运用 DNA 去甲基化酶似乎能使 T 细胞经历表观遗传学重编程，并减缓疲劳。这就为减缓 CAR-T 细胞衰老提供新思路：是否能通过比如甲基化、组蛋白甲基化等转移酶或抑制酶手段（如 Dnmt3a），改变其表观遗传状态，使 CAR-T 细胞往幼稚 T 细胞的表观遗传谱系靠拢，做到免疫细胞抗衰老。

这些影响表观遗传学的药物并不适合全身给药，因为影响的不单是 T 细胞，还会导致危险的表观遗传学肿瘤化重编程。所以，这个表观遗传学干预策略似乎更契合 CAR-T 疗法，因为 CAR-T 细胞可以在体外接受表观遗传学干预后，返回体内发挥作用。

《科学》期刊于 2021 年报道斯坦福大学的韦伯（Weber）团队用非常精妙的方式对抗 CAR-T 细胞衰老：上文提到的达沙替尼通过抑制 CAR-T 信号通路，抑制细胞的活化和功能，从而控制 CAR-T 疗法的副作用。韦伯团队波动式使用达沙替尼抑制 CAR-T 信号，也就是抑制 CAR-T 细胞 4 天，然后正常治疗 3 天，循环反复进行，其结果是 CAR-T 细胞恢复年轻。这好比工作 3 天后，强行给 CAR-T 细胞"休假"4 天，恢复 CAR-T 细胞的体力后再杀伤癌症，从而形成特殊的"波浪式"CAR-T 疗法。韦伯团队发现最优休息时长是 3 周，但为了平衡、持续和及时的癌症治疗，他们最后设计了这个"3 天打鱼，4 天晒网"的策略。CAR-T 细胞"休息"和"年轻"的机制还不是太清晰，但韦伯团队的科学假设是类似 EZH2 组蛋白甲基转移酶在发挥作用，即通过在组蛋白上加上甲基基团，来影响染色质的结构和状态，改变细胞表观遗传谱系，最终使细胞恢复年轻。这种间断抑制 CAR-T 细胞的方式为免疫细胞抗衰老提供了新思路。

5.3.11　CAR-T 疗法的产业化与商业化

知名咨询公司麦肯锡预计 2024 年 CAR-T 疗法的产值可达 104 亿美元，未来 10 年可覆盖 200 万患者。但目前 CAR-T 疗法面临的瓶颈是生产问题，导致供不应求：美国每年有超过 6 万血液恶性肿瘤患者，常规治疗手段往往效果有限，但能接受 CAR-T 疗法的患者只有寥寥数千人。现阶段产业化的挑战是，CAR-T 细胞生产没有规模效应，属于个体化定制：用患者自身 T 细胞制造 CAR-T 细胞，无法标准化，也无法批量生产。同时，流程很长：医院采集，实验室生产。这些医院和实验室都需要认证，对生产环境有要求，需要 A 级无菌环境（比大气环境干净 10 万倍），还需要冷链运输配合。同时，还要产品端与医疗服务端配合和协调统筹，以及存在管理、人员技能、标准作业程序（SOP）等问题。这些问题导致现阶段能提供 CAR-T 治疗的机构不多，供应受限。目前就连实验性质的临床机会也十分抢手。截至 2019 年只有 73 个提供 Kymriah 的治疗中心。

另外就是成本问题。前期设施成本高昂，诺华在 FDA 批准上市前就在新泽西投资 4300 万美元做生产线；后期上述运营成本同样昂贵，导致销售价格也非常高；特别是作为新的疗法，商业保险的全面介入需要一定时间。第一款诺华的 CAR-T 疗法需要 45 万美元，加上前后的诊断、护理、住院、辅助治疗等费用，轻松突破 100 万美元。

目前情况是产业跟不上技术的发展，但产业面临的瓶颈一定程度上需要技术的持续突破。产业界提出的解决方案是：同种异体通用型 CAR-T 疗法，通过采集健康捐献者的 T 细胞，预制成 CAR-T 细胞然后冷藏，标准化可提前批量生产，也就是即用型（off-the-shelf）。这等于把医疗服务变成医疗产品，就像建立血库一样，建立 CAR-T 细胞库。通用型 CAR-T 疗法还有个好处是，解决了患者不一定有足够数量以及高质量的自体 T 细胞用于 CAR-T 细胞制作的问题。通用型的好处就是，可以优中选优挑选细胞以及细胞来源。

通用型 CAR-T 疗法要解决排斥问题，毕竟细胞不是自体的，可能产生移植物抗宿主病（GVHD）。研究发现，敲除 β_2 微球蛋白（β_2-microglobulin）编码基因可以降低 GVHD 发生率。另外，通用型 CAR-T 疗法疗效不够持久的现象更严重，且通用型 CAR-T 疗法抗淋巴瘤和骨髓瘤比抗白血病的疗效更好。

用更好的基因编辑手段来生产 CAR-T 细胞也是个解决产业问题的潜在方案。现阶段用病毒表达 CAR 太花费时间。在与肿瘤赛跑的情况下，流程过长也影响治疗效果：5 ~ 6 周的生产周期，时间未免太长，而且肿瘤的变化快速。同时，把生产场所的实验室与医院采集中心结合，就可以避免冷运问题，并缩减流程。

《金融时报》分析了中国的产业链条件，认为低成本优势以及庞大的患者规模，有望协助全球解决 CAR-T 疗法产业化问题。2018 年，中国的 CAR-T 疗法临床试验已经超越美国，特别是在实体瘤方面；从事 CAR-T 治疗的生物科技公司就达 50 个以上。宏观上这有助于推广 CAR-T 疗法，取得规模效应，扩大 CAR-T 疗法惠及的患者圈。

《柳叶刀》期刊专题报道，截至 2021 年 11 月，中国发表 CAR-T 疗法的相关文章达 1400 篇，而美国只有 526 篇。在中国，32 个生物科技公司递交 73 份新药申请单，其中 36 份获得了临床批准，但大多数还是治疗 ALL 和淋巴瘤。中国注册的临床试验 204 例，其中 23% 是有关实体瘤（肝癌、胰腺癌、脑癌等），3% 是有关自身免疫病。2021 年，两款 CD19 CAR-T 疗法阿基仑赛和瑞基奥仑赛在中国获批上市。同时，中国的政策不断支持细胞与基因疗法的落地，鼓励社会资本涌入赛道。2018—2021 年，中国 CAR-T 项目融资额达 23.7 亿美元，平均年增长率为 45%，公开的融资个案就有 109 个，中国很可能成为 CAR-T 疗法的核心推动者和最大受益方。

5.3.12　未来展望

CAR-T 疗法的横空出世取决于它对血液恶性肿瘤的出色疗效，除了上述提到的一些新 CAR-T 疗法的思路之外，我们会讨论一些其他值得期待的 CAR-T 疗法发展方向。

CAR-T 细胞生产工艺的优化：越来越多基因工程赋予 CAR-T 细胞更多抗原识别和治疗的功能，但这难免会碰到病毒载体的载量极限（6000～7000 bp 的装载量）的制约，所以现在研究方向是用大量基因编辑手段如集成 CRISPR CAS 9 和转座子（transposon）等技术编辑 T 细胞，从而取代病毒载体，避免病毒载体的载量限制等短板。同时，这也可以更加精准地在 T 细胞中编辑关键的 CAR 基因。CAR 基因嵌入 T 细胞哪段基因也有大学问和讲究—— CAR 基因插入 T 细胞中 TRAC 基因可以优化功能，而插入 TET2 基因则弱化功能（病毒载体无法达到这种精准度）。

运用 iPSC 作为通用型 CAR-T 疗法的细胞来源：因为 iPSC 几乎可以无限进行基因编辑，所以 iPSC 的天然优势是可以增加基因编辑的数量和质量，细胞来源无限。但是需要注意的是 iPSC 来源的 T 细胞等免疫细胞成熟度不够的短板。

另外，mRNA 在体内让 T 细胞精准表达特异 CAR 也是非常值得期待，例如 2022 年《科学》期刊封面报道，卡尔·朱恩联手德鲁·韦斯曼（前文介绍的 mRNA 技术奠基人）组成"梦之队"，集成 mRNA 技术与 CAR-T 技术，将体内 T 细胞变成一个可以选择性重编程的工厂，即无须 T 细胞体外 CAR 基因编辑和制备阶段，通过 LNP 靶向递送编码特别 CAR 基因的 mRNA 到体内的 T 细胞，在体内将其转化为可以攻击心脏成纤维细胞的 CAR-T 细胞（FAP-CAR-T 细胞），可以治疗先前无任何疗法的心脏纤维化并取得明显的疗效。值得一提的是，卡尔·朱恩和德鲁·韦斯曼为此技术成立细胞疗法公司 Capstan Therapeutics，并已经融资 1.65 亿美元，正在加速推进这个全新的体内 CAR-T 疗法。

CAR-T 细胞的控制问题：新一代 CAR-T 细胞都加了分子开关，只有到达目标才会被激活，精准调节 CAR-T 细胞的功能，出现副作用则可以迅速自毁，从而减少副作用，提高 CAR-T 疗法的安全性。分子开关机制包括用超声波、光热、特定药物分子、凋亡酶来启动和关闭体内 CAR-T 细胞等。这样能做到肿瘤局部定向启动，避免全身免疫应答，治疗更精准；一旦出现副作用，可以迅速关闭叛变的 CAR-T 细胞。

　　另外，还可以在设计 CAR-T 疗法时加入工程学的逻辑线路（logic circuit），可以进一步提高 CAR-T 疗法的精准性，减少 CAR-T 细胞与健康细胞的抗原结合，增加与癌细胞抗原的结合（减少在靶 - 脱肿瘤效应）。比如，CAR-T 细胞激活需要目标抗原出现以及肿瘤特有的微环境。两个条件同时出现，这在工程学上叫作 AND-Gate：即两个条件同时出现（比如识别到 CD19 抗原以及肿瘤中的 PD-L1 抗原）才能激活 CAR-T 细胞的应答免疫。

　　同时，《新英格兰医学杂志》报道了 CAR-T 细胞的可控自毁装置的应用，为了控制 CAR-T 毒素，CAR-T 细胞可加入安全自毁装置：一对 FK506 蛋白嵌合 Caspase 9 分子，在外来添加的 Rimiducid AP1903 分子（免疫抑制剂）作用下，激活 Caspase 9 会启动 CAR-T 细胞凋亡程序，毁灭 CAR-T 细胞（图 5.24）。另外，CAR-T 细胞添加能被 Rituximab 抗体标记的功能，注射 Rituximab 抗体就能激活自身免疫细胞攻击消灭 CAR-T 细胞。

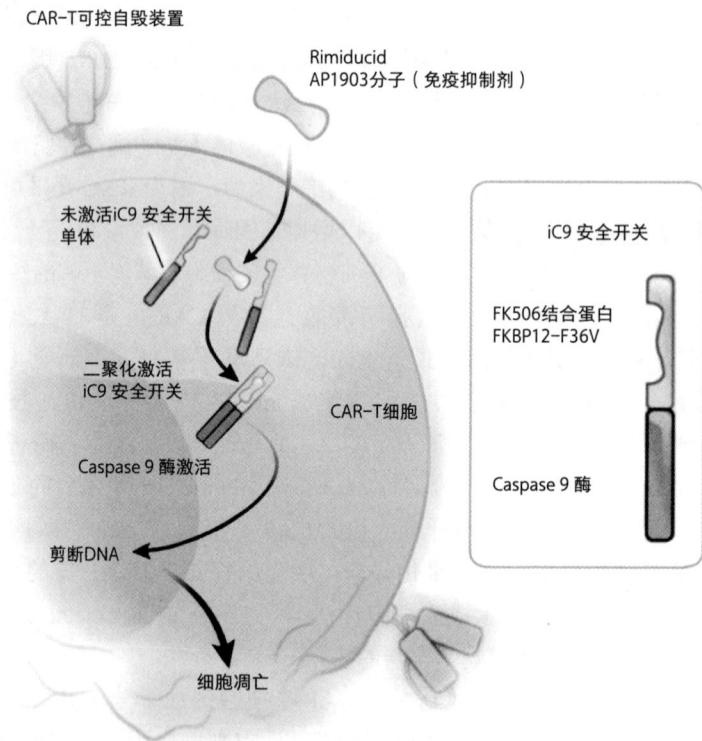

图 5.24　一种控制 CAR-T 细胞的"安全机制"

　　这种能够精准发挥功能和自我毁灭的 CAR-T 疗法，就能更精准地防治肿瘤，副作用更小，甚至可以作为预防使用。如此可以将 CAR-T 疗法应用到预防医学，形成真正意义上的肿瘤疫苗，让特定的肿瘤高危人群避免或者延迟发生肿瘤。

CAR-T 疗法搭配其他疗法：为了提高整体疗效，CAR-T 疗法也会搭配其他疗法，也就是所谓的联合疗法。比如 CAR-T 疗法配合"攻城锤"肿瘤浸润淋巴细胞（tumor-infiltrating lymphocyte，TIL）来治疗黑色素瘤以及宫颈癌。也有科研人员尝试用靶向 LNP 递送 CAR-T 细胞到指定肿瘤位置。

同时 CAR-T 疗法结合骨髓移植来治疗复杂而致命的疾病也会越来越普及。另外一个有趣的问题是：多种混合 CAR-T 细胞是否能提高实体瘤的疗效？来自麻省理工学院的最新研究，运用变异 EGFR 受体 CAR-T 细胞治疗脑胶质瘤，同时在 CAR-T 疗法的基础上，加入癌症新抗原疫苗（直接输入 CAR 目标的肿瘤抗原入体内）激发抗原扩散（antigen spreading）：T 细胞产生识别全新抗原的能力（甚至不是 CAR-T 细胞原本能识别的抗原或癌症疫苗输入的抗原）。这能降低 CAR-T 细胞抗原的逃逸，对抗肿瘤异质性。其中的原因是疫苗刺激 CAR-T 细胞的 IFN-γ 上升，激活机体自身免疫系统，吸引免疫抗原呈递细胞 DC 到肿瘤现场，机体自身 T 细胞因此掌握肿瘤的其他抗原；而抗原呈递细胞 DC 反过来增加 IL-12，再次强化 CAR-T 细胞。CAR-T 细胞和自身 T 细胞达到共同增强。如果目标靶点抗原能出现在 50% 的癌细胞里，其中的 25% 能通过 CAR-T 疗法加疫苗的方式消灭；如果目标靶点抗原实际出现在 80% 的癌细胞里，其中 80% 的癌细胞都能被消灭。此技术专利也已经授权于 ELICIO 公司。另外，其他免疫细胞如自然杀伤细胞、巨噬细胞等，也可以用基因工程加入相应的 CAR，配合目前的 CAR-T 疗法，形成立体、安全有效的综合肿瘤治疗方案。

新一代多功能 CAR-T 疗法，通过不同方式增强 CAR-T 细胞的功能和疗效。比如运用 CAR-T 细胞作为载体，同时递送 TSL RNA（也是一种可以标记肿瘤细胞的核苷酸分子），吸引其他免疫细胞如抗原呈递细胞，激活免疫系统。

设计 CAR-T 细胞表达肝素酶（heparanase），这能够溶解癌细胞外基质，帮助 CAR-T 细胞更好地渗透实体瘤的保护层。

又比如"一弹多星"的策略，一个 CAR-T 细胞多个受体，识别多个抗原。现有 CAR-T 疗法针对 CD19 加 CD20 或 CD22 或 BCMA 治疗血液恶性肿瘤，临床效果还不错。还有 CD38 和 BCMA 双抗原 CAR-T 疗法。

最近，美国宾夕法尼亚大学和斯坦福大学团队合作运用 CRISPR CAS 9 基因编辑，在 CAR-T 细胞敲除 PD1、TRAC 和 TRBC，敲入 NY-ESO-1。另外，通过基因编辑 CAR-T 细胞增强 IL-12 及 IL-15，激活 CAR-T 细胞的功能和繁殖能力。干扰 TRAC 和 CD52，敲除 TET2 也会增强 CAR-T 细胞的功能。在费城儿童医院的 14 例 ALL 临床试验中，测试 CAR-T 细胞的同时加入 PD-1 阻断剂。增加 CAR-T 细胞的 FOSL2 表达可以抑制让 CAR-T 细胞疲劳的 mRNA。这些手段让 CAR-T 疗法更好对抗癌症微环境，提高对肿瘤的疗效。

CAR-T 疗法应用扩展：现在 CAR-T 疗法的理念和具体方法能够惠及的疾病范围在不断扩大，这个抗癌战场上的"神兽"正在被派往抗击其他重大疾病的战场。比如器官移植的免疫抑制，类似控制自身免疫病，压制免疫系统，降低免疫系统攻击异体器官的反应，降低排斥反应，提高器官移植的长期疗效。又比如 CAR-T 疗法用于心力衰竭后无法治疗的心肌纤维化：心肌纤维化会激活某种蛋白质抗体，可以用 CAR-T 细胞去识别这类抗体并清除这类细胞，减少纤维化。CAR-T 疗法的理念也延伸到攻击病毒感染的 $CD4^+$ T 细胞等路径，目标是治疗艾滋病。

5.3.13　总结

CAR-T 疗法和其理念的诞生是激动人心的，它为长期面临死亡威胁的血液恶性肿瘤患者带来治愈的希望和现实，并向实体瘤和非肿瘤领域内重大未满足的临床需求发起全面进攻。这个新兴的充满活力和潜力的疗法必然会在不远的未来大放异彩。同时 CAR-T 疗法的意义在于它属于突破性的关键共性平台型技术，科研人员可以在这个平台基础上进行研发，不断优化、丰富和扩展 CAR-T 疗法。在未来，CAR-T 疗法的发展需要结合跨学科的力量，包括免疫学、肿瘤学、合成生物学、分子生物学、化学、材料学、生物工程等。这些学科的组合、混搭和集成，才能培育出宛如"Chimera"混合体的"麒麟神兽"，并使其在抗癌及抗击其他重大疾病的战场上攻城拔寨，惠及人类，最终提高人类的平均健康寿命。同时，CAR-T 疗法也是细胞与基因疗法的经典案例。

第 6 章

——

逆转衰老

　　在前面的章节，我们沿着中心法则（基因—mRNA—蛋白质）的路径，探讨了在细胞层面展开的各种生物科学技术。然而，生命是一个复杂的系统，任何机制都不可能是简单和单一的；生物学问题往往错综复杂，涉及多种因素的相互作用。因此，单靠一种技术可能不足以解决这些问题。这就像人类的登月计划，需要集成火箭技术、航空学、生物学、材料科学、计算机科学、物理学等多领域的技术，才能实现将人类送到月球的目标。随着一系列新一代生命科技的迅猛发展，人们开始尝试解决一些过去想都不敢想的问题。生物学界也有自己的"登月计划"，比如，我们是否能逆转衰老？

　　衰老可能是万病之源，因为众所周知，老年人更容易患上各种疾病。同样的疾病在老年人身上和在年轻人身上的严重程度也存在显著差异。比如，新冠病毒感染对老年人的伤害要远大于年轻人。我们应该反思，与其针对各种疾病进行治疗，是否能直接针对疾病的根源——衰老。只要人们能减缓衰老，延长寿命，很多疾病是不是就能迎刃而解？要实现这一目标，首先要在思想上打破"生老病死是必然"的传统观念，要把衰老当作疾病来治疗。然而，目前的医院里设有众多科室，却没有"衰老科"。

　　此外，人类的基因组里，没有一个基因是指示身体衰老的，也就是说，理论上人不一定会衰老。若衰老并不是人类（生理上）必然的宿命，那么逆转衰老也不是不可能。在解题思路方面，我们可以运用一众生物技术，并再次回到本书多次提到的新医疗模式下的生物增强概念：并不是在临床上解决某个疾病，而是提高细胞和生物机体的能力和使其年轻化。

　　在本章中，我们将全面讨论抗衰老这个新兴领域的各个方面。首先，我们将简要介绍抗衰老领域的发展历程。然后，我们会重点讨论衰老的生物机制（表观遗传学），以及如何更精准地量化衰老（表观遗传时钟）。最后，在生物增强概念下，抗衰老和太空医学的结合也将成为讨论的焦点。我们也会特别介绍部分重编程技术。

6.1　解锁不老的传说：分子生物学与抗衰老

　　延长人类健康寿命的梦想并不是从现在开始的，在不同文化中都记载了人类对长生不老的期盼。中国从秦朝开始就已经有寻找延长人类健康寿命的方法的活动；欧洲神话中经常出现喝了能让人返老还童的泉水；在西方的《圣经》中亚当活了930岁……但是，这一切都不是从科学角度展开的，而是完全的故事或神话。

　　在现实生活中，人们早已习惯把生老病死当成斗转星移般不可改变的自然规律。然而衰老真的是必然的吗？大多数人类能活过100岁吗？近几年分子生物学的研究可能会颠覆人们对于衰老与寿命的固有观念。

　　没有科学证据证明衰老和死亡是必然的。诺贝尔物理学奖获得者理查德·费曼

（Richard Feynman）表示："生物学上没有发现死亡的必然性，这根本不是不可避免的，生物学家发现造成我们麻烦（衰老、生病、死亡）的可能只是时间问题。"

越来越多的科学家认为衰老应该被当成一种疾病，我们可以以治疗疾病的思维方式来对抗衰老，而不是被动地接受衰老是人类不可避免的宿命（至少我们可以延迟衰老，延长寿命）。现代医院科室有很多，但却没有一个科室是衰老科。但衰老跟许多疾病息息相关。以吸烟为例，吸烟者与不吸烟者的致癌风险有显著差异，但年龄因素对癌症风险的影响更为显著：年龄每增加 10 岁，患癌风险可能呈指数级增长。我们投入大量资源进行控烟和倡导健康生活的同时，是否应该投入更多资源来对抗衰老，直击问题的根源？特别是在老龄化的时代，老龄相关的疾病越来越普遍，抗衰老更应该引起人们的重视。

如果延长寿命是攀登让人敬畏的珠穆朗玛峰，那么科研先辈们早已经沿着不同的路径向山顶进发。波兰波兹南医科大学的科学家们发现白藜芦醇（一种在红酒中发现的天然分子）具有抗衰老作用。

在复活节岛的土壤细菌中，科研人员发现了一种可能是目前世界上最有效的寿命延长分子——雷帕霉素。研究表明，雷帕霉素可使小鼠的寿命延长 9%～14%，这一效果在人类中相当于延长大约 10 年的健康寿命。

此外，全球范围内使用最广泛且最有效的药物之一是用于治疗 2 型糖尿病的二甲双胍。研究发现，服用二甲双胍的患者生活特别健康，这似乎与糖尿病的影响无关，其寿命也可延长近 6%。

1999 年，麻省理工学院的莱尼·瓜伦特（Lenny Guarente）的实验室发现了后来被称为长寿因子的 Sirtuins，同时揭示了酵母细胞衰老的分子机制，这是在所有物种中首次发现的此类机制。Sirtuins 可能是长寿的主基因，是长寿在分子水平上的关键调节点。以此为起点，衰老研究正式进入分子生物学阶段。

目前，FDA 开始接受衰老是一个疾病过程，而不像先前那般认为是自然过程，这打开了衰老研究和产业化的大门。2021 年，预计有数十亿美元的资金投入研究抗衰老的公司中。亚马逊创始人贝索斯和著名投资人 DST 的尤里·米尔纳（Yuri Milner）投资了抗衰老领域的著名科学家卡洛斯·贝尔蒙特（Carlos Belmonte），他们共同成立了 Altos 实验室，以研究表观遗传学生物时钟，以及评估各类抗衰老药物的效果。该实验室在天使轮融资中就获得了 30 亿美元的资金支持。2013 年谷歌发起的 Calico 实验室研究细胞衰老过程中细胞内部的状态，以及研究酵母衰老的特点。此外，还有不同团队研究衰老带来的线粒体功能衰退、阿尔茨海默病等的症状。

2021 年，全球抗衰老市场规模约为 604.2 亿美元，预计到 2030 年将超过 1196 亿美元，在 2022—2030 年的预测期内，预计将以 7.9% 的复合年增长率增长。

这些探索似乎再次叩问那个深层次的问题：衰老是必然的吗？或者换一个角度

问，衰老是书写在我们基因组、书写在我们生命编码里的必然指令吗？既然我们有类似 Sirtuins 这样的长寿基因，那为什么我们还是不可避免地面对衰老？这里就要引入一个现如今抗衰老领域最重要的概念：表观遗传学。

如果说我们生命的一切都书写在我们的"生命蓝图"DNA 里，那么表观遗传学就是研究如何阅读这张蓝图：细胞中存在大量被称为转录因子（transcription factor）的蛋白质与我们的 DNA 互动，改变 DNA 的形状，抑制或鼓励某段基因的表达，从而起到调节基因表达的作用。基因"乐谱"本来就含有巨量信息，但怎么去"弹奏"，"弹奏哪个章节"，也提供了极其庞大的表观遗传组合。打个比方，我们的皮肤细胞和肝细胞都有同样的 DNA，而两者特点如此不同是因为调节造成基因的不同表达。见图 6.1。我们会在下文详细叙述表观遗传学。

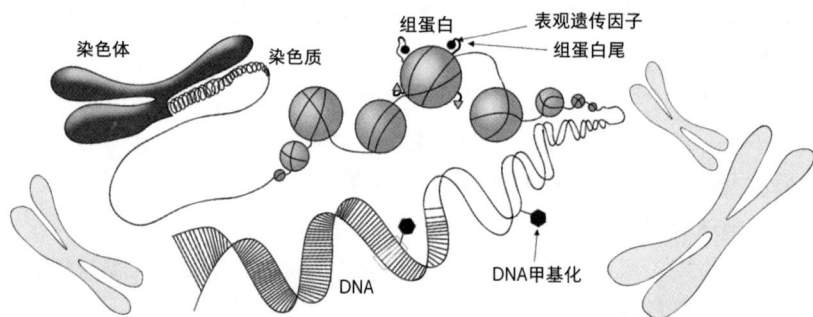

图 6.1　表观遗传学影响基因表达

那为什么我们觉得衰老更多的是表观遗传学的问题（"弹奏"），而不是基因（"乐谱"）的问题呢？1996 年，科学家通过对已经分化的成熟体细胞（乳腺细胞）进行克隆，大名鼎鼎的克隆羊多莉就此诞生。多莉的 DNA 来自成熟的体细胞，同样的 DNA，为什么多莉出生时是婴儿状态而不是成熟的状态？同样的 DNA，是什么让生命时钟回到婴儿期？表观遗传学一定起到了作用，年轻的基因被启动了。"众里寻他千百度。蓦然回首，那人却在，灯火阑珊处"——年轻的基因其实一直就在我们的基因组里，我们要做的就是在正确的时间，正确地打开它。

沿着这个思路，衰老就能理解为人们生活与环境中经年累月留下的表观遗传学的变化，而这些变化造成细胞衰老。全球抗衰老的引领者，哈佛大学的大卫·辛克莱（David Sinclair）就认为，基因就是被写进 CD 里的信息，新的 CD 播出的音乐"高音甜、中音准、低音沉"；但随着时间的推移，CD 表面留下了刮痕，相当于表观遗传因子的改变，最终影响音质，也就是导致衰老。显然通过对划痕的修复，我们就可以恢复音质，也就是可以维持年轻状态。

辛克莱 2020 年刊登于《自然》期刊的文章再次轰动科学界，成为抗衰老研究的重大突破。在了解辛克莱的最新发现之前，我们不得不提到获得 2012 年诺贝尔生理学或医学奖的日本科学家山中伸弥，其获奖理由是他对"体细胞重编程技术"的研究：简单来说，他把 4 个转录因子（Oct4、Sox2、Klf4 和 c-Myc，合称 OSKM，或称为山中因子），通过逆转录病毒载体转入小鼠的成纤维细胞，使其变成 iPSC。这意味着成熟的细胞能够逆转变回干细胞，从而再长成所有类型的成熟细胞。见图 6.2。这个诺贝尔奖级别的操作直接颠覆了我们长久以来的观念：生物时钟不可逆，干细胞只能单向变成成熟细胞。这说明人类已经在细胞水平实现了秦始皇追求的"长生不老"。

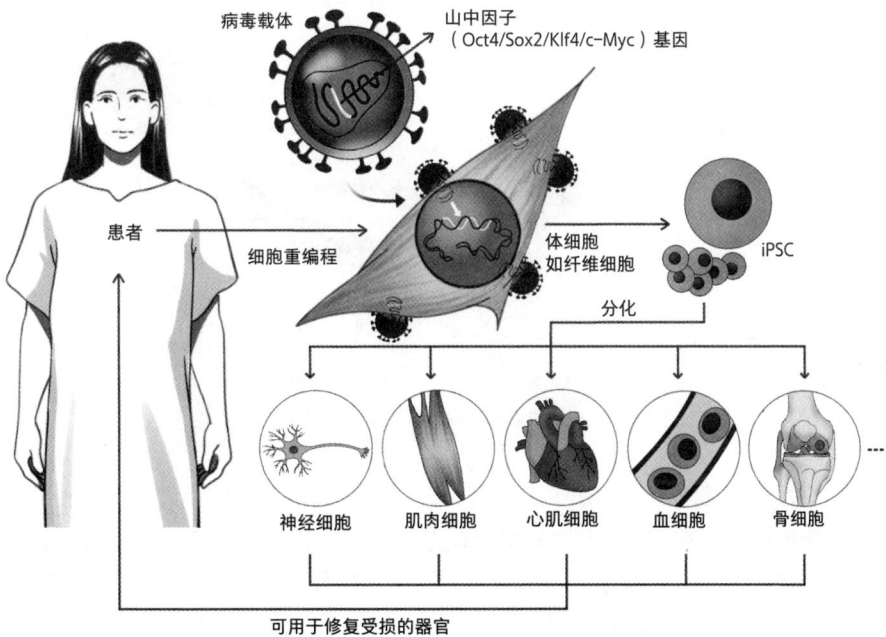

图 6.2　体细胞重编程技术逆转成熟体细胞变回 iPSC

　　辛克莱把这个研究继续推进一步：将这个细胞水平的返老还童应用在整体动物上：在已经破坏的小鼠视网膜中注射由腺病毒搭载的 4 个山中因子中的 3 个（Oct4、Sox2、Klf4，简称 OSK）。这 3 个表观遗传因子使得视网膜神经节细胞得以重新生长。这个现象同样是颠覆性的，因为在过去，视网膜神经节细胞如其他神经细胞，是被视为不可重生的。可以想象，未来人们能通过重编程技术进行再生医学，逆转器官衰老。

　　这也引出另外一个话题，抗衰老策略应该是全身整体抗衰老，还是针对局部器官和组织进行抗衰老？目标永远是整体逆转衰老，但似乎把目标拆细到具体局部器官，聚焦具体局部可能更加容易实现抗衰老。这样有助于将抗衰老干预具象化，用类似治疗疾病的模式进行抗衰老：发现疾病—分析病因—寻找靶点—进行干预。局部器官抗衰老也更加契合"把衰老当成疾病"这一理念。如果我们都能把局部抗衰老做好，那局部效果加起来，不也就是可以全身逆转衰老吗？见图 6.3。

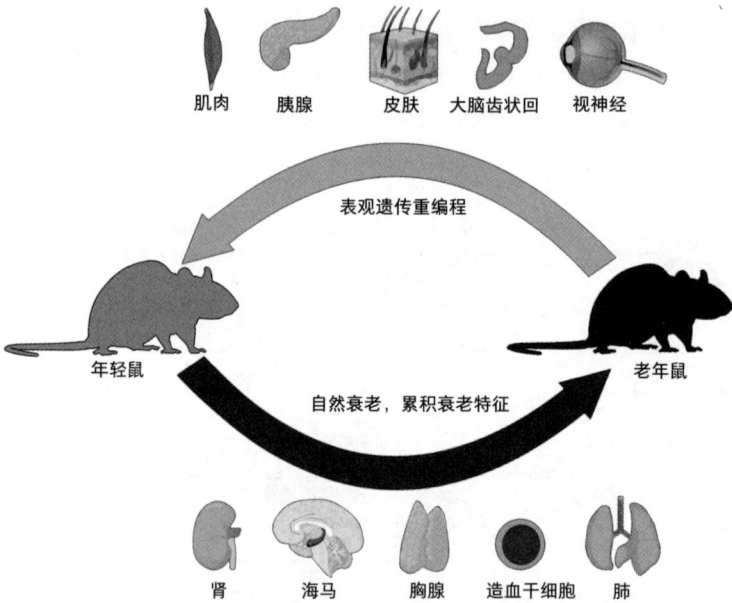

肌肉　　胰腺　　皮肤　大脑齿状回　视神经

表观遗传重编程

年轻鼠

自然衰老，累积衰老特征

老年鼠

肾　　海马　　胸腺　造血干细胞　肺

图 6.3　表观遗传重编程在器官和生物个体上逆转衰老

此外，辛克莱团队也验证了，甲基化（作为表观遗传学中最经典的一种调节基因表达的物质，附在 DNA 上）似乎可以作为细胞时钟：一般来说年轻的细胞基因组甲基化程度比较低，而年老的细胞基因组甲基化程度高。如果甲基化是 CD 上的刮痕，OSK 似乎是去除刮痕，能让 CD 表面更光亮的物质。为此，辛克莱也在波士顿成立了 Life Bioscience 公司，以使他们的研究商业化。

幸运的是，如果衰老是表观遗传学现象，那衰老必然是可以改变的，我们不需要去闯修改基因蓝图的禁区。展望未来，我们可以期待更多对抗衰老的研究出现，并最终形成医疗产品。比如除了年老导致的视力下降，我们是否能用类似的方式治疗别的衰老相关的疾病？比如阿尔茨海默病、关节退化、运动能力退化、早衰等疾病的治疗，甚至是让广大女性狂喜的皮肤年轻化和医疗美容？

更进一步，我们人类能否像蝾螈一样，重新长出受损的细胞、组织甚至是器官（再生医学）？当然现在从理论到实际生产医疗产品还有一定距离，比如腺病毒递送 OSK 难以成为安全的产品，还有没有更好的因子组合，投入的量应该怎么把握，有没有长期副作用等（比如 4 个山中因子表达会致癌，所以辛克莱只用了其中 3 个）。虽然我们离登上延长寿命的山顶还有一段距离，但目标却是越来越近，科技的进步让解锁不老的传说正在成为现实。

上文我们只是快速浏览了衰老与抗衰老研究的进展。接下来我们将介绍技术细节，并把表观遗传学放在舞台中央，详述表观遗传学的来龙去脉以及技术要点。希望读者在了解完技术细节之后，能够认同表观遗传学是人类攻克衰老最为重要的倚仗。

6.2　解密表观遗传学：生命科学的"暗物质"

物理学家预计宇宙中只有 15% 的物质是可观测的，85% 的宇宙物质不被光和电磁辐射照射，被称为"暗物质"，我们不甚了解，也不能直接观测，但可以通过引力作用推测出它的存在。生命科学中也存在类似的现象。我们已经能描绘出人类生命的蓝图，测序出人类 DNA 中 30 亿对碱基序列，并知道中心法则（DNA—mRNA—蛋白质）构建了我们生命的一切。我们也知道每个个体的基因基本不变，但这不足以解释许多生物现象：比如为什么在基因不变的情况下，细胞会从干细胞发育分化成多种成熟体细胞？在基因不变的情况下，为什么生命会衰老？基因相同，为何双胞胎身体越长越不一样？人与人基因组差异不到 0.1%，但人与人之间高矮胖瘦、相貌特征、种族等差异却不止 0.1%？等等。

以上问题单靠基因无法解释，需要通过另一个维度来思考：表观遗传学差异。见图 6.4。

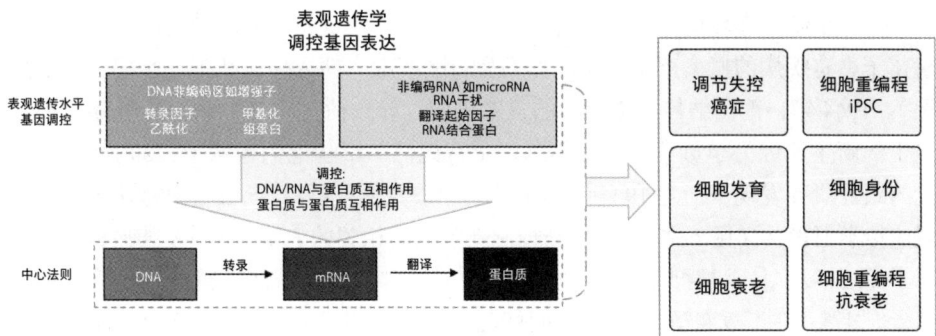

图 6.4　表观遗传学差异

中心法则是个高度简化和简洁的总览，但冰山一角之下隐含着庞大复杂的生理机制，犹如我们能看到的一切只是宇宙中的一小部分，还有大量"暗物质"，虽然看不到却的的确确存在。我们推测有大量超出基因水平的机制来调控基因的表达，让相同的基因产生不同的表达，而这些都归于表观遗传学。探索并研究表观遗传学这个庞大复杂的生命"暗物质"，不仅能让我们更了解生命原理，解答上述问题，还能将之运用于科研与临床，比如细胞重编程、iPSC、抗衰老药物、癌症治疗等。随着我们逐渐拨开迷雾，我们预测将有大量前沿突破会来自以表观遗传学为基础的研究，并在不远的未来进入临床应用。

6.2.1　表观遗传学：基因之上

表观遗传学（Epigenetics）：词根"epi"是"之上"的意思，"genetics"是指遗传学和基因，合起来就是"基因之上"的意思。这个词由英国剑桥大学的遗传学家和发育生物学家沃丁顿（Waddington）于 20 世纪 40 年代提出，甚至早于 DNA 的发现。表观遗传学是研究基因表达和遗传信息传递的领域。表观遗传学中的"表观"，指的并非 DNA 序列本身的遗传变化，而是影响基因表达的其他因素：如 DNA 甲基化、组蛋白修饰、染色质结构等。如果把 DNA 比喻成一首谱写好的生命乐谱，表观遗传学就是如何演奏这个乐谱：声音强弱、间隙变化、节奏快慢、不同乐器、不同章节、不同元素等。一首耳熟能详的《生日快乐》歌曲，通过不同的演绎，可以产生古典音乐版、爵士乐版、流行歌曲版、民谣版，等等。DNA 乐谱不变，表观遗传学演绎千变万化。又好比同一本《三国演义》，用普通话、粤语、闽南语、上海话等不同方言阅读，同样文字却有不同的发音。简单来说，表观遗传学就是在不影响基因本质的情况下，抑制、减弱、增强或启动基因的表达。

表观遗传学的两个核心特点蕴含在其名称中。"表观"：外部环境可以通过影响表观遗传学来调控基因表达，最终影响生物表型。"遗传"：调节基因的因素，是能部分遗传到后代的。结合这两个特点，我们能解释许多有意思的现象。

（1）孕妇所在环境，包括饮食、压力等，在不改变胎儿基因的情况下，能对未来孩子患有疾病的概率产生影响（如癌症、脑卒中、糖尿病、精神分裂症、抑郁症等）。1944 年，德国纳粹封锁荷兰的食物供应，导致荷兰饥荒 1 年。1944 年，荷兰出生的新生儿因为孕母营养不良，其"子宫记忆"影响他们一辈子：20 世纪 90 年代的跟踪研究发现，荷兰 1944 年出生的人相较普通人群有 35 万处甲基化异常（表观遗传学因素，详见下文），其中与控制新陈代谢相关的 *PIM3* 基因及胰岛素样生长因子（*IGF-2*）基因被抑制，导致这群人更易肥胖，患糖尿病、精神疾病等。环境因素（饥饿）在不改变孕妇与胎儿的基因的情况下，把影响传递（遗传）给了后代。

（2）父亲的生活习惯同样影响后代：精子除了传递遗传信息给后代，也带来了表观遗传学信息，而表观遗传学信息受父亲生活习惯的影响。比如哥本哈根大学团队发现暴饮暴食的父鼠导致后代小鼠超重风险增加；美国宾夕法尼亚州团队发现父鼠在高压下生活（给它闻狐狸味道或欺负它），其后代应对压力反而迟钝。另有研究报道父亲如果吃槟榔，会影响新陈代谢，虽不改变遗传基因，但其后代可能出现心脏问题和肥胖，其影响甚至延伸至孙辈。《纽约时报》报道父亲如果长期运动，其孩子海马中神经元连接增强，学习能力加强。父亲生活的健康，孩子直接"赢在起跑线之前"！而这些并不是基因，更多是表观遗传因素导致的。

（3）父母关怀子女，子女未来更抗压。这不单是心理层面，也有表观遗传层面的影响：父母对孩子缺少关怀会抑制孩子催产素的受体基因表达，缺乏催产素导致孩子更易患有精神疾病和出现反社会心理问题。来自美国华盛顿大学的韦弗（Weaver）等人于 2004 年的实验证明，同样基因的幼鼠，母鼠是否舔幼鼠会影响幼鼠海马区 *GR* 基因的 DNA 甲基化程度和转录水平，从而影响未来幼鼠的应激反应、记忆能力和探索行为等。这些结果表明，幼子的生长发育和行为特征受到母亲抚养方式的影响，而这种影响是通过表观遗传调控机制实现的，而不是通过改变基因序列。

（4）同卵双胞胎虽然基因相同，但如果生活环境和生活习惯不同，其表观遗传影响也不会相同，年纪越大，她们之间的身体状况差异会越大。研究表明这更多属于表观遗传学问题。如图 6.5 中，同卵双胞胎基因相同，左边女士有 17 年吸烟史，注意其嘴部的皱纹以及下颌下垂和整体衰老现象；而右边女士没有吸烟史，面部皮肤状态更年轻。

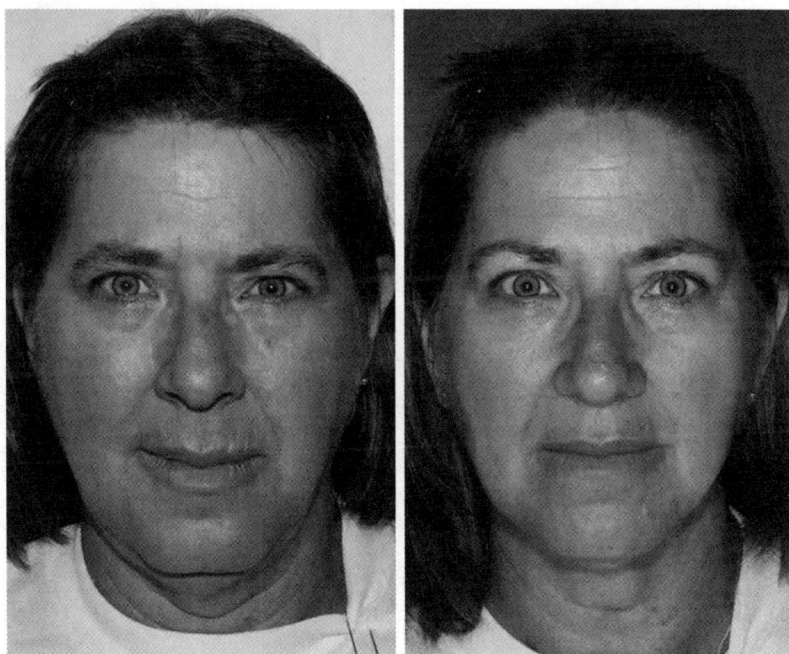

图 6.5　同卵双胞胎基因相同但表观遗传学不同造成相貌不同（图片来源：CNN）

（5）肌肉记忆也是一种表观遗传学现象：瑞典团队设计了"单脚踏自行车训练"（为了控制变量，只比较个体左右脚的差异），一段时间运动后，运动脚的肌肉细胞甲基化有 5000 处变化。力量训练会改变肌肉细胞的甲基化标记，即使长时间停止运动后，这些改变仍会保持；而再度训练时，肌肉会更容易表达蛋白质，从而促进肌肉恢复生长。

6.2.2　拉马克主义 vs 达尔文主义

　　环境影响生物表型，还是遗传影响生物表型，这背后其实是两个学派思想的碰撞：拉马克主义（Lamarckism）和达尔文主义（Darwinism）。拉马克主义是一种生物进化理论，它的核心观点是后天习得性状可以被遗传。根据拉马克主义，个体可以通过生活经验和努力获得新的特征，然后这些特征可以通过遗传传递给下一代。见图6.6。

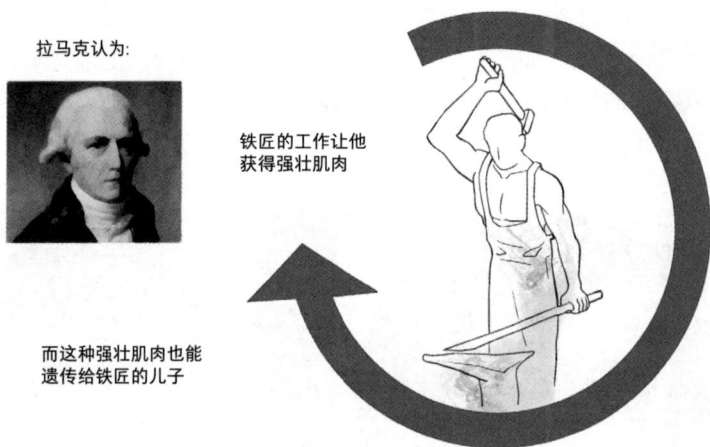

拉马克认为：

铁匠的工作让他
获得强壮肌肉

而这种强壮肌肉也能
遗传给铁匠的儿子

图6.6　拉马克主义

　　这个理论最初由18世纪末法国生物学家拉马克提出，他的观点受到了很多人的质疑和批评，尤其是在达尔文提出自然选择的进化理论之后。拉马克没有想到的是，他的观念其实与我们现代生物学讲的表观遗传学高度契合：环境和习惯影响生物，这种影响可以传递给后代。达尔文主义相信物竞天择，生物被动地被挑选，随机基因突变可能带来适应性优势，具有适应性优势的个体在竞争中生存下来，通过遗传传递给后代。而拉马克相信生物主动改变自己的表型以适应环境，这个现象被称为遗传同化（genetic assimilation）。

　　我们现在更多认为以上两种学说不是对立的。现实的情况是两种学说的融合：生命的生存繁衍在变和不变方面保持平衡。基因是定义物种的关键，基因保持稳定，物种种群才能保持稳定。设想如果一个物种每一代都不一样，那么首先有性繁殖可能就有问题（雌雄突变到不能互相交配和繁殖）。另外随机基因突变意味着风险，可能产生对物种不利的突变（先撇开病毒变异这种特殊例子，它们属于无性繁殖，并采取了一种不一样的生存策略）。因此，基因突变是缓慢的、保守的。但是生命也意识到环境在时刻变化，物种需要适应环境变化，因此物种在保持基因基本不变的情况下，通过接受环境的影响以及主动改变习惯，从而用表观遗传学因素来调整基因的表达强度，在不大调整基因的情况下应对环境动态的变化。这类平衡策略是优秀的，既兼顾了物种基因的保守和稳定，也以比较高效的表观遗传学来应对动态外部变化。变的不是基因，而是基因的表达！

　　延伸至哲学层面小小思考一下：一个个体是受先天影响更多呢，还是受后天努力影响更多？生物学给出的答案是，两者都重要：基因是天生的、不可改变的，但后天的环境和习惯可以影响最终结果。经典遗传学固然带有宿命论的不可逆，但生命也留出了"存在即是行动"这种贴近存在主义的空间。就好似一手烂牌在对的操作下，是有机会改变结果的。我们每个看似细微的小小决定（每次运动、每顿健康饮食、每次积极的心态），实际上都会影响我们的身体，甚至我们的后代。这无疑给了我们从细微之处积极面对生活的理由和动力。

6.2.3　表观遗传学调控因素

　　表观遗传学调控因素庞大而复杂，我们简单介绍其中几个比较重要的部分。

　　转录因子（transcription factor）：一类能够结合到 DNA 序列的特定区域，并调控基因表达的蛋白质。它们通过结合到基因的启动子（promoter）区域，与 RNA 聚合酶（阅读 DNA 信息并生成 mRNA 的"蛋白质工厂"）一起启动或抑制转录过程。这好比是 DNA 的"点读笔"。转录因子可以通过不同的机制影响表观遗传学，包括：改变基因所在染色质的结构和组装，招募或调节组蛋白修饰酶的活性，影响 DNA 甲基化和去甲基化，以及与其他转录因子或调节蛋白形成复合体，进而影响基因表达。因此，转录因子在基因表达调控和表观遗传学上扮演着重要的角色。而且单个关键转录因子可以调节数个至数百个基因表达，可以视为基因表达的"开关"，一旦"打开"可以引起瀑布样级的放大效应，这些特点也是下文高选择性细胞重编程（OSKM）的科学基础。见图 6.7。

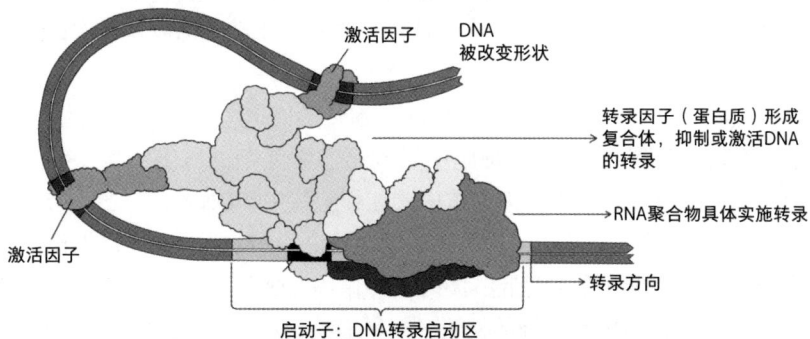

图 6.7　转录因子影响 DNA 转录过程（影响基因表达）

一个经典的转录因子是 p53 蛋白。p53 蛋白是一个转录因子，参与细胞周期和细胞凋亡的调控。它通过调节与 DNA 修复、细胞周期停滞和细胞凋亡有关的基因表达来发挥肿瘤抑制作用。当发生 DNA 损伤时，p53 蛋白被激活，它可以诱导表达很多促进 DNA 修复的基因；或者如果损伤过于严重，会引发细胞凋亡以防止受损细胞的传播。p53 蛋白的功能失调与许多类型的癌症发展相关。所以说一旦转录因子不正常，就算基因没问题，但该表达的基因无法表达，该抑制的基因无法抑制。另外还有著名的 OSKM 转录因子，我们将在下文详细描述。

美国麻省理工学院张锋团队的最新研究，通过高通量 RNA 测序发现 1800 种转录因子 3500 个异构体，并记录产生目标细胞的转录因子的组合，形成转录因子文库。

DNA 甲基化（DNA methylation）：DNA 甲基化是指 DNA 分子上化学甲基基团（$-CH_3$）与 DNA 结合的化学修饰过程。甲基的来源广泛，通常来自食物以及机体生化反应的产物。我们知道 DNA 由 4 个碱基单元 A、C、G、T 组合排序，而甲基化通常发生在 CpG 位点上，可以理解为 $-CH_3$ 化学结合到 CG 碱基上。DNA 甲基化是一种最重要、最具代表性的表观遗传学机制，可以影响基因表达和染色体稳定性。DNA 甲基化可以受到内部环境和外部环境的影响，如生物发育、环境因素、饮食等。

DNA 甲基化通常与基因沉默或抑制有关。在大多数情况下，DNA 甲基化是一种表观遗传修饰，即这种修饰不会改变 DNA 序列，但会影响基因表达。甲基化通常会发生在基因启动子区域的 CpG 岛上，这可能会阻止转录因子和 RNA 聚合酶结合到基因上，导致基因表达被抑制。甲基化就好比是路障，在基因转录启动开头就设置障碍，阻碍 RNA 聚合酶正常阅读与转录 DNA。

基因组甲基化位点预计有数百万个，甲基化的数量和位置会因个体、细胞、组织、环境、疾病状态而异。甲基化的位置和数量可以编制为表观遗传时钟，量化生理（生物）年龄，实现同单纯的时间维度分离（下文会详细探讨）。《自然》期刊报道以色列团队着手编制的甲基化图谱文库。一般使用的手段是染色质免疫沉淀（ChIP）测序以及免疫荧光法来确认甲基化（或其他化学修饰以及转录因子）的基因位置。

组蛋白修饰是另一个最具代表性的表观遗传学修饰。我们的 DNA 并不是平坦摊开的一条线，实际上 DNA 在细胞中呈现出非常复杂的三维结构：约 2 米长的 DNA 要缠绕坍缩进几百纳米的细胞核内。在细胞核中，DNA 会与各种蛋白质相互作用并被组织成染色体。其中比较重要的是组蛋白，DNA（一般 147 对碱基长度）会缠绕组蛋白形成染色质，组蛋白提供结构作用。更重要的是，组蛋白的甲基化和乙酰化也可以调节 DNA 缠绕的松紧：如果 DNA 松弛，转录因子和 RNA 聚合酶能触达 DNA，基因更易表达；如果 DNA 紧实，转录因子和 RNA 聚合酶无法触达

DNA，基因不易表达，由此提供表观遗传调控。好比一本书的某些页面被粘贴在一起，虽然文字还在却无法被翻开阅读。如果上文的 DNA 甲基化是"路障"，阻碍基因的正常表达，这里的组蛋白的甲基化和乙酰化则是调控 DNA 的"松紧度"，从而影响表达。见图 6.8。

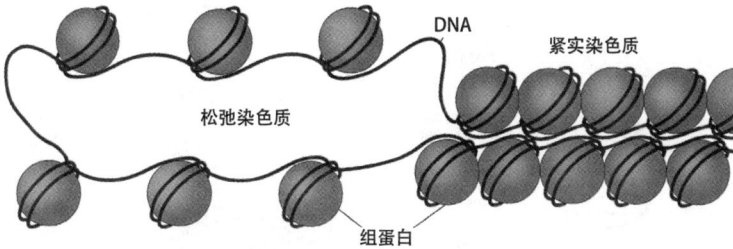

图 6.8　组蛋白影响 DNA 结构的松紧

那组蛋白如何调节 DNA 的松紧呢？这个领域也是目前表观遗传学重点研究的领域。主要有两个方式：一个是上文提及的甲基（–CH$_3$）化学修饰，一个是乙酰（–CH$_3$CO）化学修饰。在微观分子结构层面，组蛋白由氨基酸链条组成、形状可以想象成一个"小球"带一个"小尾巴"，而这些"小尾巴"上的一个氨基酸叫赖氨酸（lysine，代号 K），其是甲基和乙酰的"停机坪"，是组蛋白结合甲基和乙酰的部位。科研人员一般会简写比如 H3K27me3：指的是第 3 号组蛋白（histone），第 27 个氨基酸是赖氨酸（赖氨酸一般是第 9 号或第 27 号位），Me 代表有甲基化修饰。见图 6.9。

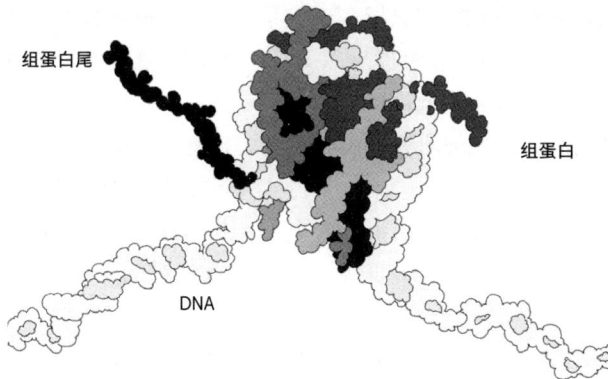

图 6.9　DNA、组蛋白和组蛋白尾

同样，体内的乙酰来自食物，以及细胞代谢产物葡萄糖和脂肪酸。体内有乙酰转移酶（acetytransferase，HAT）来添加乙酰，也有去乙酰化酶（deacetylase，

HDAC）能够催化去除乙酰化修饰。一般来说，组蛋白如果被添加上乙酰，乙酰是负电荷，而"小尾巴"上的赖氨酸是正电荷，正负电荷中和，DNA 会舒展松开，基因可以表达。同理，如果乙酰被清除，那么 DNA 可能会恢复紧缩状态，基因不表达。见图 6.10。

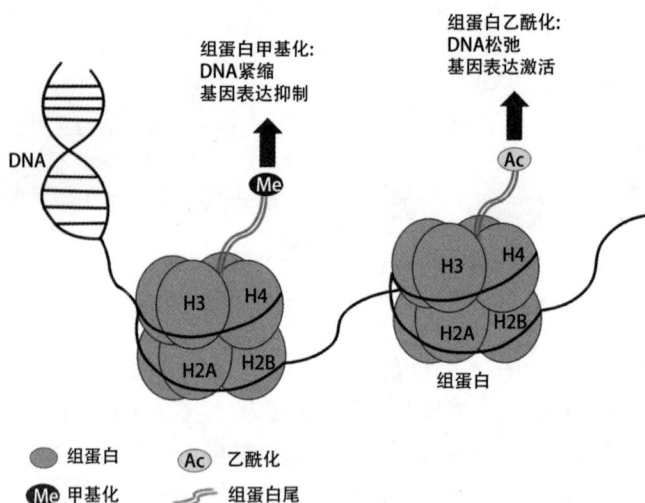

图 6.10　组蛋白调节 DNA"松紧"的方式：甲基化与乙酰化

相应的，体内也有添加甲基的甲基转移酶（methyltransferase，HMT）以及去除甲基的去甲基转移酶（methyltransferase，HDMT）。与乙酰化不同，组蛋白甲基化一般会使 DNA 紧缩，抑制基因表达（但也有例外，具体看位置）。如果组蛋白甲基化调节错乱，例如一种叫 *KMT2A* 的基因会生产甲基转移酶，从而添加甲基到组蛋白赖氨酸；*KMT2A* 的变异可能导致 H3K4 处甲基化异常，最终可能会导致混合谱系白血病（mixed lineage leukemia）。

组蛋白甲基化和乙酰化的研究在表观遗传调控基因表达领域有重要地位。领军人物是纽约洛克菲勒大学的大卫·阿利斯（David Allis）。他在研究组蛋白修饰以及其影响基因表达和发育方面做出了重要贡献，并因其工作而获得了众多奖项和荣誉，包括重磅的科学突破奖和沃尔夫医学奖。令人惋惜的是他在 2023 年初因癌症去世，享年 71 岁。

非编码 DNA：人体只有 1%～2% 的 DNA 能够编码身体内超过 2 万多种蛋白质，这部分 DNA 被称为编码 DNA。其余 98% 的基因长时间被认为是垃圾基因（junk genes），但我们渐渐发现这些被称为"垃圾"的非编码 DNA 中，有过半具有调节功能，控制和调节那 2% 的编码 DNA 的蛋白质生产。这类非编码 DNA 有上述的启动子（让转录因子和 RNA 聚合酶"抓"住该表达的基因，启动转录），终止子（terminator）（终止转录），以及沉默子（silencer）和绝缘子（insulator）（抑制基因表达）等。其中我们重点介绍增强子（enhancer）。

增强子是一种非编码 DNA 序列，可以增加附近基因的转录活性，即使它们在线性 DNA 序列上远离该目标基因。一般情况下，转录因子和 RNA 聚合酶复合物在基因启动子区域聚集，基因才会启动转录。而增强子通过结合特定的转录因子发挥作用，这些转录因子可以与基因的启动子区域相互作用，以增强转录。当增强子结合转录因子时，它可以通过在 DNA 中形成一个环，将转录因子带到基因的启动子区域。这使转录因子能够与 RNA 聚合酶复合物相互作用，后者催化将 DNA 转录为 RNA。此外，增强子还可以招募如组蛋白乙酰转移酶，修改染色质结构，使转录因子和 RNA 聚合酶更容易接近启动子区域。正常情况下，转录因子和 RNA 聚合酶要 "碰巧" 出现在基因启动子上才能启动转录，在增强子的辅助下，相当于转录因子和聚合酶有更大机会被 "抓到" 目标基因启动子上。总的来说，增强子虽然不编码蛋白质，但其作用更像一个传送器，将目标基因与所需的转录因子和聚合酶在空间上凑在一起，提高附近基因的转录概率，放大基因表达。见图 6.11。

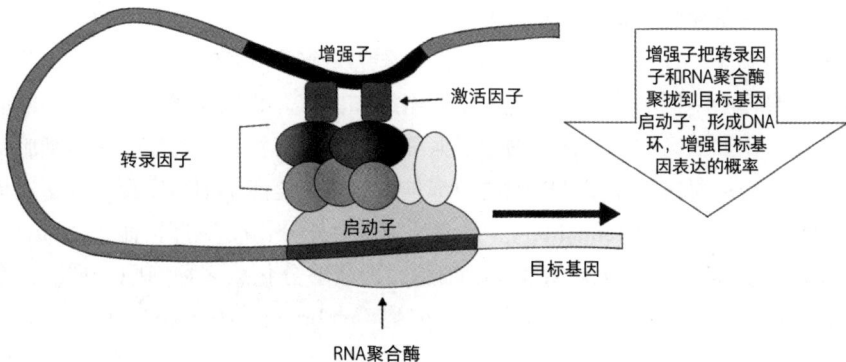

图 6.11　增强子增强目标基因表达的概率

机体中有一种重要的基因叫超音鼠基因（Sonic hedgehog gene，名字据说是源于发现者向著名卡通人物超音鼠致敬），这个基因产生一个重要的信号分子，对于正常胚胎发育、组织再生以及干细胞分化都非常重要。此外，它还参与多种成人组织的维持和修复。超音鼠基因的增强子出现异常，超音鼠基因过度或过低表达，最终可能导致新生儿多指（趾）症（手指或足趾数目异常）。

非编码 RNA：非编码 RNA 不编码蛋白质但执行其他各种重要细胞功能（如基因表达调控）的 RNA 分子。其中比较重要的是 microRNA（miRNA）。miRNA 是短 RNA 分子（大约 22 个核苷酸的长度），可以通过与 mRNA 分子结合并抑制其翻译成蛋白质，或促进其降解来调控基因表达。相当于 mRNA 带着 DNA 传递的蛋白质生产信息，却被 miRNA 拦截、匹配和结合，mRNA 无法正常完成蛋白质生产工作。就好像用修正液在一段文字上覆盖，使我们无法阅读其中的文字。基因的产出（蛋白质）受到影响，表观调控起到了作用。

以上我们介绍了几个具有代表性的表观遗传学因素，科研人员还在持续发掘更多参与调控的物质及机制。更为复杂的是，多种物质和机制在机体内碰撞，形成一个动态的复杂系统。日本科研人员提出运用动态系统理论（Dynamic System Theory）来模拟这些表观遗传调控：包含每个调控因素的路径、反馈机制、外来因素影响、多因素互动、随机背景噪声的干扰等（像模拟天气一样）。相当于把所有以上表观调控因素组合来研究，量化细胞发育、细胞重编程等过程。这项工作需要计算机与机器学习等技术的赋能。

前面我们介绍了表观遗传学的一些底层机制，接下来我们会介绍表观遗传学对生命科学研究的意义，以及在临床医疗中的应用。表观遗传学的影响几乎无处不在，覆盖的领域包括发育生物学与表观遗传景观、细胞重编程、iPSC、癌症、衰老与抗衰老，等等。

6.2.4　发育生物学与表观遗传景观

发育生物学（Developmental Biology）研究一个受精卵细胞（全能干细胞）如何发育成身体中不同的成熟体细胞、不同组织和器官。我们身体拥有超过 200 多种细胞类型，比如肌肉细胞、神经细胞、血细胞等，各有特点和功能，称为细胞身份（cell identity）；而这 200 多种细胞类型都是由最初的全能干细胞发育而成，这个过程称细胞分化（cell differentiation）。全能干细胞会先分化成多能干细胞（pluripotent stem cell），其是具有多向分化潜能的细胞，即能够分化成多种细胞类型，具有可塑性。多能干细胞又分为天然的胚胎干细胞（embryonic stem cell，ESC）和人工 iPSC。

作为一个杰出的发育生物学家，沃丁顿当年提出了"表观遗传景观"（epigenetic landscape）概念（图 6.12）：将发育过程中细胞类型分化和成熟的多样性，比喻为一个高山的景观，而细胞类型分化的过程就像是一个小球从山顶滚落到山谷的过程，从"山顶"的全能干细胞，变成"山坡"的多能干细胞，再变成"山脚"的各种成熟体细胞。表观遗传景观由成百上千个基因的表达调控网络组成，这些基因按照预定的程序（programming）相互作用并产生细胞特定的表观状态。这些在时间和空间上的状态变化形成了一条条"山脊"，即表观遗传景观。

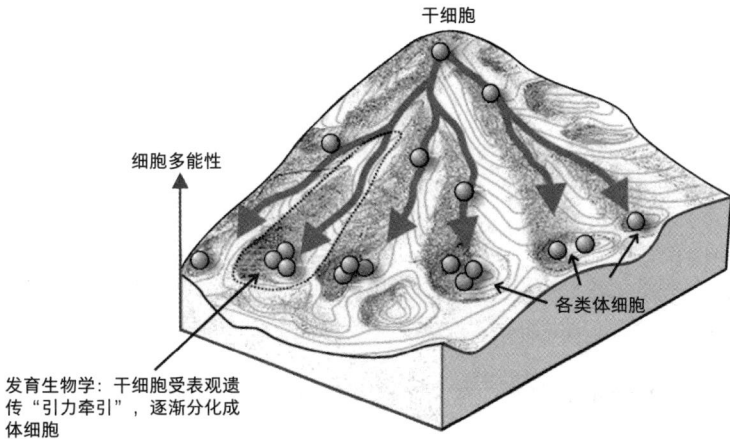

图 6.12　表观遗传景观示意图

　　沃丁顿操作了一系列经典的果蝇实验，通过在果蝇胚胎发育过程中给予一定的环境刺激（如高温、低温等），发现在环境刺激下，相同基因的果蝇，其后代翅膀形态的稳定性受到了破坏，翅膀形态变得更加随机。沃丁顿通过果蝇实验提出，胚胎在发育过程中，表观遗传调控（当时仅依赖环境干预手段，尚未发展出分子干预手段）可以将未分化的细胞引导至不同的分化途径，从而实现细胞分化的稳定性。

　　在自然情况下，从受精卵细胞分化到体细胞，犹如"山顶的球"受表观遗传学"引力"，"下坡"向一个方向滚去，途中经历不同分叉口，代表干细胞分化成不同细胞类型，干细胞慢慢失去可塑性，最终细胞类型在"山脚"定型，细胞完成分化，确定了细胞命运。同时每种细胞类型不会横跨一条条"山脊"，也就是说细胞类型确定后就不会改变。每个细胞类型各司其职，但如果有细胞"忘记"自己的身份，不小心翻过"山脊"，如下文提到的胰腺神经内分泌肿瘤的例子，胰细胞表现得像肝细胞，后果往往是致癌。

　　上文讲述的是自然情况，但通过人工干预，我们可以改变以上情况。比如，我们能打破从干细胞到体细胞的单一方向，把体细胞恢复到类似干细胞状态，等同于"把球从山脚推回到山顶"。又比如，我们能使球"横跨山脊"，让一种细胞类型变成另外一种细胞类型。这些都属于细胞重编程的范围。仔细想想，这类技术是颠覆性的，改变了人们的长期观念：即细胞发育是单向的，干细胞不可再生，以及细胞类型不可以改变等。这类技术的科研和临床价值不可估量。见图 6.13。

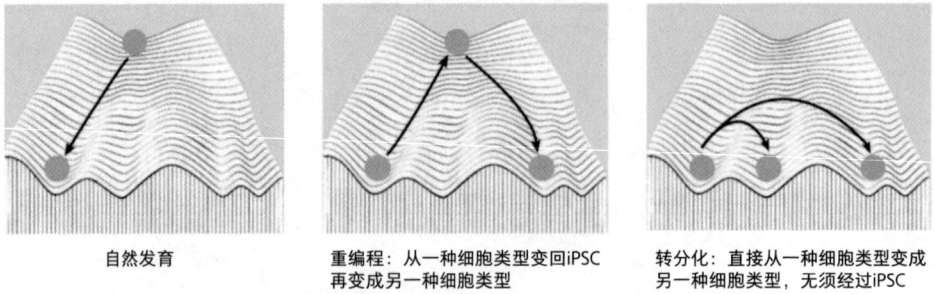

| 自然发育 | 重编程：从一种细胞类型变回iPSC 再变成另一种细胞类型 | 转分化：直接从一种细胞类型变成 另一种细胞类型，无须经过iPSC |

图 6.13　自然发育、重编程、转分化

细胞重编程是基于表观遗传学，而非基因组水平，见图 6.14。

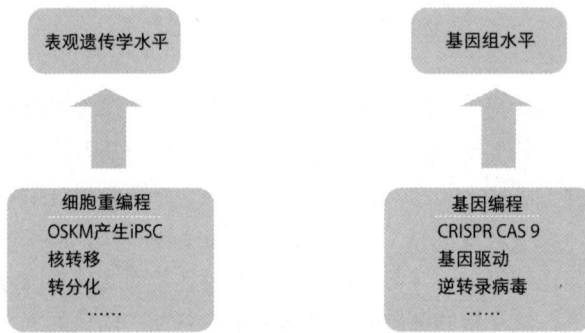

图 6.14　表观遗传学层面的技术 vs 基因层面的技术

6.2.5　细胞重编程技术

重编程是指细胞改变其表观遗传状态以及发育状态，可以分为自然重编程和人工重编程。精子和卵子都是"山脚下"的特异细胞，正常情况下，两者各自的表观遗传学调控限制其分化为其他的细胞类型。但当卵子接受精子的 DNA 后即形成受精卵，就可以分化为身体所有的细胞类型和胎盘组织，说明生殖细胞发生了自然细胞重编程，新的生命开始了。基于对自然细胞重编程（受精卵的形成和发育）的观察，20 世纪 60 年代以来科学家产生了一种科学假设：卵子细胞质中含有所有细胞重编程中除完整染色体外所有需要的物质条件（主要为蛋白质）。如果将体细胞（即"山脚下"的特异细胞）细胞核放入去核的卵子，就会形成人工细胞重编程，表观遗传系统也会重新编程，形成胚胎，从而发育成个体。在这个科学假设的驱动下诞生了核转移技术，以及克隆蛙和克隆绵羊。但是相比自然细胞重编程，人工细胞重编程核转移的效率非常低下，普通科技人员难以重复，而且核转移重编程属于非选择性细胞重编程，所以很难大范围推广和解析细胞重编程的科学机制。

核转移的精髓就是把成熟体细胞的细胞核，转移到一个无核卵子中。1962

年，由当年不到 30 岁的英国生物学家约翰·格登（John Gurdon）进行的一项实验，展示了细胞核的重编程能力。在这个实验中，他将一只成熟蝌蚪的肠上皮细胞核转移到了一个无核的蛙卵细胞中，这个细胞最终发育成一只健康的蝌蚪。这表明，细胞核的信息并没有丢失，并且可以重新被表达出来。成熟的细胞核能够通过当年未知的机制重新编程回一个多能干细胞状态，从而生成一个新的生命体。这个实验引发了人们对于细胞命运和分化的深入思考，也为后来的干细胞研究奠定了基础。这项核转移技术，也被认为是克隆技术的开端。格登要等到 2012 年才与上述的山中伸弥共享诺贝尔奖：两个重编程路径让成熟体细胞回到多能干细胞状态。

这个技术直到 20 世纪 90 年代才延伸至哺乳动物，造就了著名的克隆羊多莉（Dolly）。多莉的克隆是通过将一个成年羊的乳腺细胞的细胞核，移植到一个没有细胞核的羊胚胎细胞中，然后将这个胚胎细胞植入到一只代孕母羊子宫中发育而来。通过这种方式，多莉的基因组完全来自捐赠乳腺细胞细胞核的成年羊。除了克隆技术举世震惊之外，这个实验也产生了一个让人深思的问题：捐赠的细胞核（基因信息）来自成年羊，但克隆羊多莉出生时的的确确是幼婴状态，为什么多莉出生时不是成年状态？衰老与否的原因并不隐含在细胞核的遗传信息里？是不是这个无核的胚胎细胞含有一些物质，能让成年羊基因出现在年轻细胞里？这些科学假设引导科学家在发育生物学和抗衰老等领域取得突破，特别是以下介绍的山中因子。

转录因子 OSKM 产生 iPSC 可以说是最重要、影响力最大的细胞重编程技术。20 世纪 90 年代以来另一种科学假设是：卵子细胞质能够完成体细胞重编程是因为转录因子起主要作用，转录因子就是细胞重编程的开关。在此科学假设的驱动下，产生了 iPSC 技术，即通过持续表达 4 个转录因子 Oct4、Sox2、Klf4、c-Myc（简称 OSKM），可以将哺乳动物体细胞重编程为胚胎干细胞样细胞。虽然与其他细胞重编程方法相比，iPSC 的效率非常低，但由于其使用确定的转录因子进行重编程，方法简单，迅速被世界各地成千上万的实验室重复使用，并用于解析细胞重编程的科学机制。

山中伸弥等日本科学家在 2006 年的一篇论文中首次报道了 OSKM 因子（后称山中因子）可以将体细胞重新编程为人工 iPSC。这个发现是非常震撼的，相当于上述的表观遗传景观中，我们可以把在"山脚"的已经定型的成熟体细胞"推回山顶"，让其回到类似干细胞的状态。这颠覆了以往干细胞发育为成熟体细胞的单一方向。这项研究另一个重大的突破是它提供了一种新的方法来获取多能干细胞，这些细胞具有用于组织再生并治疗许多不同类型疾病的潜力。因此，山中伸弥因这项发现而获得了 2012 年诺贝尔生理学或医学奖（获奖离发现只有 6 年，侧面反映了其重要性）。

OSKM 因子其实是 4 个转录因子的简写：Oct4、Sox2、Klf4、c-Myc。它们也是我们上述介绍的表观遗传学调控因素中的转录因子类别。要找到 OSKM 因子，山中伸弥的思路是延续上述克隆羊实验：既然成熟绵羊的细胞核转移到无核胚胎细胞中会生出幼儿克隆羊而不是成熟克隆羊，那么让克隆羊"返老还童"的物质应该在胚胎细胞的细胞质里（打个不太严谨的比方，秘密就藏在蛋清里，而不是蛋黄里）。使用高通量筛选技术试错，最终山中伸弥团队发现这些因子，并确定它们可以促进体细胞转化为 iPSC。

OSKM 因子的引入导致特定基因的表达模式发生变化，从而重新定义了细胞的身份。OSKM 4 种转录因子结合到特定基因启动子区域上，并抑制这些基因（这种特定基因是成熟已分化细胞的谱系特异性基因）的表达，比如说"关上"皮肤细胞特有的表达基因。

同时，OSKM 因子协助清理组蛋白甲基化 H3K27me3，H3K27me3 是一种抑制性组蛋白修饰，与基因收紧和沉默有关，特别是干细胞基因的沉默。H3K27me3 水平的降低导致这些基因的表达，推动细胞再次获得干细胞多能性。OSKM 因子相当于也把干细胞的特有基因"打开"了。

上述 OSKM 因子"打开"干细胞特有基因，"关上"成熟体细胞特有基因，最终完成 iPSC 转化（图 6.15）。值得注意的是，OSKM 4 种因子并不是唯一可以产生 iPSC 干细胞的，也不会是最优的。新的因子组合、比例、使用方法会被陆续发掘出来。（侧面也说明，人工诱导的干细胞，接近天然胚胎干细胞，但还没办法一模一样。）

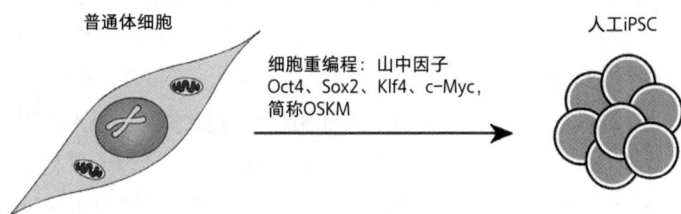

普通体细胞

细胞重编程：山中因子
Oct4、Sox2、Klf4、c-Myc，
简称OSKM

人工iPSC

图 6.15　细胞重编程过程

iPSC 的发现革命性地改变了再生医学领域。我们知道有些细胞不易获得，或不可再生。我们可以"推球上山"产生 iPSC，再让其"沿着别的轨道滚下来"，变成其他类型的细胞。比如心肌细胞不易在体外获得，我们可以把皮肤细胞变成 iPSC，然后转化成心肌细胞。这类细胞具有临床优势，因为它们可以从患者自身的体细胞中产生，因此可能避免移植后的免疫排斥。表 6.1 列举了研究运用 iPSC 细胞疗法的例子。

表 6.1　iPSC 细胞疗法的临床应用

疾病类型	临床应用
失明	2017 年启动了一项临床试验，测试 iPSC 分化出的视网膜色素上皮细胞治疗老年性黄斑变性（SMD）的安全性和有效性，该病是老年人失明的主要原因之一
心脏病	2013 年，研究人员成功地将 iPSC 分化出的心脏细胞移植到非人灵长类心脏病模型中，导致心脏功能显著改善
脊髓损伤	2016 年启动了一项临床试验，测试 iPSC 分化出的寡突胶质前体细胞治疗脊髓损伤的安全性和有效性
糖尿病	2014 年，研究人员成功地利用 iPSC 分化出产生胰岛素的 β 细胞，这可能用于治疗糖尿病
帕金森病	2018 年启动了一项临床试验，测试 iPSC 分化出的多巴胺能神经元治疗帕金森病的安全性和有效性

此外，iPSC 还可以用于建立各种疾病模型、研究发育生物学和筛选潜在药物。表 6.2 是一些其他应用的例子，这些例子只是 iPSC 在再生医学领域中应用的一小部分，随着技术的不断发展，我们相信会有更多的应用出现。

表 6.2　iPSC 的各类其他应用

应用类型	临床应用
细胞治疗	iPSC 可以用来制造各种细胞类型，例如心肌细胞、神经元和生产胰岛素的 β 细胞等，这些细胞可以用于细胞治疗，治疗各种疾病和损伤
药物筛选	iPSC 可以用来模拟各种疾病，并用于药物筛选，以开发新的治疗方法和药物，其也是各类器官芯片潜在细胞供体
疾病建模	iPSC 可以用来制造患者特定的细胞类型，并用于疾病建模，以研究疾病的发病机制和寻找治疗方法
组织工程	iPSC 可以用来制造人工组织，例如皮肤、骨骼和肝脏组织等，这些组织可以用于再生医学和移植
肿瘤研究	iPSC 可以用来制造患者特定的肿瘤细胞，并用于肿瘤研究，以研究肿瘤的发病机制和寻找治疗方法

转分化（transdifferentiation）指的是一个细胞在不先回到干细胞状态的情况下，从一个已成熟分化的细胞类型转变为另一个已成熟分化的细胞类型的过程。这好比不像上文描述的先把"球推上山"，然后再让"球沿别的道路下山"；转分化则是直接在"山脚下"让"球横向翻越山脊"。转分化可以通过各种技术在实验室

中诱导，例如引入特定的转录因子，或使用生长因子和化合物。转分化同样在再生医学领域具有巨大的潜力，可以作为生成特定组织、修复和替换细胞的手段，而无须中间的干细胞阶段。已经有不少例子证明此技术可行。

2008 年，研究人员发现通过向小鼠胰腺外分泌细胞中引入 3 种转录因子（Pdx1、Ngn3 和 MafA），就可以诱导这些细胞向 β 细胞转分化。这些类 β 细胞能够产生胰岛素并调节糖尿病小鼠的血糖水平。

2010 年，研究人员表明，通过向小鼠成纤维细胞中引入一组转录因子（Ascl1、Brn2 和 Myt1l），就可以诱导这些细胞向功能性神经元转分化。此技术随后已被用于从人类皮肤细胞中生成神经元，为治疗神经退行性变性疾病提供了一种潜在的神经元来源。

以上例子展示了通过重编程技术改变细胞身份。

其他重编程手段：比如上文提及使用 miRNA 干扰蛋白质翻译。另外，基因编辑 CRISPR CAS 9 也被开发用于进行重编程，将 CAS 改造成不会剪断基因，作为一个导航系统，将特定转录因子带到特定基因进行调控。还有就是上述甲基化和乙酰化的转移酶，或清除甲基和乙酰的酶等，也会用于细胞重编程。

说到底细胞重编程就是改变细胞的表观遗传状态（自然或人工），从而改变细胞发育周期，以及细胞类型和身份。我们会在后文更详细介绍重编程，以及部分重编程技术。

6.2.6 表观遗传学与癌症

癌症的原因，可能是基因的突变，也可能是表观遗传层面的异常。由于基因组 DNA 发生了不同程度的异常甲基化、组蛋白修饰、非编码 RNA 调控等表观遗传学改变，导致了基因表达水平的失调，丧失细胞特性，从而促进了癌症的发生和发展。一些表观遗传学变化在多种癌症中普遍存在。例如，DNA 甲基化的丧失和组蛋白乙酰化的增加通常与癌症的发生和进展相关。另外，一些组蛋白修饰酶和去乙酰化酶也被发现在多种癌症中起着关键作用。这类癌症中，我们往往能观测到目标细胞身份的困惑和混淆，不应该出现的细胞种类特征出现了，我们在下文例子中详细讨论。

此外，值得思考的是，癌症与细胞重编程都有共同通路（表观遗传学），仿佛就是一个硬币的两个面。细胞重编程是人工修改细胞的表观遗传状态，肿瘤很多时候是表观遗传学和基因调控的出错。这也是 iPSC 被诟病容易致癌的原因，上述 OSKM 因子中的 c-Myc 就被发现容易致癌。

当然就如上所述，我们并不是说表观遗传因素是癌症的唯一原因，癌症也有可能来自基因突变。更多时候，我们常会发现表观遗传因素和基因突变相互影响，最终致癌。这让人重新思考疾病：疾病更像一个过程，一系列骨牌效应，重要的不单是最初的起因，发展过程中一切"助纣为虐"的因素也非常重要；设计治疗靶点也可以从过程中某一阶段切断疾病发展。

比如组蛋白有时也会发生基因突变，从而产生骨牌效应，影响表观调控。一个例子是，H3 组蛋白一个氨基酸的不同导致变异体 H3.3，组蛋白第 90 号位的蛋氨酸（M）突变成甘氨酸（G），专门吸引一种 DAXX 蛋白结合（正常 H3 不会结合），而 DAXX 参与基因调控、DNA 修复、细胞凋亡和染色质结构稳定。这个异常结合使基因表观调控混乱，导致罕见的胰腺神经内分泌肿瘤，这也是夺去苹果公司创始人乔布斯生命的癌症。研究发现在这种肿瘤里，胰腺细胞表现得像肝细胞，胰腺细胞开始表达只有肝细胞才会表达的蛋白质。很明显表观遗传错乱导致细胞身份产生错乱，胰腺开始有肝脏的特点，最终致癌。

如果表观遗传学出错会导致癌症，那么表观遗传学机制也可以被用来治疗癌症。2020 年 1 月，FDA 批准了第一种用于治疗上皮样肉瘤的表观遗传学药物 Tazverik（tazemetostat）。这是一种针对 EZH2 酶的抑制剂，它通过抑制 EZH2 酶的催化活性来发挥抗肿瘤作用。EZH2 酶是一种组蛋白甲基转移酶，它可以催化转移甲基基团到组蛋白 H3 的赖氨酸（K）位点上，从而产生 H3K27me3。在某些癌症中，EZH2 酶会被异常激活，导致 H3K27me3 的水平升高，从而阻碍肿瘤抑制基因的表达，促进癌细胞的增殖和转移。Tazverik 的作用是抑制 EZH2 酶的活性，从而降低 H3K27me3 的水平，恢复肿瘤抑制基因的表达，发挥抗肿瘤作用。（上文我们提及的 OSKM 因子产生 iPSC 同样是通过清除 H3K27me3 修饰标记。）

6.2.7　表观遗传学与抗衰老

如果癌症很大程度上是表观遗传调控出了问题，那么沿着这个思路，衰老也可以被认为是表观遗传调控随着年龄增长和时间的推移缓慢失控的过程。这也是为什么癌症的发生概率与年龄高度关联：吸烟者的癌症患病率是不吸烟者的 5 倍；但一个 60 岁的人可能会比一个 50 岁的人患癌概率高数十至数百倍。这衍生出另一个理念，就是衰老应该被视为一种疾病：衰老会带来一系列身体功能退化和疾病，这就算没有医疗背景的人都可以注意到。但现代医院却没有一个专门的衰老科。一个科学假设是我们应该研究衰老的机制以及抗衰老，这样我们就可以预防、减少、推迟许多老年相关疾病。

沿用表观遗传学的角度来看衰老，我们首先要考虑量化衰老的程度。我们习惯运用的年龄不一定是反映衰老程度的好方式：衰老更多是一种身体状态，生理年龄不一定与日历年龄相关，比如 60 岁的饮食健康的人，可能比 50 岁的没有良好生活习惯的人衰老程度更轻。我们经常看到许多影视明星通过保养与饮食，其外表比实际年龄更年轻。

为了量化生理衰老，科研人员提出表观遗传时钟的概念，用表观遗传学维度，而不是时间维度来衡量衰老，比如以身体 DNA 甲基化水平、数量和分布位置来评估表观遗传状态，从而评定衰老程度。比如美国加州大学洛杉矶分校团队的霍瓦特（Horvath）时钟，测量 2 万个甲基化点位，筛选出 353 个与衰老相关的点位，加权这些点位的影响最终形成预测衰老的模型。我们会在下文详细介绍表观遗传时钟。

围绕着量化衰老的表观遗传时钟，科学家也开始着手探索衰老的原因，产生了不同的学说。比如研究衰老的领军人物，哈佛大学的辛克莱教授就提出衰老信息理论（Information Theory of Aging）：生物体在生命周期中积累了许多遗传和环境信息（表观遗传学信息），这些信息被存储在生物体内的分子和细胞水平；随着时间的推移，这些信息可能会失去准确性，导致细胞和组织的功能受到影响，从而促进生物体的老化。打个比方，我们身体就好比 CD 唱片，其中储存着支撑我们生命的所有生物信息；但长年累月下来，CD 的内部信息没变，但 CD 表面累积很多划痕，那么 CD 唱片就不能再正常播放，好比我们身体的衰老。

围绕这个理论，辛克莱进一步提出为什么生理信息会丢失，即染色质修饰因子重定位假说（Relocalisation of Chromatin Modifier Hypothesis，RCM）。辛克莱团队在小鼠身上用酶创造出 DNA 创伤，创伤点位是经挑选的非核心位置，不影响染色体结构，可保持细胞功能和身份。这些微小创伤很快就被细胞本身的修复机制修复。进一步的研究发现，这些受了"DNA 微小创伤"的细胞虽然自我修复了，但其甲基化和乙酰化发生了变化，这些细胞衰老了 1.5 倍，后续"微创"小鼠也呈现整体加速衰老的特点，甚至有的细胞身份出现模糊，肌肉细胞出现免疫细胞的一些特点，显示表观遗传调控出现改变。

辛克莱的解释是，身体中有一些表观遗传机制，比如特定的 SIR 因子，是一类去乙酰化酶（HDAC），在基因沉默和染色质组织中发挥关键作用。"SIR"这个名字代表沉默信息调节因子（silent information regulator），其抑制转录来调节基因表达。Sirtuin 蛋白家族包括 SIRT1 ~ 7，参与广泛的细胞过程，例如 DNA 修复、细胞周期调节和细胞凋亡。辛克莱认为平时 SIR 因子维持着正常表观遗传调控，维护细胞身份和正常功能。但是当 DNA 发生创伤之后，SIR 因子会"离开原来的岗位"，去到创伤点参与 DNA 修复；修复工作完成之后，SIR 却回不到"原来的岗位"，就此造成表观调控变化。随着生命体不可避免在环境中不断累积这类 DNA 创伤，比如阳光和紫外线照射造成的 DNA 创伤，身体在修复 DNA 创伤后导致修饰因子重定位，改变表观遗传调控，就好像上述 CD 唱片的划痕，累积的"划痕"最终导致衰老。我们会在后文关于重编程的部分再次讨论辛克莱的衰老信息理论。

按照以上假说，人们不可避免会累积表观遗传"伤痕"，但我们其实不用太过绝望。相反，如果衰老，包括癌症，是表观遗传层面的事，那证明还是有方法对抗的；而如果衰老和癌症是基因组层面的事，是人"本质"层面的问题，那才更加棘手。幸好我们到目前还没有在基因组里发现死亡或衰老基因，这证明衰老、癌症，甚至死亡，在理论上都不是必然的。基因组并没有给我们下定义说不能活过150 岁。就好像婴儿最终衰老，变成老人，基因组基本没有变化；而克隆羊多莉也给我们"返老还童"带来启发：抗衰老应该从表观遗传学下手。

我们可以把抗衰老再次置于表观遗传景观框架中：衰老类似于表观遗传景观"山顶的球受无处不在的引力牵引而滚下山"，就好比胚胎干细胞发育成熟，以及分化成功能各异的体细胞。那么抗衰老是否就是对抗"引力"，把"球往山顶方向推"，重置细胞表观遗传机制，让细胞更像初生干细胞。但关键是推多少。我们肯定不希望回到胚胎状况，各个器官细胞变回干细胞，我们要时刻警惕细胞重编程的反面，就是表观遗传机制的错乱以及细胞身份的混乱造成癌症。一个策略就是稍微"往山顶方向推"，然后让"球自然滚下"，重复这个周期，以减缓衰老的速度。

抗衰老可以借用细胞重编程的技术，比如上文提到的山中因子 OSKM，"推球上山"，但目的不是一直回到 iPSC（"山顶"），而是将 OSKM 应用在抗衰老及再生医学领域。

同样是辛克莱团队，他们创造小鼠眼部神经创伤模型（神经细胞一般被认为不可再生），并在视网膜神经节细胞注射 OSK 因子，最终我们看到神经细胞重新连接，颠覆了神经细胞不可再生的观念。同样的，他们证明了 OSK 因子能恢复老年小鼠的视力，治愈青光眼。据称他们在早衰小鼠模型上也看到 OSK 可以使小鼠寿命延长 30%。见图 6.16。

OSKM 是一把双刃剑，持续给小鼠 OSKM 超过 1 周会导致小鼠患癌。那么，我们如何在抗衰老的同时降低癌症风险呢？一个方法是减少 OSKM 的用量及使用时间，并寻找更优的转录因子组合（比如由于 c-Myc 致癌概率高，我们可以把它替换成别的因子）。这就是部分重编程（partial reprogramming）的概念，也与我们之前提到的"轻轻推球上一半山"的理念相吻合：它不是完整的重编程，即将体细胞完全转化为干细胞，而是通过刻意控制重编程的程度（即控制 OSKM 因子的用量及使用时长），使细胞保持年轻状态的同时，仍然保留其原有的细胞身份。

来自加利福尼亚州索尔克生物研究所的卡洛斯·贝尔蒙特通过早衰小鼠模型，采取部分重编程技术，并间接性和周期性给予山中因子组合。他发现，经过部分重编程的细胞增强了增殖能力，以及基因表达和表观遗传修饰的变化，这表明部分重编程确实已经发生。然而，这些细胞并没有完全分化成多能干细胞，这最终延长了小鼠寿命。我们会在下文对此进行详细介绍。

畅想未来，我们可以将 OSKM 基因串联在一起，并且设计四环素作为这 4 个基因表达的开关，再用合适的递送载体整合到 40～50 岁人的基因组中。服用四环素可激活 OSKM 的表达并作用 4 周，如此将"球缓慢推上山"，部分逆转衰老变为年轻，4 周后停止服用四环素，OSKM 停止表达和作用（避免长期 OSKM 的副作

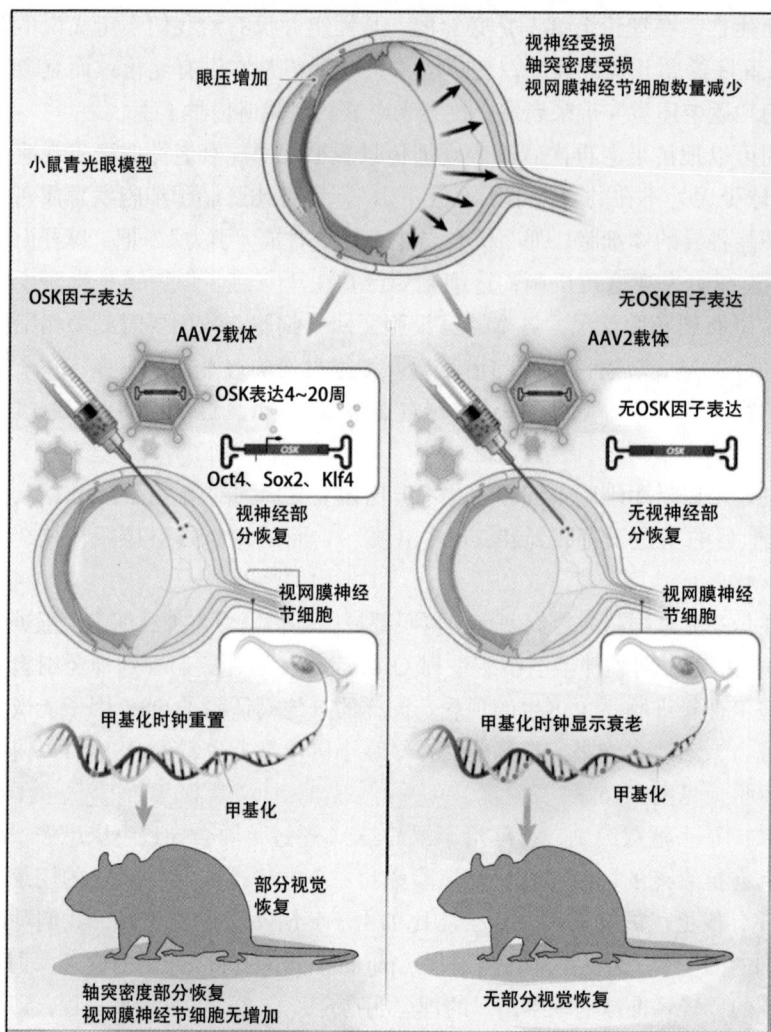

图 6.16　OSK 部分修复小鼠视网膜神经

用），"球便缓慢落下"进入自然衰老程序，半年或几年后又服用四环素 4 周，又将"球缓慢推上山"，如此循环，我们就可以长期维持在 40 ~ 50 岁的状态。

6.2.8　总结

简单概括，表观遗传学不是基因层面的问题，而是调控基因表达的问题。

表观遗传学是个复杂和程序化的体系，涉及很多调控因子，而且因子彼此之间形成互动，生成反馈机制，甚至有随机变量产生。另外不同细胞、不同个体，可能表观遗传特征也不一样，而且是动态变化的（不像基因组基本不变），这给研究表观遗传学增加了难度。值得注意的是，表观遗传变化伴随着衰老的症状，但我们不能就此定论是表观遗传变化导致衰老，而不是衰老导致了表观遗传变化（还是说有更底层的原因同时导致表观遗传变化和衰老）。

了解表观遗传学，对了解细胞发育、细胞特性、癌症机制、衰老过程等都有重大意义。这也为再生医学、细胞重编程、抗衰老等领域提供潜在理论框架。总之，表观遗传学还是一个崭新的领域，我们期待能逐步解开表观遗传学"暗物质"，并助力更好地满足未满足的临床需求。

6.3 表观遗传时钟：抗衰老领域的基石

中华文化中不乏人们对健康长寿的期盼。千百年来，从帝皇贵族到修仙道士，都前赴后继地追求返老还童和长生不老。在我们熟知的传说中，秦始皇派遣徐福到蓬莱岛寻找长生药，以巩固他的统治。可惜秦始皇追求长寿的探索失败了。然而，秦始皇同时统一了度量衡，做到"车同轨、书同文、行同伦"，来弥合不同人群之间经济、政治、文化、社会矛盾，并借以追求国家的长治久安。秦始皇在各个领域设立了标准和规范。在现代抗衰老医学领域，我们也亟须找到能精准量化衰老的"度量衡"，为抗衰老医疗树立标准框架。随着抗衰老领域的逐渐兴起，一个能准确衡量衰老且科研界能达成统一共识的生物时钟无疑是锚定抗衰老研究的基石。

6.3.1 给生命科学添加一个时间轴

如何衡量衰老？什么算年轻，什么算衰老？我们的第一个反应是日历年龄：90岁当然比 9 岁老。牛顿物理学认为时间是绝对和不变的，但如果我们套用这个时间概念，我们无法在生物学层面解释人群中同龄人长相和生理功能的衰老程度与速度不同：常有影视明星的外貌显得比实际年龄年轻 10 岁以上；也有 70 岁老人跑完马拉松，运动表现优于多数年轻人……似乎单凭日历年龄无法准确描述衰老。

可见传统意义上的日历年龄在衰老研究领域一定是不够的。虽然年龄能丈量生命长度，但却没有更多临床意义，也无法抓取生理层面的时间信息，更不能为健康、疾病、衰老等研究提供时间坐标。我们不禁思考，时间在生命科学领域是否就像相对论中形容的，时间是相对的，它的流逝速度在不同个体是不同的？也就是说衰老的速度在每个个体也是不同的。那么个体衰老速度的不同，必然源于每个个体的生理差异。我们更应该丈量生理年龄，而不单是日历年龄。同样的年龄，有的人生理时钟走得快，有的人生理时钟走得慢。要找到丈量生理年龄的时钟，需要找到与衰老高度关联的生物标记（biomarker）。比如用人的白发数量来反映生理年龄？有那么点意思，但绝对不够精准。

近年来，生理时钟研究有不少突破，而这些突破都基于之前我们提及的重要科学假设：衰老是表观遗传学层面的现象。我们能通过表观遗传特征或机制，设计衡量衰老的表观遗传时钟。而甲基化时钟，又是这类表观遗传时钟的典型代表。

6.3.2　表观遗传时钟的经典代表：甲基化时钟

表观遗传学是在不改变基因的情况下，调控和影响基因的表达（更多信息请参考上文）。现在研究较多的表观遗传机制包括 DNA 甲基化、组蛋白的甲基化和乙酰化、染色质结构变形、非编码 DNA 等。其中，科研人员发现 DNA 甲基化变化与生物年龄高度关联，因此是很好的生物钟候选标记。

甲基（化学成分 $-CH_3$）的主要来源是饮食中的维生素 B_{12} 和叶酸。DNA 由 4 个碱基 A、C、G、T 组成；DNA 甲基化像 DNA 上的"锈斑"，并只会发生在基因组里的 CpG 位点（5'—C—phosphate—G—3'）。简单来说，C 和 G 碱基"背靠背"贴一起，甲基 $-CH_3$ 会附在 C 碱基上，称之为甲基化；甲基的移除称之为去甲基化。预计全基因组有 2000 多万个 CpG 位点，而只有 30% 左右的 CpG 位点能甲基化。甲基化一般抑制基因表达，18% 的甲基化发生在启动子，因为启动子有高浓度的 CpG 岛。如果启动子被甲基化干扰，转录因子就不能顺利嵌合到 DNA 上进行转录工作。见图 6.17。

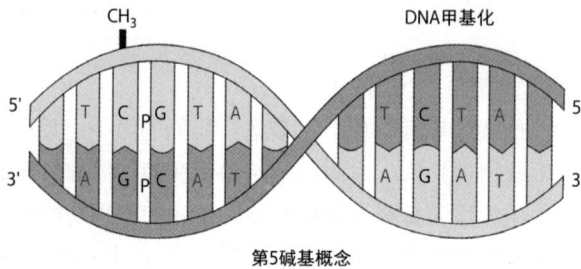

图 6.17　有第 5 碱基之称的 DNA 甲基化

回到上述科学假设：衰老是表观遗传学层面的现象，甲基化作为重要表观遗传机制导致衰老，甚至癌症。这里有两种可能的解释。第一种解释认为甲基化丢失会导致衰老。甲基化添加酶在细胞分裂时添加甲基化，但不会 100% 复刻母细胞的甲基化状态，多少会有甲基化的丢失。随着细胞分裂，甲基化水平下降，导致衰老。因此衰老（细胞代数）与甲基化丢失有关。

第二种解释认为甲基化失调导致衰老，即不该甲基化的位点甲基化了，应该甲基化的位点去甲基化了。比如个体年轻时甲基化抑制了 DNA 中重复性高的片段，这些被认为是古老化石病毒的"垃圾基因"，个体衰老后去甲基化，这些被抑制的"垃圾基因"表达。又或者是抑制癌症的基因，会在个体年轻时表达，而年老时被甲基化给抑制了，所以癌症随衰老并发。以上理论与辛克莱的生理信息丢失导致衰老有异曲同工之处。我们接下来讨论的霍瓦特时钟也显示衰老一般会伴随一半甲基化上升、一半甲基化下降，要看具体位点的甲基化变化。

　　按照上面的逻辑，如果甲基化与衰老高度相关，那么我们就能输入甲基化信息，通过算法输出生理年龄。我们可以在分子生物层面构建生物钟。具体涉及甲基化测序，收集甲基化大数据，开发和优化算法，运用统计学技巧。最终甲基化状态能预测一个人的生理年龄，而生理年龄又与实际年龄高度关联。这就是甲基化时钟的基本原理。

　　甲基化时钟或表观遗传时钟就像树木的年轮，既反映生物的日历年龄，也反映个体生理状况和表型情况。这里区分了两个时间概念：一个是生理年龄，一个是日历年龄。生理年龄抓取包括衰老在内的生理信息，同时也记录环境、生活习惯等对表观遗传学的影响，这在临床上更有意义。接下来我们详细拆解甲基化时钟的原理。

6.3.3　甲基化时钟的技术拆解

　　甲基化时钟本质上是个数学模型，通过测量甲基化的变化程度，以反映生理年龄，分为 3 个步骤。

　　（1）甲基化测序。这是甲基化信息的获得，而关键就是看 CpG 位点有没有测出有甲基化。这涉及亚硫酸盐的处理：通过添加亚硫酸盐，未被甲基化的碱基 C 会变成碱基 T（或 RNA 的碱基 U），但有甲基化的碱基 C 不会被影响。所以对比亚硫酸盐处理前后的 DNA 测序，通过差异就能比较出甲基化的 CpG 位点。随着测序技术的进步，这类工作效率迅速提高，高通量也导致成本下降。同时，误差也在减少，据称有商业机构能把生理年龄误差从 3.6 年减至 1.9 年。见图 6.18。

　　在获得甲基化数据之后，我们要开始研发算法。这里我们介绍两种算法，一种是基于线性回归模型，另一种是非线性模型。

　　（2）算法。

　　模型 A：线性回归。要找到甲基化和年龄的关联度，首先想到的是回归（Regression）。回归分析是一种基于统计学方法的预测模型，用于分析和描述自变量与因变量之间的关系，这里探索的是 CpG 甲基化和年龄的关系。

$$DNAmAge = C_pG_1 \times \beta_1 + C_pG_2 \times \beta_2 + \cdots + C_pG_n \times \beta_n + 常数$$

　　这里的自变量，或者模型的输入数据，是甲基化程度，通过第 1 步的甲基化测序获得，由公式的 C_pG_n 表示（n 代表第 n 个 C_pG 位点）。每个 C_pG_n 数值范围为 0～1：无甲基化是 0，100% 甲基化是 1。这是因为甲基化测序的 DNA 片段可能来自同一个器官或组织，但不一定来自同一细胞；同一个 C_pG 位点有些细胞会有甲基化，有些没有，因此 C_pG_n 值是一个特定位点甲基化程度百分比。通过甲基化测

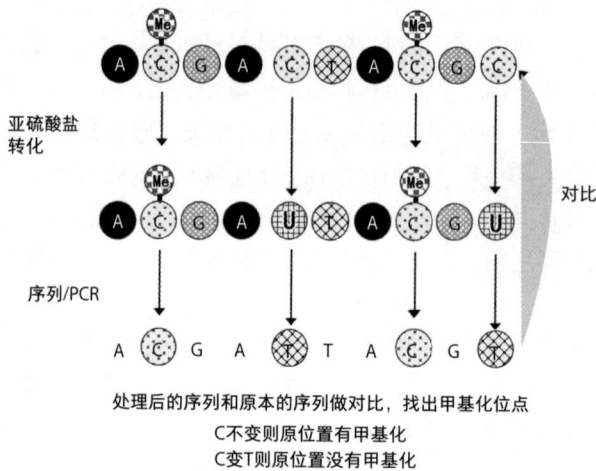

处理后的序列和原本的序列做对比，找出甲基化位点
C不变则原位置有甲基化
C变T则原位置没有甲基化

图 6.18　甲基化测序原理

序，每个人都会有特定甲基化的自变量参数（C_pG_1、C_pG_2……C_pG_n），以及个体日历年龄。在人群中重复测序，通过大量样本数据就可以运行回归，寻找每个 C_pG 位点甲基化对年龄的影响，也叫寻找权重，也就是寻找公式里的 β。

如图 6.19，如果年龄是 y 轴，甲基化程度 C_pG 是 x 轴，收集这些数据就可以在坐标上定位。回归就是画一条线穿过所有这些点，并且这一条线能减少点和回归线的距离，统计学上称为最小均方误差（图片只有一个 X 值，但现实中我们有 n 个 C_pG 值，无法想象，为了方便直观，我们就取一个 C_pG vs 年龄来阐述）。我们不断调整这条回归线，就能找到一组最优的 β 参数（β_1、β_2……β_n），即每个 C_pG 位点对年龄的影响，也就是权重。比如如果 β_1 值是 0，那么无论 C_pG_1 甲基化程度

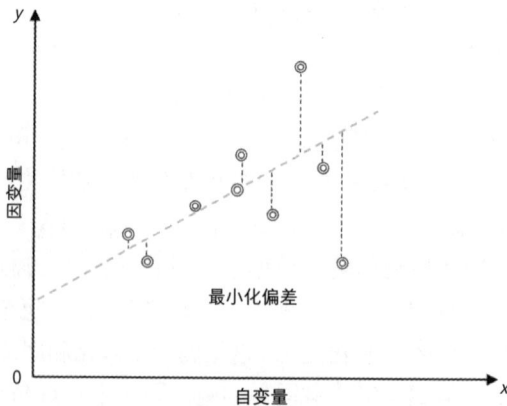

图 6.19　线性回归

是什么，都不影响年龄；如果 β_1 值很大，C_pG_1 甲基化程度对年龄的影响也会被放大。

一旦确定 β 权重，上文的公式就可以反映甲基化和年龄的关系。它可以用于探究变量之间的线性关系，从而预测新的因变量值。也就是说，对于新样本，只需获取其甲基化数据（不需要获取实际年龄信息），输入到以上公式中，运用最优的 β 参数，就能预测出这个人的 DNA 甲基化年龄（DNAmAge）[m 是甲基化（methylation）的意思，Age 指年龄]。

聪明的读者不禁会疑惑，不是说体内的甲基化位点少说都是百万级别的吗，这样运行回归岂不是非常耗费算力？确实，除了对算力要求高之外，很多 C_pG 甲基化位点和年龄预测并不相关，强行把这些位点纳入算法里只会增加噪声，降低模型的准确度。因此，科学家首先排除结构上不重要的甲基化位点，在剩下 2 万个位点里继续优化（要知道 2 万还是个庞大的数字）。而下一步的筛选会运用统计学方法弹性网络回归（Elastic Net Regression），挑选出最合适的 C_pG 甲基化位点。比如最具代表性的甲基化时钟（霍瓦特时钟）就是运用该方法从 2 万多个 C_pG 位点中筛选出 353 个。

第一个提出概念并完成甲基化时钟搭建的是来自美国加州大学洛杉矶分校的史蒂夫·霍瓦特（Steve Horvath）。他是一名生物统计学家，有意思的是他有个双胞胎兄弟，而双胞胎实验在研究衰老和表观遗传学时经常可见。霍瓦特用开源的 82 个 DNA 甲基化数据库，以及对应年龄数据，运用上述步骤，找到 353 个 C_pG 位点的甲基化年龄预测模型，其年龄预测能力十分惊人，误差在 3.6 年以内。后续霍瓦特的二代算法用到 513 个甲基位点。除此之外，霍瓦特也开发出不同类型的生物时钟，并运用到不同生物、器官，以及疾病预测方面，下文我们会详述。

模型 B：非线性模型。模型 A 有一个重要假设，就是甲基化和年龄的关系是线性的。但我们都知道，大自然中很少有线性关系，毕竟系统受多因素影响和互相作用，简洁的线性关系可能只出现在数学世界中。非线性模型可能能更好地模拟甲基化和年龄的关系。随着 AI 的发展，神经网络深度学习（deep learning）模型也被用来搭建生物钟模型。

神经网络深度学习模型是一种机器学习算法，它模仿人脑的神经网络结构和功能，用于处理复杂的大规模数据。它基于多个层次的非线性变换来学习数据的特征。比如通过氨基酸预测蛋白质结构的 AlphaFold，和基于自然语言处理技术的 ChatGPT 大语言模型，都是基于神经网络深度学习模型。见图 6.20。

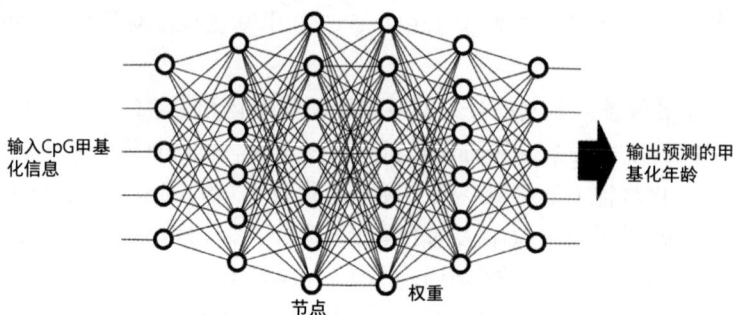

图 6.20　神经网络预测甲基化年龄

　　深度学习模型通常由多个神经网络层组成，每个层级都由多个神经元或节点组成。输入数据被传递到第一层神经元，然后经过多次非线性变换，在输出层产生结果。这个设计是模拟人脑信息的传递方式，底层信息通过处理和汇总，一层层向上层传递。这些层级之间的权重和偏差可以通过反向传播算法进行优化，使模型更准确地预测结果。深度学习模型的思路与上述线性模型一样，通过数据不断训练，找到合适的权重（即联系上下层节点的关系，也就是 β）。

　　神经网络是怎么运作的？为什么分层处理信息？这有点抽象，不好理解，这也是现在 AI 被诟病最多的地方：AI 的决策流程不好理解。其实这种类人脑的信息传递设计，每一层都要做一次归类，即每一层做一次类似我们上述的回归（函数里嵌套另一个函数）。每一层都是提取、归纳这一层信息，然后汇总到上层。这里把从甲基化程度到最终甲基化年龄中间的过程拆解成几个过度的小目标，优势是更有弹性，类似于人脑。比如人脑阅读，从字到词到句到段落到文章。试想某个字写错了，或者某句话换个方式表述，只要联系上下文，其实都不影响我们理解文章的大意。这是因为我们把大目标拆成多个小部分，每个小部分提供的有用信息都能被提取。

　　美国布朗大学团队运用 143 个数据库设计出仿人脑的神经网络系统 Altum Age（altum 在拉丁文中是 "深度" 的意思），用来预测甲基化年龄。这个系统运用 20 318 个 C_pG 位点，分为 5 层，每层 32 个节点。见图 6.21。

　　如上所述，神经网络系统的优势是可以处理更复杂的非线性关系；同时也包含更多的 C_pG 位点（2 万个），涵盖更多信息。另外，线性模型时钟很难捕获 C_pG 位点的互动信息：表观遗传机制本来就是复杂、互相影响的。比如 B 位点甲基化，如果 C 位点也甲基化了，那么 B 位点甲基化与年龄相关；但如果 C 位点没有甲基化，那么 B 位点甲基化就与年龄没关联。B 位点甲基化是否能参与预测年龄取决于 C 位点是否甲基化。这种多个甲基化位点互动也能被神经网络捕获。见图 6.22。

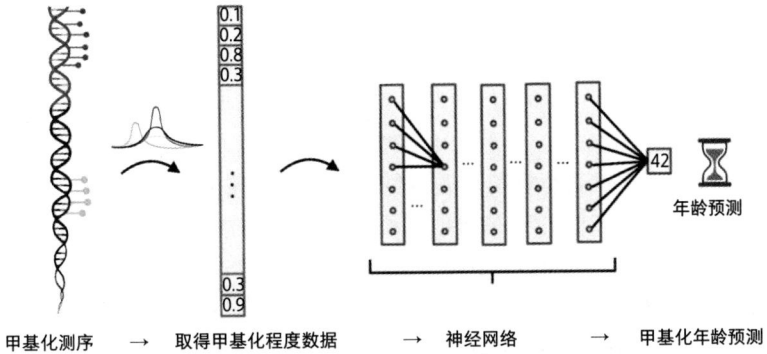

图 6.21 神经网络甲基化时钟

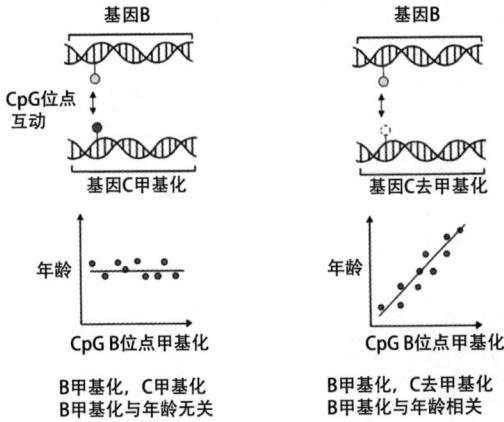

图 6.22 甲基化位点的互动举例

布朗团队认为线性回归算法处理不了太多信息，因此信息会丢失。他们声称神经网络时钟比霍瓦特时钟更准。笔者认为神经网络时钟准确率不比霍瓦特时钟高很多，霍瓦特时钟本身已经很准了。神经网络模型最大的意义是发现了一些机制：比如 *CTCF* 基因上的甲基化位点具有远距离的 DNA 互动，其中很多位点位于增强子，可改变染色质的形状，最终会导致衰老。运用神经网络的意义不仅是为了增加模型的准确率，而且要找到位点互动，寻找衰老机制，做出更高级的分析，获得更多信息。见表 6.3。

表 6.3 Altum Age 神经网络时钟与霍瓦特时钟对比

模型	CpG 数量	平均绝对误差	平均方差	R 值	误差中位数
Altum Age 神经网络时钟	20 318	2.179	31.324	0.979	−0.153
霍瓦特时钟	353	3.659	74.161	0.949	0.186

（3）模型验证与应用。确认权重基本就能确认算法，再通过全新独立的甲基化数据测试，预测甲基化年龄。验证模型是否能很好地预测甲基化年龄，一个方法是线性回归甲基化年龄和日历年龄。霍瓦特时钟的回归 R 值（关联度）达到 0.94（R=1 是完美的正相关），也就是通过个体甲基化状态给出的年龄预测与个体日历年龄高度关联。我们很少在科学领域见过基本接近完美的相关性，"完美得过分"。这两个变量之间的高回归 R 值表明两个现象：一是 DNA 甲基化和日历年龄之间存在着高度相关性；二是科学家把算法训练得非常好。换句话说，随着日历年龄的增长，DNA 甲基化年龄也以可预测的方式增加。见图 6.23。这表明 DNA 甲基化是一个可靠的衰老生物标记，可以准确地反映个体的生理年龄。当然，模型不是第一次试验就能达到如此好的年龄预测能力，这需要不断重复以上步骤，不断优化权重，一点点提高甲基化年龄与真实年龄的关联度，过程中算法得到不断地优化。

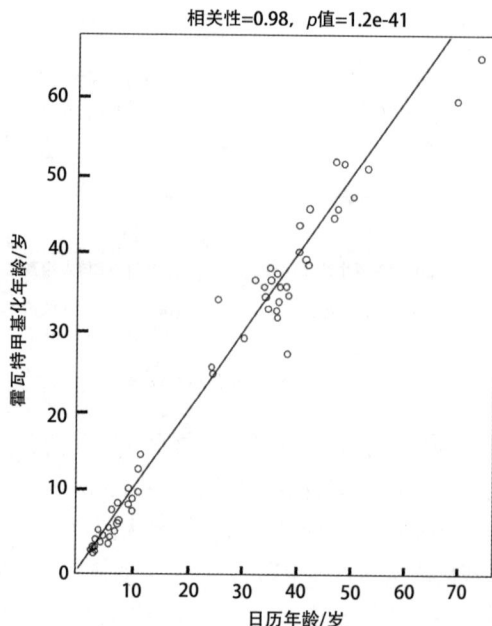

图 6.23　霍瓦特甲基化年龄与真实日历年龄高度关联

如图 6.23，算法画出的直线是霍瓦特甲基化年龄（y 轴）和日历年龄（x 轴）的关系。人群中甲基化年龄显示衰老有快有慢。如果个体数据点在平均线上，证明个体甲基化年龄比日历年龄大，此人衰老速度快；如果个体数据点在平均线下，证明甲基化年龄比日历年龄小，此人衰老速度慢。

如此高的 R 值确实也能反过来预测日历年龄，这一方面法医界率先使用。近年来，德国面临非法移民和难民浪潮的持续冲击，犯罪率有上升趋势。在一个案件中德国警方无法判断犯人的年龄，无法确定适用法律（未成年法还是成年法），因为这些犯人是非法移民，没有完善的身份证件和信息。德国警方于是求助 Zymo 公司（加利福尼亚州公司，专注于测序和表观遗传学相关领域），该公司也拥有霍瓦特时钟的使用授权。Zymo 公司通过生物样品进行甲基化测序，用甲基化时钟预测出生理年龄，并在数个盲选样品中精准找到犯人：犯人声称只有 19 岁，但生理年龄达 27 岁；而对照组的甲基化年龄和真实年龄只有 1 ~ 2 岁差异。同样的，甲基化测龄未来也可能会运用到体育测龄领域。

在预测年龄方面，甲基化时钟已经非常精准，并且被全球多个团队重复验证。不同的数据和算法也被运用以开发出不同的甲基化时钟。更重要的是，不同团队在不同领域验证了甲基化和衰老的关联性，这是表观遗传因素影响衰老的强有力证据。

6.3.4 不同功能的甲基化时钟

甲基化时钟的意义不单是预测年龄、衡量衰老，它的应用还能延伸到预测寿命、预测死亡率等。不同的生物钟也被开发出来，运用不同数据、不同位点、不同算法。它们的特点不同、侧重不同、功能不同，就好比有测量时间的手表，有可以测量温度和高度的登山手表，有可以监测心率和行走步数的可穿戴手表，有潜水用的测量深度和压力的手表。

来自耶鲁大学的摩根·莱文（Morgan Levine，前霍瓦特课题组的成员）制作了 PhenoAge：除了甲基化信息以及上述类似的步骤，这个线性模型也加入生理表型特征，如肌酐、葡萄糖、红细胞体积分布宽度、碱性磷酸酶、白细胞等表型参数。莱文认为简单一个数（甲基化年龄）不足以代表衰老，这折叠了很多信息。衰老是立体的，而不只是一条时间线，炎症、心肌问题、脑衰老等可能都是不同的衰老现象和机制。PhenoAge 时钟用的 CpG 位点与霍瓦特时钟 CpG 位点基本不重叠，PhenoAge 时钟更加关注衰老相关疾病和甲基化的关系。霍瓦特团队后来也制作类似的 GrimAge，机制差不多，但用到不一样的 CpG 位点和临床表型参数：这是一款死亡倒计时时钟，输入甲基化和表型参数后，能预测个体还能活多久。

除此之外，还有不同团队开发的甲基化时钟，比如汉纳姆（Hannum）是比较早期的开创性的生物钟。另外比较有特色的是基于新西兰达尼丁（Dunedin）小镇长期研究数据开发的 DunedinPace 时钟，其测量的不是时间而是衰老速度（速度仪）。

霍瓦特团队也开发了泛组织生物钟（Pan Tissue Clock）。"完美的人"全部器官衰老程度应该同步，但不同外部因素会使各器官衰老不一致。比如肥胖对肝脏衰老影响最严重；抽烟不会使血液衰老，但会让肺部加速衰老。运用同一个算法，提取同一个人不同器官的甲基化信息，能发现不同器官的甲基化年龄。比如在研究百岁老人的试验中发现，小脑的甲基化年龄一般是全身最年轻的，骨和血液的衰老最严重。霍瓦特同时建议，关注最为衰老的器官对抗衰老意义更大。霍瓦特也发现皮肤纤维细胞时钟精准度最差，但因为皮肤细胞更容易获取，霍瓦特特别开发了皮肤和血液生物钟，提高其准确性。

除了人类之外，霍瓦特也把目光投向其他哺乳动物，并在微软创始人保罗·艾伦（Paul Allen）的资助下开发了 174 个哺乳动物的泛哺乳动物生物钟（Pan Mammalian Clock）。这个时钟有助于我们探究为什么有的动物活得长，有的动物活得短，以发现寿命长短的一些原理：甲基化变化速度和 CpG 位点不同能否解释不同物种的寿命长度，以及衰老与表型、身体功能等的关系。另外，抗衰老手段的研究需要动物实验。比如大鼠模型，其生命周期更短，通过它们能更有效观察诸如能量摄入限制、药物等抗衰老手段的效果。

莱文发表了一篇关于 11 款代表性甲基化时钟的比较研究（16 个不同的器官横向比较），除了预测年龄的能力，研究也探索甲基化衰老与衰老相关特征的关联度，比如肿瘤、细胞衰老、线粒体功能失调等。

甲基化年龄和日历年龄的关联：霍瓦特时钟最高（R=0.94）；但也有时钟关联度不高。

肿瘤组织和普通组织的对比：莱文和杨桢团队的生物钟能明显用衰老速度区分 4 种肿瘤与正常组织，其他生物钟区分不了。

细胞衰老周期方面的区分（年轻、半衰老、衰老和癌变衰老）：汉纳姆、瓦格纳（Wagner）和莱文时钟勉强能区分细胞衰老周期。

衰老和线粒体功能丧失的关联：其中莱文、霍瓦特、瓦格纳和杨桢团队的时钟能建立关联。

生物钟也经常被运用到预测死亡率和寿命。全因死亡率（All Cause Mortality）：群体死亡率，反映了健康状况和生命长度。研究发现加速衰老会使死亡率增加 2.4%。也有研究表明衰老增加 8 岁，死亡概率翻倍。但也有科研人员表示，预测死亡率方面，甲基化生物时钟并不比直接的表型数据如糖尿病、高血压数据更好。

6.3.5 依托甲基化时钟的衰老和抗衰老研究

甲基化时钟的意义在于大大加快抗衰老手段的研究和筛选的速度。想象若没有抗衰老时钟，在不能有效量化衰老的情况下，我们要测量什么来验证抗衰老效果？难道我们要观察和跟踪试验组和对照组活了多久，看看寿命是否有不同？这样根本不现实。甲基化时钟提供了一个衰老的标准和尺度，然后用标准检测各种抗衰老方案。没有标准，没有统一的"度量衡"，抗衰老研究将无法系统开展。这也大大缩短了抗衰老干预和治疗研发所需的时间，减少了资源投入。

以上多个生理时钟已经建立了甲基化和衰老的关联性。通过甲基化时钟，科研人员也发现多个与衰老相关的现象。比如男性一般比女性衰老速度更快，特别是 50 岁后衰老速度差异较大。另外，女性初次月经时间越早，衰老越早；停经也伴随甲基化年龄加速，女性越早进入更年期，越早衰老。早衰与成人后的身高成正比。肥胖使肝脏加速衰老，减肥手术能降低体重指数（BMI）却不能延缓衰老。18岁以下的年轻人正处于长身体的阶段，表观遗传层面变化也大，甲基化时钟的速度也更快。哈佛大学的研究表明，矿工和工厂工人长期暴露在有毒环境中，也会加速甲基化时钟并衰老。

　　图 6.24 为 3 组人群甲基化年龄和真实年龄的对照：浅灰色代表艾滋病和 21-三体综合征患者，黑色代表正常人群，深灰色代表百岁老人的后代。浅灰色组比其他组线条更陡和更高，证明艾滋病和 21- 三体综合征患者身体衰老加速。而百岁老人后代的线条比其他组更平、更低，预示潜在的长寿基因能使人延缓衰老。

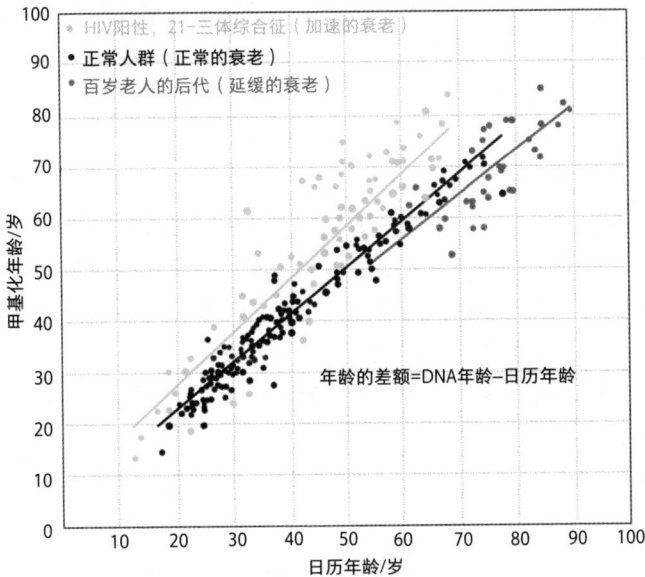

图 6.24　3 组人群甲基化年龄和真实年龄的对照

　　作为目前来说最有潜力的抗衰老手段，山中因子能否减缓衰老备受关注。实验证明运用山中因子将体细胞（纤维细胞）恢复为 iPSC，能完全重新调整时钟，回到接近 0 岁的状态，就像干细胞的年龄。这类似于反方向调整时钟，让时间逆流。而从 iPSC 到成熟体细胞，甲基化年龄又增加。值得一提的是，直接转分化纤维细胞到神经细胞，并不会改写甲基化年龄，这似乎与沃丁顿提出的表观遗传景观结合："下山"预示着发育，甲基化时钟显示逐渐成熟；"上山"逆转发育过程，甲基化时钟显示恢复年轻；"横向移动"不会太影响衰老。

以上这些研究，如果没有一个尺度，是无法展开的。因此，甲基化时钟是衰老和抗衰老研究领域的一个底层建筑，设立了这个领域的标准和框架。

6.3.6　甲基化时钟在人口老龄化的前提下的广泛运用

随着我国人口结构逐渐老龄化，衰老相关疾病（如心脏病、癌症等）的增加也会增加全社会的医疗成本，因此抗衰老研究势在必行。戈德曼（Goldman）和奥尔尚斯基（Olshansky）的研究表明，如果使人群健康寿命延长 20%，未来 50 年将可以节省社会资源 3 万亿美元；而使癌症发病年龄延缓 20%，也能节省 5000 亿美元。单从经济价值来看，抗衰老比抗癌似乎更有价值，毕竟癌症也属于衰老相关疾病的一部分。而据权威期刊《自然·衰老》（Nature Aging）估计，通过逆转衰老增加预期寿命 1 年即可以带来 38 万亿美元的经济价值，明显高于之前的预期。

确实越来越多的资源进入抗衰老产业界，OpenAI 创始人山姆·奥尔特曼（Sam Altman）投资 1.8 亿美元支持清华大学首任药学院院长丁胜参与创办抗衰老初创公司 Retro Biosciences；亚马逊创始人杰夫·贝索斯（Jeff Bezos）投资 Altos Labs 近 30 亿美元，公司围绕细胞重编程技术开展研究；谷歌创始人也累计投资 Calico 数十亿美元寻找研发抗衰老药物。各国政府也在加大政策支持力度，英国政府将"健康老龄化"提上国家战略；新加坡成立健康长寿中心，增加对抗衰老基础研究的投入力度；中国也将"积极应对人口老龄化"上升为国家战略。

现阶段，抗衰老疗法不仅涵盖了以雷帕霉素、二甲双胍等为代表的老药新用，围绕重要衰老生物学通路和端粒酶的靶向新药，以及干细胞、血液交换、基因治疗等创新型技术和解决方案也层出不穷。另外，还有关于生活习惯、饮食、运动等的研究，比如能量摄入限制等。众多手段如何评估、怎么使用、使用多久、哪个效果最好、如何建立有效的评价机制，都需要甲基化时钟的介入，以设立评价标准。

同时，保险业也十分关注投保人的年龄和身体状态，因为这两个因素对个人健康和寿命的影响非常重要，而这也是保险业最关注的风险因素。甲基化年龄的概念也渐渐在保险界运用：管理 1.5 万亿人的人寿保险的 GWG 保险公司，已获得霍瓦特生物钟的授权，收集投保人的唾液样本并提取甲基化信息，把甲基化年龄引入保险精算，作为投保人风险评估的一部分。

个人表观遗传时钟产品也开始上市，比如个人甲基化测序盒。专注于表观遗传学领域商业化的 Zymo 公司获得美国加州大学洛杉矶分校的授权，使用霍瓦特的 353 个 CpG 位点的时钟，并从消费者的唾液、血液和尿液样品中获取甲基化信息。莱文为另外一家类似的消费级甲基化测序公司 Elysium 代言。另外一个较成熟的表观遗传测序公司是 TruDiagnostic。以上信息也以消费者能简单查阅的方式在手机程序上呈现，让人们能跟踪自己的生物时钟表现。

抗衰老赛道正有兴起的趋势，而生物时钟这个关键性领域是绕不开的，毕竟这是此领域的底层基础，能量化衰老和抗衰老。虽然 FDA 暂时还没接受表观遗传时钟作为诊断手段，但这个领域也只是刚刚兴起，毕竟第一个表观遗传时钟的面世也只有 10 年左右，确实是未来可期。

6.3.7　争议与展望

当然，甲基化时钟的研究仍有很长的路要走。除了甲基化时钟的临床意义尚未完全明确外，我们还面临多种挑战：不同种类、数据来源、算法、位点以及器官和组织的甲基化时钟之间存在显著差异。目前，我们无法像秦始皇统一度量衡一样，直接比较不同的时钟。未来科学界有望找到共性最多的位点和最被广泛认可的算法，从而实现生物时钟的统一。

另外一个重要的问题是，甲基化时钟的生物学意义受到质疑。有学者认为人群中的甲基化偏差和波动是统计学偏差，这是否能代表衰老？这挑战了表观遗传时钟的底层假设：衰老是表观遗传变动的现象。还有学者批评，霍瓦特团队只是搞数据挖掘（data mining），而不是真正发现了科学机制。对此，霍瓦特认为，甲基化时钟只是抗衰老研究的第一步。能提供如此高的甲基化与年龄的关联性，这本身就是价值。虽然我们还不能完全弄懂"时钟内部的结构"，但其作为工具，我们应该更在乎能用它来做什么。比如用甲基化时钟去筛选衰老相关的 *SNP* 基因突变，又比如发现 *MLST8* 和 *DHX57* 基因影响小脑的衰老机制等。通过表观遗传时钟，我们对衰老的理解一定会更加深入。

莱文也发表文章提出不同人的不同衰老特征可能是因为衰老是多生理路径重叠的，不同人有不同的衰老路径，也有不同的衰老速度。通过梳理主流甲基化时钟及其 CpG 位点，莱文发现 18 个大类 CpG。而莱文的科学假设是，每个大类对应一个衰老路径，这是产生不同甲基化时钟的原因，因为不同时钟在测量不同衰老路径。比如在癌症患者中，某些 CpG 类别显示衰老加快，某些 CpG 类别显示衰老变慢。未来的方向可能是更精细的生物时钟分类，根据不同器官、不同疾病表型等，单一一个生物年龄可能还不够精准。

当然统计学模型一般也会受到一种质疑：关联性不代表因果关系。是甲基化变动造成衰老，还是说衰老影响了甲基化，又或是衰老和甲基化同时受其他深层原因的影响？不同科学家持不同意见：有的比较保守，觉得需要更多证据。但哈佛大学的科学家辛克莱的实验可能会给我们一些启发：运用细胞重编程技术可以修复视网膜神经，使其再生长；但如果抑制甲基化酶，并在重编程时阻止甲基化，表观遗传时钟就不会恢复，视网膜神经也不会修复。这在一定程度上证明甲基化是衰老的一个原因，而不是反过来衰老影响了甲基化。

6.3.8 总结

表观遗传与衰老相关，但并非唯一影响因素。衰老还伴随着其他特征，如细胞衰老、炎症、干细胞数量下降等。此外，还存在其他基于不同参数的生物时钟，比如端粒长度、基因表达水平、蛋白质水平等。但目前看来，甲基化时钟是衡量衰老最有潜力的手段，这是生物分子水平层面的量化。甲基化时钟也建立了甲基化和生理年龄、衰老速度、寿命、死亡率、疾病概率之间的关系。除此之外，甲基化还为评估抗衰老手段提供了一个标准，助力于抗衰老的研究发展。

6.4 太空医学和太空移民

6.4.1 太空生物学：移民火星与美出天际

大家是不是常常为选择合适的护肤品而苦恼？令人想不到的是，太空生物学或许能为爱美人士提供潜在的解决方案。在经过前文对相关技术的深入探讨之后，本节将介绍备受关注的太空生物学如何为人类太空移民计划提供科学支持，以及由此衍生出的抗衰老、DNA 损伤修复和保护皮肤的科技产品。

近 10 年，我们目睹了太空事业的迅猛发展。美国国家航空航天局（NASA）的航天载人飞船在 2011 年退役之后，NASA 就一直没有送宇航员上太空，而是向俄罗斯支付数千万美元，用"联盟号"飞船将他们的宇航员送上太空。但在美国总统令指导下，NASA 计划于 2030 年左右，送宇航员到火星。

2020 年，NASA 和马斯克的商业火箭运营公司 Space X 合作，9 年后第一次从美国本土送宇航员上太空。Space X 在 2012 年左右开发火星殖民系统，包括著名的火箭回收系统等，目标是能在 21 世纪实现火星移民，为人类星际文明跨出第一步：登陆火星。马斯克认为星际文明是人类生存繁衍的一个重要 B 方案。

2001 年出生的阿莉莎·卡森（Alyssa Carson）的目标是成为第一个登陆火星的人，并自行进行零引力训练和重力训练等。但后来 NASA 官方辟谣并没有与卡森合作。不管是否炒作，移民火星的势头已经渐渐形成。

与此同时，中国也在迅速发展航空业，近年频繁送中国宇航员上空，并以中国空间站为起点为中国人移民太空做准备。

但载人航空与发射火箭和探测器不一样，人类暴露在外太空的环境下，身体无形中会受到各种伤害，比如低温、零重力、辐射等。毕竟人类在陆地上生活了亿万年，并没有进化出可以应付太空环境的本领。其中最大的挑战就是来自宇宙中无处不在的紫外线辐射，这会直接破坏人体的 DNA（图 6.25）。据预测，目前人类飞到火星估计需要 7~8 个月，一个火星任务可能需要 4 年，这会造成宇航员 5% 的细胞死亡，10% 的细胞基因突变，100% 会致癌。就算是短暂的太空任务，衰老加速

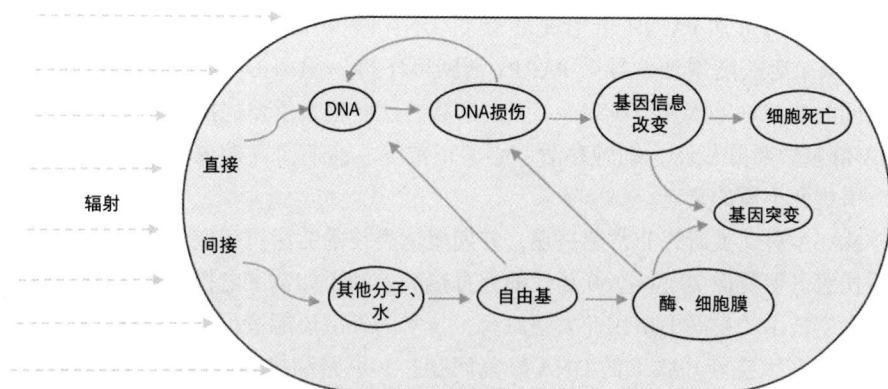

图 6.25　辐射对人体的影响

也会在宇航员身上体现。

对皮肤伤害最严重的是太阳光，其中包含紫外线 B：造成皮肤晒伤、老年斑、细纹、皱纹等；另外还有紫外线 A：穿透力更强，造成自由基，损害 DNA（紫外线会激化体内氧化作用，氧化产生带电荷的离子，即为自由基，对体内细胞有破坏作用）。据 WHO 报道，长期太阳光直射也会破坏皮肤胶原蛋白和弹性蛋白（elastin），使得皮肤松弛和出现皱纹。

综上所述，似乎人类本身反而成了人类文明往更高阶的星际文明发展的瓶颈。人类早就能把探测器送到光年之外了，但人类的肉身还没准备好面对外太空的恶劣环境。我们再次回到生物增强的概念，生物技术的进步能为人类适应太空环境做出贡献。

为了对抗太阳光的辐射，为移民外太空助力，科学家已经展开了多项研究。其中，我们前面介绍过的来自哈佛大学、专注抗衰老领域的遗传学家大卫·辛克莱，联合新南威尔士大学团队于 2017 年在《科学》期刊发表论文，阐述 DNA 修复和细胞老化的重要机制。虽然 DNA 无时无刻不在修复环境造成的损伤（细胞天然会自动修复 DNA 损伤），但阳光直射会加倍增加 DNA 损伤，特别是细胞衰老后，修复能力大幅下降。运用一种 NAD+ 分子（oxidized Nicotinamide adenine dinucleotide），以及 NAD+ 的前体 NMN，能在小鼠实验上修复因年老和辐射造成的 DNA 损伤。辛克莱称，通过 1 周的疗程，年老小鼠细胞与年轻小鼠细胞似乎没有区别。而且 NMN 是维生素 B 家族的一员，在蔬菜里就天然存在（虽然天然含量低），所以安全性没问题。

辛克莱团队凭此产品参加 NASA iTech 的太空科技大赛，并从 300 个方案中脱颖而出赢得比赛。其中的机制就是，NAD+ 可以嵌合另一种叫 DBC1 的蛋白质，相当于 NAD+ 卡住 DBC1 的活跃区域，DBC1 无法干扰 PARP1（Poly ADP-ribose polymerase 1），而 PARP1 恰恰是重要的 DNA 修复蛋白。老龄人体内 NAD+ 下降，DBC1 活跃度增加，导致 PARP1 活跃度下降，阻碍 DNA 损伤修复，加速衰老。同时 NAD+ 也激活 SIRT1～7 蛋白家族，这些也是重要的抗衰老蛋白质，控制 DNA 修复、新陈代谢、细胞存活、心率正常等。前期研究发现，NAD+ 能延缓酵母、果蝇和小鼠的衰老。

NASA 对此类研究非常感兴趣，并期望这类技术能保护宇航员，减少或消除紫外线伤害。但就像 20 世纪 60 年代的登月热潮带动了如数字电控、材料、集成电路等，太空技术的发展不单用在太空旅行，技术的外溢还能造福地面上的人们。比如解决暴露在太空紫外线下的 DNA 修复问题，其思路和抗衰老药物中增进 DNA 修复是一样的。如上述的 NMN 似乎是潜在手段，NMN 作为保健品已经在美国等地销售。这类药物似乎也可以用于减少化学治疗副作用。另外，NMN 除了能抗衰老外，也可以保护经常飞行的人群：从伦敦飞到墨尔本，相当于做一次 X 线检查。NMN 的研究和应用还需要更多临床数据支持。此外，针对紫外线保护的技术也可以制成 SPF 增强剂，用于吸收光谱紫外线和高能可见光。

除了上述 NMN 外，辛克莱还取得了另外一项太空生物学的研究成果，为此他还创立了 Delavie Science 公司，并把科研成果转化成护肤产品 Aeonia。太空生物学中有一项研究是把微生物置于国际太空站外，使微生物暴露在太空射线下，这些微生物最终发展出抗衰老和更好地修复紫外线伤害的生理特点。Delavie Science 取得这项专利，从中提炼和纯化出 Bacillus Lysate，即微生物芽孢杆菌的裂解液，里面含抗衰老和抗紫外线的物质，最终形成护肤产品。似乎一些细菌更好地适应了太空环境，而人类则提取其中的有益物质。

这项通过太空生物学生产出的护肤品，自称对皮肤有 3R 的功能：恢复（Restore）、修复（Repair）和更新（Renew）。它可以保护皮肤，减少太阳光线损害皮肤，激活 DNA 修复酶，刺激玻尿酸的分泌。Delavie Science 宣称涂抹产品后皮肤防晒指数（SPF）增加 50%～70%。产品也有抗氧化作用，可以减少自由基在体内的破坏作用。另外，它能增加 39% 的皮肤水分，以及使黑色素下降 40%（黑色素主要由酪氨酸酶生产，能致癌），并激活上述抗衰老分子 Sirtuin 1（相当于红酒里的白藜芦醇）。玻尿酸能填补年龄增长造成的水分流失，抚平皮肤皱纹和恢复皮肤弹性，而此产品自称能使皮肤玻尿酸水平增加 238%。

太空科学和生命科学相辅相成，两个领域的碰撞可能会产生新产品或新方法。比如我们上文介绍的，能逆转成熟体细胞回干细胞，那么逆转细胞生命周期的山中因子 OSKM，是否也能用于太空生物学和形成抗衰老的药物呢？

火星移民可能会在 21 世纪实现，这需要生命科学对移民火星的支持；同时太空科学的发展又反哺生命科学的发展，这其中增强 DNA 损伤后的修复能力成为关键。增强 DNA 损伤后的修复能力有两个不同的目的：火星移民和抗衰老。生活离不开生命科学，而生命科学也是生活的一部分。让爱美人士变美难道就不是临床医学需求吗？

6.5 分子抗衰老：部分重编程技术专题报道

在过往篇章我们已经讨论过表观遗传学的基本原理，以及其为抗衰老治疗打下的理论基础。此篇我们将重点介绍部分重编程（partial reprogramming）技术，这个技术能改变细胞的表观遗传状态，是目前抗衰老领域最重要的一个技术。这个技术尚在快速发展阶段，但初步效果非常显著，是目前最有希望的抗衰老手段。本节将较多、较深入地探讨技术细节。

6.5.1 背景理论：表观遗传学

与这个技术息息相关的大背景是发育生物学：一个研究生物体从受精到成熟的过程中细胞和组织如何发展和分化的科学，也就是受精卵细胞如何发展成各类特点不同、功能各异的成熟体细胞，比如肌肉细胞、神经细胞等。细胞获得的特定特征和功能就叫作细胞身份。细胞身份是由特定的基因表达模式和细胞内信号网络决定的。而细胞从干细胞发展为成熟体细胞的过程叫作分化。

同一个人体内，细胞的基因基本都是一样的，但能发展出 200 多种与源头干细胞非常不同的细胞类型，而且这 200 多种细胞的功能和特性都非常不一样。而推动细胞发展和分化的力量，主要来源于表观遗传学的调控。表观遗传学研究细胞和生物体中基因表达的变化，这些变化不涉及 DNA 序列本身的改变。

如果每个细胞都能"演奏"，"演奏"的是"生命之歌"，也就是表达细胞的功能、特点和身份。每个细胞的基因"乐谱"都是一样的（人与人之间的基因组不一样，但同一个个体的体细胞 DNA 是一样的），但不同细胞的"演奏"方式却不一样（基因表达不一样）。比如神经细胞只会"演绎"基因"乐章"的第 5 章、第 32 章、第 456 章等；而皮肤成纤维细胞会"演绎"基因组的第 8 章、第 660 章、第 1045 章等（人类有 2 万多个基因，就像"生命乐谱"有 2 万多个章节）。基因不变，但是控制基因表达的是复杂的表观遗传学调控网络，比如细胞中的转录因子、非编码 RNA、染色质的结构、DNA 空间上的松紧、增强子和启动子的影响、组蛋白修饰、DNA 甲基化等，决定了什么基因组被表达。细胞从干细胞发展和分化成各类体细胞的过程中，表观遗传调控持续发挥作用，这仿佛像是"艺术生"经过不同"技能培训"，最终变成"小提琴手""钢琴家""小号手"等"演奏不同篇章"的"职业乐手"。见图 6.26。

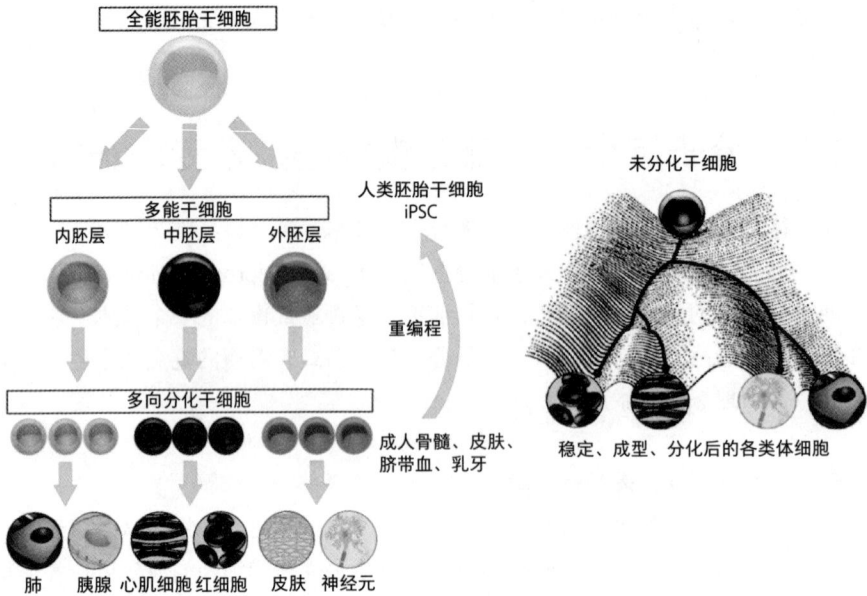

图 6.26 细胞发育与分化

细胞发育一般经过全能干细胞、多能干细胞、多向分化干细胞，最终发育分化并定型为各种体细胞。如果要把这个过程加入表观遗传学，可以用著名的表观遗传景观表示：在山地地貌中，干细胞犹如在"山顶"位置的"球"，在表观遗传"引力"的推动下，"滚下"山坡，最终在"山脚"位置定型为不同成熟体细胞类型。自然情况下，"山脚"位置的体细胞不能逆转回到"山顶"干细胞状态，并且"山脚下"不同类型细胞间隔着"山脊"，也不能相互转换细胞身份。

此外，衰老与表观遗传学密切相关。目前，抗衰老领域最受瞩目的科学假设是，衰老的主要原因在于表观遗传学因素。比如年轻的皮肤成纤维细胞仿佛是年轻的"小提琴手"，演绎着第 8 章、第 660 章、第 1045 章等，"演奏充满活力"；但衰老的皮肤细胞就像琴技生疏的"小提琴手"，本该演奏第 8 章却时灵时不灵了，不该它上场的第 42 章又突兀地忘情"演奏"。虽然"基因乐谱"自始至终都是一样的，如果细胞"乐手"开始不协调，那么"生命交响曲"就会越来越"离谱"，最终结果就是个体的衰老（"乐谱"还是那个 DNA "谱"，但"演奏"已经"不靠谱"）。

6.5.2 背景理论：衰老信息理论

以上关于衰老的理论，可以用另外一种形式呈现。哈佛大学医学院遗传学教授大卫·辛克莱提出衰老信息理论。他同样认为衰老是一个表观遗传现象。这个理论基础来源于 1948 年数学家和信息学家香农（Shannon）提出的信息论，香农认为信息在传递的过程中，存在噪声干扰，这种不确定性会导致信息的丢失与失真。系统的混乱程度或者不确定性可被量化，称为熵（entropy），熵越高，信息越容易丢失。

辛克莱运用这个信息论的框架来描述衰老，提出了衰老信息理论。他认为生命本质上也是一种信息，生命信息通过基因层面和表观遗传层面储存与读取。他认为基因水平的信息丢失不是衰老的主要原因，毕竟许多证据显示生物衰老时并不一定带有大量基因突变；反而是表观遗传学因素，也就是调控基因表达的复杂系统，会随着时间的推移而丢失生命信息。打个比方，基因信息就像 CD 唱片记录的数码信息，但如果 CD 表面因时间累积出现划痕，也就是表观遗传变化，那么哪怕 CD 内记录的信息（基因信息）没有损失，播放出来的音乐也会失真。如果身体的熵增加速，生命信息更大概率会丢失和走向无序，衰老也会因此加速。这与量子物理大师薛定谔的著名作品《生命是什么》中提到的熵增理念类似。

比如环境的影响（辐射，甚至是噪声和气压），都可能会造成 DNA 的损伤。但辛克莱认为，细胞衰老是由染色质修饰因子重定位 (relocation of chromatin modifiers, RCM) 机制导致的。修饰因子（比如 Sirtuins 家族）会优先修复 DNA 损伤，保证细胞的生存。但这些修复是一种代偿、一种救急，是有代价的，因为这些修饰因子本质上是表观遗传调控体系的一部分，它们除了"紧急"修复 DNA 损伤，"平时"也参与控制特定基因的表达。如果修饰因子经常离开"岗位"去参与 DNA 修复，久而久之它们就"回不去原来岗位"，造成表观遗传漂移，基因表达混乱，最终造成细胞身份的丢失，以及细胞衰老。辛克莱认为基因损伤是衰老的始作俑者（无处不在而且难以避免），但表观遗传漂移才是重要的传导机制。

香农的信息理论中提出一个"观察者"的机制，即一个标准答案，可以通过对比来纠正信息传递中的丢失。同样的，辛克莱认为存在一个年轻的表观遗传状态，一份标准的"拷贝"，理论上只要把细胞往这个表观遗传状态靠拢，就能使细胞恢复年轻。他提出细胞是存在表观遗传记忆的：这种表观遗传记忆，就是年轻的信息，存在于特定年轻化的表观遗传学调控网络之中。这好比电脑的数据信息，是通过电路板、磁化模式、晶体管、电容器元件的 0 和 1 等电路机制储存；而细胞年轻的信息则是由特定的 DNA 甲基化、乙酰化、组蛋白修饰状态、染色质的形状等系统构成。

对抗衰老，"rejuvenation"是经常提到的一个词，通常被翻译为"返老还童"或"年轻化"。这个词描述的是使生物体的细胞、组织或器官恢复到更年轻状态的过程或效果。辛克莱认为，如果衰老本质上是表观遗传学问题，那么通过表观遗传干预，特别是部分重编程，就能触发一系列骨牌效应，使细胞恢复到年轻状态。

6.5.3　如何衡量逆转衰老

本小节是表观遗传时钟内容的延伸。

在了解部分重编程如何使细胞恢复活力或年轻化之前，我们应该先定义恢复活力或年轻化：如何定义衰老和如何衡量衰老，如何评价逆转衰老的效果。

最直接的方法是测量寿命：一种治疗是否能延长动物的寿命？虽然寿命的长短很好量化，但是影响寿命的因素太多，肯定不能作为衰老程度和逆转衰老评价的唯一标准。所以目前评价衰老程度的方法主要有以下几个层面的指标：转录组、衰老标志、表观遗传时钟等。具体指标为寿命延长、生理改善和分子生物标志物改善。

寿命延长：以一组未接受治疗的小鼠为例，观察在最后一只死亡之前有多少只小鼠在哪个年龄段死亡。通过 Kaplan-Meier 曲线，我们可以评价治疗延长中位寿命和最长寿命的程度。

生理功能改善（药效评估）：随着年龄的增长，机体的生理功能在下降。例如，肌肉质量下降、记忆力下降等。这就是为什么我们不仅关心寿命延长，还关心抗衰老干预带来的生理改善（即健康寿命）。生理改善通过测量身体部位、器官或细胞的功能是否恢复到年轻状态，例如一些指标：外观（皮毛颜色、脊柱弯曲度等）、握力、视觉改进、记忆改进、细胞增殖等。

分子生物标志物改进：对于某些类型的细胞，我们无法测量它们的寿命或功能改善（例如人体心肌细胞，我们不能对人进行危险的测量）。在这种情况下，分子生物标志物是最合适的指标。一般来说，它们可以分为 3 类：特异性衰老生物标志物，转录组，甲基化和表观遗传时钟。

特异性衰老生物标志物：通过不同生物标志物的组合来测量，比如衰老相关分泌表型（SASP）、β- 半乳糖苷酶活性、p16、p53、p21 等。如果我们想判断一个细胞是否在变年轻，我们可以测量一个细胞的特征，看它是否已经恢复到更年轻的水平。然而，并非所有的衰老细胞都具有这些生物标志物，一些非衰老细胞也表达这些生物标志物。因此，量化某些标志物的改进可能很棘手。

转录组：检查细胞是否变年轻的另一种方法是评估细胞中所有的基因表达，也就是转录组。研究转录组一般包括以下步骤：获得年轻细胞和年老细胞的转录组，获得经过抗衰老干预的年老细胞的转录组，使用统计学细胞分析比较年轻细胞、未处理年老细胞和处理过的年老细胞的转录组，以了解处理后细胞恢复活力或年轻化的程度。其中包括主成分分析（PCA）：这种方法可以让我们看到衰老相关基因是如何聚集在一起的。如果经过处理的年老细胞比未处理的年老细胞更接近年轻细胞，那么这意味着该处理部分"恢复"了这些样本中的老化基因组。

人们还可以根据转录组数据创建自己的衰老评分。他们通过多种方法来做到这一点，包括基于公共数据集构建预测或使用基因集评分。总的来说，转录组分析比查看特异性衰老标志物更为量化、标准化和系统化。然而，它仍然有其自身的挑战，例如我们难以解释 PCA 运作模式（本质是统计模型）。

甲基化和表观遗传时钟：DNA 甲基化是一种表观遗传变化。当甲基黏附到 DNA 上时，就会发生 DNA 甲基化，从而阻止基因的转录和表达。甲基化组是细胞中所有 DNA 甲基化模式的集合。就像转录组一样，年老细胞也有特定的甲基化组状态，可以使用上述相同的方法进行分析。因此，一些研究通过比较未经处理的年老细胞、经处理的年老细胞和年轻细胞的甲基化状态来确定治疗组恢复活力或年轻化的程度。同时它与使用转录组来确定年轻化具有相同的问题。

确定细胞是否再生可以计算其表观遗传年龄。大多数表观遗传年龄的计算都涉及输入甲基化位点的状态来预测生理年龄和死亡率。目前部分重编程研究中还很少看到表观遗传年龄的使用，最受欢迎的生物时钟是霍瓦特的多组织生物时钟和皮肤生物时钟。

当我们分析转录组和衰老标志物时，我们通常可以确定受影响的基因和蛋白质是如何导致衰老的。相比之下，表观遗传时钟的甲基化位点通常存在于"沉默基因"中，它们不会以明显的方式改变任何东西。因此，表观遗传时钟的局限性之一是难以将衰老和基因功能联系到一起。

此外，关联性不代表因果关系。衰老会改变表观遗传时钟的甲基化位点状态，还是反过来？如果治疗改变了表观遗传甲基化状态，是否真的意味着细胞更年轻？因此，与其他分子生物标志物一样，表观遗传时钟不能作为细胞恢复活力或年轻化的唯一指标，尽管它们与日历年龄和死亡率的相关性非常高。

6.5.4　重编程技术

重编程（reprogramming）的概念与信息学中的计算机编程类似，就像通过修改代码来改变程序的行为一样，重编程通过改变细胞的表观遗传状态来重新定义细胞的功能和特性。控制细胞的许多调控机制属于表观遗传学的范畴。表观遗传学涉及基因表达的调控，包括 DNA 甲基化、组蛋白修饰等，但不改变 DNA 序列本身。这些表观遗传变化影响基因的活性和细胞的功能，从而在细胞分化、重编程等过程中发挥关键作用。衰老可以被理解为控制基因表达的复杂表观遗传系统发生了紊乱或退化，重编程的目标则是改写和恢复这个复杂的系统。

过往很长一段时间，细胞发育进程被认为是不可逆的：从胚胎干细胞到成熟体细胞，是单一方向，就好比"球"只能从表观遗传景观的"山顶向山脚滚去"。但重编程技术的诞生彻底改变了这个观念。2012 年诺贝尔生理学或医学奖就是授予细胞重编程领域的科学家：约翰·格登和山中伸弥。他们因为在体细胞重编程领域的开创性工作而获此殊荣，格登开创了重编程领域的先河，而山中伸弥完成重编程的突破。他们分别展示了重编程的两个技术路径。他们的发现颠覆了关于细胞分化的理解，并为细胞重编程研究奠定了基础，特别是对干细胞的研究和克隆技术的发展产生了深远影响。他们的工作证实了成熟细胞的发育潜力，为理解细胞分化和再生医学提供了重要见解。

约翰·格登在 1962 年进行了一个关键实验，将一只成年蛙的肠道细胞核移植到去核的蛙卵中，也就是体细胞核转移（somatic cell nuclear transfer, SCNT）技术。这个实验显示，移植的细胞核能够重新激活全部生命发育所需的遗传信息，细胞核带着成年蛙的 DNA 信息，进入蛙卵，并指示卵细胞从 0 岁重新发育成完整的蛙。这仿佛是 DNA 生命信息穿越时间，"返老还童"，这个新发育的蛙就是一只克隆蛙。而直到 20 世纪 90 年代，克隆技术才得以在哺乳动物上实现："克隆羊之父"伊恩·威尔穆特运用核转移技术培育出第一头克隆羊多莉。

格登实验的启发性在于，克隆蛙在出生时，其年龄是从 0 岁开始计算的，而非基于提供成熟体细胞核的供体的年龄。相同的是基因信息（核转移中的 DNA），不同的是细胞载体（卵细胞而不是成熟体细胞），年龄却不一样，从逻辑上讲，年轻与否似乎与 DNA 本身关系不大。这也与上文辛克莱的衰老信息理论相呼应，年轻和衰老主要是表观遗传层面的问题，而不是基因层面的问题。那么按此逻辑继续推理，卵细胞里必然含有使细胞年轻的物质，而年轻的秘密不在 DNA 细胞核里。年轻或衰老与 DNA 基因信息不太相关；而表观遗传因素可影响衰老。

打个不严谨的比方，如果涉及年轻的物质不在蛋黄里，那么就往蛋清里寻找。而这一找就花了半个世纪。2012 年，另一位诺贝尔生理学或医学奖得主、日本科学家山中伸弥和他的团队通过从 24 个候选者中筛选出特定的 4 个转录因子，实现了体细胞的重编程。他们发现，将 4 种特定的蛋白质因子（Oct4、Sox2、Klf4、c-Myc，简称 OSKM）引入成熟体细胞中，能启动复杂的表观遗传网络调整，最终使这些细胞重获多能性，转变为类似胚胎干细胞的状态，这些转化后的细胞被称为 iPSC。这一发现颠覆了人们的认知，证明了成熟体细胞的发育状态是可逆的：这相当于把在"山脚"已经分化成各式各样的成熟体细胞，"推上山坡"，回到"山顶"干细胞状态，实现细胞发育的逆转。这个过程就是分化的反向工作，称为去分化（dedifferentiation）。OSKM 这 4 个因子也被命名为山中因子。

格登的核转移（克隆）技术，和山中伸弥的 OSKM 因子，都是重要的重编程手段。重编程给逆转衰老提供了思路和启发。格登的核转移就像承载生命信息的载体老了，那就把生命信息转移到年轻的载体上：好比手机老化了，那就把重要软件和数据转移到新的手机上。而山中伸弥的 OSKM 路线则是，在手机老化后，输入一段代码，把手机直接恢复到全新的出厂设置。

同时我们也要充分理解这两个技术离实际医疗意义上的逆转衰老还有些距离。克隆技术能复制一个拥有同样 DNA 的年轻版"拷贝"，但就算不考虑伦理因素，拥有年轻的克隆人并不代表你自己就变年轻了。而 OSKM 因子的调控终点就是类似胚胎细胞，应该没人想一步到位回到"出厂设置"的胚胎状态。实际上，OSKM

因子在活体小鼠上进行完全重编程会造成癌症，这并不出乎意料：去分化导致细胞丧失了细胞身份，干细胞出现在不该出现的位置，而这些不可控的干细胞不断复制，等同癌细胞扩散。

但似乎 OSKM 因子的路线离达到逆转衰老的目标更加接近，关键就是 OSKM 重编程的程度，既要一定程度上恢复细胞的年轻，也要防止重编程过头使细胞回到干细胞状态。而这就是下文介绍的部分重编程的关键。

6.5.5　部分重编程的机制

上个小节我们讨论的是完全重编程，而本小节围绕部分重编程展开探讨。

上文我们提到，细胞年龄与细胞身份功能，其发展的底层机制都是表观遗传学变化，属于同一个硬币的两个面。重编程第一次明确与逆转衰老关联，来源于 2010 年的一篇文章。研究人员辛格（Singh）和扎孔托（Zaconto）提出关键是要把细胞年轻化和去分化两者进行脱钩（decouple）：细胞年轻化是指恢复细胞的年轻特性，改善其功能和活力；去分化则涉及将成熟体细胞恢复到更原始、未分化的干细胞状态。虽然两者在机制上可能有重叠，但在治疗策略和目标上需要明确区分，以避免潜在的风险，如不受控制的细胞增殖和致癌风险。见图 6.27。

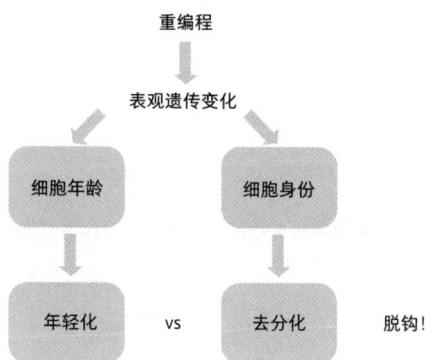

图 6.27　细胞年轻化和细胞去分化脱钩

最初运用 OSKM 因子恢复细胞年轻化的思路是，通过使成熟体细胞去分化回到 iPSC 状态，然后再让 iPSC 分化回到体细胞，这一过程犹如将"山脚的球先推到山顶，再让球滚回到山腰"。然而，我们深知任何涉及将细胞恢复到干细胞状态的步骤（比如完全重编程和克隆技术）在实际应用于细胞和机体年轻化时都面临巨大挑战。辛格和扎孔托提出直接进行年轻重编程（age reprogramming）的策略，即直接使体细胞恢复到年轻状态，而不用经过 iPSC 阶段，也就是"把山脚的球直接推至半山腰"。见图 6.28。

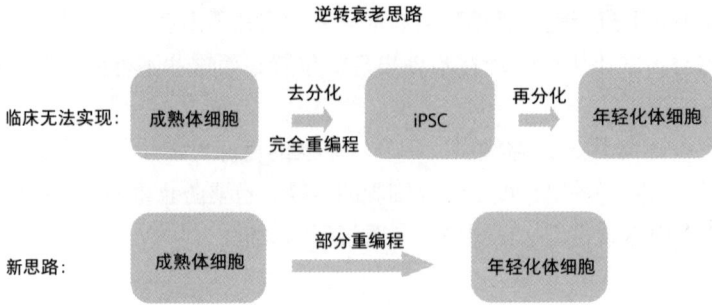

图 6.28 逆转衰老的两种思路

一个重要的科学假设随之产生：通过减少 OSKM 因子的作用，使细胞不会回到 iPSC 状态，而是停留在 iPSC 和衰老细胞之间的状态，即一个保留原有细胞身份但更年轻的体细胞（也就是处于"半山腰"的位置）。这样年轻化和去分化就实现了脱钩，我们既可以获得细胞年轻化效果，又不会丧失细胞身份。由此延伸出"部分"的概念，即通过限制剂量和给药频率来控制 OSKM 因子在体内的作用，从而限制重编程的效果和程度。见图 6.29。

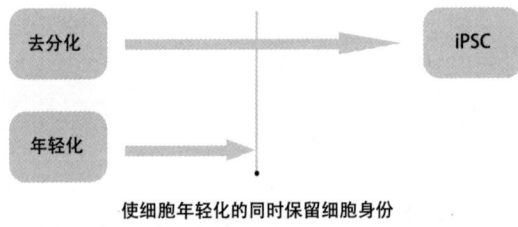

图 6.29 控制重编程的程度，使细胞年轻化而非去分化

虽然理论和逻辑说得通，但实际情况是否如此还需要实验证据。无论如何，这本身是一个非常有洞见的科学假说：部分和短暂的重编程可以清除一部分衰老的表观遗传标签，能使细胞年轻之余，同时保留细胞身份。由此可见，部分重编程用于逆转衰老的理论基础非常扎实，并形成了严密的逻辑闭环。

很快一些研究给细胞年轻化和去分化脱钩提供了分子证据。鲁克斯（Roux）等人在 2021 年在小鼠间充质干细胞和脂肪细胞上使用山中因子的不同组合诱导部分重编程：使用慢病毒载体在这些细胞中传递可诱导的 OSKM 系统，并用 4 μg/ml 的 DOX（激活 OSKM 的"开关"）诱导 3 天，然后停 3 天，采用循环方案（OSKM 表达 3 天，又停止表达 3 天，如此循环），实验使用单细胞 RNA-seq 了解转录组中发生的变化。脂肪干细胞中的 3485 个基因和间充质干细胞中的 712 个基因恢复了年轻表达。鲁克斯研究了不同的重编程因子组合，把基因表达作为细胞身份的参数，并与细胞的年龄评分参数做比较。他们发现年龄参数和身份参数没有很好的相关性：一些组合显示年龄分数显著降低，而细胞身份参数却没有显著降低。也就是说，细胞年轻化了，但细胞功能没有太大变化，去分化并没有发生。

同样，在人类成纤维细胞中，2018 年奥洛瓦等人发现年龄得分和身份抑制在重编程的时间过程中没有很好的相关性。他们使用霍瓦特的多组织时钟和 19 种常用成纤维细胞标记基因的表达来计算年龄得分。直到第 15 天，尽管表观遗传年龄显著下降，但身份抑制并不那么显著。年轻化和去分化似乎可以实现脱钩。

到目前为止，去分化和年轻化似乎没有很好的相关性，因此我们有机会找到一种方法将两者分离，并将部分重编程转化为可行的疗法。然而，即使它们没有线性相关性，它们也可能具有非线性关系，因此还不能确定是否可以在没有去分化的情况下发生逆转衰老。

如果年轻化和去分化可以分开，那么在部分重编程过程中究竟是什么可以使细胞再生？有些人可能会争辩说，年轻化和去分化并不是简单脱钩，恰恰是去分化后重新分化的过程使细胞再次年轻。一些研究表明，在部分重编程期间，细胞会短暂地走向去分化，但当 OSKM 诱导停止时会恢复到原来的状态。鲁克斯等人发现部分重编程会短暂抑制这些细胞中细胞身份的基因调控网络；然而，他们绘制了"RNA 速度图"（跟踪部分重编程的实施与停止后，细胞身份的变化方向和变量），预测这些细胞最终会回到它们原本的细胞身份。

2021 年吉尔（Gill）等人在人类成纤维细胞中观察到同样的情况。他们在这些细胞上诱导 OSKM。10 天、13 天、15 天和 17 天，提取成功重编程的细胞（称为"部分重编程中间体"），并对它们的甲基化组和霍瓦特多组织时钟进行测序。然后他们让一些部分重编程中间体在没有多西环素（doxycycline, DOX）的情况下生长（自然生长非干预），直到第 51 天，成为"部分重新编程的细胞"。接着他们比较部分重编程以及停止部分重编程后细胞的变化。

吉尔等人发现"部分重编程中间体"的甲基化组正在朝着与 iPSC 相似的状态移动；而"部分重编程的细胞"的甲基化组更接近于对照成纤维细胞，这意味着 OSKM 导致细胞去分化，停止 OSKM 诱导后细胞又重新获得它们的身份。这里可以启发我们把部分重编程拆成两个阶段来看，首先是部分重编程的短暂去分化阶段（身份丧失），其次是停止部分重编程后细胞身份恢复阶段。见图 6.30。

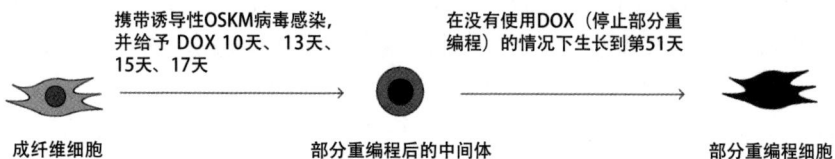

携带诱导性OSKM病毒感染，并给予 DOX 10天、13天、15天、17天　　在没有使用DOX（停止部分重编程）的情况下生长到第51天

成纤维细胞　　　　部分重编程后的中间体　　　　部分重编程细胞

图 6.30 吉尔等人的实验发现 OSKM 能使细胞去分化后再重获细胞身份

为了弄清楚细胞"存储"其身份记忆的位置，吉尔等人还研究了增强子和启动子的甲基化组。他们发现，在完全重编程期间，成纤维细胞特异性增强子被高度甲基化（抑制了特异性基因表达），但在部分重编程的中间阶段仍处于去甲基化状态（保留特异性基因表达从而保留细胞身份），这表明细胞能够通过增强子中的表观遗传记忆重新获得身份。这些结果表明，部分重编程的细胞去分化，然后在转录组和甲基化组中重新获得它们的身份，并且该机制可能来自表观遗传记忆。

我们可以从这些实验中提炼一个有关部分重编程机制的科学假说：部分重编程可能使细胞短暂丧失身份，表观遗传状态向 iPSC 方向转变，这可能是细胞年轻化的主要机制。当部分重编程在合适的阶段停止时，细胞中原有的身份记忆（以增强子甲基化为代表的表观遗传记忆）能使细胞重拾身份。最终，细胞既能年轻化，又不会因去分化而丧失细胞身份。

有实验提出，部分重编程中重新获得身份的过程对恢复活力或年轻化也很重要。2022 年，康德罗纳修等人在野生型小鼠中诱导 OSKM 1 周，并观察到胰腺的表观遗传再生。他们发现一些表观遗传再生，特别是 DNA 去甲基化，在 1 周诱导结束时并未出现，而是在停止 OSKM 2 周后出现。因此，某些类型的年轻化似乎只发生在细胞重编程停止后、细胞恢复时。这暗示再分化过程甚至可能是逆转衰老所必需的。另外，对于某些细胞（如神经元），通过部分重编程恢复细胞活力或年轻化可能是因为细胞重新获得身份，而不是因为去分化。因此，不同类型细胞的部分重编程机制可能都不一样。

对于部分重编程的机制，以及去分化和再分化对于逆转衰老所起到的作用，可能还需要更多的研究。更多科学家侧重在小鼠模型上验证部分重编程的抗衰老效果。

6.5.6 卡洛斯·贝尔蒙特的实验研究：循环方案

最重磅的研究来自加利福尼亚州索尔克生物研究所的卡洛斯·贝尔蒙特团队，该团队于 2016 年在《细胞》期刊发表文章，首次在活体动物中进行实验：在患有早衰症（导致小鼠更快衰老的疾病）的小鼠身上进行部分重编程，使小鼠的中位寿命延长了 33%～50%，最长寿命增加了 18%。

他们将 OSKM 系统通过病毒载体整合到细胞或动物的基因组中。同时，这个 OSKM 系统受 DOX 控制的启动子驱动（DOX 是一种用于治疗细菌感染的抗生素，这里被用作 OSKM 的"开关"）：科学家通过将 DOX 放入动物的饮用水中或将 DOX 放入细胞培养基中一段时间来完成，在有 DOX 的存在下 OSKM 可以表达，没有 DOX 就停止表达。在一定的范围内，OSKM 表达量与 DOX 的浓度呈正相关，给予细胞或动物 DOX 的时间越长、剂量越高，表达的 OSKM 就越多。因此，科学家可以使用不同的持续时间和剂量的 DOX 来控制完成了多少重编程（目标是恰到好处地进行部分重编程，以便细胞在不去分化、不改变细胞性质的情况下恢复活力或年轻化）。因此，关键是"度"的把握。

研究人员对早衰小鼠（从 8 周龄开始一直到它们死亡）执行了一个循环方案：1 mg/ml DOX 持续 2 天，DOX 停止 5 天，不断循环。结果发现，除了延长寿命外，该疗法还改善了小鼠的心脏功能。通常情况下，早衰 LAKI 小鼠会出现心动过缓，这是一种心率缓慢且心脏无法向身体泵送足够的富含氧气的血液的情况。这被认为是它们过早死亡的主要原因。通过部分重编程技术，早衰 LAKI 小鼠的心率显著提高（尽管它们的心率仍未恢复到普通野生型小鼠的水平）。

在生理学上，部分重编程诱导多种器官的表型改善，并使其衰老特征部分改善至野生型小鼠的水平，见表 6.4。

表 6.4　部分重编程诱导多种器官的表型改善

器官	效果
皮肤	增加表皮和真皮厚度，减少角化，恢复增殖，改善 4 个衰老标志：DNA 损伤、衰老、活性氧（ROS）、表观遗传改变
肌肉	部分修复干细胞
肝脏	衰老减少，炎症减少
胃	恢复壁细胞数量和胃上皮厚度，恢复增殖，恢复 H3K9Me3（表观遗传学中的组蛋白甲基化标签，一般被认为是衰老的标志），减少炎症
肾脏	肾小管萎缩和间质体积减小，增殖恢复，H3K9Me3 恢复，炎症减少
脾脏	挽救肉眼可见的退化和白髓的淋巴耗竭，恢复 H3K9Me3

实验结果表明部分重编程改善了早衰小鼠不同器官的生理学和衰老特征。

从早衰小鼠模型研究入手，有一定优势。早衰小鼠衰老速度更快，研究效率更高。但更重要的是，衰老和死亡是多因素的复杂现象，早衰小鼠因为衰老速度快，所以更能控制其他因素，早衰小鼠的死亡极大概率是由衰老造成。但使用早衰小鼠，因为其特殊性，还是无法完美替代普通野生型小鼠研究。

为此，贝尔蒙特团队同时在正常小鼠中进行了循环式部分重编程实验，但结果显示其寿命延长效果不佳。有人可能会因此认为，部分重编程仅对特定早衰症状有治疗作用，而非真正逆转衰老。然而，实验结果表明这种观点并不准确。原因是哈钦森 - 吉尔福德（Hutchinson-Gilford）综合征（一种早衰症）是由产生早老蛋白的基因突变引起的。早老蛋白是核纤层蛋白 A（Lamin A）的一种突变蛋白，其积累会影响细胞功能，是早衰小鼠过早衰老的主要原因。然而，实验结果显示部分重编程并未改变 Lamin A 的表达或改变早衰小鼠中早老蛋白的积累。也就是说，部分重编程并没有直接针对早衰症的病因进行治疗，经处理的早衰小鼠寿命延长，可能是由于除早衰外其他衰老过程得到了改善。

另外，贝尔蒙特团队使用早衰小鼠作为研究衰老的一个模拟，早衰突变可能会产生其他影响，从而以一种在正常动物中未发现的方式缩短寿命。也就是说，可能OSKM只是解决了这种"人为"和"特殊"的衰老表型，而不是"真正"和"普遍"的衰老。然而，贝尔蒙特的实验发现部分重编程确实会在野生型小鼠和人类的各种组织中诱导与衰老相关的生物标志物的系统性改善。重要的是，野生型小鼠在衰老相关功能上表现出改善（例如视力、心脏功能、葡萄糖耐量），这表明不仅是模糊测量的分子生物标志物得到了改善。

那么部分重编程实际上有多大潜力？我们知道部分重编程可以"恢复"不同的组织，但这种恢复的程度是多少？在没有标准化的衰老生物标志物情况下，准确量化逆转衰老是困难的。如前所述，不同的研究使用不同分子测量来定量年轻化的程度，有时不同研究的结果甚至彼此不一致。此外，我们必须区分抗衰老和治疗效果，因为部分重编程也会产生与衰老无关的积极影响。

但无论如何，卡洛斯·贝尔蒙特团队的这个研究是第一例在生物体内成功完成的部分重编程，其使早衰小鼠获得一定程度的年轻化，是部分重编程抗衰老非常重要的概念认证。这个概念认证甚至支撑起获30亿美元融资的再生医学公司Altos Lab。这也是部分重编程从科研技术转化为潜在治疗手段的重要里程碑：卡洛斯·贝尔蒙特团队通过循环式部分重编程，控制其效用，延缓个体衰老的同时避免癌症的发生（"量"是关键）。这为寻找最合适的重编程方案提供了思路，也就是具体如何进行部分重编程。从那以后，其他研究人员一直在努力寻找针对正常老年小鼠和老年人类细胞的完美组合，以增加寿命和增强器官损伤后再修复能力。

6.5.7　部分重编程：短期方案

在卡洛斯·贝尔蒙特团队的研究之后，陆续又有10多篇论文面世，以不同方式探索部分重编程的具体运用方案。同时，部分重编程的更多特点也被挖掘出来。方案类型主要分为3种：短期方案（一次性OSKM诱导），循环方案（在较长时间内定期进行OSKM诱导，也就是上述卡洛斯·贝尔蒙特的方案），局部治疗方案（用于治疗目的的局部OSKM诱导）。

2021年阿勒（Alle）等人运用了与贝尔蒙特实验类似的DOX机制控制OSKM表达，使用了2种部分重编程方案。循环方案：1 mg/ml DOX，持续2天，停药5天直至死亡（与贝尔蒙特团队相同），从早衰小鼠2个月大开始。短期方案：早衰小鼠2个月大时给予0.5 mg/ml DOX，但仅持续2.5周。在循环方案中，早衰小鼠的平均寿命增加了26%，最长寿命增加了16%。在短期方案中，早衰小鼠的平均寿命没有增加，但它们的最长寿命增加了18%。为了研究短期方案对健康的影响，研究人员还评估了在治疗停止后 5.5 个月内是否有持续生理和分子改善：研究人员观察到肌肉的功能改善。

在生理学上，短期方案改善了早衰小鼠的身体成分，降低了与年龄相关的瘦体重损失和脂肪堆积。它还减少了心脏、肺、肝脏、肾脏、脾脏的纤维化，并增加了皮肤的真皮和表皮厚度以及骨骼的软骨体积。

在分子水平上，研究人员发现在接受治疗的小鼠中存在与组织再生相关的差异表达基因。他们还在心脏、肺、肝脏、肾脏、脾脏和皮肤中发现了不同的甲基化模式，其中每个器官的特征都非常特异（不同器官和细胞产生的表观遗传变化也不同）。与贝尔蒙特团队的研究不同，阿勒等人的研究只在杂合早衰小鼠身上做实验（贝尔蒙特团队使用纯合早衰小鼠），没有将这些改进与野生型小鼠的表型进行比较。

阿勒等人最有趣的发现是，部分重编程只需要在小鼠年轻时进行 1 次（短期方案），就可以达到与中长期进行干预相同的最大寿命延长效果。也就是说可能存在一个部分重编程最佳效果的时间窗口期，部分重编程可以对细胞产生持久的影响，但要在细胞变得多能之前完成部分重编程。我们猜测早治疗的好处是，对年轻化有益的表观遗传学变化，可能在个体年轻时期就可以开始。这也是有启发意义的，因为在恰当的年龄段用非常安全的小剂量，可以相对安全地逆转衰老。此外，贝尔蒙特研究中，当 DOX 诱导停止 4 天后，衰老特征又回来了；而阿勒等人的研究显示，分子变化仍然存在并持续更长时间。

同样是短期方案，康德罗纳修等人对 55 周龄和 100 周龄的小鼠应用 0.2 mg/ml 的 DOX 1 周。他们在停止治疗 2 周后观察了小鼠的胰腺、肝脏、脾脏和血清。他们声称胰腺是重编程小鼠中最易发生重编程的组织，被治疗小鼠的胰腺有 36% 的甲基化位点和 82% 的基因组恢复到年轻时的水平。但其他器官的年轻化效果并不显著。此外，该研究没有检查小鼠的生理功能，因此我们不知道这些分子再生效应是否会转化为任何功能的改善。然而，实验是在年老的小鼠身上完成的，表明即使在晚年开始介入，部分重编程也有可能起作用。

6.5.8 部分重编程：循环方案

探索循环方案：使用循环方案（1 mg/ml DOX，服用 2 天，停止 5 天，持续循环）的研究包括 2016 年卡洛斯·贝尔蒙特团队的研究、2020 年马特兰团队的研究和 2022 年布劳德的研究。

在上文中，奥坎波（Ocampo）团队在 12 个月大的小鼠身上使用了 3 周的循环方案，奥坎波团队专门研究了部分重编程如何改善年老小鼠的葡萄糖耐量和肌肉损伤恢复。在 OSKM 诱导 3 周后，他们损伤了小鼠的 β 细胞（胰腺中合成和分泌胰岛素的细胞）和肌肉，并观察了与年轻小鼠和未治疗的年老小鼠相比，治疗小鼠的恢复情况。他们发现接受治疗的小鼠胰岛（含有 β 细胞）增加，并表现出更高的葡萄糖耐量，表明胰腺功能更好。他们还发现，与肌肉损伤后未接受治疗的小鼠相比，接受治疗的小鼠具有更高的再生能力和更多的肌肉干细胞数量。

马特兰（Matellan）团队对 6 个月大的小鼠使用 15 周的循环方案，并专门研究了部分重编程如何改善中年小鼠的认知功能。他们发现接受治疗的小鼠具有更好的记忆指数和物体识别能力。然而，这不一定与逆转衰老有关，因为他们没有评估年轻小鼠并将它们的表现与中年小鼠进行比较。他们还发现神经没有恢复年轻，只有 H3K9me3（衰老的表观遗传标志）恢复了。因此，认知功能增加的这一发现有点站不住脚，因为结果基于认知测试，可能是模糊的，没有显著的潜在分子变化。

布劳德（Browder）团队使用了 3 种类型的循环方案：1 个月的循环方案，从 25 个月大的小鼠开始；7 个月的循环方案，从 15 个月大的小鼠开始；10 个月的循环方案，从 12 个月大的小鼠开始。布劳德团队研究了部分重编程如何在系统层面上使小鼠恢复活力或年轻化。在生理学上，他们观察到在所有方案中皮肤增殖都恢复到年轻小鼠的水平。为了测试皮肤的功能，他们在接受治疗 7 个月的小鼠皮肤上制备了切口模型，并观察到尽管伤口闭合率没有提高，但伤口周围的增生更多、纤维化减少。他们还损伤了接受治疗 7 个月的小鼠的肌肉，而且没有观察到再生潜能的任何变化。这与奥坎波团队的研究结果形成对比。这种不一致可能是由年龄所致——奥坎波团队使用的小鼠为 12 个月大，而布劳德团队使用的小鼠为 15 个月大。然而，年龄上的差距并不是很大，这种不一致让人感到意外。

在分子水平上，布劳德团队的研究结果因操作方案而异。1 个月方案中，皮肤、肾脏、脾脏、肝脏、肺和肌肉的转录组和表观遗传年龄没有显著变化。7 个月和 10 个月的方案中，皮肤和肾脏的表观遗传年龄（根据 Lifespan Uber 相关时钟）减小 0.1～0.2 个月，但脾脏、肝脏、肺和肌肉的表观遗传年龄没有减小。

在转录组方面，布劳德团队的研究结果显示皮肤有显著变化，但肾脏、脾脏、肝脏、肺和肌肉没有变化。有趣的是，上述康德罗纳修等人在年长得多的小鼠身上使用短期方案，观察到其肝脏和脾脏的甲基化组部分恢复活力或年轻化，但布劳德团队表观遗传时钟并没有捕捉到这样的衰老逆转。这可能再次突出了不一致的测量方法导致不同实验得出不同的结论。

此外，布劳德团队还对接受治疗 10 个月的小鼠进行了代谢组学分析。他们发现小鼠血清中超过 9 种与年龄相关的主要代谢物变化被逆转。同样，与早衰小鼠的结果相比，这对于野生型小鼠的恢复活力或年轻化的说服力似乎还不够，他们只看到皮肤、肾脏和代谢物部分恢复活力或年轻化。此外，布劳德团队的研究与奥坎波团队和康德罗纳修团队的研究结果有一些矛盾，这强调需要更统一的生物标志物来衡量年轻化。

6.5.9　部分重编程：局部治疗方案

上述的短期方案和循环方案侧重于个体整体年轻化，目前还处于探索阶段，我们也看到一些不统一的实验结果，毕竟衰老是个多因素的复杂现象；而部分重编程则像 AI 神经网络，像个黑盒子，其过程同样复杂，不好理解。那么，是否能先以局部治疗为重点，将部分重编程快速带进临床？如果局部器官能年轻化或得到治疗，那么局部年轻化加起来是否就能达到或靠近整体年轻化？

与短期方案和循环方案的研究不同，局部治疗方案的研究着眼于特定组织和器官的恢复活力或年轻化，而不是全身恢复活力或年轻化。上述提出衰老信息理论的辛克莱团队运用部分重编程进行局部治疗实验，研究重点放在中枢神经系统（CNS）上，以小鼠眼睛为模型探索这一过程。研究人员展示了在小鼠视网膜神经节细胞（RGC）中表达 Oct4、Sox2 和 Klf4 基因，可以恢复年轻的 DNA 甲基化模式和转录组（他们认为 M 因子更易致癌，所以去掉了 OSKM 中的 c-Myc 因子，只使用 OSK 来降低致癌作用）。

2020 年吕垣澄等人并没有使用可重编程小鼠进行研究，而是将腺病毒载体 AAV2 TetOff（AAV 搭载 OSK 基因，并同样设计了 DOX 开关机制）注射到 11 个月大的小鼠眼睛中，并表达 OSK 4 周。运用 AAV（基因治疗载体）实际上也让部分重编程离临床治疗更进了一步。他们发现经过治疗的年老小鼠的视力和电振幅有所改善，直至达到年轻小鼠的水平。此外，年老小鼠 RGC 中 90% 的转录组在治疗后恢复到年轻水平，用 DNA 甲基化时钟计算的表观遗传年龄减小了 3 个月。

同时，当年轻小鼠和年老小鼠的视神经受到压伤时，轴突再生可以通过部分重编程诱导，无论是在受伤前还是受伤后。由损伤引起的甲基化模式也被部分重编程逆转。一般认为中枢神经系统中的许多细胞，包括 RGC，是不可再生的。但吕垣澄的干预措施促进了受伤后的轴突再生（神经网络重新恢复连接），并逆转了小鼠模型中的青光眼和年老小鼠的视力丧失。研究发现，OSK 的表达可以对抗受伤引起的 DNA 甲基化老化，导致轴突再生和 RGC 存活的显著改善，即使在受伤后诱导 OSK 也是如此。这一发现在人类神经元中也有所体现，OSK 表达有效地对抗了轴突损失和 DNA 甲基化年龄的衰老。研究观察到神经突起面积增加 15 倍，而轴突数量及长度的显著恢复，体现了 OSK 在小鼠和人类中促进神经元和轴突生长的再生能力。

吕垣澄等人研究的意义还在于，通过细胞再生和损伤修复，来体现部分重编程的抗衰老效果。如衰老信息理论中所述，细胞损伤后的修复过程会导致表观遗传漂移；而通过部分重编程能恢复表观遗传变化，从而增强细胞恢复再生的能力，达到年轻化的效果。这个实验体现了通过再生能力和逆转衰老以达到生物增强的效果（图 6.31）。

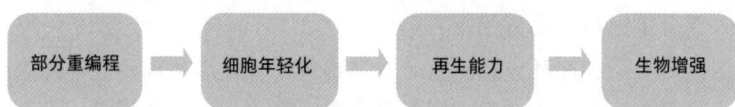

图 6.31 部分重编程与生物增强

类似的实验也在其他局部组织和细胞上实现，比如 2021 年陈焱埔等人检查了部分重编程对心肌细胞（CM）的再生效果。CM 是驱动心肌收缩的细胞，在成年小鼠中，CM 不再进行细胞分裂；而胎鼠的 CM 具有很大的再生潜力，因为它们仍然可以增殖。陈焱埔等人使用心脏特异性可重编程小鼠（其中 DOX 诱导只会在心脏中表达 OSKM）来测试部分重编程如何影响 CM。他们在 4 个月大的小鼠身上诱导 5 mg/ml DOX 6 天，发现它部分恢复了成年小鼠 CM 的增殖能力。经处理的成年小鼠 CM 显示出它们在体内重新进入细胞周期的迹象；虽然体外 CM 仅经历了一轮分裂，尚未完全恢复增殖能力。无论如何这都颠覆了人们长久以来认为 CM 无法增殖的印象，结论非常震撼。基因表达分析表明，经过处理的 CM 的特征类似于新生儿 CM。陈焱埔等人还将部分重编程作为一种心脏损伤修复的方法，他们在心脏病发作前后诱导了部分重编程。所有治疗均显示瘢痕面积减小，但在损伤前进行诱导治疗显示心脏功能改善最多。未来团队计划用 mRNA 等手段使心肌部分重编程进入临床治疗并产业化。

2020 年萨卡尔（Sarkar）等人和 2021 年贝尔蒙特等人研究部分重编程对肌肉干细胞的再生效果。肌肉经常在抗衰老的研究中出现，毕竟衰老的一大特征是肌肉的弱化和流失（上述循环方案中布劳德团队和奥坎波团队也都在小鼠体内诱导了全身 OSKM，以观察它是否有助于小鼠在肌肉损伤后更好地恢复）。

萨卡尔等人将含有 OSKMNL（加入两个重编程因子：Nanog 和 Lin28）的 mRNA 混合物在年老小鼠肌肉干细胞上使用 2 天，然后将它们移植到年老的野生型小鼠身上，看它们是否能在肌肉损伤后发挥类似年轻小鼠的效果。2021 年贝尔蒙特等人则用循环的 1 mg/ml DOX 方案在可重编程小鼠的肌纤维（一种肌肉组织）中诱导 OSKM，持续 3 周。两个团队都发现他们的治疗提高了受伤后肌肉干细胞的再生能力。

贝尔蒙特等人的研究有趣之处在于，当仅在肌肉干细胞中诱导部分重编程时，它们的再生能力并没有提高。这一结果表明，通过部分重编程进行的肌肉再生可能不是由于肌肉干细胞的内在再生（表观遗传层面）；相反，它可能是由与衰老无关的外在生态位重塑引起的（非表观遗传层面的因素，比如激素）。因此，部分重编程对肌肉的积极影响可能不是恢复活力或年轻化的良好证据。

总的来说，局部治疗方案似乎比短期方案和循环方案更有希望恢复野生型小鼠的活力和年轻化。同时，这并不一定意味着所有细胞类型都能通过部分重编程恢复活力或年轻化，上述研究中只有 RGC 和心肌细胞表现出恢复活力或年轻化的分子生物标志物；肌肉干细胞的再生能力可能不是它们恢复活力或年轻化的结果。也就是说不同细胞对部分重编程的反应和效果不同。这也暗示了可能由于存在靶向递送 OSKM 的技术障碍，我们还没能在野生型小鼠的部分重编程系统研究中取得惊人的结果；通过靶向递送或针对特定细胞类型对其进行改进，可能会产生更显著的再生效果。

6.5.10　人类细胞体外实验

到目前为止，上述研究中的部分重编程似乎对小鼠具有一定的恢复活力或年轻化的作用，但它对人类的适用性如何？上述研究也做了人类细胞体外部分重编程，主要涉及 5 种人类细胞类型：肌肉干细胞、神经元、软骨细胞、内皮细胞和成纤维细胞。

肌肉干细胞：2020 年萨卡尔等人在 10～80 岁人类供体的肌肉干细胞上使用含有 OSKMNL 的 mRNA 联合疗法 4 天，然后他们将这些细胞移植到肌肉受伤的年老小鼠体内，他们发现来自老年人的部分重编程干细胞能够以与年轻人相同的速度再生。然而，与野生型小鼠的情况一样，肌肉干细胞再生能力的提高可能是由再生以外的其他影响因素引起的，因此再生能力的改善不能成为细胞再生的决定性证据。

神经元：2020 年吕垣澄等人将 SH-SY5Y 神经母细胞瘤细胞分化为人类神经元，然后通过搭载 OSK 的 AAV-DJs 重编程它们。他们发现在轴突损伤 9 天后，部分重编程的神经元能够再生中性粒区域（神经再生的证据和量化指标），比未处理的对照组多 15 倍。这是一个很好的治疗例子，但我们不能下结论说再生是由于恢复活力或年轻化而发生的（再生和年轻化可能关联，但其关系需要更多的验证）。

软骨细胞：骨关节炎是一种与衰老相关的退行性骨关节病。当软骨细胞（一种在软骨中缓冲人体骨骼摩擦的细胞）退化时，就会发生骨关节炎。在萨卡尔等人的研究中，从骨关节炎患者身上取出的软骨细胞用 OSKMNL mRNA 联合疗法进行了部分重编程，持续 2～3 天。部分重编程的细胞显示出骨关节炎特异性表型的改善，包括衰老的 2 个标志（炎症和线粒体 ROS）减少，细胞增殖恢复，腺嘌呤核苷三磷酸（ATP）产生，以及抗氧化剂增加到年轻和健康时软骨细胞的水平。

内皮细胞：2020 年萨卡尔等人使用 OSKMNL mRNA 联合疗法 4 天，部分重编程来自 50～65 岁人类的内皮细胞，9 个衰老标志中有 6 个显示改善，包括 DNA 损伤、表观遗传失调、衰老、炎症、蛋白质稳态和线粒体失调。然而，它们并未显示线粒体 ROS、SIRT1 和端粒长度有任何改善。在转录组学上，经过处理的老化内皮细胞比未处理的老化内皮细胞更像年轻细胞。根据霍瓦特泛组织时钟，以及皮肤和血液时钟，经处理的内皮细胞其表观遗传年龄也分别降低了 4.94 岁和 1.62 岁。

成纤维细胞：成纤维细胞是唯一一种使用了几种不同的部分重编程方案的人类细胞类型。在这里，我们有机会比较不同部分重编程技术之间的再生效果。2016年，奥坎波等人使用了从人类 iPSC 分化而来的成纤维细胞。他们诱导了 DOX 4天，发现成纤维细胞的 2 个衰老标志（DNA 损伤和 H3K9Me3）表现出改善。

2018 年奥洛瓦等人将霍瓦特的多组织表观遗传时钟应用于研究结果已发表的人类成纤维细胞重编程时程，其中重编程是通过逆转录病毒质粒的 OSKM 诱导的。分析表明，在第 11～15 天，细胞进行了部分重编程，表观遗传年龄下降了约30 岁。

2020 年萨卡尔等人用 OSKMNL mRNA 混合物转染老年人成纤维细胞 4 天，他们观察到 9 个衰老标志中的 5 个（DNA 损伤、H3K9Me3、蛋白质稳态、ROS 和线粒体电位、SIRT1）得到了改善。霍瓦特泛组织时钟，以及皮肤和血液时钟显示，经处理的成纤维细胞的表观遗传年龄分别降低了 1.84 岁和 1.07 岁。

2020 年吉尔等人通过慢病毒递送诱导型 OSKM 因子诱导 OSKM10～17 天，衰老标志 H3K9Me3 被测量并显示出改善。经处理的成纤维细胞的转录年龄减少了30 岁。在霍瓦特泛组织时钟，以及皮肤和血液时钟中，经处理的成纤维细胞的表观遗传年龄也减少了 30 岁。当应用部分重编程超过 10 天时，人类成纤维细胞上观察到的表观遗传年龄减少最为显著。另外，为期 4 天的部分重编程方案对表观遗传年龄的影响较小，但仍通过改善衰老标志和恢复活力或年轻化的转录组，显示出恢复活力或年轻化效果。

总的来说，部分重编程的有益作用似乎也延伸到了人类细胞，对人类肌肉干细胞和神经元具有治疗作用，对人类软骨细胞、内皮细胞和成纤维细胞具有恢复活力或年轻化的作用。部分重编程在小鼠和人类皮肤上显示出最显著的年轻化效果，并且在同一物种的不止一项研究中得到了复制。不出所料，专注于部分重编程的公司最常研究的领域集中在皮肤病学。

大多数用于人类细胞的方案都是少于 4 天的诱导。然而，表观遗传年龄最显著的减少是在成纤维细胞上进行部分重编程超过 10 天后获得的。因此，针对不同的人类细胞类型，试验时间更长的方案会很有意义。同时我们期待在未来，部分重编程实验能从小鼠实验和人类细胞体外实验，扩展到大型动物实验，甚至是临床试验。

众多研究结果表明，部分重编程是一种很有前途的年轻化干预措施，可以应用于多种器官和组织。这项技术仍处于起步阶段，我们知道它针对的是（可能是普遍的）衰老过程，但我们不能断定它引起的年轻化程度高于其他干预措施。

6.5.11　部分重编程的挑战与改进

畸胎瘤是一种可能癌变的肿瘤。部分重编程的 2 篇论文：2013 年阿巴德团队在《自然》期刊发表的文章与 2014 年大西弘太郎团队在《细胞》期刊发表的文章表明，当诱导过多的 OSKM 时，小鼠会从去分化细胞中形成畸胎瘤，导致体重减轻和严重并发症。不同的因素，包括组织和细胞类型，将影响部分重编程的正确剂量。某些细胞类型甚至可能需要对整个生物体有害的剂量。在 2021 年陈焱埔等人的研究中，仅在小鼠心脏中诱导 OSKM，使用 5 mg/ml 的 DOX，持续 6 天，有助于小鼠在心脏受伤后更快恢复，而不会长出任何肿瘤（心脏本身不容易长瘤）。在 2013 年阿巴德等人的研究中，小鼠全身诱导 1 mg/ml DOX 1 周后会形成畸胎瘤，因此在全身诱导心脏所需的 DOX 剂量将是致命的。

积极的体外结果不一定转化为积极的体内结果。2020 年吕垣澄等人的研究中中，体外给予具有 2 个 OSK 基因拷贝的可重编程小鼠的成纤维细胞 DOX 5 天，这些细胞没有显示出去分化的标志物（Nanog）的迹象，并显示出改善衰老的表型。但当对同一类型的小鼠在体内给予等量的 DOX 时，它们体重减轻并死亡。到目前为止，所有的人体数据都是在体外细胞中获得的，我们将不得不考虑肿瘤导致部分重编程无法转化为临床结果的可能性。

此外，我们也不知道畸胎瘤的形成需要多少程度的去分化。在陈焱埔等人的研究中，虽然部分重编程的小鼠显示出心脏去分化的迹象，但在去除 DOX 后它们被逆转，并且小鼠在 2 个月的时间内没有长出肿瘤。在沃德尔等人的实验中，Club 细胞（一种肺细胞）的细胞身份标记在部分重编程期间也受到抑制，但在 DOX 停药后恢复，而小鼠在诱导后 9 个月未出现肿瘤。因此，即使部分重编程导致细胞去分化，在合适的剂量下也不会导致畸胎瘤，或对生物体造成长期伤害。这些结果表明我们应该对部分重编程保持谨慎和乐观，并警惕它导致畸胎瘤的风险。

递送：大部分体内部分重编程研究都是在可重编程小鼠（基因整合可控制 OSKM 系统）中完成的，但吕垣澄等人的研究除外，他们使用 AAV 将 OSK 因子传递给野生型非可重编程小鼠（野生型小鼠）。起初，他们试图看看他们的方法是否可以导致全身恢复活力或年轻化。然而 OSK 表达不足以使这种情况发生：最初在一些组织中观察到 OSK 的表达；但随着时间的推移，分裂的细胞稀释了 OSK 表达，仅在肝脏中观察到的表达率低于 20%。因此，吕垣澄团队将他们的研究重点转向了视网膜神经节细胞的局部再生。

因此，目前部分重编程的局限性在于我们可能无法使某些组织恢复活力或年轻化，因为我们无法将因子输送到那里。在可重编程小鼠（基因小鼠）中观察到全身恢复活力或年轻化的效果并不让人意外，这些小鼠体内的每个细胞中都表达了这些因子。但如果我们没有办法将因子从外部输送到每个细胞，这就不能应用于人类全身年轻化。可重编程小鼠产生 iPSC 的效率也是病毒载体的 25～50 倍，这意味着部分重编程在可重编程小鼠中的效率也更高。此外，不同的细胞类型可能还需要不同的剂量来恢复活力或年轻化，因此我们更需要细胞特异性因子递送。

因此，要将 OSKM/OSK 的部分重编程转化成为人类所用，局部器官年轻化比直接全身年轻化更具有操作性。问题关键是我们需要针对每个细胞的特异性设计递送方法。

微环境：重编程不是细胞可以独立进行的，这意味着复杂的系统和各种细胞外因素，特别是它的微环境，会影响重编程的成功率。

在体外，重编程受来自培养环境的抑制和支持信号的影响。例如，在无血清培养基中生长的成纤维细胞比在含血清培养基中生长的细胞需要更高密度的 OSKM。而在体内，衰老细胞可能更难重编程，但它们会分泌衰老相关分泌表型（SASP），该表型由细胞因子和其他衰老相关分子组成，反而能促进邻近细胞的重编程。

我们也在一些关于部分重编程的论文中看到了微环境的重要作用。在 2021 年陈焱埔等人的研究中，成年小鼠心脏的体内重编程在处理后 21 天内产生了 iPSC 样克隆（发生去分化），而成年小鼠心肌细胞的体外重编程仅经历了一轮分裂，经过 3 个月的处理仍未形成 iPSC（未完全去分化）。这表明体内心脏微环境中存在心脏细胞重新编程所必需的因素（体外没有）。此外，当小鼠的部分重编程心脏受伤时，损伤部位附近的增殖最高，这表明损伤后微环境的变化促进了部分重编程。

总之，这意味着除了控制剂量和递送外，我们可能还需要以某些方式优化细胞的微环境，以便成功地使用部分重编程进行治疗。

衰老标志问题：一些衰老标志可以通过部分重编程来重置，但仍有一些标志无法纠正。核 DNA 和线粒体 DNA 突变就是其中之一。随着年龄的增长，我们会积累基因突变。一般来说，突变是无害的；但有些突变是极其有害的，例如 p53 基因中发生的突变，会使细胞更容易变成癌细胞。一般来说，带有这些有害突变的细胞通常会自我毁灭，但随着年龄的增长，我们的检查和修复机制会变得更差，因此这些异常细胞得以存活和繁殖。此外，一些细胞（例如心脏和脑细胞）一般不会分裂，因此我们无法让它们自我毁灭。部分重编程主要对表观遗传层面进行调整，而无法改变基因层面的损伤或变异。

此外，细胞和细胞外基质中的代谢聚集体是部分重编程可能无法修复的另一种损伤。导致黄斑变性等衰老相关疾病的交联产物和脂褐素，是我们尚未了解如何清除不良代谢积累的例子。细胞外基质特别棘手，因为它在细胞外，没有可重编程的表观基因组。（不过，关于部分重编程的下游影响，我们仍有很多未知之处，它可能会诱导特定的基因程序自行清除这些损害。）

OSKM 替代因子：虽然山中因子 OSKM 的发现造就了一个诺贝尔奖获得者，但并不能说这个因子组合就是最有效和最安全的，不同团队也在寻找替代因子。比如更少因子的组合：2020 年吕垣澄等人和 2021 年鲁克斯等人提出不需要 OSKM 的所有 4 个因子来使部分重编程起作用。特别是鲁克斯团队表明两个因素（OS）

可能与 OSKM 一样能有效地降低年龄分数，而不丧失细胞身份。这打开了不同组合的可能性范围，因为找到针对 2 个基因的小分子比找到针对 4 个基因的小分子更容易。

其他多能因子：鲁克斯团队还表明，多能因子可能是 OSKM 的替代候选者。比如他们在小鼠肌原细胞中引入了 Msx1（这是一种已知在肢体和手指再生中起作用的因子），并发现它在不使细胞去分化的情况下降低了年龄评分。测试其他多能因子以查看它们是否具有相同的效果可能会有意想不到的发现。

又或者寻找 OSKM 的下游因子。比如 2021 年贝尔蒙特等人将 Wnt4 确定为在部分重编程后驱动肌肉干细胞再生能力的下游因子（尽管他们没有研究诱导 Wnt4 的恢复作用）。正如我们在上文中看到的那样，重新获得细胞身份也有可能是恢复活力或年轻化的主要因素，因此过度表达身份基因是另一个值得探索的途径。

种系再生：凯赖派希（Kerepesi）团队揭示了胚胎发育过程中的自然再生事件（生物年龄显著下降），确定此类事件中涉及的因素并查看是否可以诱导细胞恢复活力或年轻化也可能会有收获。

最后，还可以进行全基因组筛选：通过全面筛选所有可能的因素来识别新的因子。例如，可以对基因组进行 CRISPR 筛选，从而鉴定出 50 个新的重编程因子。初创公司例如 Shift Bioscience 采用这种方法发掘有效的重编程因子。

6.5.12　部分重编程的商业化与公司

了解了部分重编程的研究现状后，让我们来看看该领域的商业前景。部分重编程技术面世已有 10 多年，特别是在近几年发展较为迅速。随着部分重编程技术开始走出实验室，致力于逆转衰老的创业公司纷纷成立。目前，已知道有 9 家美国公司致力于通过重编程实现年轻化，表 6.5 列举的公司专注于研究年轻化（当然理应还有更多公司，但我们无法获得相关信息）。

表 6.5　部分重编程相关创业公司

名字	创始时间	融资（美元）	领域	模式	因子	理论基础
Calico	2013	35 亿 *			OSKM 与其他	Roux et al., 2022
Shift Bioscience	2017	<1 000 万		mRNA	其他	
Rejuvenate Bio	2017	1 700 万 *	宠物延长寿命	基因治疗	OSK	Macip et al., 2023

续表

名字	创始时间	融资（美元）	领域	模式	因子	理论基础
Turn Biotechnologies	2018	<2 000 万	皮肤	mRNA	OSKMLN	Sarkar et al., 2020
Reverse Bioengineering	2019	6 300 万 *	皮肤	小分子	OSKM	
Iduna Therapeutics	2020	2.06 亿 *	眼科	基因治疗	OSK	Lu et al., 2020
YouthBio Therapeutics	2020	<1 000 万		基因治疗	OSKM 与其他	
Retro Biosciences	2021	1.8 亿 *	免疫学	细胞治疗	其他	
Altos Labs	2021	30 亿			其他	
NewLimit	2021	1.05 亿	眼科与免疫衰老		其他	
Marble Therapeutics	2022		皮肤	基因治疗	其他	

注：* 拥有部分重编程以外的其他业务和研究。

这些公司有不同的初始适应证和干预策略，但总的来说他们的方法可以分为两类。

（1）使用 OSKM 或类似组合进行部分重编程，例如仅用 OSK 或用 OSKMLN（OSKM + Lin28 + Nanog）。

（2）使用其他替代品诱导年轻化（例如针对不同的基因组合）。

所有这些公司都处于临床前阶段，但那些采用 OSKM 或类似组合的公司进展更快，其中大多数已经完成了体内临床前研究，而使用其他替代因子的公司仍处于药物发现阶段。值得注意的是，在最接近临床阶段的 3 家公司中，有两家正在寻求皮肤病学适应证。

Calico：一家专注于延长人类寿命的大型公司，成立于 2013 年，是 Alphabet（谷歌）的子公司。它是一家处于临床阶段的公司，主要研究神经退行性变性疾病和癌症的适应证。它还具备从事基础研究的研发实验室。

雅各布·基梅尔（Jacob Kimmel）是 Calico 的主要研究人员之一，其实验室最近发表了一份关于部分重编程的预印版论文，提出 OSKM 的某些子集（例如仅OS）在不抑制细胞身份的情况下诱导了与 OSKM 一样程度的年轻化。他们还发现了替代品 Msx1：一种使细胞恢复活力或年轻化的多能因子。

基梅尔表示，Calico 目前并未考虑在临床上进行部分重编程，"而是探索有关衰老的基本问题"。但他于 2022 年 3 月离开 Calico 加入 NewLimit，担任该公司的研究主管。同时 Calico 还兼顾别的研究方向，因此 Calico 目前看来可能不会成为部分重编程的重要参与者。

Shift Bioscience：成立于 2017 年，公司技术基于其创始人的研究成果。它最初的目标是创造一种可以减少功能失调线粒体数量的小分子药物。该团队创建了一个基于小鼠衰老细胞图谱（Tabula Muris Senis，一个衰老细胞数据库）的单细胞转录组时钟，以衡量他们干预策略的恢复效果。该公司意识到其发明的时钟不仅可以测量衰老，还可以识别除 OSKM 之外可用于使细胞恢复活力或年轻化的候选因子。基于这一发现，该公司在 2021 年将重点放在部分重编程上。该公司最近的资料显示，它已经优化了重编程因子的候选名单，并准备从发现阶段转移到体外研究。该公司尚未确定适应证；他们计划为靶向再生因子的 mRNA 药物申请专利，并将知识产权授权于制药公司用于针对特定疾病的开发。

Turn Biotechnologies（简称 Turn Bio）：成立于 2018 年，核心技术基于斯坦福大学萨卡尔团队的研究。他们使用由 OSKMLN 因子组成的 mRNA 混合物进行再生，使人类成纤维细胞、软骨细胞和内皮细胞恢复活力或年轻化，并专注于优化递送以控制干预的安全性。

Turn Bio 的核心技术平台叫 ERA（Epigenetic Reprogramming A，一个针对特定适应证定制的 mRNA 递送内部平台），平台根据目标以及脂质输送优化 mRNA，为专有药物配方建立产品管线。Turn Bio 的官网上写道："Turn Bio 的 ERA 平台使我们能够精准控制转录因子表达时间和时长及剂量大小，以针对每个适应证优化 mRNA 混合物。例如，我们可以添加或减去特定因素，具体取决于它们对特定组织产生的利弊。"

Turn Bio 的主要适应证是皮肤病，但它也有眼科疾病、免疫疾病、骨关节炎和软骨损伤，以及肌肉组织方面的项目。该团队准备在进行 FDA 临床研究申请之前进入体内安全性和有效性试验，期望在 2022 年底进入 I 期临床试验。

Reverse Bioengineering：AgeX 公司成立于 2017 年，是一家再生医学公司，2019 年，它剥离了一家子公司 Reverse Bioengineering，完全专注于使用部分重编程来诱导组织再生和研发各种疗法。该公司使用"传统"OSKM 因子进行部分重编程。它已经获得了一项检测重编程过程中何时达到胚胎 - 胎儿转变的方法的专利：即细胞在不恢复多能性的情况下恢复再生能力的时间点。它还申请了多种递送方法的专利，包括 AAV、RNA/DNA、外泌体和小分子，但其目前在研的药物 iTR 1574 是一种小分子混合物。

从 AgeX 公司 2020 年的公开资料来看，它最初似乎计划将心力衰竭作为部分重编程技术的适应证。然而在最近的资料更新中，该公司已转向追求皮肤科应用，特别是无瘢痕伤口修复。该公司已经在小鼠体内展示了皮肤和毛发再生的结果，并期待在 2022 年底获得更多皮肤病学的临床前结果。

Iduna Therapeutics（Life Biosciences）：哈佛大学的大卫·辛克莱教授创立的 Life Biosciences 成立于 2017 年，是一家针对不同衰老特征的长寿生物技术公司，它根据吕垣澄等人的研究，在 2020 年成立了 Iduna Therapeutics。该研究表明使用 OSK 进行部分重编程可以改善老年小鼠的视力，并逆转损伤和青光眼引起的视力丧失。该公司授权的 IP 涵盖用于 OSK 表达的基因治疗系统专利。根据公司网站上发布的信息，该公司正在围绕眼科适应证进行临床前研究，目前还没有临床试验的时间表。

YouthBio Therapeutics：Youthereum Genetics 成立于 2017 年，致力于翻译部分重编程，该公司随后于 2020 年由 YouthBio Therapeutics 接管。YouthBio Therapeutics 正在开发再生基因疗法，其中可以通过多西环素激活 OSKM 来定期诱导部分重编程（类似于实验中部分重编程运用在可重编程小鼠上的方式），以及寻找 OSKM 的替代品。该公司计划进一步开发人类基因疗法（适应证未知），目前还处于早期临床前阶段。

Retro Biosciences：成立于 2021 年初，它正在开展多个项目，其中之一包括细胞重编程方法。Retro Biosciences 发布的公告称，他们的重编程计划"最接近基础研究"，他们的目标是在未来 4 年内进行临床概念验证，并"大量投资于单细胞多组学、基于计算生物学的机器学习和实验室自动化"，这表明他们的目标是寻找 OSKM 的替代因子以实现逆转衰老。考虑到他们在部分重编程计划中招聘了免疫学家，他们的初步适应证可能是免疫学领域。

Altos Labs：成立于 2021 年，因其 30 亿美元的融资额以及招募了一批科学界知名人士而令人印象深刻。这是迄今为止专门以重编程恢复活力或年轻化领域的最大一笔资金。该公司创造了一个新术语"回春计划"（Rejuvenation），来命名他们的方法，并表示它计划在 OSKM 之外寻找新的"回春因子"（Rejuvenation Factors）。

Altos Labs 的首席研究员（PI）之一的摩根·莱文（表观遗传学生理时钟领域的重要科学家）认为公司的组织结构类似于学术界：每个 PI 都有自己的实验室，并聘请博士生和博士后。他们的研究最终会商业化，但 PI 仍有自由去追求自己感兴趣的任何事情，而不是被告知要从事哪些项目。Altos Labs 似乎是在复制贝尔实验室早期的模式。

NewLimit：成立于 2021 年底，该公司正处于寻找替代重编程因子的发现阶段。他们在网站上说："我们将进行的基础研究中，一个例子是使用年龄依赖性转录和表观遗传变化来绘制单细胞 sRNA/ATACseq。"它正在将眼部疾病和免疫衰老作为首要追求的适应证。

Rejuvenate Bio：哈佛大学的乔治·丘奇教授于 2017 年创立，目标是将 3 种基

于长寿相关基因 *FGF21*、*sTGFβR2*、*Klotho* 的基因治疗商业化。2023 年 1 月，该公司发表了一篇论文，证明山中因子的一个子集（OSK）足以使老年野生型小鼠的剩余中位寿命延长 109%。该公司拥有动物健康管线，并似乎正计划将 OSK 的部分重编程商业化，作为犬类的治疗方案（未知适应证）。

Marble Therapeutics：与 Rejuvenate Bio 类似，Marble Therapeutics 是从乔治·丘奇的实验室中分离出来的。该公司目前处于没有网站的隐身模式。从该公司首席执行官的采访来看，该公司似乎正处于通过人类多组学数据寻找替代重编程因子的发现阶段，研究从皮肤细胞开始。

6.5.13　总结

本章详细介绍了部分重编程用于逆转衰老的理论发展、实验数据与发现、应用方案、风险与挑战、展望与发展，以及商业化前景。总的来说，部分重编程技术似乎很有前途：它不仅可以改善整个组织的生物标志物水平，还可以改善与衰老相关的功能。尽管到目前为止，野生型小鼠的系统性体内实验只显示出适度的结果，但这可能是因为部分重编程方案尚未优化。

一些相对容易实施的优化措施包括：在更早的年龄开始干预，以及延长部分重编程诱导期。此外，野生型小鼠的体内靶向治疗表现出令人印象深刻的年轻化效果，这意味着非靶向和全身给药可能降低了其有效性。因此，除了优化方案外，临床转化部分重编程技术还需要基因递送等相关领域的技术进步。

当然，这项技术最大的风险就是患癌。我们已经看到重编程不可避免地使细胞去分化（细胞身份丧失）。然而，去分化并不总是坏事，如果以正确的剂量给药，它是可逆的，也不会导致畸胎瘤或对生物体造成损害。此外，学术界和产业界也在努力寻找更安全、更有效的 OSKM 替代因子。重要的是优化有效的方案，并发现重编程导致活力恢复或年轻化的新因素。上述重编程相关公司中有一半专注于 OSKM 的优化，而另一半专注于新发现。

目前，FDA 不认为衰老是一种疾病（虽然有很多力量在推动"衰老就是疾病"这个理念），因此站在药物获批的角度，考虑追求什么适应证也很重要。目前针对皮肤和肌肉干细胞的部分重编程研究中，小鼠和人类身上显示出恢复活力或年轻化的效果出色，并且在同一物种的不止一项研究中得到了复制。

因此，最接近临床试验的两个公司 Turn Bio 和 Reverse Bioengineering 专注于皮肤领域适应证是有道理的。有人可能会争辩说，考虑到部分重编程的致癌风险，首先寻求主要用于美容用途的适应证是有风险的（收益不高，风险收益性价比低）。然而，我们已经看到皮肤细胞对重编程的再生效果最敏感，因此可以使用非常小的剂量（癌症风险接近于零）来实现极大的效果。

我们可以在这里以保妥适（Botox，肉毒杆菌毒素）作为类比，它是第一种被

FDA 批准用于美容的药物。保妥适是一种神经毒素，可能导致瘫痪甚至死亡。然而在医美用途中，它在目标区域注射的剂量非常小，药物本身不会造成风险。因此，首先寻求皮肤领域适应证可能是一个好的策略。

另一个很有希望的适应证是用于抗癌的免疫疗法，毕竟在药物审批层面，救命的抗癌药物比其他药物更能承受风险（风险收益性价比高）。在免疫疗法中，患者的免疫细胞（T 细胞）经过改造以对抗癌症。但随着时间的推移，这些细胞可能会疲劳、消耗并最终失去效力，从而使癌症有机会卷土重来，这种现象被称为 T 细胞耗竭。我们之前在关于 CAR-T 疗法的内容中也谈到 CAR-T 细胞衰老和疲劳的问题。最近的研究表明，iPSC 衍生的 T 细胞能够比正常 T 细胞维持更长时间，因此，部分重编程的 T 细胞也可能更持续有效地对抗癌症。NewLimit 和 Turn Bio 计划将免疫衰老作为一种适应证。

总的来说，距离将部分重编程应用于人类还有很长的路要走。Turn Bio 和 Life Biosciences 可能是该领域最接近临床试验的公司（Life Biosciences 已经宣布完成非人灵长类临床前试验），可以预见会有很多部分重编程的临床试验即将发起。即便如此，在这项技术可用于全身年轻化之前，仍有许多挑战需要解决，例如创建通用和细胞特异性基因疗法。

此外，衰老是多因素的复杂现象，虽然部分重编程的一些实验结果出色，但单靠部分重编程不能完全逆转所有衰老迹象，这不是什么使人返老还童的仙丹，我们还需要保持克制和谨慎。因此，我们必须继续集成部分重编程的基础研究和其他研究领域，例如 DNA 损伤修复，期望能早日实现临床逆转衰老。

20 世纪 30 年代之前，癌症基本无任何药物可用，而经过全社会的努力，抗癌药物取得了长足的进步，越来越多的癌症得到治愈。可以预见逆转衰老的药物在全社会的努力下，也会取得类似于抗癌药物的成就：从无到有，从有到普及。

第 7 章

———

未来医学

最后一章里，我们将介绍几个有意思的生物技术发展领域。这些领域都有共同的特点：它们具有创新性特征，也往往是技术跨界的结果。这也是能理解的，生命科学领域能用传统手段解决的问题基本都被解决了，剩下未能解决的问题，往往需要来自这个领域以外的思路和技术来帮忙。比如，用物理学中的光学来治疗遗传疾病；工程技术制造的器官芯片有望替代现有的动物实验；最近大火的 AI 能跨界进入医疗领域，并创造巨大价值。未来的生命科学和医学必然会有更多这类巧妙的技术和工具。让我们来共同讨论一下这些有趣的技术。

7.1　"你要永远相信光"：光遗传学的简介与应用

光无处不在，植物通过光合作用产生能量，动物通过进食植物和其他动物获取这些能量，因此太阳是地球生命的能量起源。人们除了从阳光获取生命能量外，也用阳光产生太阳能，这改变着我们的生活方式和环境。阳光在人类健康和幸福中发挥着关键作用。比如新生儿因体内胆红素过高而出现黄疸时，可通过光疗降解体内胆红素。又如当光照射在疼痛的肌肉部位时，光能转化为热能，促进局部血液循环，既能产生类似针灸的效果，又能抑制炎症。

现在科技的发展让光学在生命科学领域的运用取得更多突破，其中就诞生了一项很有潜质的技术：光遗传学（optogenetics）。光遗传学结合光和基因编辑，以达到控制神经细胞蛋白质的目的。这是两种不同的仿生学的巧妙结合：生物光学仿造感光藻类，而基因编辑则是源于细菌的免疫系统（比如前文介绍的 CRISPR CAS 9 系统）。虽然光遗传学现在还停留在动物实验层面，但光学在生物学的应用前景无疑是非常广阔的，本节将会介绍光遗传学的基本原理，以及目前的应用方向。因为光遗传学是十分前沿的学科，尚处在快速发展的状态，我们将做初步探讨，希望能启发读者的想象力，共同思考光遗传学未来的应用。

7.1.1　基础原理

光遗传学又是一个人类向大自然借鉴的经典案例（仿生学）。大自然中有不少生物是光敏感的，比如说一些简单的藻类，其细胞表面布满许多光敏感的蛋白质，协助藻类追踪光能量。科学家进一步发现，这些藻类细胞膜上布满的蛋白质是一种感光的离子通道（ion channel），在光的照射下，这些离子通道会打开或关闭，布满藻类体内外的离子［如钠离子（Na^+）、钙离子（Ca^{2+}）、钾离子（K^+）、氯离子（Cl^-）等］通过通道进出细胞。

几乎所有生命体的细胞都有离子通道（虽然不一定都是感光的），它们的生物功能是让离子进出细胞，而这些离子的流动形成生物信号传导，在神经系统中扮演极重要的角色：这直接影响神经信息传递、心脏的收缩和舒张、肌肉的伸缩、免疫激活等。人类细胞表面也布满离子通道，只不过不像某些光敏感生物（如藻类），人类离子通道并不感光。那是不是可以通过基因编辑手段，让藻类的感光离子通道（图 7.1）在人类或动物细胞上表达，然后通过光来控制这些离子通道的开合，从而控制神经细胞的生物电子信号传递，最终控制器官的生理功能表现呢？

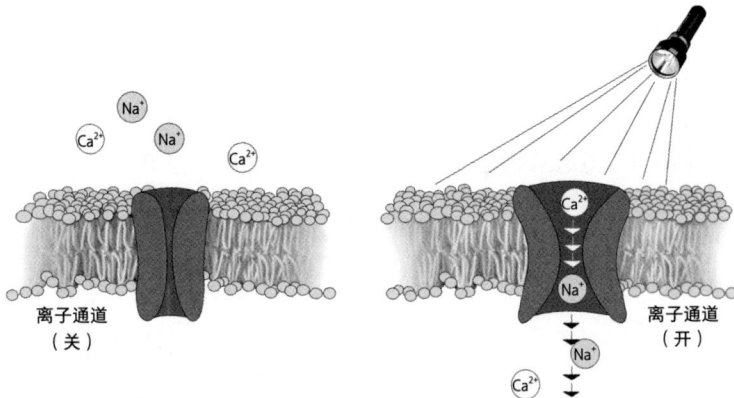

图 7.1　感光离子通道

　　既然神经细胞依靠电生理完成信号传递和执行生物功能，那光遗传学的切入对象自然就是神经细胞，这犹如给神经细胞装上一个感光开关。而神经系统又在大脑和心脏起着非常重要的作用，因此下文我们以脑细胞和心肌细胞的实验来诠释光遗传学的具体原理和应用。

7.1.2　光遗传学与脑神经元

　　人脑由百亿数量级的神经细胞（神经元）组成，这些脑神经细胞包含多种类型的细胞，每种细胞都有其特定的功能。每一个神经元都通过突触，和其他数千个神经元相连接，形成庞大的神经网络。这个神经网络中运行的生物电子信号是我们人类思考、感受、记忆、意识和身体控制的基础，但我们要了解这个庞杂的系统并不容易。另外，脑部异常带来的精神疾病（如帕金森病、精神分裂症等）也困扰着不少数量的人群。传统的脑部研究和疾病治疗需要植入电极给予脑部电流刺激，但这种无差别刺激并不精准（犹如大炮打蚊子），侵入式治疗的破坏性和副作用极大。同样存在很大副作用的是药物，而且药物的延迟性较长，无法跟上毫秒级别的神经元反应。

　　发现 DNA 双螺旋结构并获得 1962 年诺贝尔生理学或医学奖的弗朗西斯·克里克说道："神经科学家的最大挑战是如何控制特定的一种神经元，而让其他神经元在四通八达的网络里保持不变。"光遗传学可能能为脑神经研究，以及治疗精神疾病提供一种侵入较小、实时并精准的手段。

　　来自斯坦福大学的卡尔·迪赛罗斯（Karl Deisseroth）是美国顶级神经科学

家和精神病学家，他在 2005 年（年仅 34 岁时）发表了通过感光离子通道 ChR2
（channelrhodopsin-2）控制神经细胞的文章，并首次提出"光遗传学"这个概念。
之后他的团队运用病毒等载体（当年的基因编辑工具）搭载 ChR2 等不同离子通道
的基因进入小鼠脑部，让特定脑细胞表达这些哺乳动物本来没有的感光离子通道。

接下来，通过照射特定波长的光（蓝光：460 纳米波长），感光离子通道 ChR2
打开，正离子进入脑细胞，细胞迅速提升动作电位（action potential，细胞内外的
电压差），可以理解为光打开了细胞充能开关。当细胞内外电位差达到阈值，就能
引起一系列离子通道开放和关闭（原本细胞就有的），进一步形成离子的流动，并
犹如多米诺骨牌一样传递给邻近神经细胞，从而产生生理电流，电流信息会沿着一
定路径传导下去。见图 7.2。

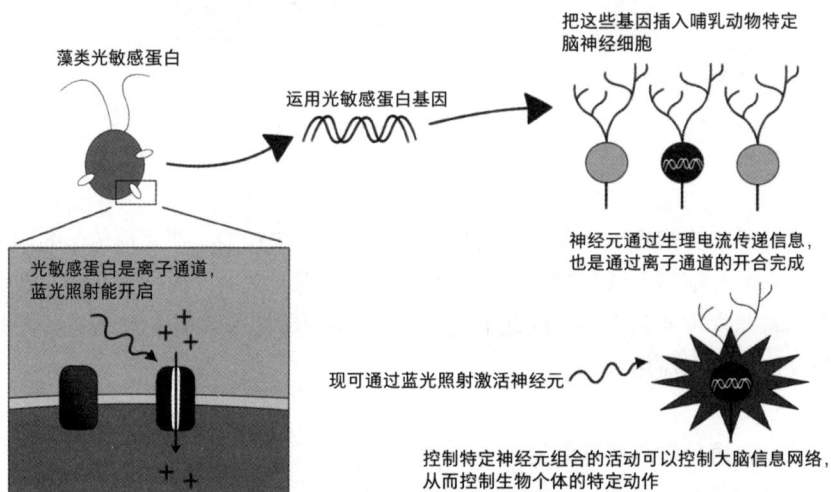

图 7.2　光遗传学技术原理

这里的关键词是精准。病毒载体不仅携带光离子通道基因，还包含能启动这
些感光离子通道基因表达的特定启动子。不同种类细胞能表达的基因可能略有不
同（上文讨论的表观遗传学是主要原因），而特定启动子只能在特定细胞被激活，
只有这些启动子被激活了，感光离子通道基因才能表达。因此，这些启动子就像
"导航"一样让感光离子通道基因在目标细胞表达，这种精准表达是研究的关键。
实验团队可以激活特定脑细胞，并观察小鼠的生理反应和行为反应等，这对了解不
同脑细胞功能起到了极大的作用（图 7.3）。我们终于可以运用光激活或抑制特定
脑细胞，而让其他脑细胞保持不变。这种技术推出后获奖无数，更被《自然方法》
（Nature Methods）期刊评为 2010 年年度技术。

此后，科研人员更是发掘出不同的感光离子通道机制：有打开负离子通道的，

有抑制非激活通道的，有快速反应和延迟反应的，有能接受穿透力更强的红光的，等等。工具组合越丰富，科研人员越可以广泛运用光遗传学进行神经学和精神病学研究，甚至是治疗。比如，科研人员可以研究成瘾的路径（让疑似与成瘾相关的脑细胞拥有感光离子通道，看小鼠会不会不断撞击蓝光的开关：小鼠撞击开关—打开蓝光—激活特定细胞—小鼠大脑分泌内啡肽—成瘾—重复撞击）。

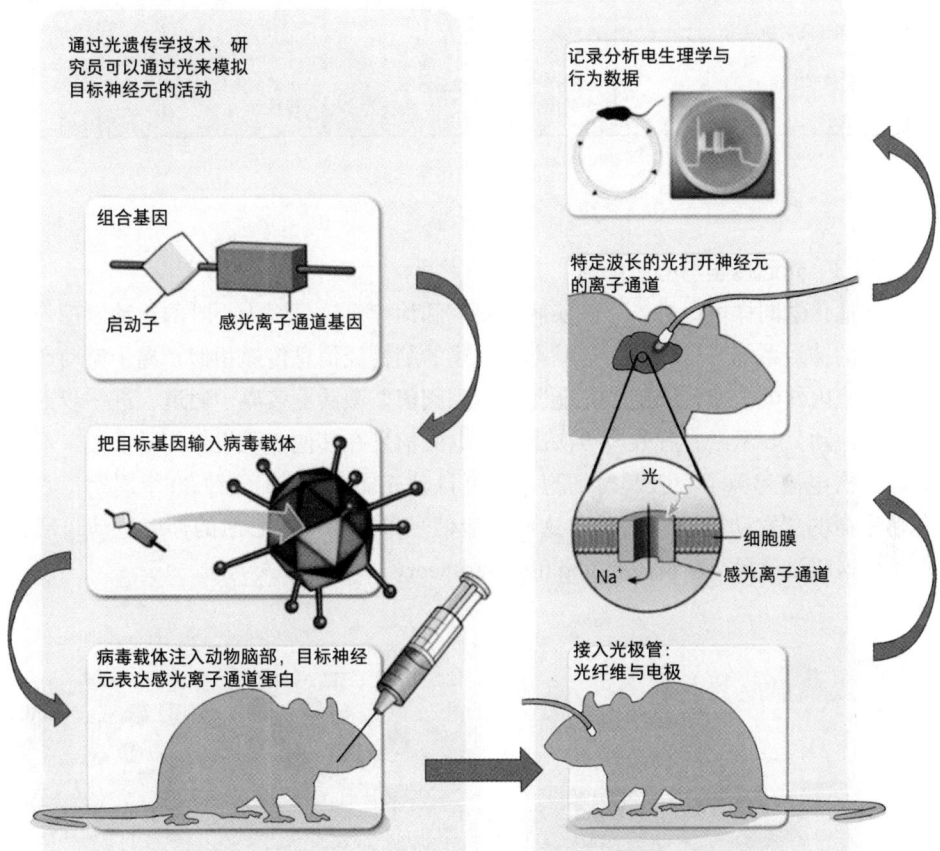

通过光遗传学技术，研究员可以通过光来模拟目标神经元的活动

组合基因

启动子　感光离子通道基因

把目标基因输入病毒载体

病毒载体注入动物脑部，目标神经元表达感光离子通道蛋白

记录分析电生理学与行为数据

特定波长的光打开神经元的离子通道

光

细胞膜

Na^+　感光离子通道

接入光极管：光纤维与电极

图 7.3　光遗传学技术在小鼠研究中的运用

除了科研，光遗传学也可以提供新的治疗神经系统疾病和精神疾病的思路。比如帕金森病：中脑黑质（substantia nigra，大脑控制不自主运动的部分）细胞的退化凋亡使相关脑区多巴胺分泌不足，导致患者动作能力退化和不可控。通过感光离子通道的表达，并用光的照射精准激活这些神经细胞分泌多巴胺，我们有望缓解运动功能退化。这比多巴胺药物和电击疗法精准且副作用小。又比如我们是否能通过光来抑制痛觉神经元，从而起到抑制疼痛和麻醉的效果（图 7.4）？此类应用领域将会非常广阔，精神分裂症、脑卒中、抑郁症等疾病可能都能运用光遗传学。

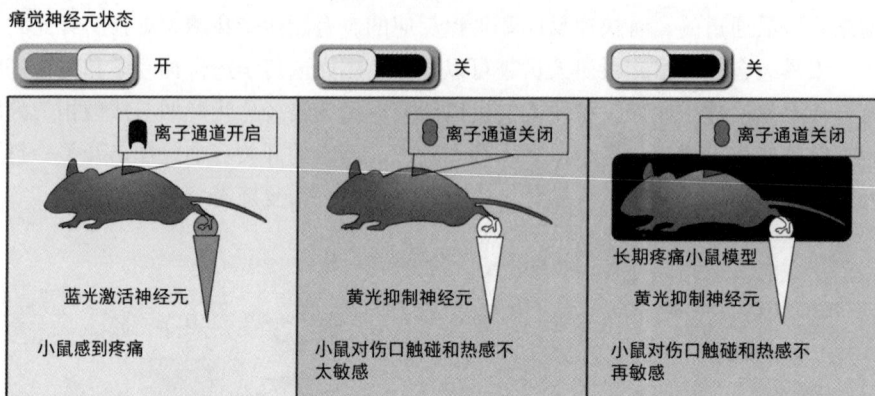

痛觉神经元状态

离子通道开启 开

蓝光激活神经元

小鼠感到疼痛

离子通道关闭 关

黄光抑制神经元

小鼠对伤口触碰和热感不
太敏感

离子通道关闭 关

长期疼痛小鼠模型

黄光抑制神经元

小鼠对伤口触碰和热感不
再敏感

图 7.4　光遗传学镇痛

7.1.3　光遗传学与心肌细胞

　　光遗传学同样可以进入心脏疾病的研究和治疗。这是因为心脏的运动原理与心肌细胞的神经系统息息相关，这基本与上述的脑神经信息传递相似：离子流动产生心脏细胞内外电极差，细胞"充能"后达到阈值，激活更多离子通道，进一步形成离子的流动，多米诺骨牌效应再次出现，电流信息在其他心肌组织传导下去。不同的是这次电流起源于心脏起搏细胞，反复自动充能启动，1 分钟 80 个周期（心脏真是生命的"发动机"）。另外，这些电流信号最终会形成心肌的伸缩运动，形成心跳，这叫肌丝滑行学说（sliding filament theory）。见图 7.5。

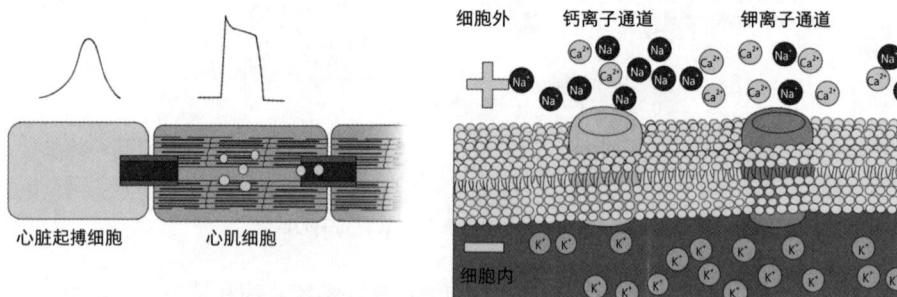

心脏起搏细胞　　心肌细胞

细胞外　　钙离子通道　　钾离子通道

细胞内

图 7.5　心脏跳动源于生物电流

　　心律失常（arrhythmia）影响广泛，有报道预计欧美 2% ~ 3% 的人有心律失常症状，严重的会导致猝死。心律失常是由心脏传导系统异常引起的各种症状，包含心跳不规则、过快或过慢等。既然是生物电传导问题，那么新的治疗思路就是给心脏细胞（特别是心脏起搏细胞）装上"感光控制开关"：感光离子通道。如上所述，特定启动子激活感光离子通道基因在心脏起搏细胞上表达，我们就可以通过光来控制离子通道的开合，控制电流传导，从而控制心跳速度和规律。加上感光离子通道的机制具有多样性，我们完全可以通过组合来模拟正常的心跳规律。我们甚至可以设计一个心跳反馈系统，根据心跳调整光的强度，跳快了给心率减速，跳慢了给心率加速。

另外就是关于药物心脏毒性（cardiotoxicity）的研究，这是指接受药物治疗的患者，由于药物的毒副作用，引起心肌受损，导致心律失常、心脏收缩或舒张功能异常，甚至心肌肥厚或心脏扩大等心脏病变。甚至在上市销售的药物中，许多药品都表现出了显著的心脏毒性，这在临床药物使用方面产生了极大的影响，其中心血管毒性占上市药物毒性比例的 26%。这里我们可以预见光遗传学和心脏器官芯片（下节详述）的完美联动。我们可以在器官芯片上培育活体心肌细胞，除了研究药物对细胞的影响，我们还可以运用光遗传学来研究药物具体如何影响心脏传导系统。

7.1.4 光遗传学的挑战与展望

当然，如同其他基因编辑技术一样，光遗传学短期内也不会直接运用在人体身上（安全性和伦理问题）。虽说如此，光遗传学临床前实验已经产生非常多有价值的成果，我们也相信科研人员能够设计出合理安全的方式，运用在人体身上。比如我们是否能结合 mRNA 技术来表达感光分子，让光遗传学工具有期限，而不是永久存在细胞中。

科学家们已经在继续推进光遗传学的运用。上文提到的卡尔·迪赛罗斯教授2005 年的一篇成名作作者中就有他的学生，日后基因编辑领军人物、华裔科学家张锋（我们在前文介绍过）。张锋曾承认他"发现"的基因剪刀 CRISPR CAS 9 灵感源自光遗传学（CRISPR CAS 9 的发明，详见关于 CRISPR 的章节）。张锋提出，他们团队已经不仅仅在细胞层面，而是进一步在基因层面和表观遗传层面运用光遗传学：原理也是特定基因抓手加感光蛋白质，特定光线的照射可以启动或停止基因的转录和表达，或者改变表观遗传学分子对基因的影响。我们仿佛可以更精准地控制细胞。这也无疑为基因学和表观遗传学研究、细胞重编程等领域提供新的精准工具：想象一下我们能通过光遗传学来逆转衰老。这项研究值得跟踪。

光遗传学的特点是非侵入式，同时它又是精准和实时地控制细胞（甚至是基因）的手段。畅想未来，比如，我们是否能通过手机产生特殊颜色的光来减压或治疗精神疾病？马斯克的脑机接口是否能用光传递信息，这样是不是比侵入式的脑机接口更佳？等等。这些看似科幻的应用并不是遥不可及，科技发展确实迅猛，往往只有想不到的，没有做不到的。

7.2　U盘上的生命实验室：人体器官芯片

乍一看器官芯片（organ-on-chip）这个词会让人觉得莫名其妙：人体器官和半导体芯片似乎八竿子打不着，一个属于生物学，另一个属于微电子工程学；一个是有机物，另一个是无机物。但近几年科技发展让这两个领域出现交集，人体器官芯片开始走出实验室，在生物分析、药物筛选等方向崭露头角，被2015年达沃斯世界经济论坛评为"十大新兴技术"。见图7.6。

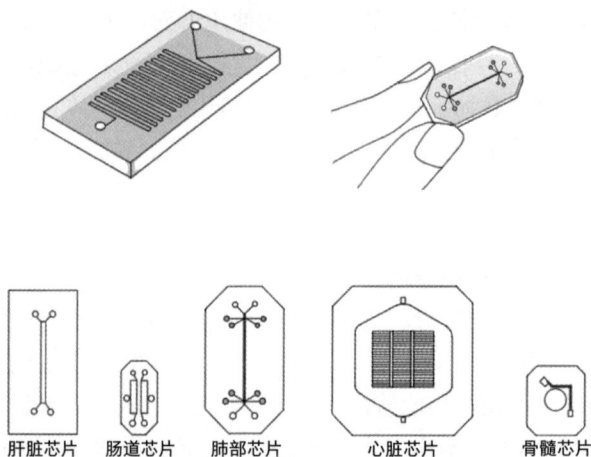

肝脏芯片　　肠道芯片　　肺部芯片　　　心脏芯片　　　骨髓芯片

图 7.6　器官芯片

器官芯片是建立在微流控（microfluidics）芯片平台上的一项技术，是在微型的管道中操控和处理微量流体（体积通常以微升计或更小）。在U盘大小的玻璃片上集成通路、节点、阀门、泵等微系统（通路宽度一般在1毫米以下），然后在芯片上培育活体人体器官的细胞或组织，模拟人体目标器官的三维微观环境，科研人员可以在这种环境中实施新药研发和生物分析。科研人员甚至可以直接观察生理反应，或者用仪器捕获实时数据，如温度、pH、氧气浓度和生物标志物等。到目前为止，已经发表的不同器官的人体芯片研究成果包括以下8种：肠道芯片（gut-on-a-chip）、肺部芯片（lung-on-a-chip）、心脏芯片（heart-on-a-chip）、血管芯片（vessel-on-a-chip）、肿瘤芯片（tumor-on-a-chip）、胎盘芯片（placenta-on-a-chip）、人眼芯片（eye-on-a-chip）和人体芯片（human-on-a-chip，多器官系统）。

2011年美国NIH组建跨部门协作机构国家转化科学促进中心（NCATS），并联合FDA和国防高级研究计划局（DARPA）共同推进人体芯片（Human-on-Chip）计划。2017年初，美国空间科学发展中心（CASIS）联合NCATS和NIH设立多项基金，支持美国国家实验室开展人体器官芯片空间站试验，以推进新技术，改善人类健康。2017 年 4 月，FDA 作为美国政府官方机构，正式宣布对一种肝脏芯片开展系列测试，以确认其能否获取新药审批认可的实验数据。近日，总部位于美国波士顿的 Emulate 公司与阿斯利康（AstraZeneca）的创新药物和早期开发生物技术部（IMED）达成协议，阿斯利康的 IMED 药物安全实验室可以应用其器官芯片技术。

7.2.1　为什么要用器官芯片

长期以来，临床前的生物研究和药物研究大多采用两种方式：要么采用培养皿中的细胞（cell in dish），要么采用动物实验（animal trial）。但两者都有缺陷。如果在培养皿中研究细胞，细胞由于处在体外状态，体内复杂的生理环境无法被模拟，这样的研究就有偏差。而动物实验虽然可以在真实体内环境下研究生理反应，但人类与动物毕竟不一样，这样的差异也可能影响实验结果。比如我们之前探讨过的 CAR-T 疗法，动物实验并没有提示科研人员其有致命的副作用，差点让第一例接受治疗的血液恶性肿瘤患儿艾米莉·怀特海德因细胞因子风暴丧命。

仅以药物研发为例，FDA 调查显示，每种新药的研发周期平均长达 10 年，费用为 5 亿 ~ 10 亿美元。现阶段新药研发几乎 100% 依赖动物实验数据来验证药物的药效和安全性，实验动物包括小鼠、犬类和猪，甚至非人灵长类动物。动物实验渐渐成为新药研发中的障碍，实验猴的价格居高不下（单价常年在几万到十几万人民币），而且也不可持续，实验动物供应无法满足旺盛的研发需求。更加严重的问题是，约 92% 的药物经临床前研究及动物实验证实安全有效之后，在临床人体试验中失败，从而形成了新药研发领域高投入、高风险和低产出的尴尬局面。正是这些迫切的需求，催生了人体器官芯片这一新兴技术的出现，同时也为解决上述瓶颈问题提供了一种基于组织和器官水平的创新研究体系和系统解决方案。

另外，近年欧美动物保护者开始推动减少科研实验中动物实验的运动，比如欧洲已经禁止在动物身上测试化妆品。寻找动物实验替代方案应该提上日程。新药研发中的动物实验，已经有百年历史，难以想象在科技日新月异的今天，我们还要依赖如此原始落后，甚至是残忍的手段来进行实验。

7.2.2　器官芯片是怎么制作的

既然用到了"芯片"二字，那必然是与我们熟知的半导体芯片有类似之处。这项技术是从微电子学（microelectronics）发展而来的。不同的是，微流控芯片的管道里流动的不是电子，而是细胞和液体。在半导体芯片制作中，我们运用光刻机在硅晶圆上光刻出纳米级别线路图；而器官芯片虽然一般为毫米级甚至几百纳米，暂时还不需要达到半导体要求的几纳米，但微型制造原理（microfabrication）非常相似。

图 7.7 展示了一种器官芯片的经典制作方式。①把光刻胶（photoresist）覆盖在硅基底（substrate wafer）上。②紫外线（UV light）穿过光罩（photomask，可以通过 AutoCAD 设计好想要的微通路图），选择性照射及光刻在光刻胶上。③形成微型沟槽系统的模具。④在模具上倒入液态有机硅（PDMS），液体凝固后变成弹性的硅胶。⑤在有沟槽的一面用玻璃片盖上，通过氧电浆处理（oxygen plasma bonding）把有机硅胶和玻璃片缝合封死，完成芯片主要制作。

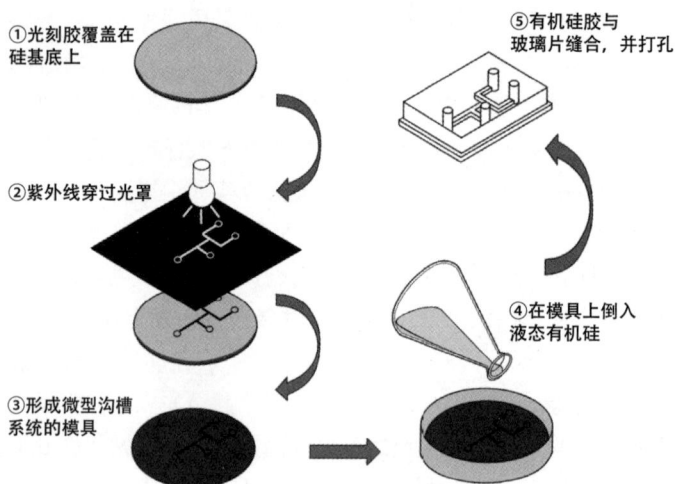

图 7.7　器官芯片制作流程

7.2.3　关键微流控技术

要想器官芯片运作有效率，主要是靠微流控：在微型的管道中操控和处理微量流体的技术。可能有读者会纳闷：为什么是微型，做大点不好吗，是为了小而小吗？其实将系统做成微米级有以下几个好处。第一，微小系统需要培育的细胞数量不大；如果系统太大，所需要的资源如培养液等将会大大提升。第二，微型系统能更好地模拟体内环境中一些微环境，如毛细血管，这本身在体内的尺寸就不大。第三，该技术与流体力学有关，一般水流分为层流（laminar flow）和湍流（turbulence），微流控就是典型的层流体系。层流，顾名思义就是液体不同部分分层流动，流畅而互不干扰；而湍流是混乱、不可测的。工程师一般不会倾向于湍流系统，因为液体流动得混乱，得到的数据波动太大。另外，实验里经常会用到混合（mixing）和分离（separation），而混合比分离简单多了。层流天然不需要分离，可能只需要简单的混合动作；而湍流天然就是混合状态，做物质分离要困难许多。综上所述，采用微流控技术是有道理的。

7.2.4　器官芯片举例

最经典的一个器官芯片是肺部芯片。如图 7.8，在微型管用人造膜（有上下通道孔）上下分开，人造膜上面培养肺细胞，人造膜下面培养毛细血管细胞，上部的空间模拟气管，下部的空间模拟血管。左右两边是真空管，间接提供气体而有规律地拉扯微型管，模拟肺部的舒展和收缩运动。比如研究人员可以模拟气管中出现细菌，血液中的免疫细胞比如巨噬细胞将会通过人造膜跨进肺细胞层，寻找入侵细菌并消灭，全程甚至可以观测与记录。

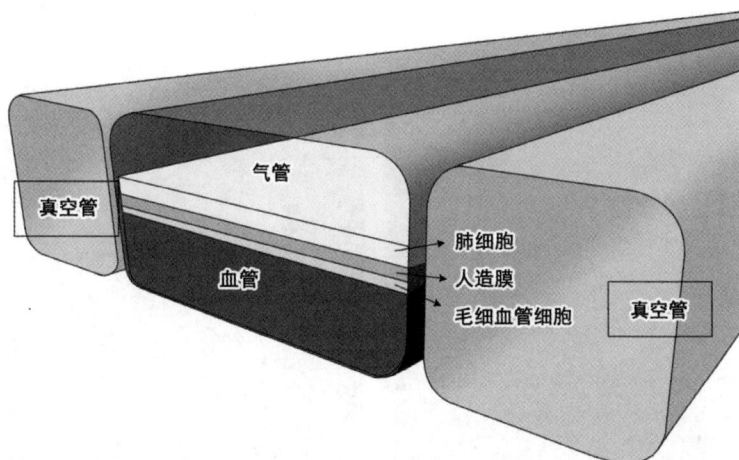

图 7.8　肺部芯片切面

哈佛大学器官芯片领域的领军人、美国器官芯片独角兽公司 Emulate 的创始人唐纳德·英格伯（Donald Ingber），在 2020 年新冠疫情爆发后短短数月就发表文章，运用肺部芯片模拟新冠病毒突破免疫上皮层屏障，直接观察新冠病毒进入人体的首个 24 小时，并测试了 7 款当年普遍使用的抗流感病毒药物的功效。要知道这些病毒实验是不可能直接在人体上做的。

7.2.5　未来展望

器官芯片作为新兴的技术产品，当然有许多需要改进的地方。比如合成材料与人体内部环境的差距，这类差距会影响细胞生长，以及物质的吸收、代谢、转化、排泄。新材料会不断被开发并运用。

另外，在设计芯片方面，我们需要在简洁度和还原度之间取得平衡。人体内部的生理反应极其复杂，但要研究某种生理或病理反应，我们要把关键路径提取出来而忽略噪声。问题是，简化多少才足够，简洁到什么地步可以不丢失关键生理特征的还原度和重要信息？其中的尺度问题需要我们不断地试错和摸索。

细胞方面，我们可以运用 iPSC 培育各种器官细胞，为芯片技术的持续发展提供支撑。想象一下，如果我们要研究心脏疾病或相关药物，我们去哪里寻找活体的心脏细胞？而 iPSC 只需要我们的一些皮肤成纤维细胞，将其转化成干细胞，再培育成我们需要的心脏细胞。是的，我们在此再次致敬山中伸弥，他的贡献太大了，哪儿都用得上 iPSC。

但在笔者与英格伯的交流中（图 7.9），他认为器官芯片搭载 iPSC 的效果还不够好，最好有人的原代细胞，实验效果会更加准确。另外，英格伯表示 FDA 内部还在激烈讨论器官芯片的使用，他认为有一个成功的新药研究案例能迅速使这项技术普及。

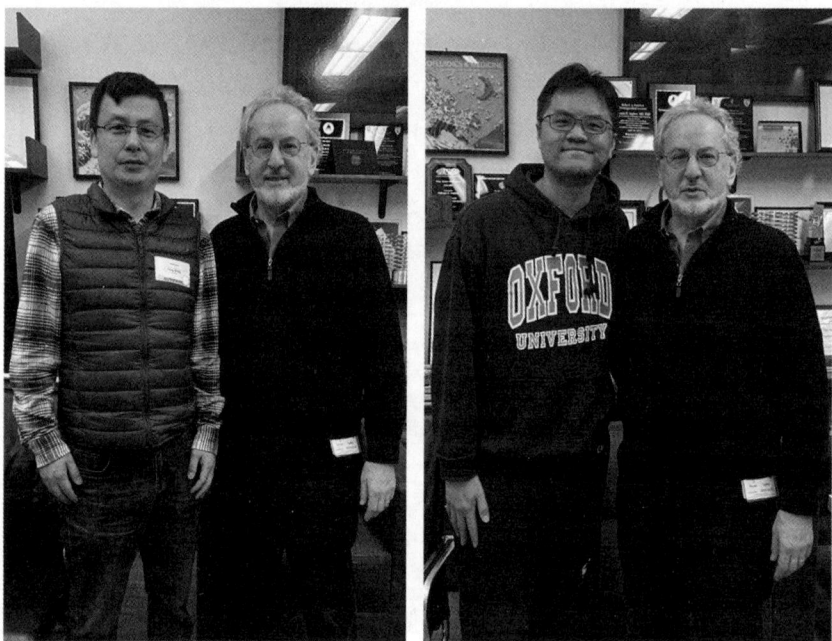

图 7.9　笔者与器官芯片领域领军人英格伯

我们甚至可以憧憬器官芯片未来会走出实验室，成为个性化医疗的重要一环，想象一下每个人都有一组人体芯片，每个芯片呈现的病理反应都针对每个独立个体的特殊信息，为精准诊断和精准医疗提供支撑。可能我们离此并不远了，因为我们已经可以把不同人群的细胞在芯片中培育，进行科研和制药研发：以往我们的实验室研究使用的可能是成年男性的细胞，但我们知道不同人群对某种生理刺激或药物会产生不同反应，比如，孩童与老人、不同性别、不同种族都会有不一样的数据，又比如老年人和年轻人的新冠病毒感染症状和病理反应程度都是很不同的。

在器官芯片例子上，我们再次看到多学科交叉汇集的威力：这里面有物理学、化学、生物学、医学、材料学、工程学等。这再次验证了笔者一直以来的信念：跨界合作能为生命科学领域提供巨大价值。

　　从器官芯片，我们也可以看到一个潜在的发展趋势：我们终究会模糊人类和机器的界限，模糊有机体和无机体的界限。仿生学下人工器官芯片会逐步取代动物实验。人类现在能在体外培育器官芯片，那么在人类体内植入芯片也不会是遥远的事，或者可以做到体外培养比器官芯片更复杂的活性机械系统、组织、器官或生物（详见关于合成生物学的内容）。马斯克正在往人脑机连接方向努力，在他看来，人脑跟一个电脑硬盘似乎没有太大区别，插上 USB 线就能与电脑连接。说不定在将来，人类会演变成科幻故事里的赛博格（cyborg）的存在。谁知道呢？

　　器官芯片技术流程与运用见图 7.10。

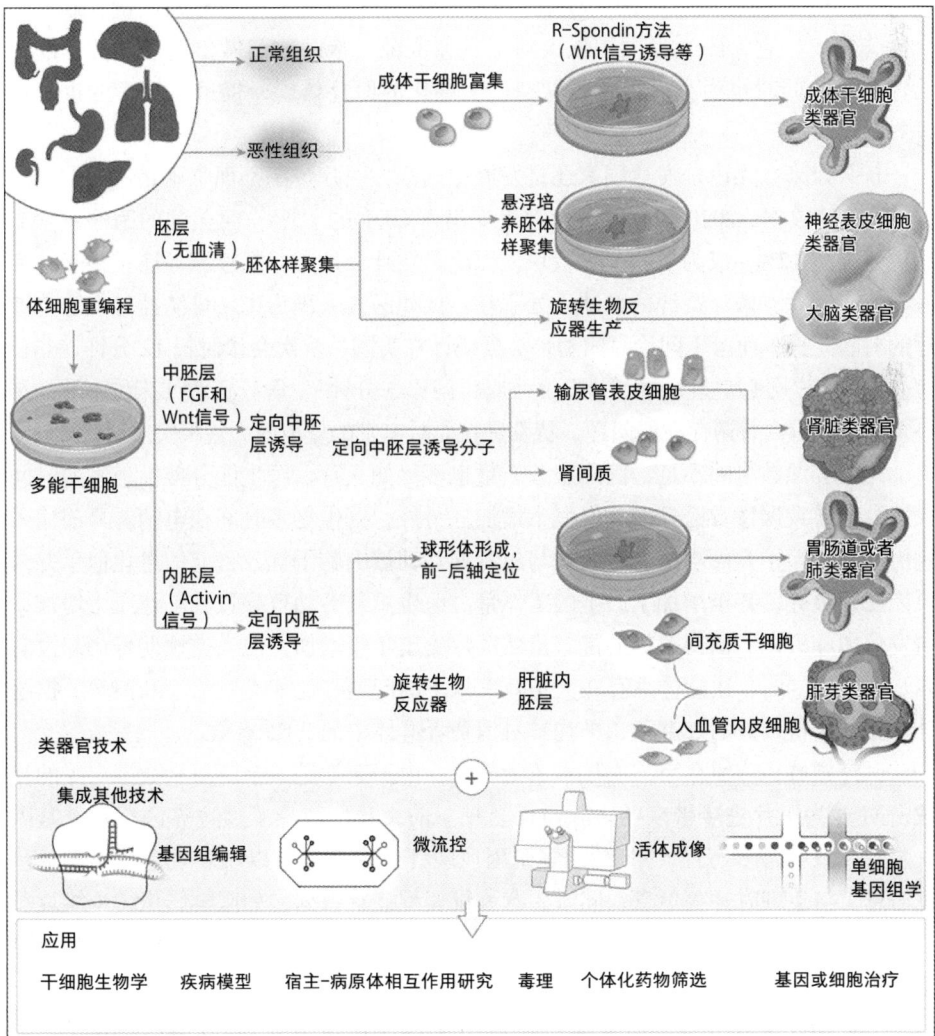

图 7.10　器官芯片技术流程与运用

7.3　AI 医疗：科技缔造一个更人性化的未来

人类社会发展过程中，经历过 4 次重要的技术变革，它们对我们的经济、社会和文化产生了深远的影响。第一次技术革命是 18 世纪蒸汽机带来的工业革命；第二次技术革命是 20 世纪初的能源革命，源自电力的发明和推广应用；第三次技术革命是 20 世纪末电脑和互联网带来的技术革命；而现在人们普遍认为第四次技术革命在于 AI 的发展。

随着 AI 技术的迅猛发展，特别是最近基于大规模预训练的自然语言模型如 ChatGPT 的横空出世，各行各业都目睹了由 AI 技术进步带来的变革和机遇。同时 AI 也已经成为医疗行业中的一项重要创新，有助于改善医疗服务的质量、效率和个性化程度。它为医生提供了强大的工具和资源，帮助他们做出更准确的诊断和治疗决策，同时也为患者提供更便捷、个性化的医疗体验，促进了医学的进步和发展。

长久以来，无论是发达国家还是发展中国家，医疗资源都面临不足的问题。根据 WHO 的数据，2020 年中国医疗卫生支出占 GDP 的 5.5%；而美国的医疗卫生支出更是高达 17%，成为单一最大板块。无论是在什么地方，医疗服务还是很难让大多数患者满意，医疗资源的稀缺无处不在：比如医院人满为患，排队挂号或等待治疗的时间太长，而医生问诊时间匆忙。据统计在美国，首次会诊时长 12 分钟，非首次会诊只有 7 分钟。真所谓"排队 2 小时，问诊 5 分钟"。医疗资源如床位不够，是一个全球范围内普遍存在的问题，特别是在面对突发的疫情或大规模灾难时。

除了资源数量的不足，医疗服务质量也不尽如人意。医生能分摊给患者的时间太短，会导致误诊及医疗事故的概率增加。另外，医生更多时间在电脑屏幕前输入病历信息，而不是面对患者，医护与患者的互动被电脑干扰，目前信息化似乎并未赋能医疗服务，甚至增加了医生的工作量。医生重复劳动也导致其工作压力增加，引发焦虑和失误。值得一提的是，虽然医疗支出年年增加，但人类预期寿命却没有同步增加。同时，医疗体系存在大量效率低下的问题，比如无效治疗和浪费。据统计，美国卖得最好的 5 款药，平均只对消费者群体中的 20% 有效。

医疗领域还停留在第三次技术革命阶段，由于医学是一个由海量数据支撑的领域，AI 能为医疗进步带来的贡献显而易见。前文我们讨论了通过算法来发掘基因缺陷、单核苷酸多态性（SNP）、多基因风险评分模型等，以及表观遗传学（甲基化信息）与生理时钟等信息；同时还有海量表型症状数据，如医学影像（X 线片、CT、MRI）和生物化验（血液、尿液、免疫系统等）。这些海量的数据能训练出更精准的 AI 算法，AI 算法反过来又能提升医疗能力。

尽管如此，从事实层面来说，目前 AI 对医学的价值提升远没有 AI 爱好者或者市场投机人士宣称的那么巨大，行业的热情可能脱离实际情况，甚至 AI 在医学领域的应用只能说是刚刚开始，还有许多困难需要克服。比如，据估计上述海量数据现在可能只用了不到 5%。另外，与其他领域（交通、电子商务、教育或金融）的 AI 不同，医学是一个更加复杂的领域，涉及人体生理、疾病机制等众多复杂因素。因此，AI 在医学的全方位应用只能是缓步向前，不奢望一步到位，而需要逐步提高数据和 AI 的运用，提升效率和服务质量。比如，精准医疗能给患者提供个性化治疗方案；AI 让医生效率更高，节省精力和时间，增加与患者接触的时间，更好地服务患者。

之前我们讨论比较多的是生物医药与生物技术，但是在人类与疾病永恒的斗争中，药物和技术只是武器和手段。战场上的主角永远不是武器，而是参战的人们：患者、医护人员、一个个家庭，甚至扩展为全社会全人类的大战役（比如流行病疫情）。现在就让我们跳开日新月异的医药"武器"，回归医疗的本质，审视整体医疗服务链条（问诊、诊断、医疗服务等），并讨论 AI 在这些领域的发展。

我们既不妖魔化 AI，也不神话 AI，而是实事求是讨论 AI 的优势和缺陷。虽然外界一直担心 AI 终有一天会取代人类的工作，但笔者的观点是，AI 并不会导致机器取代医护人员，而是恰恰相反：AI 的进步会把医护人员从重复性劳动中解放，让人文关怀重回医疗领域。通过科技的支持，可以让医疗回归服务本质，增加医生与患者的互动时间，使医生与患者建立信任关系，提高医疗服务质量，为患者提供治疗、共情、关怀和照顾。而这种人文关怀，机器很长一段时间都无法取代。

7.3.1　AI 协助诊断

AI 在医学领域最容易赋能的，应该是医学诊断，特别是 AI 图像识别的医学应用。这与 AI 发展方向有关，我们认为图像识别是 AI 发展比较早和比较成熟的领域。AI 可以分析大量的医学影像、实验室数据和临床资料，帮助医生进行更准确的疾病诊断。通过机器学习和深度学习技术，AI 能够学习和识别复杂的模式和特征，辅助医生做出准确的诊断决策，并提供个性化的治疗建议。

在前文我们多次讨论过运用深度学习神经网络模型。

算法就是数学里的函数，输入数据，输出结果。调整算法中的权重，是深度学习的精髓：通过海量数据的训练并运用反向传播算法（back-propagation algorithm），比较预测结果和真实结果，不断调整和优化算法（权重），让算法"学习"和进步，最终提升模型的预测效果。

深度学习模型通常包含多个神经网络层级，每个层级都由多个神经元或节点组成。输入数据被传递到第一层神经元，然后经过多次非线性变换，在输出层产生结果。这个设计是模拟人脑信息的传递方式，底层信息通过处理和汇总，逐层向上传递。多层神经网络的架构，使模型更有弹性，类似于人脑，能举一反三，更加"智能"。见图 7.11。

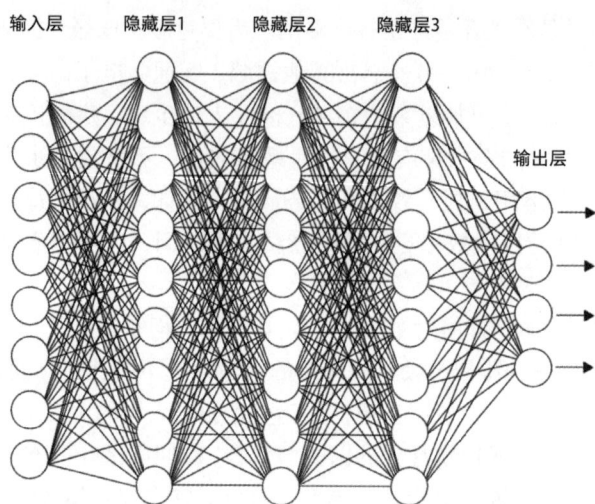

图 7.11　神经网络模型

　　如图 7.12，虽然图片中猫的形态和风格迥异，但一个 3 岁小孩能轻松认出是猫。然而，这对机器来说却没那么简单。直至 2007 年，斯坦福大学的计算机科学家李飞飞创立的 ImageNet 运用大数据标签和深度学习模型，图像识别技术终于取得突破。该技术的原理就是把物件（比如猫咪）的局部特点，如尖尖的小耳朵、大圆眼、修长的体态、小胡须、毛茸茸等，整合到一层层神经网络中。通过不断练习、

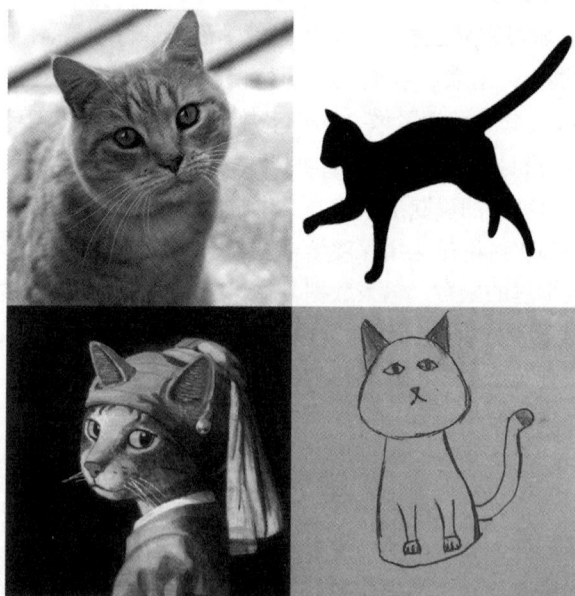

图 7.12　AI 通过标志性特点识别猫咪

纠错、优化，系统能提炼出目标物件（猫咪）最重要的一些特点，并给予其更大的决策权重。虽然并不是主流认知中猫的图片，但当大部分这类重要特点同时出现时，模型就可以识别出是猫。这已经接近人类的学习方式：通过过往经验寻找事物的特点和规律；下次再碰到类似的事物，但又与过往经验不完全相同时，还能举一反三，通过标志性特点做出事物识别。

同理，我们可以利用海量医学影像数据来训练算法，让模型能区分异常或正常的影像。通过机器读片，该算法可以在医学影像中寻找异常或者不同点，从而节省医务人员时间和提高诊断的精确度。这里的医疗影像包括 X 线片、CT、MRI、心电图等。因为机器不知疲倦，也没有注意力不集中的问题，因此能快速提升医学图像诊断的效率。同时，该技术的精准程度在海量数据练习的情况下，甚至可以超过人类读片，并找到人类无法发现的问题。

比如美国 AliveCor 公司通过 AI 监测心电图，识别心律失常，如心房颤动，2017 年该算法获 FDA 审批通过，是首款获批的患者自我检测 AI 算法。《自然》期刊于 2017 年报道了斯坦福大学团队运用深度学习神经网络模型诊断皮肤癌，其准确度不输于传统模式下的医生肉眼诊断。2017 年，Arterys 公司系统成为 FDA 批准的第一款心脏 MRI 图像识别算法。2018 年，Viz.ai 公司的算法取得 FDA 批准进行脑 CT 图像分析和诊断。Imagen 的骨科 X 线片 AI 图像诊断也获得 FDA 批准。2018 年，FDA 批准爱荷华大学的 IDX 系统用于糖尿病视网膜病变的 AI 诊断等。

以上只是 AI 医疗图像识别和诊断的一些例子。随着 AI 的不断成熟，有越来越多的医学领域正在结合 AI 技术来提升效率。在这些领域中，人机互补可以提高诊断效率，把放射科医生从重复读片的劳动中释放出来，使他们可以参与面对患者的会诊，或进行疑难杂症的深度分析等更有价值的医疗工作。

7.3.2　ChatGPT 及大型语言模型

2023 年，以 ChatGPT 为代表的 AI 技术突破，在全球范围内引发了持续热议和极大的认知冲击，使得 AI 真正火出圈。过去，AI 技术更多停留在产业界，需要使用者具有一定的计算机和人工智能的知识；又或者 AI 隐藏在各种产品和服务的后台，普通大众一般不会直接接触。ChatGPT 震撼之处在于它能用人类的语言而非机器语言与普通人沟通。一个简单的聊天框，人们直接输入问题，AI 就能给出高质量答案，就好像古希腊苏格拉底式的一问一答，比使用搜索引擎获得信息更有效率。因为使用人类语言，ChatGPT 大大降低了人机之间的沟通成本，为人们广泛使用 AI 打下基础。

ChatGPT 是一种基于深度学习的自然语言处理（natural language processing，NLP）模型，它能够理解输入的问题或对话内容，并以准确、连贯的方式生成回复，以流畅自然的方式表达想法，从而给人们带来一种仿佛在与真人对话交流的感觉。同时，ChatGPT 通过对大量文本数据的训练，积累了广泛的知识和语言模式。它可以回答各种问题，涵盖多个领域，如科学、历史、文化等。这使得它能够提供广泛而有深度的信息，满足用户的知识需求。

为了理解 ChatGPT 的原理，我们向 ChatGPT 询问了它是如何运作的（图 7.13）。"Chat"是聊天的意思，而"GPT"是 generative pre-trained transformer 的简写，直接翻译是"生成式预训练转换器"："生成式"代表可以创作文字答案，"预训练"代表用现有互联网数据训练模型，"转换器"则代表把文字转换成数字标签。

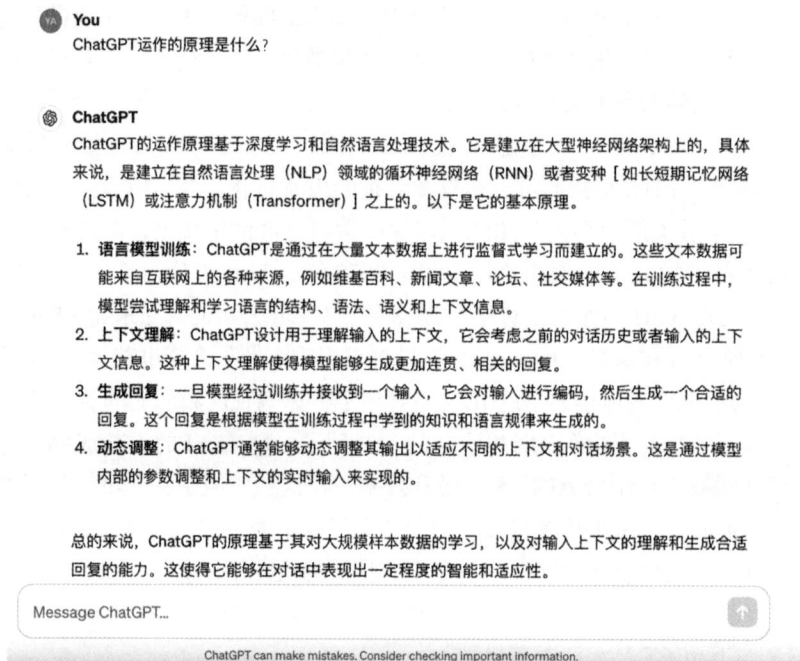

YA You

ChatGPT运作的原理是什么？

ChatGPT

ChatGPT的运作原理基于深度学习和自然语言处理技术。它是建立在大型神经网络架构上的，具体来说，是建立在自然语言处理（NLP）领域的循环神经网络（RNN）或者变种 [如长短期记忆网络（LSTM）或注意力机制（Transformer）] 之上的。以下是它的基本原理。

1. **语言模型训练**：ChatGPT是通过在大量文本数据上进行监督式学习而建立的。这些文本数据可能来自互联网上的各种来源，例如维基百科、新闻文章、论坛、社交媒体等。在训练过程中，模型尝试理解和学习语言的结构、语法、语义和上下文信息。

2. **上下文理解**：ChatGPT设计用于理解输入的上下文，它会考虑之前的对话历史或者输入的上下文信息。这种上下文理解使得模型能够生成更加连贯、相关的回复。

3. **生成回复**：一旦模型经过训练并接收到一个输入，它会对输入进行编码，然后生成一个合适的回复。这个回复是根据模型在训练过程中学到的知识和语言规律来生成的。

4. **动态调整**：ChatGPT通常能够动态调整其输出以适应不同的上下文和对话场景。这是通过模型内部的参数调整和上下文的实时输入来实现的。

总的来说，ChatGPT的原理基于其对大规模样本数据的学习，以及对输入上下文的理解和生成合适回复的能力。这使得它能够在对话中表现出一定程度的智能和适应性。

Message ChatGPT…

ChatGPT can make mistakes. Consider checking important information.

图 7.13　询问 ChatGPT 其运作方式

通过多次提问 ChatGPT，顺着 ChatGPT 的回答进行互动，笔者很快搞清楚了它的基本运作原理。ChatGPT 框架是我们过往多次介绍的深度学习模型，是针对文字语言的大型语言模型（large language model，LLM）。LLM 也是神经网络模型的一种，运用互联网上的海量文字信息（大概有数千亿个文字）做训练，从而能"理解"和"回复"人类语言。

模型通过数据训练，学习字与字之间的统计概率关系。比如"二加二"这 3 个字后面就会极大概率跟着"等于四"这 3 个字。模型由此可以预测每个字后面大概率跟着什么字。ChatGPT 厉害的地方在于，这个模型够大：我们上述的神经网络模型，神经元节点被称为参数，而 ChatGPT 声称运用了 1750 亿个参数，分布在

96 层神经元节点层，使之成为史上最大的深度学习模型。见图 7.14。

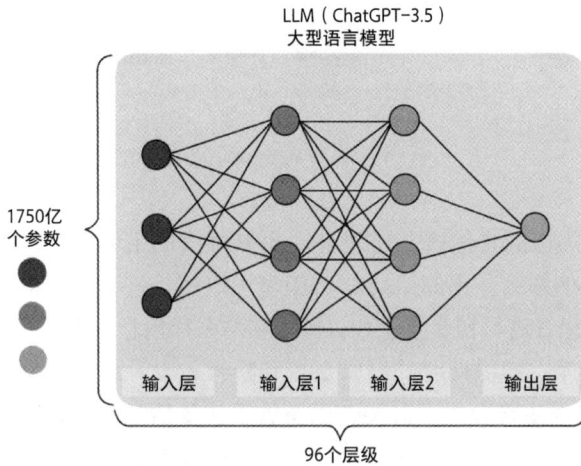

图 7.14　ChatGPT-3.5 大型语言模型

　　与其说模型能理解人的语言，不如说机器只能理解数学，AI 工程师只是把文字转化成数字，可以大致理解成每个字都有一个数字标签（Token）。然后再运用词嵌入（word embedding）技术，把一个个标签拆解成一组组向量（Vector）。这些向量代表这个词的特点，并用数字组合代表。比如"医生"这个词，向量可能是（0.02、0.3、0.99……0.5、0.75），里面的向量数字代表"医生"这个词和某些特点的相关性，比如第 3 个数 0.99 可能是代表疾病高度相关。每个向量里代表的东西不好直接理解，但整体就是这个词的方方面面代表的特点强度，用 0 到 1 之间数值代表。ChatGPT 运用了 1024 个维度的向量来形容每个词的特点。最后，把数字输入到模型中，也就是把文字问题变为数学概率问题，再通过上述预训练好的模型解读，这些向量数字会寻找高度关联的其他标签，比如"医生"更容易跟"疾病""药物""医院"等词关联在一起。这会组成一组关联的数字标签，输出数字答案。ChatGPT 再把数字答案转化成语言答案给到用户。这就是上文我们拆解 GPT 中 T（transformer），T 代表文字和数字的转换。ChatGPT 的厉害之处在于，它能把最终结果整合成人类能理解、语法通顺流畅、意思清晰的语言。见图 7.15、7.16。

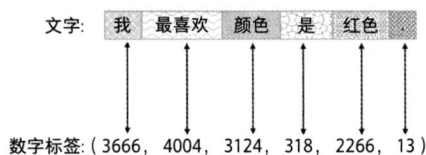

图 7.15　人类的语言被拆解为"机器语言"：数字标签与向量

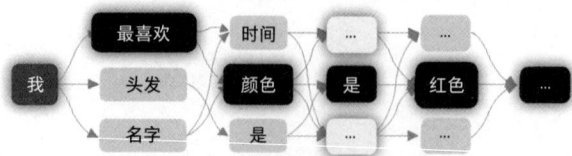

图 7.16　高度关联词前后串联

　　ChatGPT 或类似的自然语言处理 AI，因其强大的文字处理能力，必然会为医疗领域带来深远的影响。比如，AI 语言模型可以用于创建医疗助手、聊天机器人或虚拟助理，与患者进行初步交流和提供基本的医疗信息、答疑解惑等支持。这有助于改善患者体验，提供即时的健康建议和指导，以及解答常见的问题；同时，AI 先行一步帮助医生进行患者分类，以及收集初步信息、优化部分分诊等前期工作。接下来，AI 语言模型可以用于辅助医生和医疗专业人员进行咨询和诊断。它可以提供基于症状描述的初步推断，提供参考信息和建议，或者作为辅助决策工具帮助医生提出可能的诊断和治疗方案。

　　我们也可以期待更加智能的 AI 语音助手参与医患的会诊谈话，记录并协助医生输入病历信息，这样医生的注意力就可以从电脑屏幕前解放出来，更专心地服务患者。这样也会提高病历信息的输入效率，毕竟人们更加习惯讲而非写，讲话的速度远比写字和打字快，特别是中文。AI 如果做得好，这能节省和优化医生的大量时间。斯坦福大学和谷歌已经合作着手开发运用自然语言处理 AI 来将会诊谈话转化为文字病历，并自动分析和分类病例；其他科技公司如微软、亚马逊等也在这个领域持续投入研发。

　　随着生活水平的进步，人们也越来越注重个体心理健康，但心理咨询师却严重缺乏。大型语言模型恰好能介入心理健康领域，因为这个领域涉及很多语言交流，特定心理问题可能与特定文字语言规律高度相关。同时有研究表明，人们更愿意与机器袒露心扉，而不是医生。网络平台如智能机器人（Cleverbot）、中国微软的小冰等，都提供人机聊天，虽然这些是通用型聊天而并非针对心理健康。AI 领域的领军人吴恩达牵头的心理健康咨询平台（Woebot），每周能与全球用户交流几百万条信息。NeuroLex Diagnostics 公司通过用户的用字、语气、语调等协助医生判断潜在精神分裂症和抑郁症等。社交网络如微信、微博和脸书（Facebook）上的文字内容也可用 AI 进行分析，寻找具有自杀、自残倾向和情绪问题的用户。AI 可能比人类更能察觉语言和文字背后透露的心理问题。

　　另外，科研人员也在以极快速度产出海量医学研究论文，预计每 30 秒 1 篇医药领域相关的论文就会上线，这使医生和从业人员无法紧跟最新研究。而 ChatGPT 等语言模型则可以协助医生从海量研究论文、医学文献等提取有用信息；

也可以辅助研究人员进行数据挖掘、文本分析和模式识别，发现新的关联和趋势，推动医学研究和创新。

7.3.3　医疗体系的效率提升

从整体医疗系统来看，AI 可以提升医院整体运营效率。通过对每个患者的医疗进程进行预测，医院可以合理安排如床位等医疗资源。比如，已经有 AI 系统能预测患者的死亡率，这可以辅助医生建议临终患者回家，而不必占用珍贵的医疗资源。虽然这听起来有点冷血，大众从情感上可能难以接受，但临终关怀的介入可以节省医疗资源，同时也可以让临终患者有尊严地在家里、在家人关怀下走完人生最后一程，免去因无效救治带来的痛苦。

谷歌团队与 3 家医疗机构运用 11 万名患者、470 亿个数据点，深度学习之后，形成的模型可以预测新入院患者的生存率、住院时长、再入院概率等。德国团队用基于 4 万名患者样本数据的深度学习模型来预测术后住院死亡率、肾衰竭、出血并发症等情况。这些信息可以优化医疗资源管理，如住院、重症监护治疗病房（ICU）等资源调度安排，同时减少行政成本。

现在人们也提出未来虚拟医院（Virtual Hospital）的概念。通过远程医疗服务，患者可以通过网络平台在家中与医生或 AI 智能助手进行在线会诊、远程监护和诊断，轻症患者没有必要前往医院，可以在家休养。可穿戴设备与各种医疗设备和传感器进行连接，可实时监测住家患者的生理参数和健康状况，这样医生可以远程监护患者，并及时采取干预措施。未来虚拟医院可能将通过数字技术和创新的医疗模式改变传统医疗服务的提供方式。

7.3.4　AI 药物研发

AI 在药物研发领域的应用也日益重要，它能够加速药物研发的进程。药物研发是个大海捞针的工作，有研究表明，潜在的药物分子结构数量为 10^{60}，而宇宙中的星体数量可能只有 10^{25}，这无疑是天文数字。这意味着传统药物研发耗时长、效率低、成功率不高。AI 可以通过对大量分子数据进行分析和模型训练，帮助科学家筛选潜在的候选药物，帮助设计新的分子结构，包括蛋白质结构，分析和预测药物的副作用和相互作用（详见关于 AlphaFold 预测蛋白质结构的内容）。可以确定 AI 能辅助药物研发，解放科学家的生产力，让科学家思考更高维度的问题：不用太花精力纠结怎么做，而是做什么（思考疾病的原理、更好的治疗模式等）。

7.3.5　AI 营养学

近年来，营养学越来越受人们的关注。营养学中有多种经典食谱，比如地中海饮食、低碳水化合物饮食、生酮饮食等。但人们逐渐发现，食物摄入因人而异，甚至可以说"汝之蜜糖，彼之砒霜"，不能简单推荐一种饮食方案来满足所有人。人们对个性化饮食计划的需求越来越大，而AI在这方面也可以赋能。比如以色列团队发现血糖波动与个人肠胃菌群成分和摄入食物种类呈强相关，AI分析个人肠胃菌群成分，并给出饮食建议，可以降低血糖波动，减少糖尿病发生风险。比如某些人群肠胃中存在高比例的对碳水化合物非常敏感的细菌，他们就应该避免摄入过多碳水化合物。由此推断，我们可以用算法来建议特定人群摄取不同食物，未来营养学也可以更加数据化和个性化，最终让人们的饮食变得更加健康。

7.3.6　AI医疗：还有很长的路要走

虽然AI的进步已经引发人们对于AI在未来可能超越人类智能和取代人类工作岗位的担忧和恐惧，但至少在医疗领域，目前AI更多是辅助和赋能，而不是取代。这里有技术层面和非技术层面的原因。技术层面：我们要客观认识到目前AI还在初始阶段，很多方面还不成熟，一般的工作无法胜过人类幼童，更别说取代人类在医疗领域提供的关怀和照顾。AI在上述的一些垂直和细分医疗领域中可以超越人类，比如读片；而在另一些领域，比如达芬奇手术机器人，未能有效证明其效果一定比人工好。更别说要全面超越人类，或是诞生类人的机器人，匹配甚至超越医护所有功能，这些目标目前看来还遥遥无期。这方面需要通用人工智能（AGI）的持续发展。但话说回来，AI领域正在经历日新月异的突破，其发展速度呈指数级增长，业界预计在2035年或更早之前会诞生AGI。虽然还有很长的路要走，但AI医疗可能会走得很快。

我们在拆解AI的运作中发现，模型本质上并不是真的能像人一样理解和思考，比如ChatGPT只懂数字关联，而非文字语言；认识也不等同于思考，比如阿尔法狗下围棋更多是"算"而不是"想"。同时算法犹如黑盒子，很多时候无法解释，也太难理解AI的决策流程。另外，还有安全性（如数据安全）等问题。

针对AI在医疗领域的应用，人们发现医疗问题不是简单线性的，其本质是多维度的复杂系统，不是单一简单模型能解决的。医疗决策也并非标准化，需要处理多渠道信息，不能简单说正常还是不正常。现有数据点可能有太多信息被折叠，比如种族、历史病历数据等。AI无法基于单个或少数信息做出医疗决策，这必须综合所有的信息，而目前AI还未能做到。比如一种疾病可能包含上述的基因、生化、表型、表观遗传等信息。数据庞大既是优势也是缺点。AI暂时无法像医生一样分析所有信息，综合形成医疗意见。现有的临床决策支持系统（Clinical Decision Support System，CDSS）虽然在向上述理想状态靠拢，但还需要更好地整合数据和优化算法。多维度信息问题的经典例子就是癌症，其信息来源多：基因测序反映基因突变、体外癌细胞分析、免疫系统状况、活体组织病理学等。如何整合多渠道信息，形成统一算法，需要医学和AI业界共同努力。从早期的IBM Watson，到现在的 Tempus Lab、Sophia Genetic 等公司，都在致力于构建多维度医疗信息大模型。

另外，医疗大数据使用率也是一个问题。预计不到 5% 的医疗数据被有效运用，AI 医疗的运用还十分有限（这也是为什么笔者认为 AI 还远没到取代人类的程度，至少在医疗领域）。数据样本不够大，又或是数据还没有标准化，很多数据无法交流和共用（比如不同医院可能运用不同系统）。虽然有海量的电子病历，却可能存在信息不完整或是错误的问题；过往病史不一定保留，患者在换医院和地区，跨越系统时，过往数据可能会丢失。数据的量和质达不到预期，很可能催生错误算法，导致偏见。比如早期谷歌的图片，AI 程序就把非裔人士错认成黑猩猩。文化中的偏见也会通过数据渗透到算法设计中，比如医疗数据可能是白人样本比较多，产生的医疗算法可能不适合别的种族使用。数据的量和质的问题，可能需要投入大量人工来整理、校正和标注。

除了上述的技术问题，AI 医疗的发展也存在许多非技术问题。就算技术可以达到我们的要求，社会也不一定能达成共识：把人类的医疗全部交给 AI。如同自动驾驶技术，人们不可能把全自动化操作交给机器，毕竟容错率太低，哪怕是单一意外个案，人们都可能无法接受（有意思的是，哪怕 AI 能达到 99% 的成功率，那 1% 的失误都是人们无法容忍的）。再例如，如果出现了事故，责任主体是 AI 的设计方，还是 AI 的使用方，抑或都需要追责？这些都是需要回答和解决的问题。当前的社会共识是不愿意（也不能）把生命问题完全交给机器，最可能和最现实的结果就是人机合作，人类享有最终控制权和决策权。AI 介入医疗不是应不应该的问题，而是介入程度的问题。

另外，医疗数据也会存在被保险公司和雇主滥用的问题：若 AI 预测出某人出现潜在疾病的概率，他是否会被要求增加保险费用，或者受到雇主的招聘歧视？还有 AI 技术带来的医疗公平问题、伦理问题、隐私问题等，都有待社会寻找合适的平衡点和措施。

7.3.7　AI 让医疗回归以人为本

笔者认为，AI 在很长的时间内无法取代人类（至少在医疗领域），因为 AI 还没发展出欲望和动机，也无法成为责任主体。另外，这也需要全面综合的通用人工智能作为基础，而不是现有的狭窄类人的智能算法。AI 的进步甚至会催生新的工种：比如医疗数据科来处理和运用海量医疗数据。这也和我们一直坚信的跨界（学科交叉）趋势不谋而合：比如医学和 AI 技术的结合能创造巨大价值。

AI 最终能提供更人性化的医疗，可以把医生从繁杂的机械劳动中解放，使医生节省精力和时间，做一些机器不能做好的工作：比如让患者得到更好的照顾，提供人文关怀、共情、体恤，让患者及家人感受到除了医疗之外的情感支持，而这对医疗服务的升级是非常有必要的。同时，这也让医疗回归本质：以人为本，而不是以病为本；医人而不是治病。

　　这也更加符合当年美国医生爱德华·利文斯通·特鲁多（Edward Livingston Trudeau）对医学的深刻期许："有时是治愈，常常是帮助，总是去安慰"。

生命科技的"奥本海默时刻":
关于科学伦理的一些思考

　　在创作本书的过程中，恰逢克里斯托弗·诺兰（Christopher Nolan）导演的奥斯卡获奖影片《奥本海默》上映。电影改编自美国历史上"原子弹之父"奥本海默的真实传记，讲述第二次世界大战期间著名曼哈顿计划负责人、物理学家奥本海默如何带领一众科学家赶在纳粹德国之前，制造出足以摧毁世界的原子弹武器，他又赌上后半生的命运阻止美国政府运用这门超级武器。原子弹的发明引发了人类对生存最本质的担忧和矛盾心情。

　　电影讨论不同方面的矛盾。比如对奥本海默个人而言，他希望在物理应用层面名垂青史，却同时又惧怕原子弹的发明让他遗臭万年。又比如科学进步与科学负面影响的冲突：原子物理的进步为物理学、能源、材料、宇宙学等领域带来突破，但它是否应该应用于开发大规模杀伤性武器。再比如不同团体对于科学应用的决策权和归属权的分歧：电影里的物理学家们跟军方有明确的意见分歧，科学家揭示了物理定律和自然定律，认为这种事情不应该有归属权，并希望核能量能被用在正面的事情上；但军方认为核能量是个有归属权的事物，类似一项科学发明，可以被控制。

　　这类矛盾几乎贯穿人类所有重大技术突破（比如生命科学的突破、AI技术的进步）。这里的悖论是，当科技不发达时，人们希望取得进步；但当科技发达时，人们又要面对其后果。科技解决问题的同时，不可避免地会制造出新的问题。这些问题都属于科学伦理（Ethics）：关注科学活动和研究中的道德原则、规范和价值观，目的是确保科学研究在遵循道德标准和社会价值观的基础上进行，以保护科研参与者的权益，确保科学的诚实性、可靠性和可信度，以及最大限度地减少潜在的社会风险。

　　生命科学的进步在某些方面也面临着与奥本海默时期类似的科技进步带来的伦理问题和挑战。尽管生命科学领域的进步为医学、生态学和基础科学等领域带来了许多潜在的好处，但也伴随着伦理和道德问题，需要社会、政府和科研机构共同努力来解决，以确保生命科学的发展不会损害人类和环境的利益。

　　在过往章节，我们主要还是围绕着生命科学与技术本身展开讨论。但科学不单单属于科学家，科学的进步以及后果，需要全社会共同享受与承担。我们在本书末尾，不妨跳出科学技术问题，而是把生命科技置于整个社会之中，讨论这轮生命科技进步对整个社会的影响，把重心放在新技术的相关法律、社会影响、社会价值观、经济、监管等方面。本篇讨论了以下几个围绕生命科技的伦理问题：公平性及可及性，安全性，以及关于生物增强的争议。

　　（1）公平性及可及性。

　　公平性和可及性是一种道德原则，即每个人都应该有平等的机会和权利来获得生命科学的益处。社会应该努力减少不平等情况的发生，并确保资源和机会分配得更加公平。如果只有一部分人能够获得最新的医学知识和治疗方法，就会导致医疗不平等和不公平。如果只有有资金、有资源的患者才能获得新疗法的救治，那么无论技术多么先进，若无法惠及大众，那这种技术又有什么意义呢？

这种科技的不平等现象确实是存在的，特别是弱势群体和某些种族在这场生命科技革命中被边缘化。虽然 WHO 多次提倡关注基因治疗的公平性，但现实是在 2022 年 1000 个展开基因治疗的临床研究中，只有 5% 发生在中低收入国家，哪怕基因治疗对中低收入国家的益处是巨大的。

又比如，全球每年预计约有 30 万婴儿在出生时患有遗传性镰状细胞贫血，美国每年约有 10 万人，主要集中在非裔。有猜测引发镰状细胞贫血的基因突变与非裔祖先对抗疟疾演化的基因相关。这种疾病伴随疼痛、贫血和器官坏死，过往的治疗方案只能减少疼痛和预防并发症，直到 2023 年获批的基因治疗面市。据统计，虽然患镰状细胞贫血的人群是另一种遗传病囊性纤维化的 3 倍，但镰状细胞贫血的研究资金只有囊性纤维化的 10%。

当然，拥有经济实力的群体可以调配更多资源发展生命科技，并优先享受生命科技发展的成果，这无可厚非。但我们追求技术进步的同时，还需要兼顾公平性，减少中低收入群体的边缘化现象。

基因治疗无法普惠中低收入群体最重要的原因就是其高昂的价格。《自然》期刊预计现有基因治疗的价格是美国家庭收入中位数的 30 倍。见下表。

单价破百万美元基因疗法举例

产品	企业	适应证	价格
Hemgenix	CSL Behring	血友病 B	350 万美元
Elevidys	Sarepta Therapeutics	迪谢内肌营养不良	320 万美元
Lyfgenia	bluebird bio	镰状细胞贫血	310 万美元
Skysona	bluebird bio	肾上腺脑白质营养不良	300 万美元
Roctavian	BioMarin	血友病 A	290 万美元
Zynteglo	bluebird bio	β 地中海贫血	280 万美元
Casgevy	Vertex-CRISPR	镰状细胞贫血	220 万美元
Zolgensma	Novartis	脊髓性肌萎缩	210 万美元

虽然基因治疗技术往往能一针治愈疾病，但如果基因治疗的价格如此昂贵，基因治疗的可及性和普及性会受到严重影响。高昂的基因治疗成本会导致只有富裕人群能够负担，造成医疗不平等；贫困或低收入患者将被排除在外，进一步加剧社会

不公平现象。如上述治疗镰状细胞贫血的 Casgevy 价格为 220 万美元，相信很多非裔患者无法支付。

　　高昂的价格在本就捉襟见肘的医疗资源环境下，更凸显公平性问题，特别是涉及公共资源的分配时，总会引发非常大的争议。比如，该不该用纳税人的钱去购买昂贵的基因治疗？巴西政府医保购买治疗脊髓性肌萎缩的 Zolgensma，210 万美元一针，1 年一共治疗了几十个宝宝，同样的支出可以购买 400 万支新冠疫苗。这样看似乎基因治疗并不划算（至少获益的人太少），本来能治疗几十万、上百万人的资源，只给少数几个人合理吗？这种想法是一种功利主义（utilitarianism），也就是追求最大收益，为最多人创造最大的价值。这样想固然没错，但我们是否能像解数学题一样计算人命，如果这个社会全是功利主义，那么沉默的弱势群体可能永远得不到关注。孰是孰非，这里并无答案，仅供大家思考。

　　这涉及更深层次的医疗资源分配的机制问题。目前，生命科技的应用和推广主要依靠市场机制，并通过市场供需关系来进行定价，但基因治疗（如同其他医疗服务）情况特殊。这类产品往往是刚性需求，同时又是稀缺产品，注定卖方在市场中处于强势地位（产品在上市的最初几年有专利保护，避免了竞争）而买方处于弱势地位（缺乏选择且急需救命）。再加上新药物和新疗法的研发成本太大、时间太长、风险过高（10 年以上周期，数亿美元投入，不到 10% 的临床通过率），如果一味追求物美价廉，那么也会打击科技研发的投入。这种特殊产品要么价格过低，无人提供；要么价格过高，无人问津。不管哪种情况，患者处境都非常艰难。

　　在美国，基因治疗的定价监管比较宽松，定价权一般属于卖方。医药公司本质是逐利的，因此定价往往靠近消费者能承受的上限，而不是一个双方都能接受的价位。对消费者及保险公司而言，这都是沉重的负担。如今保险公司不一定覆盖基因疾病：消费者参与投保时，主动选择放弃基因治疗来降低保费支出（一般是罕见病，因此大多数投保人意见不大）。而欧洲对新药物的定价有更强的监管，但这也不一定能解决问题：比如 Bluebird Bio 的地中海贫血治疗因无法与欧洲监管部门达成定价，因此无法在欧洲销售，这对欧洲患者是损失。

　　所以这里存在一个精妙的平衡：兼顾药物的公平性，同时不打击科研投入的积极性。这本质上是利益分配问题：患者（消费者）、制药公司、股东、投资人等利益团体的分配。关于基因治疗定价问题，主要有两种思路。第一种注重新治疗所创造的价值，比如一针 Casgevy 可以治愈镰状细胞贫血；而如果没有这款药，常规治疗每年预计 50 万美元（比如长期输血），20 年就要 1000 万美元。那么一针治愈的 Casgevy 收费 220 万美元似乎不贵？乍听起来这种思路十分合理；但仔细想想，选择现有落后但昂贵的治疗方案作为比较基准，Casgevy 相对价格是便宜的，但绝对价格还是贵的，这样合理吗？这里似乎优先考虑的还是利润和价值，而不是公平性和可及性。

　　另外一种定价模式是成本定价。荷兰医疗政策研究团队模拟两款基因疗法 Libmeldy 和 Zolgensma 的成本，包含其研究、生产、销售，并考虑最终市场规模等因素，同时给这两款疗法加上一个行业平均利润水平，最终给出一个定价。研究团队为 Libmeldy 应定价 100 万欧元而不是实际销售的 300 万欧元，Zolgensma 应定价 38 万欧元而不是实际价格 190 万欧元。这种定价方式似乎更公平，兼顾了利润以及公平性，但实际操作中却有困难：新药的成本非常不透明，特别是研究费用。因此，打破财务不透明是关键，WHO 近年大力提倡和推动新药成本透明化和定价透明化。

　　在此我们无意把制药公司和生物科技公司描述成逐利、嗜血的剥削者。比如上文提及的 bluebird bio 成功研发数款基因疗法，但就算每支收取百万的价格，从财务角度来看，公司还只是勉强存活。受众太少、投入过大、周期过长、风险过高，让基因治疗的这本经济账非常不好算。

　　推动生命科技的落地和普及，其中一个关键就是降低成本，寄望于用效率和发展缓解分配不均。比如新技术的运用：AI、自动化等技术的介入可以优化医疗资源的使用。中美两国应该加强科研合作，发挥各自资源优势，降低新药研发和生产成本。同时，打通市场壁垒，扩大市场，产生规模效应可以进一步降低成本。持续优化治疗方案，简化流程，比如从体外细胞治疗过渡到体内直接基因治疗将大幅降低成本。大力发展平台性技术，例如 mRNA 技术，使一个技术路径有机会解决多种疾病，从而降低研发成本。在审批方面，可以降低罕见病的审批要求，比如降低临床入组人数。目前 FDA 更加关注基因治疗的安全性，甚至建议 15 年跟踪数据，这无疑提高了研发成本。有人提倡给予罕见病药物 50% 的税收减免、审批绿色通道等。另外，政策、融资、基础建设、人员培训、医疗机构、产业、社区等各个环节是否也能为降低成本做出调整？

　　一般情况下，我们可以通过市场的机制解决资源分配问题，把产品交到最需要且同时有能力购买的人手里，让资源分配最有效。但毕竟医疗服务是特殊产品，不能单单靠市场的无形之手进行分配。市场经济提倡的创新、速度、利润、突破，有时与核心社会价值如公平、公正、关爱和多元化相冲突。研究应该满足人们的需求，而非市场的供求。

　　比如消防员的服务非常有价值，但不会向被救援的人收费。而医药有其特殊性：有公共性，但兼具商业性。政府与慈善组织等非营利机构需要积极介入，比如私人慈善机构比尔及梅琳达·盖茨基金会与诺华制药和美国 NIH 着手在非洲建立基因治疗的研发中心。

　　当然我们不奢望取得绝对的公平，我们能做的是力所能及地减少不公与不均。同时，任何科技的普及都是一个过程，比如互联网、电力、智能手机，当年遥不可及，现在普通民众应该都能享受。生物技术也一定会普及并让更多患者受益，前提是更好地平衡资源投入和公平性。

　　从一个乐观的视角来看，人类即将迈入基因治疗可负担的新时代。当前基因治疗药物价格高昂主要是因为这些产品主要治疗罕见病，由于患者数量有限，导致治疗成本较高。随着产前诊断和基因治疗等技术的不断成熟，罕见病的发病率预计会进一步下降，会更加推高药企的基因产品定价。但是，一旦基因治疗药物用于常见疾病和慢性病，其成本将显著降低。例如，2022 年强生公司的 AAV 基因疫苗用于预防新冠病毒感染的成本约为每剂 2.2 美元，2022 年辉瑞的 mRNA 新冠病毒疫苗成本也仅为每剂 20 美元，而且随着技术的进步，成本会进一步降低。最近治疗高血压的基因疗法正在进入临床应用，特斯拉公司的创始人马斯克也在南非推进每剂 1 美元的基因疫苗，这都表明基因治疗的成本正在逐渐进入可负担的范围。

　　此外，基因治疗产品因其可工程化的特性，其成本规律越来越类似于半导体产品：以人类全基因组测序为例，20 世纪 90 年代其成本达到 30 亿美元，而到了 2024 年，全基因组测序的成本仅为每人 100 美元，在可预见的数年内会像导航地图一样接近免费。因此，我们可以乐观地预期，人类将很快进入一个基因治疗成本可负担的时代。

　　（2）安全性。

　　转基因食品与基因编辑食品的安全性：我们在 CRISPR 基因编辑相关内容中简单讨论过关于转基因食品的争议。许多人担心转基因食品可能对人类健康造成潜在风险。虽然大多数科学研究表明已经上市的转基因食品是安全的，但一些人仍然对其潜在的长期健康影响感到担忧。关于转基因食品安全性的激烈争论已经持续近 20 年。2017 年，美国有约 8000 万公顷转基因农作物（虽然欧洲对转基因技术的态度还是异常保守，只有约 13 万公顷转基因种植物）。FDA 甚至在近期批准转基因三文鱼卵的进口和上市。在笔者书写本书的时候，恰逢中国批准 37 个转基因玉米品种和 10 个转基因大豆品种的商业化种植。

　　回顾这场持续近 20 年的转基因食品安全性之争，其展现的可能是一场最糟糕的公共科学讨论。极端环保组织、活动团体、反科学的思潮、利益团体，利用民众专业知识的缺乏，煽动他们对新技术的恐惧，很快争论就脱离基于事实和科学的讨论，辟谣永远赶不上谣言，转基因技术被妖魔化已成既定事实。哪怕是现在，许多民众对转基因食品接受度仍然不高，愿意加 20% 价格来购买非转基因食品。

　　决策层对于粮食安全问题的新认知，可能是下定决心要放开转基因玉米和大豆商业化的关键原因。转基因技术对保障和提高粮食产量非常重要。中国科学家成功抑制了控制玉米颗粒生产的基因，使玉米产量增加 10%。

　　随着 CRISPR 基因技术的诞生，基因优化农作物变得更加容易和精准，逐步淘汰过去的转基因技术（X 线、化学方式以及细菌感染加 DNA 重组技术）。有人认为基因编辑存在脱靶效应，但其实这更容易检查与筛选。有学者甚至认为基因编辑食品比传统农作物更安全：过去农民会从自然界中挑选随机的变异，杂交繁育优势株，而基因编辑难道不更加直接和精准？

2022 年我国农业农村部发布指导意见初稿，把基因编辑食品排除在转基因食品外，理由是并没有加入异种基因。虽然本质上都改了基因，但政府可能是想分离基因编辑食品与转基因食品，避开转基因食品争议，为基因编辑食品商业化铺平道路。这次中国更加积极地拥抱新技术，比如 2018 年中国 CRISPR 基因编辑专利应用相关文章数量与美国差不多。美国同样采取积极的态度监管，通过基因编辑大豆增加储存保质期；同时基因编辑大豆油，使其饱和脂肪更少、更健康。反观欧盟，其对基因编辑食品持一如既往的保守态度，把基因编辑食品归入转基因食品进行监管。

我们应该更加关注基因编辑在农业中的合理使用，基因编辑农作物让其更高产更能让人接受。但如果基因编辑农作物让其更适合工业化，比如更容易让无人机采摘呢？或者基因编辑牛使其不长角，为了追求管理的方便，但某种程度上牺牲了动物的福利？人类是否可以按自己的意愿随意编辑和改变动物（甚至人类自身）？其中的合理性和尺度也需要把握。

随着合成生物学的不断发展，以及诸如 CRISPR 等新工具的面世，使得生物层面修改微生物已经没有什么技术门槛：技术相对透明，序列公开，基本原材料也容易获得。高中实验室就可以购买商用 CRISPR 包，进行大肠杆菌的编辑操作。当然，从基因编辑到创造出有危害性的微生物还有一段距离，但生物安全的监管和保障依然面临巨大挑战。低一点的风险包括生物黑客（对自己尝试基因编辑），高风险包括莽撞科学家的无畏探索导致的生物恐怖主义及生化战争。太多人有机会有意或无意创造生化危机，而监管又往往落后于技术的发展。

合成生物领域两大领袖大卫·贝克和乔治·丘奇共同在《科学》期刊发表文章，认为蛋白质设计与 AI 技术相结合带来了突破性进展，同时可能会被误用来生产危险的生物分子，可能会有人设计出具有危害性的新型病毒或细菌。目前只有少数实验室能够跟踪和存储这些设计的蛋白质序列，而且这些数据通常不对外公开。这意味着在没有适当监管的情况下，这些强大的技术可能会被不当利用。虽然自 2004 年以来，DNA 合成的监管已被提议，并在国际基因合成联盟中得到采纳，但他们认为现有的检查措施可能不足以检测所有可能的威胁。因此，需要一个更全面的审查体系来确保合成生物学的安全。

生态安全：一般来说如果某个基因在某类物种中属于"小众"，那么通过物种的自然繁殖，这个基因只会被继续"稀释"，渐渐在这个物种中消失；但经基因驱动技术处理的基因，哪怕物种中只有一个个体携带，也会通过自然繁殖，把这个目标基因传遍整个物种。如果基因编辑能非常方便地修改生物的基因，那么基因驱动就类似一个"放大器"，可以把修饰的基因从一个个体传播到整个种族。

　　基因驱动技术可以灭绝和从基因层面改变传播疾病的生物，又或是对抗外来动植物物种的入侵。目前基因驱动技术最接近落地的领域是通过修改蚊子族群的基因，使蚊子不能传播疟原虫，又或者让蚊子只能产下雄性蚊子，逐渐灭绝当地的蚊子。这个技术可能为疟疾肆虐的非洲西部地区带去福音。但人们还需要考虑对环境的影响和生态的平衡，经基因编辑的蚊子一旦回到生态中，风险可能不可控，并产生连锁生态反应。比如，这类基因编辑是否会导致蚊子出现其他未知的基因突变？蚊子相关食物链上的生物会不会受影响？同时，上述的生物安全问题也需要考虑。虽然 WHO 针对蚊子基因驱动的使用出台了指导意见，关注生态安全，但现阶段基因驱动处于自我监管和自律状态。

　　应用基因驱动技术抗击疟疾这个项目提供了一个非常好的案例，向人们展示了有关前沿科技的公共讨论，包括技术的科普、使用的决策、方式的选择等。因为这个技术的使用会影响西非的群众，难得一见的"科技民主"似乎正在实现，这个项目从一开始就提出"非洲的决定"，决策权在西非民众手中。

　　西非的疟疾情况十分严重，蚊子也开始产生抗药性。但现在离释放基因驱动蚊子还要好几年，除了技术准备工作外，还涉及大量宣传和普及工作，把基因驱动推广给基层民众。官方和非官方组织共同承担这一责任，他们专门聘请了语言学家，用西非民众听得懂的语言和词汇，科普诸如"基因""基因编辑""基因驱动"等概念，着实不简单。

　　这类前沿的科学，不是这个行业的专家都不一定懂，因此公众意见极有可能被误导。这就类似上文提及的转基因食品的情况。许多怀揣不同目的的团体甚至是专业的舆论操控者，误导民众聚焦在有话题性的事项上，模糊科学讨论，使得有意义的讨论无法展开；而媒体为了追求流量，常常会推波助澜，激化民众恐惧和非理性的情绪。比如民众会关注"这些改造的蚊子会不会传染艾滋病"，更夸张的谣言是"突变的蚊子会变得像直升机一样大"。在如何与公众沟通方面，科学家往往能确保信息的正确性，而没考虑民众的接受度，科学解释要么太冗长，要么条条框框太多，远不及几句过度简化的口号和谣言更直达人心。

　　更深层次的问题是科技使用的决策。这是谁的科学，是公众还是专业人士的？因为有知识门槛，科学就理应掌握在少数人手里吗？如何平衡公众、科学家和不同团体不同的风险收益观，从而平衡不同的决策？但我们认为在共同决策下，至少各方利益才不会被忽视。同时，公众讨论可以让公众得到更多信息，这其实有利于科技的推广和落地；公众对未知事物才会产生恐惧和排斥。只有保持透明度，保障公众的知情权，公众才能了解与意识到技术变革背后的深刻影响和意义：影响我们的医疗、食品、生物安全、生态环境，甚至我们代代的基因。同时，充分的公共讨论也有助于监管出台合理的法律与政策。

（3）生物增强。

人们是否应该使用生物技术进行生物增强？这是个非常具有争议的问题，也是无法回避的问题。所谓的生物增强，即脱离常规治疗的范畴，进行超越正常健康的操作，也就是"比健康更好"。人们使用生物技术让身体产生根本性改变：增强功能，比如提高智力与记忆力；增强对环境的适应性，比如加强人类抗辐射的能力；以及赋予人类新的能力、改变外形、延长寿命等。而且生物增强的出发点，往往不是健康相关的考量，而是依据人们的兴趣、意愿、理想。这也诞生了一个概念："超人类主义"。可以预见的是上述生物增强在不远的将来就能实现。

如果一项技术是以治疗为出发点，那么人们应该会给予支持。但实际上，生物增强与治疗两者的界限可能非常模糊，一些传统医疗手段也有增强的成分。比如生殖辅助体外受精（IVF）治疗不孕不育，是增强也是治疗。又比如幼儿接种疫苗这类预防性操作，属于增强免疫力，幼儿本身没有健康问题，似乎称不上治疗。人们更能接受以治疗目的为出发点的生物增强，争议存在于在治疗以外使用生物增强。比如腿有残疾，安装机器义肢是可以接受的；但如果健康的人主动更换机器义肢以获得能力增强，比如速度和耐力，这可以接受吗？

CRISPR 基因编辑技术除了能治疗上述镰状细胞贫血外，也能用于生物增强。比如通过基因编辑，永远降低体内胆固醇和甘油三酯水平。纳入 13 只灵长类动物的实验发现，抑制基因 *PCSK9* 使胆固醇水平下降 59%，抑制 *ANGPTL3* 使甘油三酯水平下降 64%。要知道"三高"导致的心脏病是发达国家的主要死因，如果一个"三高"患者进行这个干预应该没什么太大争议，但如果一个健康的年轻人进行预防性基因编辑，那么他患有心脏病的概率将大幅降低，这是否能被接受？

如果用 CRISPR 基因编辑进行增强，决定增强对象是谁也是个重要的问题。如果只是单一个体的体细胞，那么增强效果限定在这个个体。但如果基因编辑的是生殖系细胞，那么这个干预将会影响所有后代，乃至整个物种的基因池，而这种影响很可能是不可逆的，影响非常深远，需要更加谨慎。生物增强需要全面评估风险、收益及长期影响。

生殖系细胞编辑和人类胚胎编辑是争议最大的干预，但同时也最能体现基因编辑的技术效率：在胚胎为 8~16 个细胞时进行编辑，那么当胚胎发育成人时，这个个体全身绝大部分细胞都将拥有这个基因编辑特征；反观之，对一个成人进行体细胞基因编辑，很难做到全身细胞都被编辑。

例如，在胚胎上敲除基因 *CCR5* 可以让新生儿对艾滋病免疫。但现有成熟的技术能阻断艾滋病父母传播病毒给新生儿，需要用到如此极端的手段来干预吗？如果收益是对艾滋病免疫，那风险则是潜在的安全问题，比如脱靶效应，谁也不能保证现在的基因编辑技术已经万无一失。除此之外，*CCR5* 也有别的功能，可能拥有复杂机制，比如可以增强大脑记忆，但同时有可能导致多发性硬化和寿命减少。在具有诸多不确定性的情况下进行人类胚胎基因编辑，对新生儿的安全是非常不负责任的，同时忽视了这个干预对其未来后代的长期影响。就连 CRISPR 技术的发现者、诺贝尔奖得主杜德纳也极力提倡禁止对生殖系细胞和胚胎细胞的基因编辑。

关于人们是否能运用生命技术进行生物增强，我们可以在 3 个层面探讨：个人层面、专业层面和社会层面。个人层面考虑的因素包括：过程重要还是目标重要，生物增强是否会损害纯粹的"人性"。专业层面则考虑职业操守和行业规则，什么能做和什么不能做。社会层面则是关注生物增强带来的整体公平与公义、公众接受程度、道德价值观等问题。

对个人来说，过程重要还是目标重要？比如是否应该通过生物技术，提高人的智商，而不是通过教育和学习？或者是否应该靠生物技术强化一个人的身体素质，而不用通过艰苦的锻炼和饮食控制？徒手攀爬珠穆朗玛峰当然比坐直升机登顶更值得敬佩；使用兴奋剂获得冠军毫无意义。但比如通过生物技术增强飞机驾驶员和手术医生的体力、精力和专注力，这类对社会的效益很大的操作呢？生物增强是否合适需要具体情况具体分析。

人们对于生物增强的担忧也包括了生命技术的介入是否会改变作为"人"的基本特质，是否玷污了"纯自然"的生命（authentic life），人们是否在"扮演上帝"，控制进化。如果生命可以随意创造，那么生命还有什么神圣性可言？有这样想法的人不在少数，许多人在快速发展的科技面前，会希望保守一点。这里有价值观取向和宗教问题。研究机构 Pew Research 显示 68% 的美国民众对通过基因编辑健康的宝宝来降低严重疾病的概率（预防性基因编辑）表示担忧；66% 不愿意将芯片植入脑部。又比如，当年美国布什政府是出了名的对科技保守，其成立的生物伦理委员会极力反对干细胞研究。

哪怕是科学家，对一些前沿科技的第一反应也是"反人类"。当然这类担心并非毫无根据。20 世纪初，人们刚解锁遗传与基因的秘密时，就迅速通过当时尚不成熟的手段改良人的遗传素质，希望产生优秀后代，也就是优生学（eugenics）。但优生学最终走向歧途：纳粹德国打着优生学的名义进行种族屠杀；美国当年也立下臭名昭著的"节育法"，法律剥夺被社会视为基因劣等的残疾人与精神病患者的生育权。

但支持方却认为有技术而不用是不应该的，甚至是不道德的，因为没有实现自己和后代的全部潜能。这些人认为，个体活得更好比什么都强，更好的生活才是王道，想太多纯属杞人忧天。传统的教育、训练、营养、锻炼等手段，也是增强；也有食物和药物增强，比如咖啡和伟哥；又比如机器、飞机、高铁、电脑、AI，都是科技增强。如果保持逻辑的一致性（consistency），那么为什么要区别对待生物增强？

关于生命科技破坏了"神圣自然的生命"这一点，我们认为医疗本身就不是自然的，医生可以从死神手中抢救生命。如果没有医疗的进步，人们的平均寿命可能只有现在的一半。为什么把主动权让给"神""自然"和"概率"？当然我们应该允许社会价值观的多元性，不能简单地说对错。不管怎样，总有人（哪怕有疾病、痛苦、残疾）不愿意接受基因治疗，他们认为苦难和疾病也是人生的一部分。有不少报道描述一些慢性病患者突然被治愈后，产生了对于个人身份的怀疑，以及心理受到了影响。

科技会干预人的本质吗？那要看怎么定义"人"：是外貌、身体特征，还是灵魂、思想？为什么生物增强了就会影响人性，破坏了人性的基础？要知道我们人类一直在进化，外貌及身体特征也在不断变化，生物增强和科技干预为什么不能是这个进化的一部分？

关于生物增强，相比一刀切地禁止，还不如设定一些原则和红线。比如，生物增强应该是自愿的、非强迫的、个人选择的，并设定标准，不能走过去优生学的老路（打着优化基因之名进行迫害）。生物增强也应该安全、有益、副作用小，比如不能牺牲长期利益而换取短期的增益（类似于兴奋剂的使用与后遗症）。当具有竞争性的情况出现，比如运动、竞技、比赛、评奖、考试等，就应该强调个人的努力和天赋，而不能允许依靠生物增强。生物增强也应该对他人负面影响小，比如不能强化个人的暴力特征。

上述公平性的问题也应该考虑。比如富裕家庭的小孩就可以获得智力方面的生物增强，而低收入家庭的孩子就没有这样的机会，从而在未来的竞争中落下风，这会扩大社会不平等。拥有生物增强的人，会不会歧视没有生物增强的人？当然这些公平性问题，本身同样存在教育不均、医疗资源不均等情况。公平性是个复杂的问题，可能生物增强技术的普及反而能惠及中低收入群体（比如治疗他们的遗传疾病），从而给予他们摆脱贫困的机会。

可以想象的是，生命技术的发展，可以从根本上改变人类文明。人们可能更长寿，老龄化会成为常态，并冲击现有体制，比如退休金、养老金、医疗资源等问题。同时，这也会改变人们的生活方式、生育选择、职业选择等。比如埃隆·马斯克曾不赞同人们过度延长寿命，他认为那样的社会人们的思想会固化，人类进步将会减慢。

而支持者们相信，科技推动社会进步，当人们越富有、越健康，愚昧和暴力就会越少。从历史上看，人类生活进步源于非常多非自然的干预。对于生物增强，评判的标准可能也会随着时间而改变，现在不能接受的，不代表在未来不能被接受。比如试管婴儿在20世纪70年代是极其具有争议性的，现在人们对此则是习以为常。我想生物增强也是同样的。比如火星移民若在未来200年内实现，到时增强人体以对抗辐射可能就是一个再普通不过的干预了。

综上所述，一个或多个无法预计后果的技术面世时，科学家们到底应该承担怎样的责任？电影《奥本海默》没有给出答案，我们在此也回答不了。我们只能呈现其中无法回避的矛盾问题。伦理问题并不是黑白分明的，还存在不同深浅的灰。随着科技的进步，随之而来的变革和争议只会越来越多，比如最近对于 AI 技术发展的担忧。

科学进步永远不会停止，因为进步是科学必然的组成元素：它始终在追求自我质疑不断进行提升自身，修正定律，持续完善其描述世界的方式。科学家寻求科学突破是理所当然的，而保护世界免受科学进步的负面影响，则需要全人类的共同努力。

我们当然可以不断争论如何更好地使用新兴的生命科技（这非常有必要），但同时我们也不应该停下技术发展的脚步。我们追求心中的理想和正义，但同时不能忘记，从博弈论的角度，我们不发展科技，别人也会发展科技。当年的奥本海默也应该是这个考量；而中国导弹之父钱学森总结得非常到位："手里没剑和有剑不用，是两码事。"

后记

CRISPR 基因编辑的发现者之一，同时也是 2020 年诺贝尔化学奖获得者之一的珍妮弗·杜德纳认为，在过去的 5 年中，生物医药领域发生的突破都非比寻常，不仅体现在突破的数量，更体现在重磅技术的集中涌现。

这是生命科技的黄金时代。

mRNA 疫苗从开发到面世只需 1 年。AlphaFold AI 技术介入生物医药领域，让我们几乎掌握了世界上所有已知蛋白质的结构。人类全基因组测序的成本从 20 世纪 90 年代的 30 亿美元降至如今的 100 美元。各种细胞与基因疗法陆续登场，比如针对转甲状腺素蛋白淀粉样变性的疗法；而像 CAR-T 这样的疗法在治疗血液恶性肿瘤方面取得了惊人效果。资料显示，40 多种细胞与基因疗法已经处于最终审批阶段，未来几年将陆续上市。同时，拥有越来越多技术手段的人类，开始着手挑战过去难以想象的问题，比如移民火星、逆转衰老。

科学和技术的发展不会停下脚步。本书的创作历时 1 年多，但完稿后生命科学领域仍不断有里程碑式的突破。例如，2022 年 12 月，美国参、众两院共同通过了 FDA 现代化法案 2.0 版，其中一项重要目标是取消药物开发过程中强制性的动物实验，接受包括器官芯片在内的多样化临床前测试模型。同时，AlphaFold 3.0 面世，不仅能预测蛋白质结构，还能预测目标蛋白质在体内配体和受体的相互作用。另外，《自然》期刊报道，AI 医疗垂直大模型通过 200 万张视网膜图像自我学习，能够预测除了眼部疾病以外的其他疾病，如心脏病、脑卒中、心力衰竭、帕金森病等。莫德纳的 mRNA 疫苗向肿瘤和呼吸道合胞病毒发起挑战。2023 年 10 月 28 日，再生医学公司 Turn Biotechnologies 在 FDA 生物制品评价与研究中心（CBER）的产品监管建议会议上，报告了正在开发的基于 mRNA 的抗衰老药物，并收到了 FDA 的积极反馈，基于 mRNA 的细胞再生疗法不久将进入临床试验。首款采用 CRISPR 技术的药物用于治疗镰状细胞贫血，也于 2023 年底陆续在英国和美国获批上市。2023 年底，通过多能干细胞培育的首只"嵌合猴"在中国诞生。美德两国采用 CAR-T 疗法治疗 15 名自身免疫病患者，包括红斑狼疮（"不死癌症"），疾病 2 年未复发。

生命技术的发展，首先是为了解决临床需求，为人类健康做出贡献。随着我们对基因、中心法则、表观遗传学等生命本质现象的进一步了解，新的治疗思路应运而生：我们不再局限于"杀死什么"的治疗模式，而是采用"长出什么""补充身体所需"或"修正错误的基因"的模式。新的治疗思路贯穿全书，这是此次生命科技新浪潮的底层逻辑。

同时，我们也应该看到信息技术、大数据技术、机械工程学等的发展对生命技术提升的贡献。我们坚信跨学科合作必能产生价值：许多悬而未决的问题，可能需要从专业领域之外寻找答案。例如，器官芯片对新药研发和动物实验的颠覆，以ChatGPT 为代表的 AI 对医疗系统的促进，神经网络用于蛋白质结构预测和设计，以及表观遗传时钟等。通过跨学科合作，生命科学发展再次提速。

当然，生命科学的发展除了满足未满足的临床需求外，也对人类的未来产生了深远的影响。本书希望首先扎根于医学，然后向未来探索。越来越多的科学家与医生同时兼具未来学家的角色，前瞻性地指出未来的发展方向。许多"大格局、大思维"的想法被陆续提出，许多"登月计划"也逐步走向现实（比如"复活"猛犸象，基因驱动蚊子抗击疟疾）。

当人们开始将目光转向太空，并致力于移民太空、发展星际文明时，我们发现人类肉身逐渐成为科技进步的瓶颈：我们已经可以建造最先进的火箭、最前沿的无人交通工具、最尖端的火星基地，但我们还无法有效解决太空旅行的生存问题，比如辐射、长期无重力、太空环境等对人体的影响。又比如，AI 取得了长足进步，但人类处理信息的能力、智力、记忆力却越发跟不上 AI 的发展。人会疲劳，会犯错，处理的信息量有上限。再比如，人类的寿命限制了长期和连贯的科研探索。

生命科技的进步带来了生物增强的可能性，即通过生命技术手段延展并完成超出一般治疗以外的应用，让人做到"比健康更好"。通过 CRISPR 基因编辑等技术，可以让人类更健康（例如不会出现肥胖和"三高"），或增强人类的专注力、精力、智力、记忆力等。部分重编程等技术有望在延长人类寿命的同时，也能让人们拥有富有活力、健康和高质量的老年生活。更为激进的先锋者，已经在研究如脑机连接、脑芯片等技术，希望实现计算机与人脑的结合，将 AI 整合进人类大脑。

我们想强调的是，以上的例子已经不再是科幻，而是科学，并有望在不远的未来实现。当然，其中也不乏极具争议的伦理问题，需要人们在科技萌芽之际，把握好方向，设定好红线，让科技引领我们走向美好未来，而不是毁灭。

最后，生命科学绝对不是科学家或少数人的事，这波生命科技新浪潮将影响社会的方方面面。让更多人了解这些生命技术的发展，是创作本书的初衷。希望阅读此书的读者朋友们在享受科学旅程之余，也能脚踏生物医学的大地，同时仰望未来科学的星空。

2024 年立春

鸣谢

我家娃叫小花生，今年快四岁了，是个精力充沛、充满好奇心的小家伙。一切他觉得有趣的事物，他都迫不及待地想要与人分享。他常常涨红了脸，眼睛忽闪忽闪，嘴巴一张一合，急得连话都说不完整，偏偏还非要把趣事说个明白，惹得大家忍俊不禁。写这本书时，我也时常有同样的困扰：生命科技的故事在我看来十分有趣，我迫切想要分享给大家，但因思绪总是集中于故事本身，常常会忽略表达的准确性，遣词造句也比较随性，纰漏便在所难免。

庆幸的是，北京科学技术出版社的编辑们以严谨的态度和精湛的专业技能，不仅帮助我们梳理和完善内容，还确保本书的每一处细节都达到较高标准。感谢各位编辑的辛勤付出，让这本书能够以最好的面貌呈现给读者。感谢总编辑和策划编辑对本书的肯定，这给我们的继续创作增添了信心，希望本书不负读者期望。同时感谢诸位未曾谋面的文字编辑和美术编辑，是你们从各个方面优化本书，持续推进工作进度。你们的努力和贡献已融入书稿的每一页。

作为一名没有专业背景的作者，我时常为自己的知识储备不足而感到惶恐不已。在此，我特别感谢本书的共同作者王刚老师的指导与支持。王老师为本书圈定的文献范围，使我大幅提高了学习效率。我们之间的交流，每次都酣畅淋漓，他的思维天马行空，让我受益匪浅。书中的诸多论点，皆源于我们一次次深入的讨论与交流。王老师在生物科技行业具有丰富的科研与从业经验，这为本书奠定了坚实的技术基础。

同时，感谢我们的合作伙伴——中国科学院深圳先进技术研究院于寅教授、中南大学湘雅医院谢辉教授、深圳大学周光前教授、中山大学邹学农教授、南昌大学邹立津教授、云南农业大学魏红江教授和赵红业教授、浙江大学罗建红教授和王青青教授，感谢他们的科学启发、指导与校对工作。故事是凝练且精彩的，而现实中的科研却是日复一日的冗长枯燥，时常要面临巨大压力、失败和挑战。感谢在科研一线默默奉献的学者们，你们肩负着国家未来的科技梦想，并不断启发与鼓励我继续学习。

感谢杭州临平经济技术开发区陈艳主任的大力支持和鼓励。感谢杭州赫林生物医药有限公司的胡宁燕、郑益伟、傅程宏、梁嘉林、张源源、杨雨亭、盛强龙、胡海洋、李亚军、刘一虎、陈适、刘敏慧、吴舒灵、夏忠亮、谭先锋等同人在科研和行政方面的支持。你们投身于生命科学创业的决心让人敬佩。生命科学的发展一日千里，所谓"守得梅花香自来"，坚守与耐心必将创造出卓越的成绩，这一点我深信不疑。

感谢所有帮助过我们的师长、同事和朋友们。所谓"独行快，众行远"，正是因为每一位同行者的支持与帮助，我们才能在复杂的生命科学领域中不断迈向更远的未来。

最后，感谢钟华——不管做什么，你永远是我灵感的源泉。

本书覆盖的生物科技知识有一定的广度与深度，同时属于一个尚在高速发展的领域。我已尽一切努力确保本书内容的正确性。若有不当之处，皆因我个人理解的局限和学艺不精；任何批评与建议，我都将欣然接受并深刻反思。

行文至此，家里的小花生似乎又发现了什么有趣的事情，正兴奋地跑去与大人们分享。他那充满热情与纯粹的模样，让我深受启发：希望自己也能怀揣这样的热情与纯粹，用心为大家讲述生命科技的精彩故事。

2024 年 12 月

杨帆

参考文献

前言

Mukherjee, S(2022).The Song of the Cell :An Exploration of Medicine and the New Human. Scribner.

Werth, B.(1995).The Billion Dollar Molecular: One Company's Quest for the Perfect Drug. Simon& Schuster Paperbacks.

第 1 章 生命的法则

Morris, H., Richardson.(2006).History of Medicine. Quiller Publishing Ltd.

Schrodinger, E., Penrose, R.(2012).What is Life?:With Mind and Matter and Autobiographical Sketches. Cambridge University Press.

Mukherjee, S(2016).The Gene: An Intimate History. Scribner.

第 2 章 生命的蓝图：基因组的阅读

Abate, A. R., T. Hung, R. A. Sperling, P. Mary, A. Rotem, J. J. Agresti, M. A. Weiner, and D. A. Weitz. "DNA Sequence Analysis with Droplet-Based Microfluidics." *Lab Chip* 13, no. 24 (Dec 21 2013): 4864-9.

Adams, M. D., J. M. Kelley, J. D. Gocayne, M. Dubnick, M. H. Polymeropoulos, H. Xiao, C. R. Merril, *et al.* "Complementary DNA Sequencing: Expressed Sequence Tags and Human Genome Project." *Science* 252, no. 5013 (Jun 21 1991): 1651-6.

Aganezov, S., S. M. Yan, D. C. Soto, M. Kirsche, S. Zarate, P. Avdeyev, D. J. Taylor, *et al.* "A Complete Reference Genome Improves Analysis of Human Genetic Variation." *Science* 376, no. 6588 (Apr 2022): eabl3533.

Behjati, S., and P. S. Tarpey. "What Is Next Generation Sequencing?". *Arch Dis Child Educ Pract Ed* 98, no. 6 (Dec 2013): 236-8.

Bentley, D. R., S. Balasubramanian, H. P. Swerdlow, G. P. Smith, J. Milton, C. G. Brown, K. P. Hall, *et al.* "Accurate Whole Human Genome Sequencing Using Reversible Terminator Chemistry." *Nature* 456, no. 7218 (Nov 6 2008): 53-9.

Bianchi, D. W., and R. W. K. Chiu. "Sequencing of Circulating Cell-Free DNA During Pregnancy." *N Engl J Med* 379, no. 5 (Aug 2 2018): 464-73.

Bloss, C. S., N. J. Schork, and E. J. Topol. "Effect of Direct-to-Consumer Genomewide Profiling to Assess Disease Risk." *N Engl J Med* 364, no. 6 (Feb 10 2011): 524-34.

Boles, D. J., J. L. Benton, G. J. Siew, M. H. Levy, P. K. Thwar, M. A. Sandahl, J. L. Rouse, *et al.* "Droplet-Based Pyrosequencing Using Digital Microfluidics." *Anal Chem* 83, no. 22 (Nov 15 2011): 8439-47.

Boycott, K. M., M. R. Vanstone, D. E. Bulman, and A. E. MacKenzie. "Rare-Disease Genetics in the Era of Next-Generation Sequencing: Discovery to Translation." *Nat Rev Genet* 14, no. 10 (Oct 2013):

681-91.

Callaway, E. "Million-Year-Old Mammoth Genomes Shatter Record for Oldest Ancient DNA." *Nature* 590, no. 7847 (Feb 2021): 537-38.

Chaisson, M. J., J. Huddleston, M. Y. Dennis, P. H. Sudmant, M. Malig, F. Hormozdiari, F. Antonacci, *et al.* "Resolving the Complexity of the Human Genome Using Single-Molecule Sequencing." *Nature* 517, no. 7536 (Jan 29 2015): 608-11.

Chan, D. C. T., W. K. J. Lam, E. P. Hui, B. B. Y. Ma, C. M. L. Chan, V. C. T. Lee, S. H. Cheng, *et al.* "Improved Risk Stratification of Nasopharyngeal Cancer by Targeted Sequencing of Epstein-Barr Virus DNA in Post-Treatment Plasma." *Ann Oncol* 33, no. 8 (Aug 2022): 794-803.

Clarke, J., H. C. Wu, L. Jayasinghe, A. Patel, S. Reid, and H. Bayley. "Continuous Base Identification for Single-Molecule Nanopore DNA Sequencing." *Nat Nanotechnol* 4, no. 4 (Apr 2009): 265-70.

Cohen, A. S. A., E. G. Farrow, A. T. Abdelmoity, J. T. Alaimo, S. M. Amudhavalli, J. T. Anderson, L. Bansal, *et al.* "Genomic Answers for Children: Dynamic Analyses of >1000 Pediatric Rare Disease Genomes." *Genet Med* 24, no. 6 (Jun 2022): 1336-48.

Costain, G., S. Walker, M. Marano, D. Veenma, M. Snell, M. Curtis, S. Luca, *et al.* "Genome Sequencing as a Diagnostic Test in Children with Unexplained Medical Complexity." *JAMA Netw Open* 3, no. 9 (Sep 1 2020): e2018109.

de Magalhaes, J. P., C. E. Finch, and G. Janssens. "Next-Generation Sequencing in Aging Research: Emerging Applications, Problems, Pitfalls and Possible Solutions." *Ageing Res Rev* 9, no. 3 (Jul 2010): 315-23.

Drets, M. E., and M. W. Shaw. "Specific Banding Patterns of Human Chromosomes." *Proc Natl Acad Sci USA* 68, no. 9 (Sep 1971): 2073-7.

Gai, W., S. C. Y. Yu, W. T. C. Chan, W. Peng, S. L. Lau, T. Y. Leung, P. Jiang, K. C. A. Chan, and Y. M. D. Lo. "Droplet Digital Pcr Is a Cost-Effective Method for Analyzing Long Cell-Free DNA in Maternal Plasma: Application in Preeclampsia." *Prenat Diagn* 43, no. 11 (Oct 2023): 1385-93.

Gao, Y., X. Yang, H. Chen, X. Tan, Z. Yang, L. Deng, B. Wang, *et al.* "A Pangenome Reference of 36 Chinese Populations." *Nature* 619, no. 7968 (Jul 2023): 112-21.

Goldstein, D. B., A. Allen, J. Keebler, E. H. Margulies, S. Petrou, S. Petrovski, and S. Sunyaev. "Sequencing Studies in Human Genetics: Design and Interpretation." *Nat Rev Genet* 14, no. 7 (Jul 2013): 460-70.

Goodwin, S., J. D. McPherson, and W. R. McCombie. "Coming of Age: Ten Years of Next-Generation Sequencing Technologies." *Nat Rev Genet* 17, no. 6 (May 17 2016): 333-51.

Grada, A., and K. Weinbrecht. "Next-Generation Sequencing: Methodology and Application." *J Invest Dermatol* 133, no. 8 (Aug 2013): e11.

Hannum, G., J. Guinney, L. Zhao, L. Zhang, G. Hughes, S. Sadda, B. Klotzle, *et al.* "Genome-Wide Methylation Profiles Reveal Quantitative Views of Human Aging Rates." *Mol Cell* 49, no. 2 (Jan 24 2013): 359-67.

Heather, J. M., and B. Chain. "The Sequence of Sequencers: The History of Sequencing DNA." *Genomics* 107, no. 1 (Jan 2016): 1-8.

Hoskovec, J. M., and A. S. Swigert. "Sequencing of Circulating Cell-Free DNA During Pregnancy." *N Engl J Med* 379, no. 23 (Dec 6 2018): 2282.

Hu, T., N. Chitnis, D. Monos, and A. Dinh. "Next-Generation Sequencing Technologies: An Overview." *Hum Immunol* 82, no. 11 (Nov 2021): 801-11.

Jay, E., R. Bambara, R. Padmanabhan, and R. Wu. "DNA Sequence Analysis: A General, Simple and Rapid Method for Sequencing Large Oligodeoxyribonucleotide Fragments by Mapping." *Nucleic Acids Res* 1, no. 3 (Mar 1974): 331-53.

Lander, E. S., L. M. Linton, B. Birren, C. Nusbaum, M. C. Zody, J. Baldwin, K. Devon, *et al.* "Initial Sequencing and Analysis of the Human Genome." *Nature* 409, no. 6822 (Feb 15 2001): 860-921.

Liao, W. W., M. Asri, J. Ebler, D. Doerr, M. Haukness, G. Hickey, S. Lu, *et al.* "A Draft Human Pangenome Reference." *Nature* 617, no. 7960 (May 2023): 312-24.

Liu, L., Y. Li, S. Li, N. Hu, Y. He, R. Pong, D. Lin, L. Lu, and M. Law. "Comparison of Next-Generation Sequencing Systems." *J Biomed Biotechnol* 2012 (2012): 251364.

Logsdon, G. A., M. R. Vollger, P. Hsieh, Y. Mao, M. A. Liskovykh, S. Koren, S. Nurk, *et al.* "The Structure, Function and Evolution of a Complete Human Chromosome 8." *Nature* 593, no. 7857 (May

2021): 101-07.

Mao, Y., and G. Zhang. "A Complete, Telomere-to-Telomere Human Genome Sequence Presents New Opportunities for Evolutionary Genomics." *Nat Methods* 19, no. 6 (Jun 2022): 635-38.

Mardis, E. R. "Next-Generation DNA Sequencing Methods." *Annu Rev Genomics Hum Genet* 9 (2008): 387-402.

Margulies, M., M. Egholm, W. E. Altman, S. Attiya, J. S. Bader, L. A. Bemben, J. Berka, *et al.* "Genome Sequencing in Microfabricated High-Density Picolitre Reactors." *Nature* 437, no. 7057 (Sep 15 2005): 376-80.

Maxam, A. M., and W. Gilbert. "A New Method for Sequencing DNA." *Proc Natl Acad Sci USA* 74, no. 2 (Feb 1977): 560-4.

Metzker, M. L. "Sequencing Technologies - the Next Generation." *Nat Rev Genet* 11, no. 1 (Jan 2010): 31-46.

Miga, K. H., S. Koren, A. Rhie, M. R. Vollger, A. Gershman, A. Bzikadze, S. Brooks, *et al.* "Telomere-to-Telomere Assembly of a Complete Human X Chromosome." *Nature* 585, no. 7823 (Sep 2020): 79-84.

Nurk, S., S. Koren, A. Rhie, M. Rautiainen, A. V. Bzikadze, A. Mikheenko, M. R. Vollger, *et al.* "The Complete Sequence of a Human Genome." *Science* 376, no. 6588 (Apr 2022): 44-53.

Oehler, J. B., H. Wright, Z. Stark, A. J. Mallett, and U. Schmitz. "The Application of Long-Read Sequencing in Clinical Settings." *Hum Genomics* 17, no. 1 (Aug 8 2023): 73.

Padmanabhan, R., and R. Wu. "Nucleotide Sequence Analysis of DNA. Ix. Use of Oligonucleotides of Defined Sequence as Primers in DNA Sequence Analysis." *Biochem Biophys Res Commun* 48, no. 5 (Sep 5 1972): 1295-302.

Pareek, C. S., R. Smoczynski, and A. Tretyn. "Sequencing Technologies and Genome Sequencing." *J Appl Genet* 52, no. 4 (Nov 2011): 413-35.

Pettersson, E., J. Lundeberg, and A. Ahmadian. "Generations of Sequencing Technologies." *Genomics* 93, no. 2 (Feb 2009): 105-11.

Prober, J. M., G. L. Trainor, R. J. Dam, F. W. Hobbs, C. W. Robertson, R. J. Zagursky, A. J. Cocuzza, M. A. Jensen, and K. Baumeister. "A System for Rapid DNA Sequencing with Fluorescent Chain-Terminating Dideoxynucleotides." *Science* 238, no. 4825 (Oct 16 1987): 336-41.

Quail, M. A., M. Smith, P. Coupland, T. D. Otto, S. R. Harris, T. R. Connor, A. Bertoni, H. P. Swerdlow, and Y. Gu. "A Tale of Three Next Generation Sequencing Platforms: Comparison of Ion Torrent, Pacific Biosciences and Illumina Miseq Sequencers." *BMC Genomics* 13 (Jul 24 2012): 341.

Rakyan, V. K., T. A. Down, S. Maslau, T. Andrew, T. P. Yang, H. Beyan, P. Whittaker, *et al.* "Human Aging-Associated DNA Hypermethylation Occurs Preferentially at Bivalent Chromatin Domains." *Genome Res* 20, no. 4 (Apr 2010): 434-9.

Rieneck, K. "Cell-Free DNA and Next-Generation Sequencing for Prenatal Diagnosis." *Methods Mol Biol* 2753 (2024): 583-609.

Sanger, F., S. Nicklen, and A. R. Coulson. "DNA Sequencing with Chain-Terminating Inhibitors." *Proc Natl Acad Sci USA* 74, no. 12 (Dec 1977): 5463-7.

Schadt, E. E., S. Turner, and A. Kasarskis. "A Window into Third-Generation Sequencing." *Hum Mol Genet* 19, no. R2 (Oct 15 2010): R227-40.

Schuster, S. C. "Next-Generation Sequencing Transforms Today's Biology." *Nat Methods* 5, no. 1 (Jan 2008): 16-8.

Seabright, M. "A Rapid Banding Technique for Human Chromosomes." *Lancet* 2, no. 7731 (Oct 30 1971): 971-2.

Slatko, B. E., A. F. Gardner, and F. M. Ausubel. "Overview of Next-Generation Sequencing Technologies." *Curr Protoc Mol Biol* 122, no. 1 (Apr 2018): e59.

Srivastava, S., J. A. Love-Nichols, K. A. Dies, D. H. Ledbetter, C. L. Martin, W. K. Chung, H. V. Firth, *et al.* "Meta-Analysis and Multidisciplinary Consensus Statement: Exome Sequencing Is a First-Tier Clinical Diagnostic Test for Individuals with Neurodevelopmental Disorders." *Genet Med* 21, no. 11 (Nov 2019): 2413-21.

Sumner, A. T., and H. J. Evans. "Mechanisms Involved in the Banding of Chromosomes with Guinacrine and Giemsa. Ii. The Interaction of the Dyes with the Chromosomal Components." *Exp Cell Res* 81, no. 1 (Sep 1973): 223-6.

Sumner, A. T., H. J. Evans, and R. A. Buckland. "New Technique for Distinguishing between Human

Chromosomes." *Nat New Biol* 232, no. 27 (Jul 7 1971): 31-2.

ten Bosch, J. R., and W. W. Grody. "Keeping up with the Next Generation: Massively Parallel Sequencing in Clinical Diagnostics." *J Mol Diagn* 10, no. 6 (Nov 2008): 484-92.

Tucker, T., M. Marra, and J. M. Friedman. "Massively Parallel Sequencing: The Next Big Thing in Genetic Medicine." *Am J Hum Genet* 85, no. 2 (Aug 2009): 142-54.

Venter, J. C., M. D. Adams, E. W. Myers, P. W. Li, R. J. Mural, G. G. Sutton, H. O. Smith, *et al.* "The Sequence of the Human Genome." *Science* 291, no. 5507 (Feb 16 2001): 1304-51.

Wang, T., L. Antonacci-Fulton, K. Howe, H. A. Lawson, J. K. Lucas, A. M. Phillippy, A. B. Popejoy, *et al.* "The Human Pangenome Project: A Global Resource to Map Genomic Diversity." *Nature* 604, no. 7906 (Apr 2022): 437-46.

Wang, T., K. Hoekzema, D. Vecchio, H. Wu, A. Sulovari, B. P. Coe, M. A. Gillentine, *et al.* "Large-Scale Targeted Sequencing Identifies Risk Genes for Neurodevelopmental Disorders." *Nat Commun* 11, no. 1 (Oct 1 2020): 4932.

Watson, J. D., and F. H. Crick. "The Structure of DNA." *Cold Spring Harb Symp Quant Biol* 18 (1953): 123-31.

Wojcik, M. H., C. M. Reuter, S. Marwaha, M. Mahmoud, M. H. Duyzend, H. Barseghyan, B. Yuan, *et al.* "Beyond the Exome: What's Next in Diagnostic Testing for Mendelian Conditions." *Am J Hum Genet* 110, no. 8 (Aug 3 2023): 1229-48.

Wu, R. "Nucleotide Sequence Analysis of DNA." *Nat New Biol* 236, no. 68 (Apr 19 1972): 198-200.

Xu, M., D. Fujita, and N. Hanagata. "Perspectives and Challenges of Emerging Single-Molecule DNA Sequencing Technologies." *Small* 5, no. 23 (Dec 2009): 2638-49.

Zhang, J., Y. Wu, S. Chen, Q. Luo, H. Xi, J. Li, X. Qin, *et al.* "Prospective Prenatal Cell-Free DNA Screening for Genetic Conditions of Heterogenous Etiologies." *Nat Med* (Jan 22 2024).

Zilionis, R., J. Nainys, A. Veres, V. Savova, D. Zemmour, A. M. Klein, and L. Mazutis. "Single-Cell Barcoding and Sequencing Using Droplet Microfluidics." *Nat Protoc* 12, no. 1 (Jan 2017): 44-73.

第 3 章　生命的蓝图：基因组的改写

Doudna, J., Sternberg ,S.(2017). Crack in Creation: Gene Editing and the unthinkable Power to Control Evolution. Mariner Books.

Isaacson, W.(2021).The Code Breaker: Jennifer Doudna, Gene Editing, and the Future of the Human Race. Simon& Schuster.

Paabo, S. Neanderthal Man.(2014).In Search of Lost Genomes. Basic Books.

Abdelrahman, M., Z. Wei, J. S. Rohila, and K. Zhao. "Multiplex Genome-Editing Technologies for Revolutionizing Plant Biology and Crop Improvement." *Front Plant Sci* 12 (2021): 721203.

Abraham, A. A., and J. F. Tisdale. "Gene Therapy for Sickle Cell Disease: Moving from the Bench to the Bedside." *Blood* 138, no. 11 (Sep 16 2021): 932-41.

Anzalone, A. V., X. D. Gao, C. J. Podracky, A. T. Nelson, L. W. Koblan, A. Raguram, J. M. Levy, J. A. M. Mercer, and D. R. Liu. "Programmable Deletion, Replacement, Integration and Inversion of Large DNA Sequences with Twin Prime Editing." *Nat Biotechnol* 40, no. 5 (May 2022): 731-40.

Anzalone, A. V., L. W. Koblan, and D. R. Liu. "Genome Editing with Crispr-Cas Nucleases, Base Editors, Transposases and Prime Editors." *Nat Biotechnol* 38, no. 7 (Jul 2020): 824-44.

Anzalone, A. V., P. B. Randolph, J. R. Davis, A. A. Sousa, L. W. Koblan, J. M. Levy, P. J. Chen, *et al.* "Search-and-Replace Genome Editing without Double-Strand Breaks or Donor DNA." *Nature* 576, no. 7785 (Dec 2019): 149-57.

Arbab, M., M. W. Shen, B. Mok, C. Wilson, Z. Matuszek, C. A. Cassa, and D. R. Liu. "Determinants of Base Editing Outcomes from Target Library Analysis and Machine Learning." *Cell* 182, no. 2 (Jul 23 2020): 463-80 e30.

Armario Najera, V., R. M. Twyman, P. Christou, and C. Zhu. "Applications of Multiplex Genome Editing in Higher Plants." *Curr Opin Biotechnol* 59 (Oct 2019): 93-102.

Bae, S., J. Park, and J. S. Kim. "Cas-Offinder: A Fast and Versatile Algorithm That Searches for Potential Off-Target Sites of Cas9 Rna-Guided Endonucleases." *Bioinformatics* 30, no. 10 (May 15

2014): 1473-5.

Bak, R. O., N. Gomez-Ospina, and M. H. Porteus. "Gene Editing on Center Stage." *Trends Genet* 34, no. 8 (Aug 2018): 600-11.

Banskota, S., A. Raguram, S. Suh, S. W. Du, J. R. Davis, E. H. Choi, X. Wang, *et al.* "Engineered Virus-Like Particles for Efficient in Vivo Delivery of Therapeutic Proteins." *Cell* 185, no. 2 (Jan 20 2022): 250-65 e16.

Barrangou, R., and J. A. Doudna. "Applications of Crispr Technologies in Research and Beyond." *Nat Biotechnol* 34, no. 9 (2016): 933-41.

Barrangou, R., C. Fremaux, H. Deveau, M. Richards, P. Boyaval, S. Moineau, D. A. Romero, and P. Horvath. "Crispr Provides Acquired Resistance against Viruses in Prokaryotes." *Science* 315, no. 5819 (Mar 23 2007): 1709-12.

Bessen, J. L., L. K. Afeyan, V. Dancik, L. W. Koblan, D. B. Thompson, C. Leichner, P. A. Clemons, and D. R. Liu. "High-Resolution Specificity Profiling and Off-Target Prediction for Site-Specific DNA Recombinases." *Nat Commun* 10, no. 1 (Apr 26 2019): 1937.

Bouabe, H., and K. Okkenhaug. "Gene Targeting in Mice: A Review." *Methods Mol Biol* 1064 (2013): 315-36.

Bratovic, M., I. Fonfara, K. Chylinski, E. J. C. Galvez, T. J. Sullivan, S. Boerno, B. Timmermann, M. Boettcher, and E. Charpentier. "Bridge Helix Arginines Play a Critical Role in Cas9 Sensitivity to Mismatches." *Nat Chem Biol* 16, no. 5 (May 2020): 587-95.

Brazelton, V. A., Jr., S. Zarecor, D. A. Wright, Y. Wang, J. Liu, K. Chen, B. Yang, and C. J. Lawrence-Dill. "A Quick Guide to Crispr Sgrna Design Tools." *GM Crops Food* 6, no. 4 (2015): 266-76.

Brokowski, C., and M. Adli. "Crispr Ethics: Moral Considerations for Applications of a Powerful Tool." *J Mol Biol* 431, no. 1 (Jan 4 2019): 88-101.

Brouns, S. J., M. M. Jore, M. Lundgren, E. R. Westra, R. J. Slijkhuis, A. P. Snijders, M. J. Dickman, *et al.* "Small Crispr Rnas Guide Antiviral Defense in Prokaryotes." *Science* 321, no. 5891 (Aug 15 2008): 960-4.

Brunet, E., and M. Jasin. "Induction of Chromosomal Translocations with Crispr-Cas9 and Other Nucleases: Understanding the Repair Mechanisms That Give Rise to Translocations." *Adv Exp Med Biol* 1044 (2018): 15-25.

Burmistrz, M., K. Krakowski, and A. Krawczyk-Balska. "Rna-Targeting Crispr-Cas Systems and Their Applications." *Int J Mol Sci* 21, no. 3 (Feb 7 2020).

Casini, A., M. Olivieri, G. Petris, C. Montagna, G. Reginato, G. Maule, F. Lorenzin, *et al.* "A Highly Specific Spcas9 Variant Is Identified by in Vivo Screening in Yeast." *Nat Biotechnol* 36, no. 3 (Mar 2018): 265-71.

Cermak, T., S. J. Curtin, J. Gil-Humanes, R. Cegan, T. J. Y. Kono, E. Konecna, J. J. Belanto, *et al.* "A Multipurpose Toolkit to Enable Advanced Genome Engineering in Plants." *Plant Cell* 29, no. 6 (Jun 2017): 1196-217.

Charlesworth, C. T., P. S. Deshpande, D. P. Dever, J. Camarena, V. T. Lemgart, M. K. Cromer, C. A. Vakulskas, *et al.* "Identification of Preexisting Adaptive Immunity to Cas9 Proteins in Humans." *Nat Med* 25, no. 2 (Feb 2019): 249-54.

Chen, B., L. A. Gilbert, B. A. Cimini, J. Schnitzbauer, W. Zhang, G. W. Li, J. Park, *et al.* "Dynamic Imaging of Genomic Loci in Living Human Cells by an Optimized Crispr/Cas System." *Cell* 155, no. 7 (Dec 19 2013): 1479-91.

Chen, J. S., E. Ma, L. B. Harrington, M. Da Costa, X. Tian, J. M. Palefsky, and J. A. Doudna. "Crispr-Cas12a Target Binding Unleashes Indiscriminate Single-Stranded Dnase Activity." *Science* 360, no. 6387 (Apr 27 2018): 436-39.

Chen, S., N. E. Sanjana, K. Zheng, O. Shalem, K. Lee, X. Shi, D. A. Scott, *et al.* "Genome-Wide Crispr Screen in a Mouse Model of Tumor Growth and Metastasis." *Cell* 160, no. 6 (Mar 12 2015): 1246-60.

Chen, S., S. Sun, D. Moonen, C. Lee, A. Y. Lee, D. V. Schaffer, and L. He. "Crispr-Readi: Efficient Generation of Knockin Mice by Crispr Rnp Electroporation and Aav Donor Infection." *Cell Rep* 27, no. 13 (Jun 25 2019): 3780-89 e4.

Chen, W., A. McKenna, J. Schreiber, M. Haeussler, Y. Yin, V. Agarwal, W. S. Noble, and J. Shendure. "Massively Parallel Profiling and Predictive Modeling of the Outcomes of Crispr/Cas9-Mediated Double-

Strand Break Repair." *Nucleic Acids Res* 47, no. 15 (Sep 5 2019): 7989-8003.

Chen, Z., F. Liu, Y. Chen, J. Liu, X. Wang, A. T. Chen, G. Deng, *et al.* "Targeted Delivery of Crispr/Cas9-Mediated Cancer Gene Therapy Via Liposome-Templated Hydrogel Nanoparticles." *Adv Funct Mater* 27, no. 46 (Dec 8 2017).

Cho, N. H., K. C. Cheveralls, A. D. Brunner, K. Kim, A. C. Michaelis, P. Raghavan, H. Kobayashi, *et al.* "Opencell: Endogenous Tagging for the Cartography of Human Cellular Organization." *Science* 375, no. 6585 (Mar 11 2022): eabi6983.

Cho, S. W., S. Kim, J. M. Kim, and J. S. Kim. "Targeted Genome Engineering in Human Cells with the Cas9 Rna-Guided Endonuclease." *Nat Biotechnol* 31, no. 3 (Mar 2013): 230-2.

Chow, R. D., C. D. Guzman, G. Wang, F. Schmidt, M. W. Youngblood, L. Ye, Y. Errami, *et al.* "Aav-Mediated Direct in Vivo Crispr Screen Identifies Functional Suppressors in Glioblastoma." *Nat Neurosci* 20, no. 10 (Oct 2017): 1329-41.

Chu, S. H., M. Packer, H. Rees, D. Lam, Y. Yu, J. Marshall, L. I. Cheng, *et al.* "Rationally Designed Base Editors for Precise Editing of the Sickle Cell Disease Mutation." *CRISPR J* 4, no. 2 (Apr 2021): 169-77.

Cong, L., F. A. Ran, D. Cox, S. Lin, R. Barretto, N. Habib, P. D. Hsu, *et al.* "Multiplex Genome Engineering Using Crispr/Cas Systems." *Science* 339, no. 6121 (Feb 15 2013): 819-23.

Cox, D. B., R. J. Platt, and F. Zhang. "Therapeutic Genome Editing: Prospects and Challenges." *Nat Med* 21, no. 2 (Feb 2015): 121-31.

Cox, D. B. T., J. S. Gootenberg, O. O. Abudayyeh, B. Franklin, M. J. Kellner, J. Joung, and F. Zhang. "Rna Editing with Crispr-Cas13." *Science* 358, no. 6366 (Nov 24 2017): 1019-27.

Cuella-Martin, R., S. B. Hayward, X. Fan, X. Chen, J. W. Huang, A. Taglialatela, G. Leuzzi, *et al.* "Functional Interrogation of DNA Damage Response Variants with Base Editing Screens." *Cell* 184, no. 4 (Feb 18 2021): 1081-97 e19.

Cullot, G., J. Boutin, J. Toutain, F. Prat, P. Pennamen, C. Rooryck, M. Teichmann, *et al.* "Crispr-Cas9 Genome Editing Induces Megabase-Scale Chromosomal Truncations." *Nat Commun* 10, no. 1 (Mar 8 2019): 1136.

Datlinger, P., A. F. Rendeiro, C. Schmidl, T. Krausgruber, P. Traxler, J. Klughammer, L. C. Schuster, *et al.* "Pooled Crispr Screening with Single-Cell Transcriptome Readout." *Nat Methods* 14, no. 3 (Mar 2017): 297-301.

Demirci, S., A. Leonard, K. Essawi, and J. F. Tisdale. "Crispr-Cas9 to Induce Fetal Hemoglobin for the Treatment of Sickle Cell Disease." *Mol Ther Methods Clin Dev* 23 (Dec 10 2021): 276-85.

Dixit, A., O. Parnas, B. Li, J. Chen, C. P. Fulco, L. Jerby-Arnon, N. D. Marjanovic, *et al.* "Perturb-Seq: Dissecting Molecular Circuits with Scalable Single-Cell Rna Profiling of Pooled Genetic Screens." *Cell* 167, no. 7 (Dec 15 2016): 1853-66 e17.

Doench, J. G. "Am I Ready for Crispr? A User's Guide to Genetic Screens." *Nat Rev Genet* 19, no. 2 (Feb 2018): 67-80.

Dolan, A. E., Z. Hou, Y. Xiao, M. J. Gramelspacher, J. Heo, S. E. Howden, P. L. Freddolino, A. Ke, and Y. Zhang. "Introducing a Spectrum of Long-Range Genomic Deletions in Human Embryonic Stem Cells Using Type I Crispr-Cas." *Mol Cell* 74, no. 5 (Jun 6 2019): 936-50 e5.

Dong, M. B., K. Tang, X. Zhou, J. J. Zhou, and S. Chen. "Tumor Immunology Crispr Screening: Present, Past, and Future." *Trends Cancer* 8, no. 3 (Mar 2022): 210-25.

East-Seletsky, A., M. R. O'Connell, S. C. Knight, D. Burstein, J. H. Cate, R. Tjian, and J. A. Doudna. "Two Distinct Rnase Activities of Crispr-C2c2 Enable Guide-Rna Processing and Rna Detection." *Nature* 538, no. 7624 (Oct 13 2016): 270-73.

Enache, O. M., V. Rendo, M. Abdusamad, D. Lam, D. Davison, S. Pal, N. Currimjee, *et al.* "Cas9 Activates the P53 Pathway and Selects for P53-Inactivating Mutations." *Nat Genet* 52, no. 7 (Jul 2020): 662-68.

Erwood, S., T. M. I. Bily, J. Lequyer, J. Yan, N. Gulati, R. A. Brewer, L. Zhou, *et al.* "Saturation Variant Interpretation Using Crispr Prime Editing." *Nat Biotechnol* 40, no. 6 (Jun 2022): 885-95.

Findlay, G. M., E. A. Boyle, R. J. Hause, J. C. Klein, and J. Shendure. "Saturation Editing of Genomic Regions by Multiplex Homology-Directed Repair." *Nature* 513, no. 7516 (Sep 4 2014): 120-3.

Findlay, G. M., R. M. Daza, B. Martin, M. D. Zhang, A. P. Leith, M. Gasperini, J. D. Janizek, *et al.* "Accurate Classification of Brca1 Variants with Saturation Genome Editing." *Nature* 562, no. 7726 (Oct

2018): 217-22.

Frangoul, H., D. Altshuler, M. D. Cappellini, Y. S. Chen, J. Domm, B. K. Eustace, J. Foell, *et al.* "Crispr-Cas9 Gene Editing for Sickle Cell Disease and Beta-Thalassemia." *N Engl J Med* 384, no. 3 (Jan 21 2021): 252-60.

Gaillochet, C., W. Develtere, and T. B. Jacobs. "Crispr Screens in Plants: Approaches, Guidelines, and Future Prospects." *Plant Cell* 33, no. 4 (May 31 2021): 794-813.

Gao, P., Q. Lyu, A. R. Ghanam, C. R. Lazzarotto, G. A. Newby, W. Zhang, M. Choi, *et al.* "Prime Editing in Mice Reveals the Essentiality of a Single Base in Driving Tissue-Specific Gene Expression." *Genome Biol* 22, no. 1 (Mar 16 2021): 83.

Gao, X., Y. Tao, V. Lamas, M. Huang, W. H. Yeh, B. Pan, Y. J. Hu, *et al.* "Treatment of Autosomal Dominant Hearing Loss by in Vivo Delivery of Genome Editing Agents." *Nature* 553, no. 7687 (Jan 11 2018): 217-21.

Gasiunas, G., R. Barrangou, P. Horvath, and V. Siksnys. "Cas9-Crrna Ribonucleoprotein Complex Mediates Specific DNA Cleavage for Adaptive Immunity in Bacteria." *Proc Natl Acad Sci USA* 109, no. 39 (Sep 25 2012): E2579-86.

Gaudelli, N. M., A. C. Komor, H. A. Rees, M. S. Packer, A. H. Badran, D. I. Bryson, and D. R. Liu. "Programmable Base Editing of a*T to G*C in Genomic DNA without DNA Cleavage." *Nature* 551, no. 7681 (Nov 23 2017): 464-71.

Gee, P., M. S. Y. Lung, Y. Okuzaki, N. Sasakawa, T. Iguchi, Y. Makita, H. Hozumi, *et al.* "Extracellular Nanovesicles for Packaging of Crispr-Cas9 Protein and Sgrna to Induce Therapeutic Exon Skipping." *Nat Commun* 11, no. 1 (Mar 13 2020): 1334.

Geurts, M. H., E. de Poel, C. Pleguezuelos-Manzano, R. Oka, L. Carrillo, A. Andersson-Rolf, M. Boretto, *et al.* "Evaluating Crispr-Based Prime Editing for Cancer Modeling and Cftr Repair in Organoids." *Life Sci Alliance* 4, no. 10 (Oct 2021).

Ghogare, R., Y. Ludwig, G. M. Bueno, I. H. Slamet-Loedin, and A. Dhingra. "Genome Editing Reagent Delivery in Plants." *Transgenic Res* 30, no. 4 (Aug 2021): 321-35.

Gilbert, L. A., M. H. Larson, L. Morsut, Z. Liu, G. A. Brar, S. E. Torres, N. Stern-Ginossar, *et al.* "Crispr-Mediated Modular Rna-Guided Regulation of Transcription in Eukaryotes." *Cell* 154, no. 2 (Jul 18 2013): 442-51.

Gillmore, J. D., E. Gane, J. Taubel, J. Kao, M. Fontana, M. L. Maitland, J. Seitzer, *et al.* "Crispr-Cas9 in Vivo Gene Editing for Transthyretin Amyloidosis." *N Engl J Med* 385, no. 6 (Aug 5 2021): 493-502.

Gillmore, J. D., M. L. Maitland, and D. Lebwohl. "Crispr-Cas9 in Vivo Gene Editing for Transthyretin Amyloidosis. Reply." *N Engl J Med* 385, no. 18 (Oct 28 2021): 1722-23.

Grunewald, J., R. Zhou, S. P. Garcia, S. Iyer, C. A. Lareau, M. J. Aryee, and J. K. Joung. "Transcriptome-Wide Off-Target Rna Editing Induced by Crispr-Guided DNA Base Editors." *Nature* 569, no. 7756 (May 2019): 433-37.

Grunewald, J., R. Zhou, S. Iyer, C. A. Lareau, S. P. Garcia, M. J. Aryee, and J. K. Joung. "Crispr DNA Base Editors with Reduced Rna Off-Target and Self-Editing Activities." *Nat Biotechnol* 37, no. 9 (Sep 2019): 1041-48.

Gutschner, T., M. Haemmerle, G. Genovese, G. F. Draetta, and L. Chin. "Post-Translational Regulation of Cas9 During G1 Enhances Homology-Directed Repair." *Cell Rep* 14, no. 6 (Feb 16 2016): 1555-66.

Hamilton, J. R., C. A. Tsuchida, D. N. Nguyen, B. R. Shy, E. R. McGarrigle, C. R. Sandoval Espinoza, D. Carr, *et al.* "Targeted Delivery of Crispr-Cas9 and Transgenes Enables Complex Immune Cell Engineering." *Cell Rep* 35, no. 9 (Jun 1 2021): 109207.

Hanna, R. E., M. Hegde, C. R. Fagre, P. C. DeWeirdt, A. K. Sangree, Z. Szegletes, A. Griffith, *et al.* "Massively Parallel Assessment of Human Variants with Base Editor Screens." *Cell* 184, no. 4 (Feb 18 2021): 1064-80 e20.

Harrington, L. B., D. Burstein, J. S. Chen, D. Paez-Espino, E. Ma, I. P. Witte, J. C. Cofsky, *et al.* "Programmed DNA Destruction by Miniature Crispr-Cas14 Enzymes." *Science* 362, no. 6416 (Nov 16 2018): 839-42.

Heidenreich, M., and F. Zhang. "Applications of Crispr-Cas Systems in Neuroscience." *Nat Rev Neurosci* 17, no. 1 (Jan 2016): 36-44.

Heigwer, F., G. Kerr, and M. Boutros. "E-Crisp: Fast Crispr Target Site Identification." *Nat Methods* 11, no. 2 (Feb 2014): 122-3.

Hiranniramol, K., Y. Chen, W. Liu, and X. Wang. "Generalizable Sgrna Design for Improved Crispr/ Cas9 Editing Efficiency." *Bioinformatics* 36, no. 9 (May 1 2020): 2684-89.

Horvath, P., and R. Barrangou. "Crispr/Cas, the Immune System of Bacteria and Archaea." *Science* 327, no. 5962 (Jan 8 2010): 167-70.

Howden, S. E., J. P. Maufort, B. M. Duffin, A. G. Elefanty, E. G. Stanley, and J. A. Thomson. "Simultaneous Reprogramming and Gene Correction of Patient Fibroblasts." *Stem Cell Reports* 5, no. 6 (Dec 8 2015): 1109-18.

Hu, J. H., S. M. Miller, M. H. Geurts, W. Tang, L. Chen, N. Sun, C. M. Zeina, *et al.* "Evolved Cas9 Variants with Broad Pam Compatibility and High DNA Specificity." *Nature* 556, no. 7699 (Apr 5 2018): 57-63.

Ihry, R. J., K. A. Worringer, M. R. Salick, E. Frias, D. Ho, K. Theriault, S. Kommineni, *et al.* "P53 Inhibits Crispr-Cas9 Engineering in Human Pluripotent Stem Cells." *Nat Med* 24, no. 7 (Jul 2018): 939-46.

Ishino, Y., H. Shinagawa, K. Makino, M. Amemura, and A. Nakata. "Nucleotide Sequence of the Iap Gene, Responsible for Alkaline Phosphatase Isozyme Conversion in Escherichia Coli, and Identification of the Gene Product." *J Bacteriol* 169, no. 12 (Dec 1987): 5429-33.

"Japan Embraces Crispr-Edited Fish." *Nat Biotechnol* 40, no. 1 (Jan 2022): 10.

Jasin, M., and R. Rothstein. "Repair of Strand Breaks by Homologous Recombination." *Cold Spring Harb Perspect Biol* 5, no. 11 (Nov 1 2013): a012740.

Jinek, M., K. Chylinski, I. Fonfara, M. Hauer, J. A. Doudna, and E. Charpentier. "A Programmable Dual-Rna-Guided DNA Endonuclease in Adaptive Bacterial Immunity." *Science* 337, no. 6096 (Aug 17 2012): 816-21.

Jinek, M., A. East, A. Cheng, S. Lin, E. Ma, and J. Doudna. "Rna-Programmed Genome Editing in Human Cells." *Elife* 2 (Jan 29 2013): e00471.

Kampmann, M. "Crispri and Crispra Screens in Mammalian Cells for Precision Biology and Medicine." *ACS Chem Biol* 13, no. 2 (Feb 16 2018): 406-16.

Kang, Y., C. Chu, F. Wang, and Y. Niu. "Crispr/Cas9-Mediated Genome Editing in Nonhuman Primates." *Dis Model Mech* 12, no. 10 (Oct 16 2019).

Kantor, A., M. E. McClements, and R. E. MacLaren. "Crispr-Cas9 DNA Base-Editing and Prime-Editing." *Int J Mol Sci* 21, no. 17 (Aug 28 2020).

Katti, A., B. J. Diaz, C. M. Caragine, N. E. Sanjana, and L. E. Dow. "Crispr in Cancer Biology and Therapy." *Nat Rev Cancer* 22, no. 5 (May 2022): 259-79.

Kingwell, K. "Base Editors Hit the Clinic." *Nat Rev Drug Discov* 21, no. 8 (Aug 2022): 545-47.

Kleinstiver, B. P., V. Pattanayak, M. S. Prew, S. Q. Tsai, N. T. Nguyen, Z. Zheng, and J. K. Joung. "High-Fidelity Crispr-Cas9 Nucleases with No Detectable Genome-Wide Off-Target Effects." *Nature* 529, no. 7587 (Jan 28 2016): 490-5.

Klompe, S. E., P. L. H. Vo, T. S. Halpin-Healy, and S. H. Sternberg. "Transposon-Encoded Crispr-Cas Systems Direct Rna-Guided DNA Integration." *Nature* 571, no. 7764 (Jul 2019): 219-25.

Knott, G. J., and J. A. Doudna. "Crispr-Cas Guides the Future of Genetic Engineering." *Science* 361, no. 6405 (Aug 31 2018): 866-69.

Koblan, L. W., M. R. Erdos, C. Wilson, W. A. Cabral, J. M. Levy, Z. M. Xiong, U. L. Tavarez, *et al.* "In Vivo Base Editing Rescues Hutchinson-Gilford Progeria Syndrome in Mice." *Nature* 589, no. 7843 (Jan 2021): 608-14.

Kohn, D. B., C. Booth, K. L. Shaw, J. Xu-Bayford, E. Garabedian, V. Trevisan, D. A. Carbonaro-Sarracino, *et al.* "Autologous Ex Vivo Lentiviral Gene Therapy for Adenosine Deaminase Deficiency." *N Engl J Med* 384, no. 21 (May 27 2021): 2002-13.

Komor, A. C., Y. B. Kim, M. S. Packer, J. A. Zuris, and D. R. Liu. "Programmable Editing of a Target Base in Genomic DNA without Double-Stranded DNA Cleavage." *Nature* 533, no. 7603 (May 19 2016): 420-4.

Komor, A. C., K. T. Zhao, M. S. Packer, N. M. Gaudelli, A. L. Waterbury, L. W. Koblan, Y. B. Kim, A. H. Badran, and D. R. Liu. "Improved Base Excision Repair Inhibition and Bacteriophage Mu Gam Protein Yields C:G-to-T:A Base Editors with Higher Efficiency and Product Purity." *Sci Adv* 3, no. 8 (Aug 2017): eaao4774.

Koonin, E. V., and K. S. Makarova. "Origins and Evolution of Crispr-Cas Systems." *Philos Trans R*

Soc Lond B Biol Sci 374, no. 1772 (May 13 2019): 20180087.

Kotit, S. "Lessons from the First-in-Human in Vivo Crispr/Cas9 Editing of the Ttr Gene by Ntla-2001 Trial in Patients with Transthyretin Amyloidosis with Cardiomyopathy." *Glob Cardiol Sci Pract* 2023, no. 1 (Jan 30 2023): e202304.

Kurt, I. C., R. Zhou, S. Iyer, S. P. Garcia, B. R. Miller, L. M. Langner, J. Grunewald, and J. K. Joung. "Crispr C-to-G Base Editors for Inducing Targeted DNA Transversions in Human Cells." *Nat Biotechnol* 39, no. 1 (Jan 2021): 41-46.

Lacchini, E., E. Kiegle, M. Castellani, H. Adam, S. Jouannic, V. Gregis, and M. M. Kater. "Crispr-Mediated Accelerated Domestication of African Rice Landraces." *PLoS One* 15, no. 3 (2020): e0229782.

Landrum, M. J., J. M. Lee, M. Benson, G. Brown, C. Chao, S. Chitipiralla, B. Gu, *et al.* "Clinvar: Public Archive of Interpretations of Clinically Relevant Variants." *Nucleic Acids Res* 44, no. D1 (Jan 4 2016): D862-8.

Lavrov, A. V., G. G. Varenikov, and M. Y. Skoblov. "Genome Scale Analysis of Pathogenic Variants Targetable for Single Base Editing." *BMC Med Genomics* 13, no. Suppl 8 (Sep 18 2020): 80.

Ledford, H. "Crispr, the Disruptor." *Nature* 522, no. 7554 (Jun 4 2015): 20-4.

———. "Crispr: Gene Editing Is Just the Beginning." *Nature* 531, no. 7593 (Mar 10 2016): 156-9.

Lee, H., D. E. Yoon, and K. Kim. "Genome Editing Methods in Animal Models." *Anim Cells Syst (Seoul)* 24, no. 1 (2020): 8-16.

Lee, K., M. Conboy, H. M. Park, F. Jiang, H. J. Kim, M. A. Dewitt, V. A. Mackley, *et al.* "Nanoparticle Delivery of Cas9 Ribonucleoprotein and Donor DNA in Vivo Induces Homology-Directed DNA Repair." *Nat Biomed Eng* 1 (2017): 889-901.

Li, L., S. Hu, and X. Chen. "Non-Viral Delivery Systems for Crispr/Cas9-Based Genome Editing: Challenges and Opportunities." *Biomaterials* 171 (Jul 2018): 207-18.

Li, S., D. Lin, Y. Zhang, M. Deng, Y. Chen, B. Lv, B. Li, *et al.* "Genome-Edited Powdery Mildew Resistance in Wheat without Growth Penalties." *Nature* 602, no. 7897 (Feb 2022): 455-60.

Li, T., X. Yang, Y. Yu, X. Si, X. Zhai, H. Zhang, W. Dong, C. Gao, and C. Xu. "Domestication of Wild Tomato Is Accelerated by Genome Editing." *Nat Biotechnol* (Oct 1 2018).

Li, V. R., Z. Zhang, and O. G. Troyanskaya. "Croton: An Automated and Variant-Aware Deep Learning Framework for Predicting Crispr/Cas9 Editing Outcomes." *Bioinformatics* 37, no. Suppl_1 (Jul 12 2021): i342-i48.

Li, X., Y. Wang, Y. Liu, B. Yang, X. Wang, J. Wei, Z. Lu, *et al.* "Base Editing with a Cpf1-Cytidine Deaminase Fusion." *Nat Biotechnol* 36, no. 4 (Apr 2018): 324-27.

Liang, Z., K. Chen, T. Li, Y. Zhang, Y. Wang, Q. Zhao, J. Liu, *et al.* "Efficient DNA-Free Genome Editing of Bread Wheat Using Crispr/Cas9 Ribonucleoprotein Complexes." *Nat Commun* 8 (Jan 18 2017): 14261.

Lin, S., B. T. Staahl, R. K. Alla, and J. A. Doudna. "Enhanced Homology-Directed Human Genome Engineering by Controlled Timing of Crispr/Cas9 Delivery." *Elife* 3 (Dec 15 2014): e04766.

Ling, X., B. Xie, X. Gao, L. Chang, W. Zheng, H. Chen, Y. Huang, *et al.* "Improving the Efficiency of Precise Genome Editing with Site-Specific Cas9-Oligonucleotide Conjugates." *Sci Adv* 6, no. 15 (Apr 2020): eaaz0051.

Lino, C. A., J. C. Harper, J. P. Carney, and J. A. Timlin. "Delivering Crispr: A Review of the Challenges and Approaches." *Drug Deliv* 25, no. 1 (Nov 2018): 1234-57.

Liu, B., X. Dong, H. Cheng, C. Zheng, Z. Chen, T. C. Rodriguez, S. Q. Liang, W. Xue, and E. J. Sontheimer. "A Split Prime Editor with Untethered Reverse Transcriptase and Circular Rna Template." *Nat Biotechnol* 40, no. 9 (Sep 2022): 1388-93.

Liu, X., S. Wang, and D. Ai. "Predicting Crispr/Cas9 Repair Outcomes by Attention-Based Deep Learning Framework." *Cells* 11, no. 11 (Jun 5 2022).

Lomova, A., D. N. Clark, B. Campo-Fernandez, C. Flores-Bjurstrom, M. L. Kaufman, S. Fitz-Gibbon, X. Wang, *et al.* "Improving Gene Editing Outcomes in Human Hematopoietic Stem and Progenitor Cells by Temporal Control of DNA Repair." *Stem Cells* 37, no. 2 (Feb 2019): 284-94.

Longhurst, H. J., K. Lindsay, R. S. Petersen, L. M. Fijen, P. Gurugama, D. Maag, J. S. Butler, *et al.* "Crispr-Cas9 in Vivo Gene Editing of Klkb1 for Hereditary Angioedema." *N Engl J Med* 390, no. 5 (Feb 1 2024): 432-41.

Lowder, L. G., D. Zhang, N. J. Baltes, J. W. Paul, 3rd, X. Tang, X. Zheng, D. F. Voytas, *et al.* "A

Crispr/Cas9 Toolbox for Multiplexed Plant Genome Editing and Transcriptional Regulation." *Plant Physiol* 169, no. 2 (Oct 2015): 971-85.

Ma, X., Q. Zhang, Q. Zhu, W. Liu, Y. Chen, R. Qiu, B. Wang, *et al.* "A Robust Crispr/Cas9 System for Convenient, High-Efficiency Multiplex Genome Editing in Monocot and Dicot Plants." *Mol Plant* 8, no. 8 (Aug 2015): 1274-84.

Maeder, M. L., M. Stefanidakis, C. J. Wilson, R. Baral, L. A. Barrera, G. S. Bounoutas, D. Bumcrot, *et al.* "Development of a Gene-Editing Approach to Restore Vision Loss in Leber Congenital Amaurosis Type 10." *Nat Med* 25, no. 2 (Feb 2019): 229-33.

Mali, P., L. Yang, K. M. Esvelt, J. Aach, M. Guell, J. E. DiCarlo, J. E. Norville, and G. M. Church. "Rna-Guided Human Genome Engineering Via Cas9." *Science* 339, no. 6121 (Feb 15 2013): 823-6.

Mangeot, P. E., V. Risson, F. Fusil, A. Marnef, E. Laurent, J. Blin, V. Mournetas, *et al.* "Genome Editing in Primary Cells and in Vivo Using Viral-Derived Nanoblades Loaded with Cas9-Sgrna Ribonucleoproteins." *Nat Commun* 10, no. 1 (Jan 3 2019): 45.

Manguso, R. T., H. W. Pope, M. D. Zimmer, F. D. Brown, K. B. Yates, B. C. Miller, N. B. Collins, *et al.* "In Vivo Crispr Screening Identifies Ptpn2 as a Cancer Immunotherapy Target." *Nature* 547, no. 7664 (Jul 27 2017): 413-18.

Mao, Y., J. R. Botella, Y. Liu, and J. K. Zhu. "Gene Editing in Plants: Progress and Challenges." *Natl Sci Rev* 6, no. 3 (May 2019): 421-37.

Meinke, G., A. Bohm, J. Hauber, M. T. Pisabarro, and F. Buchholz. "Cre Recombinase and Other Tyrosine Recombinases." *Chem Rev* 116, no. 20 (Oct 26 2016): 12785-820.

Meitlis, I., E. J. Allenspach, B. M. Bauman, I. Q. Phan, G. Dabbah, E. G. Schmitt, N. D. Camp, *et al.* "Multiplexed Functional Assessment of Genetic Variants in Card11." *Am J Hum Genet* 107, no. 6 (Dec 3 2020): 1029-43.

Merkle, F. T., W. M. Neuhausser, D. Santos, E. Valen, J. A. Gagnon, K. Maas, J. Sandoe, A. F. Schier, and K. Eggan. "Efficient Crispr-Cas9-Mediated Generation of Knockin Human Pluripotent Stem Cells Lacking Undesired Mutations at the Targeted Locus." *Cell Rep* 11, no. 6 (May 12 2015): 875-83.

Michels, B. E., M. H. Mosa, B. I. Streibl, T. Zhan, C. Menche, K. Abou-El-Ardat, T. Darvishi, *et al.* "Pooled in Vitro and in Vivo Crispr-Cas9 Screening Identifies Tumor Suppressors in Human Colon Organoids." *Cell Stem Cell* 26, no. 5 (May 7 2020): 782-92 e7.

Mimitou, E. P., A. Cheng, A. Montalbano, S. Hao, M. Stoeckius, M. Legut, T. Roush, *et al.* "Multiplexed Detection of Proteins, Transcriptomes, Clonotypes and Crispr Perturbations in Single Cells." *Nat Methods* 16, no. 5 (May 2019): 409-12.

Ming, M., Q. Ren, C. Pan, Y. He, Y. Zhang, S. Liu, Z. Zhong, *et al.* "Crispr-Cas12b Enables Efficient Plant Genome Engineering." *Nat Plants* 6, no. 3 (Mar 2020): 202-08.

Mishra, R., R. K. Joshi, and K. Zhao. "Base Editing in Crops: Current Advances, Limitations and Future Implications." *Plant Biotechnol J* 18, no. 1 (Jan 2020): 20-31.

Modzelewski, A. J., S. Chen, B. J. Willis, K. C. K. Lloyd, J. A. Wood, and L. He. "Efficient Mouse Genome Engineering by Crispr-Ez Technology." *Nat Protoc* 13, no. 6 (Jun 2018): 1253-74.

Mohr, S. E., Y. Hu, B. Ewen-Campen, B. E. Housden, R. Viswanatha, and N. Perrimon. "Crispr Guide Rna Design for Research Applications." *FEBS J* 283, no. 17 (Sep 2016): 3232-8.

Mojica, F. J., C. Diez-Villasenor, J. Garcia-Martinez, and E. Soria. "Intervening Sequences of Regularly Spaced Prokaryotic Repeats Derive from Foreign Genetic Elements." *J Mol Evol* 60, no. 2 (Feb 2005): 174-82.

Mou, H., Z. Kennedy, D. G. Anderson, H. Yin, and W. Xue. "Precision Cancer Mouse Models through Genome Editing with Crispr-Cas9." *Genome Med* 7, no. 1 (2015): 53.

Musunuru, K., A. C. Chadwick, T. Mizoguchi, S. P. Garcia, J. E. DeNizio, C. W. Reiss, K. Wang, *et al.* "In Vivo Crispr Base Editing of Pcsk9 Durably Lowers Cholesterol in Primates." *Nature* 593, no. 7859 (May 2021): 429-34.

Nelson, J. W., P. B. Randolph, S. P. Shen, K. A. Everette, P. J. Chen, A. V. Anzalone, M. An, *et al.* "Engineered Pegrnas Improve Prime Editing Efficiency." *Nat Biotechnol* 40, no. 3 (Mar 2022): 402-10.

Nishida, K., T. Arazoe, N. Yachie, S. Banno, M. Kakimoto, M. Tabata, M. Mochizuki, *et al.* "Targeted Nucleotide Editing Using Hybrid Prokaryotic and Vertebrate Adaptive Immune Systems." *Science* 353, no. 6305 (Sep 16 2016).

Niu, D., H. J. Wei, L. Lin, H. George, T. Wang, I. H. Lee, H. Y. Zhao, *et al.* "Inactivation of Porcine

Endogenous Retrovirus in Pigs Using Crispr-Cas9." *Science* 357, no. 6357 (Sep 22 2017): 1303-07.

Ohtsuka, M., M. Sato, H. Miura, S. Takabayashi, M. Matsuyama, T. Koyano, N. Arifin, *et al.* "I-Gonad: A Robust Method for in Situ Germline Genome Engineering Using Crispr Nucleases." *Genome Biol* 19, no. 1 (Feb 26 2018): 25.

Papalexi, E., E. P. Mimitou, A. W. Butler, S. Foster, B. Bracken, W. M. Mauck, 3rd, H. H. Wessels, *et al.* "Characterizing the Molecular Regulation of Inhibitory Immune Checkpoints with Multimodal Single-Cell Screens." *Nat Genet* 53, no. 3 (Mar 2021): 322-31.

Pausch, P., B. Al-Shayeb, E. Bisom-Rapp, C. A. Tsuchida, Z. Li, B. F. Cress, G. J. Knott, *et al.* "Crispr-Casphi from Huge Phages Is a Hypercompact Genome Editor." *Science* 369, no. 6501 (Jul 17 2020): 333-37.

Pawelczak, K. S., N. S. Gavande, P. S. VanderVere-Carozza, and J. J. Turchi. "Modulating DNA Repair Pathways to Improve Precision Genome Engineering." *ACS Chem Biol* 13, no. 2 (Feb 16 2018): 389-96.

Peters, J. E., K. S. Makarova, S. Shmakov, and E. V. Koonin. "Recruitment of Crispr-Cas Systems by Tn7-Like Transposons." *Proc Natl Acad Sci USA* 114, no. 35 (Aug 29 2017): E7358-E66.

Porto, E. M., A. C. Komor, I. M. Slaymaker, and G. W. Yeo. "Base Editing: Advances and Therapeutic Opportunities." *Nat Rev Drug Discov* 19, no. 12 (Dec 2020): 839-59.

Przybyla, L., and L. A. Gilbert. "A New Era in Functional Genomics Screens." *Nat Rev Genet* 23, no. 2 (Feb 2022): 89-103.

Qi, L. S., M. H. Larson, L. A. Gilbert, J. A. Doudna, J. S. Weissman, A. P. Arkin, and W. A. Lim. "Repurposing Crispr as an Rna-Guided Platform for Sequence-Specific Control of Gene Expression." *Cell* 152, no. 5 (Feb 28 2013): 1173-83.

Ramakrishna, S., A. B. Kwaku Dad, J. Beloor, R. Gopalappa, S. K. Lee, and H. Kim. "Gene Disruption by Cell-Penetrating Peptide-Mediated Delivery of Cas9 Protein and Guide Rna." *Genome Res* 24, no. 6 (Jun 2014): 1020-7.

Ran, F. A., P. D. Hsu, J. Wright, V. Agarwala, D. A. Scott, and F. Zhang. "Genome Engineering Using the Crispr-Cas9 System." *Nat Protoc* 8, no. 11 (Nov 2013): 2281-308.

Rees, H. A., and D. R. Liu. "Base Editing: Precision Chemistry on the Genome and Transcriptome of Living Cells." *Nat Rev Genet* 19, no. 12 (Dec 2018): 770-88.

Rees, H. A., C. Wilson, J. L. Doman, and D. R. Liu. "Analysis and Minimization of Cellular Rna Editing by DNA Adenine Base Editors." *Sci Adv* 5, no. 5 (May 2019): eaax5717.

Richardson, C. D., G. J. Ray, M. A. DeWitt, G. L. Curie, and J. E. Corn. "Enhancing Homology-Directed Genome Editing by Catalytically Active and Inactive Crispr-Cas9 Using Asymmetric Donor DNA." *Nat Biotechnol* 34, no. 3 (Mar 2016): 339-44.

Rim, J. H., R. Gopalappa, and H. Y. Gee. "Crispr-Cas9 in Vivo Gene Editing for Transthyretin Amyloidosis." *N Engl J Med* 385, no. 18 (Oct 28 2021): 1722.

Rouet, R., B. A. Thuma, M. D. Roy, N. G. Lintner, D. M. Rubitski, J. E. Finley, H. M. Wisniewska, *et al.* "Receptor-Mediated Delivery of Crispr-Cas9 Endonuclease for Cell-Type-Specific Gene Editing." *J Am Chem Soc* 140, no. 21 (May 30 2018): 6596-603.

Rubin, A. J., K. R. Parker, A. T. Satpathy, Y. Qi, B. Wu, A. J. Ong, M. R. Mumbach, *et al.* "Coupled Single-Cell Crispr Screening and Epigenomic Profiling Reveals Causal Gene Regulatory Networks." *Cell* 176, no. 1-2 (Jan 10 2019): 361-76 e17.

Rybarski, J. R., K. Hu, A. M. Hill, C. O. Wilke, and I. J. Finkelstein. "Metagenomic Discovery of Crispr-Associated Transposons." *Proc Natl Acad Sci USA* 118, no. 49 (Dec 7 2021).

Sander, J. D., and J. K. Joung. "Crispr-Cas Systems for Editing, Regulating and Targeting Genomes." *Nat Biotechnol* 32, no. 4 (Apr 2014): 347-55.

Sanjana, N. E., O. Shalem, and F. Zhang. "Improved Vectors and Genome-Wide Libraries for Crispr Screening." *Nat Methods* 11, no. 8 (Aug 2014): 783-84.

Sanson, K. R., R. E. Hanna, M. Hegde, K. F. Donovan, C. Strand, M. E. Sullender, E. W. Vaimberg, *et al.* "Optimized Libraries for Crispr-Cas9 Genetic Screens with Multiple Modalities." *Nat Commun* 9, no. 1 (Dec 21 2018): 5416.

Schene, I. F., I. P. Joore, R. Oka, M. Mokry, A. H. M. van Vugt, R. van Boxtel, H. P. J. van der Doef, *et al.* "Prime Editing for Functional Repair in Patient-Derived Disease Models." *Nat Commun* 11, no. 1 (Oct 23 2020): 5352.

Schmidt, M. J., A. Gupta, C. Bednarski, S. Gehrig-Giannini, F. Richter, C. Pitzler, M. Gamalinda, *et al.* "Improved Crispr Genome Editing Using Small Highly Active and Specific Engineered Rna-Guided Nucleases." *Nat Commun* 12, no. 1 (Jul 9 2021): 4219.

Scholefield, J., and P. T. Harrison. "Prime Editing-an Update on the Field." *Gene Ther* 28, no. 7-8 (Aug 2021): 396-401.

Shams, A., S. A. Higgins, C. Fellmann, T. G. Laughlin, B. L. Oakes, R. Lew, S. Kim, *et al.* "Comprehensive Deletion Landscape of Crispr-Cas9 Identifies Minimal Rna-Guided DNA-Binding Modules." *Nat Commun* 12, no. 1 (Sep 27 2021): 5664.

Smargon, A. A., Y. J. Shi, and G. W. Yeo. "Rna-Targeting Crispr Systems from Metagenomic Discovery to Transcriptomic Engineering." *Nat Cell Biol* 22, no. 2 (Feb 2020): 143-50.

Solomon, A. "Crispr-Cas9 in Vivo Gene Editing for Transthyretin Amyloidosis." *N Engl J Med* 385, no. 18 (Oct 28 2021): 1721-22.

Staahl, B. T., M. Benekareddy, C. Coulon-Bainier, A. A. Banfal, S. N. Floor, J. K. Sabo, C. Urnes, *et al.* "Efficient Genome Editing in the Mouse Brain by Local Delivery of Engineered Cas9 Ribonucleoprotein Complexes." *Nat Biotechnol* 35, no. 5 (May 2017): 431-34.

Strecker, J., A. Ladha, Z. Gardner, J. L. Schmid-Burgk, K. S. Makarova, E. V. Koonin, and F. Zhang. "Rna-Guided DNA Insertion with Crispr-Associated Transposases." *Science* 365, no. 6448 (Jul 5 2019): 48-53.

Suresh, B., S. Ramakrishna, and H. Kim. "Cell-Penetrating Peptide-Mediated Delivery of Cas9 Protein and Guide Rna for Genome Editing." *Methods Mol Biol* 1507 (2017): 81-94.

Taha, E. A., J. Lee, and A. Hotta. "Delivery of Crispr-Cas Tools for in Vivo Genome Editing Therapy: Trends and Challenges." *J Control Release* 342 (Feb 2022): 345-61.

Tang, X., X. Zheng, Y. Qi, D. Zhang, Y. Cheng, A. Tang, D. F. Voytas, and Y. Zhang. "A Single Transcript Crispr-Cas9 System for Efficient Genome Editing in Plants." *Mol Plant* 9, no. 7 (Jul 6 2016): 1088-91.

Tong, S., B. Moyo, C. M. Lee, K. Leong, and G. Bao. "Engineered Materials for in Vivo Delivery of Genome-Editing Machinery." *Nat Rev Mater* 4 (Nov 2019): 726-37.

Urnov, F. D. "The Cas9 Hammer-and Sickle: A Challenge for Genome Editors." *CRISPR J* 4, no. 1 (Feb 2021): 6-13.

Vakulskas, C. A., D. P. Dever, G. R. Rettig, R. Turk, A. M. Jacobi, M. A. Collingwood, N. M. Bode, *et al.* "A High-Fidelity Cas9 Mutant Delivered as a Ribonucleoprotein Complex Enables Efficient Gene Editing in Human Hematopoietic Stem and Progenitor Cells." *Nat Med* 24, no. 8 (Aug 2018): 1216-24.

van der Loo, J. C., and J. F. Wright. "Progress and Challenges in Viral Vector Manufacturing." *Hum Mol Genet* 25, no. R1 (Apr 15 2016): R42-52.

Van Dyke, T., and T. Jacks. "Cancer Modeling in the Modern Era: Progress and Challenges." *Cell* 108, no. 2 (Jan 25 2002): 135-44.

van Haasteren, J., J. Li, O. J. Scheideler, N. Murthy, and D. V. Schaffer. "The Delivery Challenge: Fulfilling the Promise of Therapeutic Genome Editing." *Nat Biotechnol* 38, no. 7 (Jul 2020): 845-55.

Vo, P. L. H., C. Ronda, S. E. Klompe, E. E. Chen, C. Acree, H. H. Wang, and S. H. Sternberg. "Crispr Rna-Guided Integrases for High-Efficiency, Multiplexed Bacterial Genome Engineering." *Nat Biotechnol* 39, no. 4 (Apr 2021): 480-89.

Walton, R. T., K. A. Christie, M. N. Whittaker, and B. P. Kleinstiver. "Unconstrained Genome Targeting with near-Pamless Engineered Crispr-Cas9 Variants." *Science* 368, no. 6488 (Apr 17 2020): 290-96.

Waltz, E. "Gaba-Enriched Tomato Is First Crispr-Edited Food to Enter Market." *Nat Biotechnol* 40, no. 1 (Jan 2022): 9-11.

Wang, G., M. L. McCain, L. Yang, A. He, F. S. Pasqualini, A. Agarwal, H. Yuan, *et al.* "Modeling the Mitochondrial Cardiomyopathy of Barth Syndrome with Induced Pluripotent Stem Cell and Heart-on-Chip Technologies." *Nat Med* 20, no. 6 (Jun 2014): 616-23.

Wang, G., L. Yang, D. Grishin, X. Rios, L. Y. Ye, Y. Hu, K. Li, *et al.* "Efficient, Footprint-Free Human Ipsc Genome Editing by Consolidation of Cas9/Crispr and Piggybac Technologies." *Nat Protoc* 12, no. 1 (Jan 2017): 88-103.

Wang, H., M. Nakamura, T. R. Abbott, D. Zhao, K. Luo, C. Yu, C. M. Nguyen, *et al.* "Crispr-Mediated Live Imaging of Genome Editing and Transcription." *Science* 365, no. 6459 (Sep 20 2019): 1301-05.

Wang, H. X., Z. Song, Y. H. Lao, X. Xu, J. Gong, D. Cheng, S. Chakraborty, *et al.* "Nonviral Gene Editing Via Crispr/Cas9 Delivery by Membrane-Disruptive and Endosomolytic Helical Polypeptide." *Proc Natl Acad Sci USA* 115, no. 19 (May 8 2018): 4903-08.

Wang, H., H. Yang, C. S. Shivalila, M. M. Dawlaty, A. W. Cheng, F. Zhang, and R. Jaenisch. "One-Step Generation of Mice Carrying Mutations in Multiple Genes by Crispr/Cas-Mediated Genome Engineering." *Cell* 153, no. 4 (May 9 2013): 910-8.

Wang, J. Y., and J. A. Doudna. "Crispr Technology: A Decade of Genome Editing Is Only the Beginning." *Science* 379, no. 6629 (Jan 20 2023): eadd8643.

Wang, J. Y., P. Pausch, and J. A. Doudna. "Structural Biology of Crispr-Cas Immunity and Genome Editing Enzymes." *Nat Rev Microbiol* 20, no. 11 (Nov 2022): 641-56.

Wang, Q., J. Yang, Z. Zhong, J. A. Vanegas, X. Gao, and A. B. Kolomeisky. "A General Theoretical Framework to Design Base Editors with Reduced Bystander Effects." *Nat Commun* 12, no. 1 (Nov 11 2021): 6529.

Wang, T., H. Zhang, and H. Zhu. "Crispr Technology Is Revolutionizing the Improvement of Tomato and Other Fruit Crops." *Hortic Res* 6 (2019): 77.

Wang, Y., Y. Y. Yau, D. Perkins-Balding, and J. G. Thomson. "Recombinase Technology: Applications and Possibilities." *Plant Cell Rep* 30, no. 3 (Mar 2011): 267-85.

Wroblewska, A., M. Dhainaut, B. Ben-Zvi, S. A. Rose, E. S. Park, E. D. Amir, A. Bektesevic, *et al.* "Protein Barcodes Enable High-Dimensional Single-Cell Crispr Screens." *Cell* 175, no. 4 (Nov 1 2018): 1141-55 e16.

Wu, Z., H. Yang, and P. Colosi. "Effect of Genome Size on Aav Vector Packaging." *Mol Ther* 18, no. 1 (Jan 2010): 80-6.

Xie, K., B. Minkenberg, and Y. Yang. "Boosting Crispr/Cas9 Multiplex Editing Capability with the Endogenous Trna-Processing System." *Proc Natl Acad Sci USA* 112, no. 11 (Mar 17 2015): 3570-5.

Xing, H. L., L. Dong, Z. P. Wang, H. Y. Zhang, C. Y. Han, B. Liu, X. C. Wang, and Q. J. Chen. "A Crispr/Cas9 Toolkit for Multiplex Genome Editing in Plants." *BMC Plant Biol* 14 (Nov 29 2014): 327.

Xu, C. L., M. Z. C. Ruan, V. B. Mahajan, and S. H. Tsang. "Viral Delivery Systems for Crispr." *Viruses* 11, no. 1 (Jan 4 2019).

Xu, C., Y. Zhou, Q. Xiao, B. He, G. Geng, Z. Wang, B. Cao, *et al.* "Programmable Rna Editing with Compact Crispr-Cas13 Systems from Uncultivated Microbes." *Nat Methods* 18, no. 5 (May 2021): 499-506.

Xu, X., A. Chemparathy, L. Zeng, H. R. Kempton, S. Shang, M. Nakamura, and L. S. Qi. "Engineered Miniature Crispr-Cas System for Mammalian Genome Regulation and Editing." *Mol Cell* 81, no. 20 (Oct 21 2021): 4333-45 e4.

Yang, H., H. Wang, and R. Jaenisch. "Generating Genetically Modified Mice Using Crispr/Cas-Mediated Genome Engineering." *Nat Protoc* 9, no. 8 (Aug 2014): 1956-68.

Yang, H., H. Wang, C. S. Shivalila, A. W. Cheng, L. Shi, and R. Jaenisch. "One-Step Generation of Mice Carrying Reporter and Conditional Alleles by Crispr/Cas-Mediated Genome Engineering." *Cell* 154, no. 6 (Sep 12 2013): 1370-9.

Yang, L., D. Grishin, G. Wang, J. Aach, C. Z. Zhang, R. Chari, J. Homsy, *et al.* "Targeted and Genome-Wide Sequencing Reveal Single Nucleotide Variations Impacting Specificity of Cas9 in Human Stem Cells." *Nat Commun* 5 (Nov 26 2014): 5507.

Yeh, C. D., C. D. Richardson, and J. E. Corn. "Advances in Genome Editing through Control of DNA Repair Pathways." *Nat Cell Biol* 21, no. 12 (Dec 2019): 1468-78.

Yeh, W. H., H. Chiang, H. A. Rees, A. S. B. Edge, and D. R. Liu. "In Vivo Base Editing of Post-Mitotic Sensory Cells." *Nat Commun* 9, no. 1 (Jun 5 2018): 2184.

Yip, B. H. "Recent Advances in Crispr/Cas9 Delivery Strategies." *Biomolecules* 10, no. 6 (May 30 2020).

Yu, H., T. Lin, X. Meng, H. Du, J. Zhang, G. Liu, M. Chen, *et al.* "A Route to De Novo Domestication of Wild Allotetraploid Rice." *Cell* 184, no. 5 (Mar 4 2021): 1156-70 e14.

Yu, S. Y., A. Birkenshaw, T. Thomson, T. Carlaw, L. H. Zhang, and C. J. D. Ross. "Increasing the Targeting Scope of Crispr Base Editing System Beyond Ngg." *CRISPR J* 5, no. 2 (Apr 2022): 187-202.

Yu, Y., T. C. Leete, D. A. Born, L. Young, L. A. Barrera, S. J. Lee, H. A. Rees, G. Ciaramella, and N. M. Gaudelli. "Cytosine Base Editors with Minimized Unguided DNA and Rna Off-Target Events and High on-Target Activity." *Nat Commun* 11, no. 1 (Apr 28 2020): 2052.

Yuan, Q., and X. Gao. "Multiplex Base- and Prime-Editing with Drive-and-Process Crispr Arrays." *Nat Commun* 13, no. 1 (May 19 2022): 2771.

Zhang, D., A. Hussain, H. Manghwar, K. Xie, S. Xie, S. Zhao, R. M. Larkin, *et al.* "Genome Editing with the Crispr-Cas System: An Art, Ethics and Global Regulatory Perspective." *Plant Biotechnol J* 18, no. 8 (Aug 2020): 1651-69.

Zhang, J. H., M. Pandey, J. F. Kahler, A. Loshakov, B. Harris, P. K. Dagur, Y. Y. Mo, and W. F. Simonds. "Improving the Specificity and Efficacy of Crispr/Cas9 and Grna through Target Specific DNA Reporter." *J Biotechnol* 189 (Nov 10 2014): 1-8.

Zhang, X. H., L. Y. Tee, X. G. Wang, Q. S. Huang, and S. H. Yang. "Off-Target Effects in Crispr/Cas9-Mediated Genome Engineering." *Mol Ther Nucleic Acids* 4, no. 11 (Nov 17 2015): e264.

Zhang, Y., Y. Bai, G. Wu, S. Zou, Y. Chen, C. Gao, and D. Tang. "Simultaneous Modification of Three Homoeologs of Taedr1 by Genome Editing Enhances Powdery Mildew Resistance in Wheat." *Plant J* 91, no. 4 (Aug 2017): 714-24.

Zhang, Y., B. Iaffaldano, and Y. Qi. "Crispr Ribonucleoprotein-Mediated Genetic Engineering in Plants." *Plant Commun* 2, no. 2 (Mar 8 2021): 100168.

Zhang, Y., X. Sun, Q. Wang, J. Xu, F. Dong, S. Yang, J. Yang, *et al.* "Multicopy Chromosomal Integration Using Crispr-Associated Transposases." *ACS Synth Biol* 9, no. 8 (Aug 21 2020): 1998-2008.

Zhao, D., G. Jiang, J. Li, X. Chen, S. Li, J. Wang, Z. Zhou, *et al.* "Imperfect Guide-Rna (Igrna) Enables Crispr Single-Base Editing with Abe and Cbe." *Nucleic Acids Res* 50, no. 7 (Apr 22 2022): 4161-70.

Zhou, C., Y. Sun, R. Yan, Y. Liu, E. Zuo, C. Gu, L. Han, *et al.* "Off-Target Rna Mutation Induced by DNA Base Editing and Its Elimination by Mutagenesis." *Nature* 571, no. 7764 (Jul 2019): 275-78.

Zhu, H., C. Li, and C. Gao. "Applications of Crispr-Cas in Agriculture and Plant Biotechnology." *Nat Rev Mol Cell Biol* 21, no. 11 (Nov 2020): 661-77.

Bessoltane, N., F. Charlot, A. Guyon-Debast, D. Charif, K. Mara, C. Collonnier, P. F. Perroud, M. Tepfer, and F. Nogue. "Genome-Wide Specificity of Plant Genome Editing by Both Crispr-Cas9 and Talen." *Sci Rep* 12, no. 1 (Jun 4 2022): 9330.

Bewg, W. P., D. Ci, and C. J. Tsai. "Genome Editing in Trees: From Multiple Repair Pathways to Long-Term Stability." *Front Plant Sci* 9 (2018): 1732.

Bradsher□ Keith; Buckley□ Chris (May 23□ 2021). "Yuan Longping□ Plant Scientist Who Helped Curb Famine□ Dies at 90". The New York Times. Retrieved May 23□ 2021.

Cao Chu, U., S. Kumar, A. Sigmund, K. Johnson, Y. Li, P. Vongdeuane, and T. J. Jones. "Genotype-Independent Transformation and Genome Editing of Brassica Napus Using a Novel Explant Material." *Front Plant Sci* 11 (2020): 579524.

Che, P., A. Anand, E. Wu, J. D. Sander, M. K. Simon, W. Zhu, A. L. Sigmund, *et al.* "Developing a Flexible, High-Efficiency Agrobacterium-Mediated Sorghum Transformation System with Broad Application." *Plant Biotechnol J* 16, no. 7 (Jul 2018): 1388-95.

Chen, K., Y. Wang, R. Zhang, H. Zhang, and C. Gao. "Crispr/Cas Genome Editing and Precision Plant Breeding in Agriculture." *Annu Rev Plant Biol* 70 (Apr 29 2019): 667-97.

Chen, Q., W. Li, L. Tan, and F. Tian. "Harnessing Knowledge from Maize and Rice Domestication for New Crop Breeding." *Mol Plant* 14, no. 1 (Jan 4 2021): 9-26.

Cheng, Y., X. Wang, L. Cao, J. Ji, T. Liu, and K. Duan. "Highly Efficient Agrobacterium Rhizogenes-Mediated Hairy Root Transformation for Gene Functional and Gene Editing Analysis in Soybean." *Plant Methods* 17, no. 1 (Jul 10 2021): 73.

Debernardi, J. M., D. M. Tricoli, M. F. Ercoli, S. Hayta, P. Ronald, J. F. Palatnik, and J. Dubcovsky. "A Grf-Gif Chimeric Protein Improves the Regeneration Efficiency of Transgenic Plants." *Nat Biotechnol* 38, no. 11 (Nov 2020): 1274-79.

Dort, E. N., P. Tanguay, and R. C. Hamelin. "Crispr/Cas9 Gene Editing: An Unexplored Frontier for Forest Pathology." *Front Plant Sci* 11 (2020): 1126.

Ellison, E. E., U. Nagalakshmi, M. E. Gamo, P. J. Huang, S. Dinesh-Kumar, and D. F. Voytas. "Multiplexed Heritable Gene Editing Using Rna Viruses and Mobile Single Guide Rnas." *Nat Plants* 6, no. 6 (Jun 2020): 620-24.

Gaillochet, C., W. Develtere, and T. B. Jacobs. "Crispr Screens in Plants: Approaches, Guidelines, and

Future Prospects." *Plant Cell* 33, no. 4 (May 31 2021): 794-813.

Jacobs, T. B., N. Zhang, D. Patel, and G. B. Martin. "Generation of a Collection of Mutant Tomato Lines Using Pooled Crispr Libraries." *Plant Physiol* 174, no. 4 (Aug 2017): 2023-37.

Kelliher, T., D. Starr, X. Su, G. Tang, Z. Chen, J. Carter, P. E. Wittich, *et al.* "One-Step Genome Editing of Elite Crop Germplasm During Haploid Induction." *Nat Biotechnol* 37, no. 3 (Mar 2019): 287-92.

Kim, H., S. T. Kim, J. Ryu, B. C. Kang, J. S. Kim, and S. G. Kim. "Crispr/Cpf1-Mediated DNA-Free Plant Genome Editing." *Nat Commun* 8 (Feb 16 2017): 14406.

Kusch, S., and R. Panstruga. "Mlo-Based Resistance: An Apparently Universal "Weapon" to Defeat Powdery Mildew Disease." *Mol Plant Microbe Interact* 30, no. 3 (Mar 2017): 179-89.

Li, Y., X. Wu, Y. Zhang, and Q. Zhang. "Crispr/Cas Genome Editing Improves Abiotic and Biotic Stress Tolerance of Crops." *Front Genome Ed* 4 (2022): 987817.

Liang, Z., K. Chen, T. Li, Y. Zhang, Y. Wang, Q. Zhao, J. Liu, *et al.* "Efficient DNA-Free Genome Editing of Bread Wheat Using Crispr/Cas9 Ribonucleoprotein Complexes." *Nat Commun* 8 (Jan 18 2017): 14261.

Lorenzo, C. D., K. Debray, D. Herwegh, W. Develtere, L. Impens, D. Schaumont, W. Vandeputte, *et al.* "Breedit: A Multiplex Genome Editing Strategy to Improve Complex Quantitative Traits in Maize." *Plant Cell* 35, no. 1 (Jan 2 2023): 218-38.

Lyzenga, W. J., C. J. Pozniak, and S. Kagale. "Advanced Domestication: Harnessing the Precision of Gene Editing in Crop Breeding." *Plant Biotechnol J* 19, no. 4 (Apr 2021): 660-70.

Ma, X., X. Zhang, H. Liu, and Z. Li. "Highly Efficient DNA-Free Plant Genome Editing Using Virally Delivered Crispr-Cas9." *Nat Plants* 6, no. 7 (Jul 2020): 773-79.

Maher, M. F., R. A. Nasti, M. Vollbrecht, C. G. Starker, M. D. Clark, and D. F. Voytas. "Plant Gene Editing through De Novo Induction of Meristems." *Nat Biotechnol* 38, no. 1 (Jan 2020): 84-89.

Metje-Sprink, J., J. Menz, D. Modrzejewski, and T. Sprink. "DNA-Free Genome Editing: Past, Present and Future." *Front Plant Sci* 9 (2018): 1957.

Miladinovic, D., D. Antunes, K. Yildirim, A. Bakhsh, S. Cvejic, A. Kondic-Spika, A. Marjanovic Jeromela, *et al.* "Targeted Plant Improvement through Genome Editing: From Laboratory to Field." *Plant Cell Rep* 40, no. 6 (Jun 2021): 935-51.

Pan, C., G. Li, A. A. Malzahn, Y. Cheng, B. Leyson, S. Sretenovic, F. Gurel, G. D. Coleman, and Y. Qi. "Boosting Plant Genome Editing with a Versatile Crispr-Combo System." *Nat Plants* 8, no. 5 (May 2022): 513-25.

Rato, C., M. F. Carvalho, C. Azevedo, and P. R. Oblessuc. "Genome Editing for Resistance against Plant Pests and Pathogens." *Transgenic Res* 30, no. 4 (Aug 2021): 427-59.

Razzaq, A., S. H. Wani, F. Saleem, M. Yu, M. Zhou, and S. Shabala. "Rewilding Crops for Climate Resilience: Economic Analysis and De Novo Domestication Strategies." *J Exp Bot* 72, no. 18 (Sep 30 2021): 6123-39.

Sulis, D. B., X. Jiang, C. Yang, B. M. Marques, M. L. Matthews, Z. Miller, K. Lan, *et al.* "Multiplex Crispr Editing of Wood for Sustainable Fiber Production." *Science* 381, no. 6654 (Jul 14 2023): 216-21.

Svitashev, S., J. K. Young, C. Schwartz, H. Gao, S. C. Falco, and A. M. Cigan. "Targeted Mutagenesis, Precise Gene Editing, and Site-Specific Gene Insertion in Maize Using Cas9 and Guide Rna." *Plant Physiol* 169, no. 2 (Oct 2015): 931-45.

Tan, J., J. Forner, D. Karcher, and R. Bock. "DNA Base Editing in Nuclear and Organellar Genomes." *Trends Genet* 38, no. 11 (Nov 2022): 1147-69.

Tripathi, L., V. O. Ntui, and J. N. Tripathi. "Crispr/Cas9-Based Genome Editing of Banana for Disease Resistance." *Curr Opin Plant Biol* 56 (Aug 2020): 118-26.

Wada, N., K. Osakabe, and Y. Osakabe. "Expanding the Plant Genome Editing Toolbox with Recently Developed Crispr-Cas Systems." *Plant Physiol* 188, no. 4 (Mar 28 2022): 1825-37.

Wang, S., Y. Zong, Q. Lin, H. Zhang, Z. Chai, D. Zhang, K. Chen, J. L. Qiu, and C. Gao. "Precise, Predictable Multi-Nucleotide Deletions in Rice and Wheat Using Apobec-Cas9." *Nat Biotechnol* 38, no. 12 (Dec 2020): 1460-65.

Yang, L., F. Machin, S. Wang, E. Saplaoura, and F. Kragler. "Heritable Transgene-Free Genome Editing in Plants by Grafting of Wild-Type Shoots to Transgenic Donor Rootstocks." *Nat Biotechnol* 41, no. 7 (Jul 2023): 958-67.

Yu, H., T. Lin, X. Meng, H. Du, J. Zhang, G. Liu, M. Chen, *et al.* "A Route to De Novo Domestication of Wild Allotetraploid Rice." *Cell* 184, no. 5 (Mar 4 2021): 1156-70 e14.

Yue, J. J., J. L. Yuan, F. H. Wu, Y. H. Yuan, Q. W. Cheng, C. T. Hsu, and C. S. Lin. "Protoplasts: From Isolation to Crispr/Cas Genome Editing Application." *Front Genome Ed* 3 (2021): 717017.

Zafar, S. A., S. S. Zaidi, Y. Gaba, S. L. Singla-Pareek, O. P. Dhankher, X. Li, S. Mansoor, and A. Pareek. "Engineering Abiotic Stress Tolerance Via Crispr/ Cas-Mediated Genome Editing." *J Exp Bot* 71, no. 2 (Jan 7 2020): 470-79.

Zhan, X., Y. Lu, J. K. Zhu, and J. R. Botella. "Genome Editing for Plant Research and Crop Improvement." *J Integr Plant Biol* 63, no. 1 (Jan 2021): 3-33.

Zhang, Y., B. Iaffaldano, and Y. Qi. "Crispr Ribonucleoprotein-Mediated Genetic Engineering in Plants." *Plant Commun* 2, no. 2 (Mar 8 2021): 100168.

Zhang, Y., Z. Liang, Y. Zong, Y. Wang, J. Liu, K. Chen, J. L. Qiu, and C. Gao. "Efficient and Transgene-Free Genome Editing in Wheat through Transient Expression of Crispr/Cas9 DNA or Rna." *Nat Commun* 7 (Aug 25 2016): 12617.

Zuin Zeidler, V. G. "Genetic Editing of Wood for Sustainability." *Science* 381, no. 6654 (Jul 14 2023): 124-25.

Brown, T. A., and K. A. Brown. "Ancient DNA: Using Molecular Biology to Explore the Past." *Bioessays* 16, no. 10 (Oct 1994): 719-26.

Callaway, E. "Million-Year-Old Mammoth Genomes Shatter Record for Oldest Ancient DNA." *Nature* 590, no. 7847 (Feb 2021): 537-38.

Enard, W., M. Przeworski, S. E. Fisher, C. S. Lai, V. Wiebe, T. Kitano, A. P. Monaco, and S. Paabo. "Molecular Evolution of Foxp2, a Gene Involved in Speech and Language." *Nature* 418, no. 6900 (Aug 22 2002): 869-72.

Gibbons, A. "Tiny Time Machines Revisit Ancient Life." *Science* 330, no. 6011 (Dec 17 2010): 1616.

Green, R. E., J. Krause, A. W. Briggs, T. Maricic, U. Stenzel, M. Kircher, N. Patterson, *et al.* "A Draft Sequence of the Neandertal Genome." *Science* 328, no. 5979 (May 7 2010): 710-22.

Higuchi, R., B. Bowman, M. Freiberger, O. A. Ryder, and A. C. Wilson. "DNA Sequences from the Quagga, an Extinct Member of the Horse Family." *Nature* 312, no. 5991 (Nov 15-21 1984): 282-4.

Kaebnick, G. E., and B. Jennings. "De-Extinction and Conservation." *Hastings Cent Rep* 47 Suppl 2 (Jul 2017): S2-S4.

Keller, A., A. Graefen, M. Ball, M. Matzas, V. Boisguerin, F. Maixner, P. Leidinger, *et al.* "New Insights into the Tyrolean Iceman's Origin and Phenotype as Inferred by Whole-Genome Sequencing." *Nat Commun* 3 (Feb 28 2012): 698.

Krause, J., Q. Fu, J. M. Good, B. Viola, M. V. Shunkov, A. P. Derevianko, and S. Paabo. "The Complete Mitochondrial DNA Genome of an Unknown Hominin from Southern Siberia." *Nature* 464, no. 7290 (Apr 8 2010): 894-7.

Lalueza-Fox, C., and M. T. Gilbert. "Paleogenomics of Archaic Hominins." *Curr Biol* 21, no. 24 (Dec 20 2011): R1002-9.

Loi, P., J. Saragusty, and G. Ptak. "Cloning the Mammoth: A Complicated Task or Just a Dream?". *Adv Exp Med Biol* 753 (2014): 489-502.

Paabo, S. "Imagine: An Interview with Svante Paabo. Interview by Jane Gitschier." *PLoS Genet* 4, no. 3 (Mar 28 2008): e1000035.

Paabo, S., H. Poinar, D. Serre, V. Jaenicke-Despres, J. Hebler, N. Rohland, M. Kuch, *et al.* "Genetic Analyses from Ancient DNA." *Annu Rev Genet* 38 (2004): 645-79.

Palkopoulou, E., S. Mallick, P. Skoglund, J. Enk, N. Rohland, H. Li, A. Omrak, *et al.* "Complete Genomes Reveal Signatures of Demographic and Genetic Declines in the Woolly Mammoth." *Curr Biol* 25, no. 10 (May 18 2015): 1395-400.

Venter, J. C. "Time 100 Scientists & Thinkers. Svante Paabo." *Time* 169, no. 20 (May 14 2007): 116.

Zimov, S. A. "Essays on Science and Society. Pleistocene Park: Return of the Mammoth's Ecosystem." *Science* 308, no. 5723 (May 6 2005): 796-8.

Adelman, Z., O. Akbari, J. Bauer, E. Bier, C. Bloss, S. R. Carter, C. Callender, *et al.* "Rules of the Road for Insect Gene Drive Research and Testing." *Nat Biotechnol* 35, no. 8 (Aug 8 2017): 716-18.

Adolfi, A., V. M. Gantz, N. Jasinskiene, H. F. Lee, K. Hwang, G. Terradas, E. A. Bulger, *et al.* "Efficient Population Modification Gene-Drive Rescue System in the Malaria Mosquito Anopheles Stephensi." *Nat*

Commun 11, no. 1 (Nov 3 2020): 5553.

Akbari, O. S., H. J. Bellen, E. Bier, S. L. Bullock, A. Burt, G. M. Church, K. R. Cook, *et al.* "Biosafety. Safeguarding Gene Drive Experiments in the Laboratory." *Science* 349, no. 6251 (Aug 28 2015): 927-9.

Akbari, O. S., C. H. Chen, J. M. Marshall, H. Huang, I. Antoshechkin, and B. A. Hay. "Novel Synthetic Medea Selfish Genetic Elements Drive Population Replacement in Drosophila; a Theoretical Exploration of Medea-Dependent Population Suppression." *ACS Synth Biol* 3, no. 12 (Dec 19 2014): 915-28.

Alphey, L. S., A. Crisanti, F. F. Randazzo, and O. S. Akbari. "Opinion: Standardizing the Definition of Gene Drive." *Proc Natl Acad Sci USA* 117, no. 49 (Dec 8 2020): 30864-67.

Annas, G. J., C. L. Beisel, K. Clement, A. Crisanti, S. Francis, M. Galardini, R. Galizi, *et al.* "A Code of Ethics for Gene Drive Research." *CRISPR J* 4, no. 1 (Feb 2021): 19-24.

Anopheles gambiae Genomes, Consortium, group Data analysis, group Partner working, collections-Angola Sample, Faso Burkina, Cameroon, Gabon, *et al.* "Genetic Diversity of the African Malaria Vector Anopheles Gambiae." *Nature* 552, no. 7683 (Dec 7 2017): 96-100.

Barrangou, R., C. Fremaux, H. Deveau, M. Richards, P. Boyaval, S. Moineau, D. A. Romero, and P. Horvath. "Crispr Provides Acquired Resistance against Viruses in Prokaryotes." *Science* 315, no. 5819 (Mar 23 2007): 1709-12.

Bastide, H., M. Cazemajor, D. Ogereau, N. Derome, F. Hospital, and C. Montchamp-Moreau. "Rapid Rise and Fall of Selfish Sex-Ratio X Chromosomes in Drosophila Simulans: Spatiotemporal Analysis of Phenotypic and Molecular Data." *Mol Biol Evol* 28, no. 9 (Sep 2011): 2461-70.

Biemont, C., C. Vieira, N. Borie, and D. Lepetit. "Transposable Elements and Genome Evolution: The Case of Drosophila Simulans." *Genetica* 107, no. 1-3 (1999): 113-20.

Bier, E., and V. Nizet. "Driving to Safety: Crispr-Based Genetic Approaches to Reducing Antibiotic Resistance." *Trends Genet* 37, no. 8 (Aug 2021): 745-57.

Bikard, D., C. W. Euler, W. Jiang, P. M. Nussenzweig, G. W. Goldberg, X. Duportet, V. A. Fischetti, and L. A. Marraffini. "Exploiting Crispr-Cas Nucleases to Produce Sequence-Specific Antimicrobials." *Nat Biotechnol* 32, no. 11 (Nov 2014): 1146-50.

Boulesteix, M., and C. Biemont. "Transposable Elements in Mosquitoes." *Cytogenet Genome Res* 110, no. 1-4 (2005): 500-9.

Bozas, A., K. J. Beumer, J. K. Trautman, and D. Carroll. "Genetic Analysis of Zinc-Finger Nuclease-Induced Gene Targeting in Drosophila." *Genetics* 182, no. 3 (Jul 2009): 641-51.

Brauer, F., C. Castillo-Chavez, A. Mubayi, and S. Towers. "Some Models for Epidemics of Vector-Transmitted Diseases." *Infect Dis Model* 1, no. 1 (Oct 2016): 79-87.

Brophy, J. A. N., A. J. Triassi, B. L. Adams, R. L. Renberg, D. N. Stratis-Cullum, A. D. Grossman, and C. A. Voigt. "Engineered Integrative and Conjugative Elements for Efficient and Inducible DNA Transfer to Undomesticated Bacteria." *Nat Microbiol* 3, no. 9 (Sep 2018): 1043-53.

Buchman, A. B., T. Ivy, J. M. Marshall, O. S. Akbari, and B. A. Hay. "Engineered Reciprocal Chromosome Translocations Drive High Threshold, Reversible Population Replacement in Drosophila." *ACS Synth Biol* 7, no. 5 (May 18 2018): 1359-70.

Buchman, A., J. M. Marshall, D. Ostrovski, T. Yang, and O. S. Akbari. "Synthetically Engineered Medea Gene Drive System in the Worldwide Crop Pest Drosophila Suzukii." *Proc Natl Acad Sci USA* 115, no. 18 (May 1 2018): 4725-30.

Burns, K. H., and J. D. Boeke. "Human Transposon Tectonics." *Cell* 149, no. 4 (May 11 2012): 740-52.

Burt, A. "Site-Specific Selfish Genes as Tools for the Control and Genetic Engineering of Natural Populations." *Proc Biol Sci* 270, no. 1518 (May 7 2003): 921-8.

Buscher, P., G. Cecchi, V. Jamonneau, and G. Priotto. "Human African Trypanosomiasis." *Lancet* 390, no. 10110 (Nov 25 2017): 2397-409.

Callaway, E. "Gene Drives Thwarted by Emergence of Resistant Organisms." *Nature* 542, no. 7639 (Jan 31 2017): 15.

Carballar-Lejarazu, R., and A. A. James. "Population Modification of Anopheline Species to Control Malaria Transmission." *Pathog Glob Health* 111, no. 8 (Dec 2017): 424-35.

Carballar-Lejarazu, R., C. Ogaugwu, T. Tushar, A. Kelsey, T. B. Pham, J. Murphy, H. Schmidt, *et al.* "Next-Generation Gene Drive for Population Modification of the Malaria Vector Mosquito, Anopheles

Gambiae." *Proc Natl Acad Sci USA* 117, no. 37 (Sep 15 2020): 22805-14.

Carraro, N., V. Libante, C. Morel, F. Charron-Bourgoin, P. Leblond, and G. Guedon. "Plasmid-Like Replication of a Minimal Streptococcal Integrative and Conjugative Element." *Microbiology (Reading)* 162, no. 4 (Apr 2016): 622-32.

Carroll, D. "Genome Engineering with Targetable Nucleases." *Annu Rev Biochem* 83 (2014): 409-39.

Casida, J. E., and K. A. Durkin. "Novel Gaba Receptor Pesticide Targets." *Pestic Biochem Physiol* 121 (Jun 2015): 22-30.

Champer, J., A. Buchman, and O. S. Akbari. "Cheating Evolution: Engineering Gene Drives to Manipulate the Fate of Wild Populations." *Nat Rev Genet* 17, no. 3 (Mar 2016): 146-59.

Champer, J., E. Lee, E. Yang, C. Liu, A. G. Clark, and P. W. Messer. "A Toxin-Antidote Crispr Gene Drive System for Regional Population Modification." *Nat Commun* 11, no. 1 (Feb 27 2020): 1082.

Champer, J., R. Reeves, S. Y. Oh, C. Liu, J. Liu, A. G. Clark, and P. W. Messer. "Novel Crispr/Cas9 Gene Drive Constructs Reveal Insights into Mechanisms of Resistance Allele Formation and Drive Efficiency in Genetically Diverse Populations." *PLoS Genet* 13, no. 7 (Jul 2017): e1006796.

Champer, J., E. Yang, E. Lee, J. Liu, A. G. Clark, and P. W. Messer. "A Crispr Homing Gene Drive Targeting a Haplolethal Gene Removes Resistance Alleles and Successfully Spreads through a Cage Population." *Proc Natl Acad Sci USA* 117, no. 39 (Sep 29 2020): 24377-83.

Champer, J., J. Zhao, S. E. Champer, J. Liu, and P. W. Messer. "Population Dynamics of Underdominance Gene Drive Systems in Continuous Space." *ACS Synth Biol* 9, no. 4 (Apr 17 2020): 779-92.

Chan, Y. S., D. S. Huen, R. Glauert, E. Whiteway, and S. Russell. "Optimising Homing Endonuclease Gene Drive Performance in a Semi-Refractory Species: The Drosophila Melanogaster Experience." *PLoS One* 8, no. 1 (2013): e54130.

Chaverra-Rodriguez, D., E. Dalla Benetta, C. C. Heu, J. L. Rasgon, P. M. Ferree, and O. S. Akbari. "Germline Mutagenesis of Nasonia Vitripennis through Ovarian Delivery of Crispr-Cas9 Ribonucleoprotein." *Insect Mol Biol* 29, no. 6 (Dec 2020): 569-77.

Chaverra-Rodriguez, D., V. M. Macias, G. L. Hughes, S. Pujhari, Y. Suzuki, D. R. Peterson, D. Kim, S. McKeand, and J. L. Rasgon. "Targeted Delivery of Crispr-Cas9 Ribonucleoprotein into Arthropod Ovaries for Heritable Germline Gene Editing." *Nat Commun* 9, no. 1 (Aug 1 2018): 3008.

Chen, C. C., E. Avdievich, Y. Zhang, Y. Zhang, K. Wei, K. Lee, W. Edelmann, M. Jasin, and J. R. LaRocque. "Exo1 Suppresses Double-Strand Break Induced Homologous Recombination between Diverged Sequences in Mammalian Cells." *DNA Repair (Amst)* 57 (Sep 2017): 98-106.

Chevalier, B. S., and B. L. Stoddard. "Homing Endonucleases: Structural and Functional Insight into the Catalysts of Intron/Intein Mobility." *Nucleic Acids Res* 29, no. 18 (Sep 15 2001): 3757-74.

Citorik, R. J., M. Mimee, and T. K. Lu. "Sequence-Specific Antimicrobials Using Efficiently Delivered Rna-Guided Nucleases." *Nat Biotechnol* 32, no. 11 (Nov 2014): 1141-5.

Collins, C. M., J. A. S. Bonds, M. M. Quinlan, and J. D. Mumford. "Effects of the Removal or Reduction in Density of the Malaria Mosquito, Anopheles Gambiae S.L., on Interacting Predators and Competitors in Local Ecosystems." *Med Vet Entomol* 33, no. 1 (Mar 2019): 1-15.

Conklin, B. R. "On the Road to a Gene Drive in Mammals." *Nature* 566, no. 7742 (Feb 2019): 43-45.

Corbett-Detig, R., P. Medina, H. Frerot, C. Blassiau, and V. Castric. "Bulk Pollen Sequencing Reveals Rapid Evolution of Segregation Distortion in the Male Germline of Arabidopsis Hybrids." *Evol Lett* 3, no. 1 (Feb 2019): 93-103.

Courret, C., C. H. Chang, K. H. Wei, C. Montchamp-Moreau, and A. M. Larracuente. "Meiotic Drive Mechanisms: Lessons from Drosophila." *Proc Biol Sci* 286, no. 1913 (Oct 23 2019): 20191430.

Curtis, C. F. "Possible Use of Translocations to Fix Desirable Genes in Insect Pest Populations." *Nature* 218, no. 5139 (Apr 27 1968): 368-9.

D'Amato, R., C. Taxiarchi, M. Galardini, A. Trusso, R. L. Minuz, S. Grilli, A. G. T. Somerville, *et al.* "Anti-Crispr Anopheles Mosquitoes Inhibit Gene Drive Spread under Challenging Behavioural Conditions in Large Cages." *Nat Commun* 15, no. 1 (Feb 1 2024): 952.

Deredec, A., A. Burt, and H. C. Godfray. "The Population Genetics of Using Homing Endonuclease Genes in Vector and Pest Management." *Genetics* 179, no. 4 (Aug 2008): 2013-26.

Deredec, A., H. C. Godfray, and A. Burt. "Requirements for Effective Malaria Control with Homing Endonuclease Genes." *Proc Natl Acad Sci USA* 108, no. 43 (Oct 25 2011): E874-80.

Desjeux, P. "Leishmaniasis: Current Situation and New Perspectives." *Comp Immunol Microbiol Infect Dis* 27, no. 5 (Sep 2004): 305-18.

DiCarlo, J. E., A. Chavez, S. L. Dietz, K. M. Esvelt, and G. M. Church. "Safeguarding Crispr-Cas9 Gene Drives in Yeast." *Nat Biotechnol* 33, no. 12 (Dec 2015): 1250-55.

Do, A. T., J. T. Brooks, M. K. Le Neveu, and J. R. LaRocque. "Double-Strand Break Repair Assays Determine Pathway Choice and Structure of Gene Conversion Events in Drosophila Melanogaster." *G3 (Bethesda)* 4, no. 3 (Mar 20 2014): 425-32.

Dong, Y., S. Das, C. Cirimotich, J. A. Souza-Neto, K. J. McLean, and G. Dimopoulos. "Engineered Anopheles Immunity to Plasmodium Infection." *PLoS Pathog* 7, no. 12 (Dec 2011): e1002458.

Dong, Y., M. L. Simoes, and G. Dimopoulos. "Versatile Transgenic Multistage Effector-Gene Combinations for Plasmodium Falciparum Suppression in Anopheles." *Sci Adv* 6, no. 20 (May 2020): eaay5898.

Dong, Y., M. L. Simoes, E. Marois, and G. Dimopoulos. "Crispr/Cas9 -Mediated Gene Knockout of Anopheles Gambiae Frep1 Suppresses Malaria Parasite Infection." *PLoS Pathog* 14, no. 3 (Mar 2018): e1006898.

Doring, H. P., E. Tillmann, and P. Starlinger. "DNA Sequence of the Maize Transposable Element Dissociation." *Nature* 307, no. 5947 (Jan 12-18 1984): 127-30.

Drury, D. W., A. L. Dapper, D. J. Siniard, G. E. Zentner, and M. J. Wade. "Crispr/Cas9 Gene Drives in Genetically Variable and Nonrandomly Mating Wild Populations." *Sci Adv* 3, no. 5 (May 2017): e1601910.

Eckhoff, P. A., E. A. Wenger, H. C. Godfray, and A. Burt. "Impact of Mosquito Gene Drive on Malaria Elimination in a Computational Model with Explicit Spatial and Temporal Dynamics." *Proc Natl Acad Sci USA* 114, no. 2 (Jan 10 2017): E255-E64.

Enayati, A., A. A. Hanafi-Bojd, M. M. Sedaghat, M. Zaim, and J. Hemingway. "Evolution of Insecticide Resistance and Its Mechanisms in Anopheles Stephensi in the Who Eastern Mediterranean Region." *Malar J* 19, no. 1 (Jul 17 2020): 258.

Escalante, A. A., and M. A. Pacheco. "Malaria Molecular Epidemiology: An Evolutionary Genetics Perspective." *Microbiol Spectr* 7, no. 4 (Jul 2019).

Esvelt, K. M., A. L. Smidler, F. Catteruccia, and G. M. Church. "Concerning Rna-Guided Gene Drives for the Alteration of Wild Populations." *Elife* 3 (Jul 17 2014).

Fasulo, B., A. Meccariello, M. Morgan, C. Borufka, P. A. Papathanos, and N. Windbichler. "A Fly Model Establishes Distinct Mechanisms for Synthetic Crispr/Cas9 Sex Distorters." *PLoS Genet* 16, no. 3 (Mar 2020): e1008647.

Fedoroff, N., S. Wessler, and M. Shure. "Isolation of the Transposable Maize Controlling Elements Ac and Ds." *Cell* 35, no. 1 (Nov 1983): 235-42.

Feng, X., V. Lopez Del Amo, E. Mameli, M. Lee, A. L. Bishop, N. Perrimon, and V. M. Gantz. "Optimized Crispr Tools and Site-Directed Transgenesis Towards Gene Drive Development in Culex Quinquefasciatus Mosquitoes." *Nat Commun* 12, no. 1 (May 20 2021): 2960.

Fontenille, D., and J. R. Powell. "From Anonymous to Public Enemy: How Does a Mosquito Become a Feared Arbovirus Vector?". *Pathogens* 9, no. 4 (Apr 5 2020).

Galizi, R., L. A. Doyle, M. Menichelli, F. Bernardini, A. Deredec, A. Burt, B. L. Stoddard, N. Windbichler, and A. Crisanti. "A Synthetic Sex Ratio Distortion System for the Control of the Human Malaria Mosquito." *Nat Commun* 5 (Jun 10 2014): 3977.

Galizi, R., A. Hammond, K. Kyrou, C. Taxiarchi, F. Bernardini, S. M. O'Loughlin, P. A. Papathanos, et al. "A Crispr-Cas9 Sex-Ratio Distortion System for Genetic Control." *Sci Rep* 6 (Aug 3 2016): 31139.

Gantz, V. M., and E. Bier. "The Dawn of Active Genetics." *Bioessays* 38, no. 1 (Jan 2016): 50-63.

———. "Genome Editing. The Mutagenic Chain Reaction: A Method for Converting Heterozygous to Homozygous Mutations." *Science* 348, no. 6233 (Apr 24 2015): 442-4.

Gantz, V. M., N. Jasinskiene, O. Tatarenkova, A. Fazekas, V. M. Macias, E. Bier, and A. A. James. "Highly Efficient Cas9-Mediated Gene Drive for Population Modification of the Malaria Vector Mosquito Anopheles Stephensi." *Proc Natl Acad Sci USA* 112, no. 49 (Dec 8 2015): E6736-43.

Godwin, J., M. Serr, S. K. Barnhill-Dilling, D. V. Blondel, P. R. Brown, K. Campbell, J. Delborne, et al. "Rodent Gene Drives for Conservation: Opportunities and Data Needs." *Proc Biol Sci* 286, no. 1914 (Nov 6 2019): 20191606.

Grunwald, H. A., V. M. Gantz, G. Poplawski, X. S. Xu, E. Bier, and K. L. Cooper. "Super-Mendelian Inheritance Mediated by Crispr-Cas9 in the Female Mouse Germline." *Nature* 566, no. 7742 (Feb 2019): 105-09.

Guichard, A., T. Haque, M. Bobik, X. S. Xu, C. Klanseck, R. B. S. Kushwah, M. Berni, *et al.* "Efficient Allelic-Drive in Drosophila." *Nat Commun* 10, no. 1 (Apr 9 2019): 1640.

Haber, J. E. "Topping Off Meiosis." *Mol Cell* 57, no. 6 (Mar 19 2015): 1142.

Hadiatullah, H., Y. Zhang, A. Samurkas, Y. Xie, R. Sundarraj, H. Zuilhof, J. Qiao, and Z. Yuchi. "Recent Progress in the Structural Study of Ion Channels as Insecticide Targets." *Insect Sci* 29, no. 6 (Dec 2022): 1522-51.

Hamilton, T. A., G. M. Pellegrino, J. A. Therrien, D. T. Ham, P. C. Bartlett, B. J. Karas, G. B. Gloor, and D. R. Edgell. "Efficient Inter-Species Conjugative Transfer of a Crispr Nuclease for Targeted Bacterial Killing." *Nat Commun* 10, no. 1 (Oct 4 2019): 4544.

Hammond, A., R. Galizi, K. Kyrou, A. Simoni, C. Siniscalchi, D. Katsanos, M. Gribble, *et al.* "A Crispr-Cas9 Gene Drive System Targeting Female Reproduction in the Malaria Mosquito Vector Anopheles Gambiae." *Nat Biotechnol* 34, no. 1 (Jan 2016): 78-83.

Hammond, A., X. Karlsson, I. Morianou, K. Kyrou, A. Beaghton, M. Gribble, N. Kranjc, *et al.* "Regulating the Expression of Gene Drives Is Key to Increasing Their Invasive Potential and the Mitigation of Resistance." *PLoS Genet* 17, no. 1 (Jan 2021): e1009321.

Hammond, A. M., K. Kyrou, M. Bruttini, A. North, R. Galizi, X. Karlsson, N. Kranjc, *et al.* "The Creation and Selection of Mutations Resistant to a Gene Drive over Multiple Generations in the Malaria Mosquito." *PLoS Genet* 13, no. 10 (Oct 2017): e1007039.

Hawkins, J. S., G. Hu, R. A. Rapp, J. L. Grafenberg, and J. F. Wendel. "Phylogenetic Determination of the Pace of Transposable Element Proliferation in Plants: Copia and Line-Like Elements in Gossypium." *Genome* 51, no. 1 (Jan 2008): 11-8.

Heu, C. C., F. M. McCullough, J. Luan, and J. L. Rasgon. "Crispr-Cas9-Based Genome Editing in the Silverleaf Whitefly (Bemisia Tabaci)." *CRISPR J* 3, no. 2 (Apr 2020): 89-96.

Ihara, M., S. D. Buckingham, K. Matsuda, and D. B. Sattelle. "Modes of Action, Resistance and Toxicity of Insecticides Targeting Nicotinic Acetylcholine Receptors." *Curr Med Chem* 24, no. 27 (2017): 2925-34.

Isaacs, A. T., N. Jasinskiene, M. Tretiakov, I. Thiery, A. Zettor, C. Bourgouin, and A. A. James. "Transgenic Anopheles Stephensi Coexpressing Single-Chain Antibodies Resist Plasmodium Falciparum Development." *Proc Natl Acad Sci USA* 109, no. 28 (Jul 10 2012): E1922-30.

James, A. A. "Gene Drive Systems in Mosquitoes: Rules of the Road." *Trends Parasitol* 21, no. 2 (Feb 2005): 64-7.

James, S., F. H. Collins, P. A. Welkhoff, C. Emerson, H. C. J. Godfray, M. Gottlieb, B. Greenwood, *et al.* "Pathway to Deployment of Gene Drive Mosquitoes as a Potential Biocontrol Tool for Elimination of Malaria in Sub-Saharan Africa: Recommendations of a Scientific Working Group(Dagger)." *Am J Trop Med Hyg* 98, no. 6_Suppl (Jun 2018): 1-49.

James, S. L., J. M. Marshall, G. K. Christophides, F. O. Okumu, and T. Nolan. "Toward the Definition of Efficacy and Safety Criteria for Advancing Gene Drive-Modified Mosquitoes to Field Testing." *Vector Borne Zoonotic Dis* 20, no. 4 (Apr 2020): 237-51.

Joyce, E. F., A. Paul, K. E. Chen, N. Tanneti, and K. S. McKim. "Multiple Barriers to Nonhomologous DNA End Joining During Meiosis in Drosophila." *Genetics* 191, no. 3 (Jul 2012): 739-46.

Kandul, N. P., J. Liu, J. B. Bennett, J. M. Marshall, and O. S. Akbari. "A Confinable Home-and-Rescue Gene Drive for Population Modification." *Elife* 10 (Mar 5 2021).

Kandul, N. P., J. Liu, A. Buchman, V. M. Gantz, E. Bier, and O. S. Akbari. "Assessment of a Split Homing Based Gene Drive for Efficient Knockout of Multiple Genes." *G3 (Bethesda)* 10, no. 2 (Feb 6 2020): 827-37.

Kelleher, E. S. "Reexamining the P-Element Invasion of Drosophila Melanogaster through the Lens of Pirna Silencing." *Genetics* 203, no. 4 (Aug 2016): 1513-31.

Kingan, S. B., D. Garrigan, and D. L. Hartl. "Recurrent Selection on the Winters Sex-Ratio Genes in Drosophila Simulans." *Genetics* 184, no. 1 (Jan 2010): 253-65.

Kleinstiver, B. P., A. A. Sousa, R. T. Walton, Y. E. Tak, J. Y. Hsu, K. Clement, M. M. Welch, *et al.* "Engineered Crispr-Cas12a Variants with Increased Activities and Improved Targeting Ranges for Gene,

Epigenetic and Base Editing." *Nat Biotechnol* 37, no. 3 (Mar 2019): 276-82.

Klompe, S. E., P. L. H. Vo, T. S. Halpin-Healy, and S. H. Sternberg. "Transposon-Encoded Crispr-Cas Systems Direct Rna-Guided DNA Integration." *Nature* 571, no. 7764 (Jul 2019): 219-25.

Koonin, E. V., K. S. Makarova, Y. I. Wolf, and M. Krupovic. "Evolutionary Entanglement of Mobile Genetic Elements and Host Defence Systems: Guns for Hire." *Nat Rev Genet* 21, no. 2 (Feb 2020): 119-31.

Kormos, A., G. C. Lanzaro, E. Bier, G. Dimopoulos, J. M. Marshall, J. Pinto, A. Aguiar Dos Santos, *et al.* "Application of the Relationship-Based Model to Engagement for Field Trials of Genetically Engineered Malaria Vectors." *Am J Trop Med Hyg* 104, no. 3 (Dec 21 2020): 805-11.

Kraemer, S. A., A. Ramachandran, and G. G. Perron. "Antibiotic Pollution in the Environment: From Microbial Ecology to Public Policy." *Microorganisms* 7, no. 6 (Jun 22 2019).

Kusano, A., C. Staber, H. Y. Chan, and B. Ganetzky. "Closing the (Ran)Gap on Segregation Distortion in Drosophila." *Bioessays* 25, no. 2 (Feb 2003): 108-15.

Kuwahara, A., H. J. Cooke, H. V. Carey, H. Mekhjian, E. C. Ellison, and B. McGregor. "Effects of Enteric Neural Stimulation on Chloride Transport in Human Left Colon in Vitro." *Dig Dis Sci* 34, no. 2 (Feb 1989): 206-13.

Kyrou, K., A. M. Hammond, R. Galizi, N. Kranjc, A. Burt, A. K. Beaghton, T. Nolan, and A. Crisanti. "A Crispr-Cas9 Gene Drive Targeting Doublesex Causes Complete Population Suppression in Caged Anopheles Gambiae Mosquitoes." *Nat Biotechnol* 36, no. 11 (Dec 2018): 1062-66.

Lee, Y. C., and C. H. Langley. "Transposable Elements in Natural Populations of Drosophila Melanogaster." *Philos Trans R Soc Lond B Biol Sci* 365, no. 1544 (Apr 27 2010): 1219-28.

Lee, Y., H. Schmidt, T. C. Collier, W. R. Conner, M. J. Hanemaaijer, M. Slatkin, J. M. Marshall, *et al.* "Genome-Wide Divergence among Invasive Populations of Aedes Aegypti in California." *BMC Genomics* 20, no. 1 (Mar 12 2019): 204.

Leftwich, P. T., M. P. Edgington, T. Harvey-Samuel, L. Z. Carabajal Paladino, V. C. Norman, and L. Alphey. "Recent Advances in Threshold-Dependent Gene Drives for Mosquitoes." *Biochem Soc Trans* 46, no. 5 (Oct 19 2018): 1203-12.

Li, J., X. Wang, G. Zhang, J. I. Githure, G. Yan, and A. A. James. "Genome-Block Expression-Assisted Association Studies Discover Malaria Resistance Genes in Anopheles Gambiae." *Proc Natl Acad Sci USA* 110, no. 51 (Dec 17 2013): 20675-80.

Li, M., T. Yang, N. P. Kandul, M. Bui, S. Gamez, R. Raban, J. Bennett, *et al.* "Development of a Confinable Gene Drive System in the Human Disease Vector Aedes Aegypti." *Elife* 9 (Jan 21 2020).

Lidani, K. C. F., F. A. Andrade, L. Bavia, F. S. Damasceno, M. H. Beltrame, I. J. Messias-Reason, and T. L. Sandri. "Chagas Disease: From Discovery to a Worldwide Health Problem." *Front Public Health* 7 (2019): 166.

Lin, C. C., and C. J. Potter. "Non-Mendelian Dominant Maternal Effects Caused by Crispr/Cas9 Transgenic Components in Drosophila Melanogaster." *G3 (Bethesda)* 6, no. 11 (Nov 8 2016): 3685-91.

Long, K. C., L. Alphey, G. J. Annas, C. S. Bloss, K. J. Campbell, J. Champer, C. H. Chen, *et al.* "Core Commitments for Field Trials of Gene Drive Organisms." *Science* 370, no. 6523 (Dec 18 2020): 1417-19.

Lopez Del Amo, V., A. L. Bishop, C. Hm Sanchez, J. B. Bennett, X. Feng, J. M. Marshall, E. Bier, and V. M. Gantz. "A Transcomplementing Gene Drive Provides a Flexible Platform for Laboratory Investigation and Potential Field Deployment." *Nat Commun* 11, no. 1 (Jan 17 2020): 352.

Macias, V. M., S. McKeand, D. Chaverra-Rodriguez, G. L. Hughes, A. Fazekas, S. Pujhari, N. Jasinskiene, A. A. James, and J. L. Rasgon. "Cas9-Mediated Gene-Editing in the Malaria Mosquito Anopheles Stephensi by Remot Control." *G3 (Bethesda)* 10, no. 4 (Apr 9 2020): 1353-60.

Macreadie, I. G., R. M. Scott, A. R. Zinn, and R. A. Butow. "Transposition of an Intron in Yeast Mitochondria Requires a Protein Encoded by That Intron." *Cell* 41, no. 2 (Jun 1985): 395-402.

Majumdar, S., and D. C. Rio. "P Transposable Elements in Drosophila and Other Eukaryotic Organisms." *Microbiol Spectr* 3, no. 2 (Apr 2015): MDNA3-0004-2014.

Marchand, R. P. "A New Cage for Observing Mating Behavior of Wild Anopheles Gambiae in the Laboratory." *J Am Mosq Control Assoc* 1, no. 2 (Jun 1985): 234-6.

McFarlane, G. R., C. B. A. Whitelaw, and S. G. Lillico. "Crispr-Based Gene Drives for Pest Control." *Trends Biotechnol* 36, no. 2 (Feb 2018): 130-33.

McLaughlin, R. N., Jr., and H. S. Malik. "Genetic Conflicts: The Usual Suspects and Beyond." *J Exp*

Biol 220, no. Pt 1 (Jan 1 2017): 6-17.

Merel, V., M. Boulesteix, M. Fablet, and C. Vieira. "Transposable Elements in Drosophila." *Mob DNA* 11 (2020): 23.

Montgomery, E. A., and C. H. Langley. "Transposable Elements in Mendelian Populations. Ii. Distribution of Three Copia-Like Elements in a Natural Population of Drosophila Melanogaster." *Genetics* 104, no. 3 (Jul 1983): 473-83.

Nash, A., G. M. Urdaneta, A. K. Beaghton, A. Hoermann, P. A. Papathanos, G. K. Christophides, and N. Windbichler. "Integral Gene Drives for Population Replacement." *Biol Open* 8, no. 1 (Jan 3 2019).

Nepomichene, T. N., L. Andrianaivolambo, S. Boyer, and C. Bourgouin. "Efficient Method for Establishing F1 Progeny from Wild Populations of Anopheles Mosquitoes." *Malar J* 16, no. 1 (Jan 9 2017): 21.

Niang, E. H. A., H. Bassene, F. Fenollar, and O. Mediannikov. "Biological Control of Mosquito-Borne Diseases: The Potential of Wolbachia-Based Interventions in an Ivm Framework." *J Trop Med* 2018 (2018): 1470459.

Niu, G., A. C. Franc, G. Zhang, W. Roobsoong, W. Nguitragool, X. Wang, J. Prachumsri, N. S. Butler, and J. Li. "The Fibrinogen-Like Domain of Frep1 Protein Is a Broad-Spectrum Malaria Transmission-Blocking Vaccine Antigen." *J Biol Chem* 292, no. 28 (Jul 14 2017): 11960-69.

North, A. R., A. Burt, and H. C. J. Godfray. "Modelling the Potential of Genetic Control of Malaria Mosquitoes at National Scale." *BMC Biol* 17, no. 1 (Mar 29 2019): 26.

———. "Modelling the Suppression of a Malaria Vector Using a Crispr-Cas9 Gene Drive to Reduce Female Fertility." *BMC Biol* 18, no. 1 (Aug 11 2020): 98.

Nunes-da-Fonseca, R., M. Berni, V. Tobias-Santos, A. Pane, and H. M. Araujo. "Rhodnius Prolixus: From Classical Physiology to Modern Developmental Biology." *Genesis* 55, no. 5 (May 2017).

O'Neill, S. L. "The Use of Wolbachia by the World Mosquito Program to Interrupt Transmission of Aedes Aegypti Transmitted Viruses." *Adv Exp Med Biol* 1062 (2018): 355-60.

Oberhofer, G., T. Ivy, and B. A. Hay. "Cleave and Rescue, a Novel Selfish Genetic Element and General Strategy for Gene Drive." *Proc Natl Acad Sci USA* 116, no. 13 (Mar 26 2019): 6250-59.

———. "Gene Drive and Resilience through Renewal with Next Generation Cleave and Rescue Selfish Genetic Elements." *Proc Natl Acad Sci USA* 117, no. 16 (Apr 21 2020): 9013-21.

Paix, A., A. Folkmann, D. H. Goldman, H. Kulaga, M. J. Grzelak, D. Rasoloson, S. Paidemarry, *et al.* "Precision Genome Editing Using Synthesis-Dependent Repair of Cas9-Induced DNA Breaks." *Proc Natl Acad Sci USA* 114, no. 50 (Dec 12 2017): E10745-E54.

Park, J. Y., B. Y. Moon, J. W. Park, J. A. Thornton, Y. H. Park, and K. S. Seo. "Genetic Engineering of a Temperate Phage-Based Delivery System for Crispr/Cas9 Antimicrobials against Staphylococcus Aureus." *Sci Rep* 7 (Mar 21 2017): 44929.

Pascual, L., and G. Periquet. "Distribution of Hobo Transposable Elements in Natural Populations of Drosophila Melanogaster." *Mol Biol Evol* 8, no. 3 (May 1991): 282-96.

Pazda, M., J. Kumirska, P. Stepnowski, and E. Mulkiewicz. "Antibiotic Resistance Genes Identified in Wastewater Treatment Plant Systems - a Review." *Sci Total Environ* 697 (Dec 20 2019): 134023.

Pennisi, E. "The Crispr Craze." *Science* 341, no. 6148 (Aug 23 2013): 833-6.

Peters, J. E., K. S. Makarova, S. Shmakov, and E. V. Koonin. "Recruitment of Crispr-Cas Systems by Tn7-Like Transposons." *Proc Natl Acad Sci USA* 114, no. 35 (Aug 29 2017): E7358-E66.

Pham, T. B., C. H. Phong, J. B. Bennett, K. Hwang, N. Jasinskiene, K. Parker, D. Stillinger, *et al.* "Experimental Population Modification of the Malaria Vector Mosquito, Anopheles Stephensi." *PLoS Genet* 15, no. 12 (Dec 2019): e1008440.

Presgraves, D. C., P. R. Gerard, A. Cherukuri, and T. W. Lyttle. "Large-Scale Selective Sweep among Segregation Distorter Chromosomes in African Populations of Drosophila Melanogaster." *PLoS Genet* 5, no. 5 (May 2009): e1000463.

Price, V. J., S. W. McBride, K. Hullahalli, A. Chatterjee, B. A. Duerkop, and K. L. Palmer. "Enterococcus Faecalis Crispr-Cas Is a Robust Barrier to Conjugative Antibiotic Resistance Dissemination in the Murine Intestine." *mSphere* 4, no. 4 (Jul 24 2019).

Prowse, T. A., F. Adikusuma, P. Cassey, P. Thomas, and J. V. Ross. "A Y-Chromosome Shredding Gene Drive for Controlling Pest Vertebrate Populations." *Elife* 8 (Feb 15 2019).

Raban, R. R., J. M. Marshall, and O. S. Akbari. "Progress Towards Engineering Gene Drives for

Population Control." *J Exp Biol* 223, no. Pt Suppl 1 (Feb 7 2020).

Ram, G., H. F. Ross, R. P. Novick, I. Rodriguez-Pagan, and D. Jiang. "Conversion of Staphylococcal Pathogenicity Islands to Crispr-Carrying Antibacterial Agents That Cure Infections in Mice." *Nat Biotechnol* 36, no. 10 (Nov 2018): 971-76.

Rode, N. O., V. Courtier-Orgogozo, and F. Debarre. "Can a Population Targeted by a Crispr-Based Homing Gene Drive Be Rescued?". *G3 (Bethesda)* 10, no. 9 (Sep 2 2020): 3403-15.

Rodrigues, M., S. W. McBride, K. Hullahalli, K. L. Palmer, and B. A. Duerkop. "Conjugative Delivery of Crispr-Cas9 for the Selective Depletion of Antibiotic-Resistant Enterococci." *Antimicrob Agents Chemother* 63, no. 11 (Nov 2019).

Rong, Y. S., and K. G. Golic. "The Homologous Chromosome Is an Effective Template for the Repair of Mitotic DNA Double-Strand Breaks in Drosophila." *Genetics* 165, no. 4 (Dec 2003): 1831-42.

Rossati, A., O. Bargiacchi, V. Kroumova, M. Zaramella, A. Caputo, and P. L. Garavelli. "Climate, Environment and Transmission of Malaria." *Infez Med* 24, no. 2 (Jun 1 2016): 93-104.

Salkeld, D. J. "Vaccines for Conservation: Plague, Prairie Dogs & Black-Footed Ferrets as a Case Study." *Ecohealth* 14, no. 3 (Sep 2017): 432-37.

Schmidt, H., T. C. Collier, M. J. Hanemaaijer, P. D. Houston, Y. Lee, and G. C. Lanzaro. "Abundance of Conserved Crispr-Cas9 Target Sites within the Highly Polymorphic Genomes of Anopheles and Aedes Mosquitoes." *Nat Commun* 11, no. 1 (Mar 18 2020): 1425.

Selvaraj, P., E. A. Wenger, D. Bridenbecker, N. Windbichler, J. R. Russell, J. Gerardin, C. A. Bever, and M. Nikolov. "Vector Genetics, Insecticide Resistance and Gene Drives: An Agent-Based Modeling Approach to Evaluate Malaria Transmission and Elimination." *PLoS Comput Biol* 16, no. 8 (Aug 2020): e1008121.

Seymour, D. K., E. Chae, B. I. Arioz, D. Koenig, and D. Weigel. "Transmission Ratio Distortion Is Frequent in Arabidopsis Thaliana Controlled Crosses." *Heredity (Edinb)* 122, no. 3 (Mar 2019): 294-304.

Silva, J. J., and J. G. Scott. "Conservation of the Voltage-Sensitive Sodium Channel Protein within the Insecta." *Insect Mol Biol* 29, no. 1 (Feb 2020): 9-18.

Simoes, M. L., E. P. Caragata, and G. Dimopoulos. "Diverse Host and Restriction Factors Regulate Mosquito-Pathogen Interactions." *Trends Parasitol* 34, no. 7 (Jul 2018): 603-16.

Simoni, A., A. M. Hammond, A. K. Beaghton, R. Galizi, C. Taxiarchi, K. Kyrou, D. Meacci, *et al.* "Author Correction: A Male-Biased Sex-Distorter Gene Drive for the Human Malaria Vector Anopheles Gambiae." *Nat Biotechnol* 38, no. 9 (Sep 2020): 1097.

Smith, D. L., F. E. McKenzie, R. W. Snow, and S. I. Hay. "Revisiting the Basic Reproductive Number for Malaria and Its Implications for Malaria Control." *PLoS Biol* 5, no. 3 (Mar 2007): e42.

Strecker, J., A. Ladha, Z. Gardner, J. L. Schmid-Burgk, K. S. Makarova, E. V. Koonin, and F. Zhang. "Rna-Guided DNA Insertion with Crispr-Associated Transposases." *Science* 365, no. 6448 (Jul 5 2019): 48-53.

Taxiarchi, C., A. Beaghton, N. I. Don, K. Kyrou, M. Gribble, D. Shittu, S. P. Collins, *et al.* "A Genetically Encoded Anti-Crispr Protein Constrains Gene Drive Spread and Prevents Population Suppression." *Nat Commun* 12, no. 1 (Jun 25 2021): 3977.

Teem, J. L., L. Alphey, S. Descamps, M. P. Edgington, O. Edwards, N. Gemmell, T. Harvey-Samuel, *et al.* "Genetic Biocontrol for Invasive Species." *Front Bioeng Biotechnol* 8 (2020): 452.

Terradas, G., A. B. Buchman, J. B. Bennett, I. Shriner, J. M. Marshall, O. S. Akbari, and E. Bier. "Inherently Confinable Split-Drive Systems in Drosophila." *Nat Commun* 12, no. 1 (Mar 5 2021): 1480.

Thapa, S., M. Lv, and H. Xu. "Acetylcholinesterase: A Primary Target for Drugs and Insecticides." *Mini Rev Med Chem* 17, no. 17 (2017): 1665-76.

Turner, J. M. "Meiotic Sex Chromosome Inactivation." *Development* 134, no. 10 (May 2007): 1823-31.

Unckless, R. L., A. G. Clark, and P. W. Messer. "Evolution of Resistance against Crispr/Cas9 Gene Drive." *Genetics* 205, no. 2 (Feb 2017): 827-41.

Valderrama, J. A., S. S. Kulkarni, V. Nizet, and E. Bier. "A Bacterial Gene-Drive System Efficiently Edits and Inactivates a High Copy Number Antibiotic Resistance Locus." *Nat Commun* 10, no. 1 (Dec 16 2019): 5726.

Vella, M. R., C. E. Gunning, A. L. Lloyd, and F. Gould. "Evaluating Strategies for Reversing Crispr-Cas9 Gene Drives." *Sci Rep* 7, no. 1 (Sep 8 2017): 11038.

Vieira, C., M. Fablet, E. Lerat, M. Boulesteix, R. Rebollo, N. Burlet, A. Akkouche, *et al.* "A Comparative Analysis of the Amounts and Dynamics of Transposable Elements in Natural Populations of Drosophila Melanogaster and Drosophila Simulans." *J Environ Radioact* 113 (Nov 2012): 83-6.

Wallau, G. L., P. Capy, E. Loreto, and A. Hua-Van. "Genomic Landscape and Evolutionary Dynamics of Mariner Transposable Elements within the Drosophila Genus." *BMC Genomics* 15, no. 1 (Aug 27 2014): 727.

Walton, R. T., K. A. Christie, M. N. Whittaker, and B. P. Kleinstiver. "Unconstrained Genome Targeting with near-Pamless Engineered Crispr-Cas9 Variants." *Science* 368, no. 6488 (Apr 17 2020): 290-96.

Ward, C. M., J. T. Su, Y. Huang, A. L. Lloyd, F. Gould, and B. A. Hay. "Medea Selfish Genetic Elements as Tools for Altering Traits of Wild Populations: A Theoretical Analysis." *Evolution* 65, no. 4 (Apr 2011): 1149-62.

Wei, D. S., and Y. S. Rong. "A Genetic Screen for DNA Double-Strand Break Repair Mutations in Drosophila." *Genetics* 177, no. 1 (Sep 2007): 63-77.

Wiegand, T., and B. Wiedenheft. "Crispr Surveillance Turns Transposon Taxi." *CRISPR J* 3, no. 1 (Feb 2020): 10-12.

Windbichler, N., M. Menichelli, P. A. Papathanos, S. B. Thyme, H. Li, U. Y. Ulge, B. T. Hovde, *et al.* "A Synthetic Homing Endonuclease-Based Gene Drive System in the Human Malaria Mosquito." *Nature* 473, no. 7346 (May 12 2011): 212-5.

Wu, B., L. Luo, and X. J. Gao. "Cas9-Triggered Chain Ablation of Cas9 as a Gene Drive Brake." *Nat Biotechnol* 34, no. 2 (Feb 2016): 137-8.

Xu, X. S., E. A. Bulger, V. M. Gantz, C. Klanseck, S. R. Heimler, A. Auradkar, J. B. Bennett, *et al.* "Active Genetic Neutralizing Elements for Halting or Deleting Gene Drives." *Mol Cell* 80, no. 2 (Oct 15 2020): 246-62 e4.

Xu, X. S., V. M. Gantz, N. Siomava, and E. Bier. "Crispr/Cas9 and Active Genetics-Based Trans-Species Replacement of the Endogenous Drosophila Kni-L2 Crm Reveals Unexpected Complexity." *Elife* 6 (Dec 23 2017).

Yen, P. S., and A. B. Failloux. "A Review: Wolbachia-Based Population Replacement for Mosquito Control Shares Common Points with Genetically Modified Control Approaches." *Pathogens* 9, no. 5 (May 22 2020).

Yosef, I., M. Manor, R. Kiro, and U. Qimron. "Temperate and Lytic Bacteriophages Programmed to Sensitize and Kill Antibiotic-Resistant Bacteria." *Proc Natl Acad Sci USA* 112, no. 23 (Jun 9 2015): 7267-72.

Zhang, G., G. Niu, C. M. Franca, Y. Dong, X. Wang, N. S. Butler, G. Dimopoulos, and J. Li. "Anopheles Midgut Frep1 Mediates Plasmodium Invasion." *J Biol Chem* 290, no. 27 (Jul 3 2015): 16490-501.

Akbari, O. S., H. J. Bellen, E. Bier, S. L. Bullock, A. Burt, G. M. Church, K. R. Cook, *et al.* "Biosafety. Safeguarding Gene Drive Experiments in the Laboratory." *Science* 349, no. 6251 (Aug 28 2015): 927-9.

Baltimore, D., P. Berg, M. Botchan, D. Carroll, R. A. Charo, G. Church, J. E. Corn, *et al.* "Biotechnology. A Prudent Path Forward for Genomic Engineering and Germline Gene Modification." *Science* 348, no. 6230 (Apr 3 2015): 36-8.

Brokowski, C. "Do Crispr Germline Ethics Statements Cut It?". *CRISPR J* 1, no. 2 (Apr 2018): 115-25.

Callaway, E. "Uk Scientists Gain Licence to Edit Genes in Human Embryos." *Nature* 530, no. 7588 (Feb 4 2016): 18.

Caplan, A. L., B. Parent, M. Shen, and C. Plunkett. "No Time to Waste--the Ethical Challenges Created by Crispr: Crispr/Cas, Being an Efficient, Simple, and Cheap Technology to Edit the Genome of Any Organism, Raises Many Ethical and Regulatory Issues Beyond the Use to Manipulate Human Germ Line Cells." *EMBO Rep* 16, no. 11 (Nov 2015): 1421-6.

Dominguez, A. A., W. A. Lim, and L. S. Qi. "Beyond Editing: Repurposing Crispr-Cas9 for Precision Genome Regulation and Interrogation." *Nat Rev Mol Cell Biol* 17, no. 1 (Jan 2016): 5-15.

Goldenberg, A. J., and R. R. Sharp. "The Ethical Hazards and Programmatic Challenges of Genomic Newborn Screening." *JAMA* 307, no. 5 (Feb 1 2012): 461-2.

Gu, W., E. D. Crawford, B. D. O'Donovan, M. R. Wilson, E. D. Chow, H. Retallack, and J. L. DeRisi. "Depletion of Abundant Sequences by Hybridization (Dash): Using Cas9 to Remove Unwanted High-

Abundance Species in Sequencing Libraries and Molecular Counting Applications." *Genome Biol* 17 (Mar 4 2016): 41.

Lanphier, E., F. Urnov, S. E. Haecker, M. Werner, and J. Smolenski. "Don't Edit the Human Germ Line." *Nature* 519, no. 7544 (Mar 26 2015): 410-1.

Ledford, H. "Gene-Editing Surges as Us Rethinks Regulations." *Nature* 532, no. 7598 (Apr 14 2016): 158-9.

McHughen, A., and S. Smyth. "Us Regulatory System for Genetically Modified [Genetically Modified Organism (Gmo), Rdna or Transgenic] Crop Cultivars." *Plant Biotechnol J* 6, no. 1 (Jan 2008): 2-12.

Murray, T. H. "Ethical Issues in Human Genome Research." *FASEB J* 5, no. 1 (Jan 1991): 55-60.

Oye, K. A., K. Esvelt, E. Appleton, F. Catteruccia, G. Church, T. Kuiken, S. B. Lightfoot, *et al.* "Biotechnology. Regulating Gene Drives." *Science* 345, no. 6197 (Aug 8 2014): 626-8.

Robertson, J. A. "The $1000 Genome: Ethical and Legal Issues in Whole Genome Sequencing of Individuals." *Am J Bioeth* 3, no. 3 (Summer 2003): W-IF1.

Sajeer, P. M. "Disruptive Technology: Exploring the Ethical, Legal, Political, and Societal Implications of Nanopore Sequencing Technology: Exploring the Ethical, Legal, Political, and Societal Implications of Nanopore Sequencing Technology." *EMBO Rep* 24, no. 5 (May 4 2023): e56619.

Waltz, E. "Gene-Edited Crispr Mushroom Escapes Us Regulation." *Nature* 532, no. 7599 (Apr 21 2016): 293.

Aiuti, A., L. Biasco, S. Scaramuzza, F. Ferrua, M. P. Cicalese, C. Baricordi, F. Dionisio, *et al.* "Lentiviral Hematopoietic Stem Cell Gene Therapy in Patients with Wiskott-Aldrich Syndrome." *Science* 341, no. 6148 (Aug 23 2013): 1233151.

Anguela, X. M., and K. A. High. "Entering the Modern Era of Gene Therapy." *Annu Rev Med* 70 (Jan 27 2019): 273-88.

Bainbridge, J. W., A. J. Smith, S. S. Barker, S. Robbie, R. Henderson, K. Balaggan, A. Viswanathan, *et al.* "Effect of Gene Therapy on Visual Function in Leber's Congenital Amaurosis." *N Engl J Med* 358, no. 21 (May 22 2008): 2231-9.

Baum, C., J. Dullmann, Z. Li, B. Fehse, J. Meyer, D. A. Williams, and C. von Kalle. "Side Effects of Retroviral Gene Transfer into Hematopoietic Stem Cells." *Blood* 101, no. 6 (Mar 15 2003): 2099-114.

Bi, A., J. Cui, Y. P. Ma, E. Olshevskaya, M. Pu, A. M. Dizhoor, and Z. H. Pan. "Ectopic Expression of a Microbial-Type Rhodopsin Restores Visual Responses in Mice with Photoreceptor Degeneration." *Neuron* 50, no. 1 (Apr 6 2006): 23-33.

Biffi, A., E. Montini, L. Lorioli, M. Cesani, F. Fumagalli, T. Plati, C. Baldoli, *et al.* "Lentiviral Hematopoietic Stem Cell Gene Therapy Benefits Metachromatic Leukodystrophy." *Science* 341, no. 6148 (Aug 23 2013): 1233158.

Blaese, R. M., K. W. Culver, A. D. Miller, C. S. Carter, T. Fleisher, M. Clerici, G. Shearer, *et al.* "T Lymphocyte-Directed Gene Therapy for Ada- Scid: Initial Trial Results after 4 Years." *Science* 270, no. 5235 (Oct 20 1995): 475-80.

Branca, M. A. "Gene Therapy: Cursed or Inching Towards Credibility?". *Nat Biotechnol* 23, no. 5 (May 2005): 519-21.

Brown, B. D., M. A. Venneri, A. Zingale, L. Sergi Sergi, and L. Naldini. "Endogenous Microrna Regulation Suppresses Transgene Expression in Hematopoietic Lineages and Enables Stable Gene Transfer." *Nat Med* 12, no. 5 (May 2006): 585-91.

Cartier, N., and P. Aubourg. "Hematopoietic Stem Cell Transplantation and Hematopoietic Stem Cell Gene Therapy in X-Linked Adrenoleukodystrophy." *Brain Pathol* 20, no. 4 (Jul 2010): 857-62.

Cartier, N., S. Hacein-Bey-Abina, C. C. Bartholomae, G. Veres, M. Schmidt, I. Kutschera, M. Vidaud, *et al.* "Hematopoietic Stem Cell Gene Therapy with a Lentiviral Vector in X-Linked Adrenoleukodystrophy." *Science* 326, no. 5954 (Nov 6 2009): 818-23.

Cavazzana-Calvo, M., A. Thrasher, and F. Mavilio. "The Future of Gene Therapy." *Nature* 427, no. 6977 (Feb 26 2004): 779-81.

Cepko, C. L., B. E. Roberts, and R. C. Mulligan. "Construction and Applications of a Highly Transmissible Murine Retrovirus Shuttle Vector." *Cell* 37, no. 3 (Jul 1984): 1053-62.

Chen, W., Y. Hu, and D. Ju. "Gene Therapy for Neurodegenerative Disorders: Advances, Insights and Prospects." *Acta Pharm Sin B* 10, no. 8 (Aug 2020): 1347-59.

Chowdary, P., S. Shapiro, M. Makris, G. Evans, S. Boyce, K. Talks, G. Dolan, *et al.* "Phase 1-2 Trial of Aavs3 Gene Therapy in Patients with Hemophilia B." *N Engl J Med* 387, no. 3 (Jul 21 2022): 237-47.

Cideciyan, A. V., W. W. Hauswirth, T. S. Aleman, S. Kaushal, S. B. Schwartz, S. L. Boye, E. A. Windsor, *et al.* "Vision 1 Year after Gene Therapy for Leber's Congenital Amaurosis." *N Engl J Med* 361, no. 7 (Aug 13 2009): 725-7.

Cyranoski, D. "Chinese Scientists to Pioneer First Human Crispr Trial." *Nature* 535, no. 7613 (Jul 28 2016): 476-7.

Deev, R. V., I. Y. Bozo, N. D. Mzhavanadze, D. A. Voronov, A. V. Gavrilenko, Y. V. Chervyakov, I. N. Staroverov, *et al.* "Pcmv-Vegf165 Intramuscular Gene Transfer Is an Effective Method of Treatment for Patients with Chronic Lower Limb Ischemia." *J Cardiovasc Pharmacol Ther* 20, no. 5 (Sep 2015): 473-82.

Dever, D. P., R. O. Bak, A. Reinisch, J. Camarena, G. Washington, C. E. Nicolas, M. Pavel-Dinu, *et al.* "Crispr/Cas9 Beta-Globin Gene Targeting in Human Haematopoietic Stem Cells." *Nature* 539, no. 7629 (Nov 17 2016): 384-89.

Fernandez-Ruiz, I. "Gene Therapy: No Improvement in Outcomes with Gene Therapy for Heart Failure." *Nat Rev Cardiol* 13, no. 3 (Mar 2016): 122-3.

Ferrua, F., I. Brigida, and A. Aiuti. "Update on Gene Therapy for Adenosine Deaminase-Deficient Severe Combined Immunodeficiency." *Curr Opin Allergy Clin Immunol* 10, no. 6 (Dec 2010): 551-6.

"First Crispr Therapy Dosed." *Nat Biotechnol* 38, no. 4 (Apr 2020): 382.

Fischer, A., S. Hacein-Bey-Abina, and M. Cavazzana-Calvo. "20 Years of Gene Therapy for Scid." *Nat Immunol* 11, no. 6 (Jun 2010): 457-60.

Flotte, T. R., O. Cataltepe, A. Puri, A. R. Batista, R. Moser, D. McKenna-Yasek, C. Douthwright, *et al.* "Aav Gene Therapy for Tay-Sachs Disease." *Nat Med* 28, no. 2 (Feb 2022): 251-59.

Frank, K. M., D. K. Hogarth, J. L. Miller, S. Mandal, P. J. Mease, R. J. Samulski, G. A. Weisgerber, and J. Hart. "Investigation of the Cause of Death in a Gene-Therapy Trial." *N Engl J Med* 361, no. 2 (Jul 9 2009): 161-9.

Friedmann, T., and R. Roblin. "Gene Therapy for Human Genetic Disease?". *Science* 175, no. 4025 (Mar 3 1972): 949-55.

Galanello, R., and R. Origa. "Beta-Thalassemia." *Orphanet J Rare Dis* 5 (May 21 2010): 11.

Gardner, M. R., L. M. Kattenhorn, H. R. Kondur, M. von Schaewen, T. Dorfman, J. J. Chiang, K. G. Haworth, *et al.* "Aav-Expressed Ecd4-Ig Provides Durable Protection from Multiple Shiv Challenges." *Nature* 519, no. 7541 (Mar 5 2015): 87-91.

Gillmore, J. D., E. Gane, J. Taubel, J. Kao, M. Fontana, M. L. Maitland, J. Seitzer, *et al.* "Crispr-Cas9 in Vivo Gene Editing for Transthyretin Amyloidosis." *N Engl J Med* 385, no. 6 (Aug 5 2021): 493-502.

Ginn, S. L., A. K. Amaya, I. E. Alexander, M. Edelstein, and M. R. Abedi. "Gene Therapy Clinical Trials Worldwide to 2017: An Update." *J Gene Med* 20, no. 5 (May 2018): e3015.

Gorell, E., N. Nguyen, A. Lane, and Z. Siprashvili. "Gene Therapy for Skin Diseases." *Cold Spring Harb Perspect Med* 4, no. 4 (Apr 1 2014): a015149.

Hahn, W., W. B. Pyun, D. S. Kim, W. S. Yoo, S. D. Lee, J. H. Won, G. J. Shin, J. M. Kim, and S. Kim. "Enhanced Cardioprotective Effects by Coexpression of Two Isoforms of Hepatocyte Growth Factor from Naked Plasmid DNA in a Rat Ischemic Heart Disease Model." *J Gene Med* 13, no. 10 (Oct 2011): 549-55.

"High-Dose Aav Gene Therapy Deaths." *Nat Biotechnol* 38, no. 8 (Aug 2020): 910.

Horn, P. A., J. C. Morris, T. Neff, and H. P. Kiem. "Stem Cell Gene Transfer--Efficacy and Safety in Large Animal Studies." *Mol Ther* 10, no. 3 (Sep 2004): 417-31.

Kaji, E. H., and J. M. Leiden. "Gene and Stem Cell Therapies." *JAMA* 285, no. 5 (Feb 7 2001): 545-50.

Kohn, D. B., C. Booth, K. L. Shaw, J. Xu-Bayford, E. Garabedian, V. Trevisan, D. A. Carbonaro-Sarracino, *et al.* "Autologous Ex Vivo Lentiviral Gene Therapy for Adenosine Deaminase Deficiency." *N Engl J Med* 384, no. 21 (May 27 2021): 2002-13.

Komaromy, A. M., J. J. Alexander, J. S. Rowlan, M. M. Garcia, V. A. Chiodo, A. Kaya, J. C. Tanaka, *et al.* "Gene Therapy Rescues Cone Function in Congenital Achromatopsia." *Hum Mol Genet* 19, no. 13 (Jul 1 2010): 2581-93.

Levine, B. L., L. M. Humeau, J. Boyer, R. R. MacGregor, T. Rebello, X. Lu, G. K. Binder, *et al.* "Gene Transfer in Humans Using a Conditionally Replicating Lentiviral Vector." *Proc Natl Acad Sci USA* 103, no. 46 (Nov 14 2006): 17372-7.

LeWitt, P. A., A. R. Rezai, M. A. Leehey, S. G. Ojemann, A. W. Flaherty, E. N. Eskandar, S. K. Kostyk, et al. "Aav2-Gad Gene Therapy for Advanced Parkinson's Disease: A Double-Blind, Sham-Surgery Controlled, Randomised Trial." Lancet Neurol 10, no. 4 (Apr 2011): 309-19.

MacLaren, R. E., M. Groppe, A. R. Barnard, C. L. Cottriall, T. Tolmachova, L. Seymour, K. R. Clark, et al. "Retinal Gene Therapy in Patients with Choroideremia: Initial Findings from a Phase 1/2 Clinical Trial." Lancet 383, no. 9923 (Mar 29 2014): 1129-37.

Maguire, A. M., F. Simonelli, E. A. Pierce, E. N. Pugh, Jr., F. Mingozzi, J. Bennicelli, S. Banfi, et al. "Safety and Efficacy of Gene Transfer for Leber's Congenital Amaurosis." N Engl J Med 358, no. 21 (May 22 2008): 2240-8.

Mamcarz, E., S. Zhou, T. Lockey, H. Abdelsamed, S. J. Cross, G. Kang, Z. Ma, et al. "Lentiviral Gene Therapy Combined with Low-Dose Busulfan in Infants with Scid-X1." N Engl J Med 380, no. 16 (Apr 18 2019): 1525-34.

Manini, A., E. Abati, A. Nuredini, S. Corti, and G. P. Comi. "Adeno-Associated Virus (Aav)-Mediated Gene Therapy for Duchenne Muscular Dystrophy: The Issue of Transgene Persistence." Front Neurol 12 (2021): 814174.

Mavilio, F., and G. Ferrari. "Genetic Modification of Somatic Stem Cells. The Progress, Problems and Prospects of a New Therapeutic Technology." EMBO Rep 9 Suppl 1, no. Suppl 1 (Jul 2008): S64-9.

Morrison, C. "$1-Million Price Tag Set for Glybera Gene Therapy." Nat Biotechnol 33, no. 3 (Mar 2015): 217-8.

Mullard, A. "Gene-Editing Pipeline Takes Off." Nat Rev Drug Discov 19, no. 6 (Jun 2020): 367-72.

Naldini, L., U. Blomer, P. Gallay, D. Ory, R. Mulligan, F. H. Gage, I. M. Verma, and D. Trono. "In Vivo Gene Delivery and Stable Transduction of Nondividing Cells by a Lentiviral Vector." Science 272, no. 5259 (Apr 12 1996): 263-7.

Nayerossadat, N., T. Maedeh, and P. A. Ali. "Viral and Nonviral Delivery Systems for Gene Delivery." Adv Biomed Res 1 (2012): 27.

O'Malley, B. W., Jr., and F. D. Ledley. "Somatic Gene Therapy. Methods for the Present and Future." Arch Otolaryngol Head Neck Surg 119, no. 10 (Oct 1993): 1100-7.

Oldfield, E. H., Z. Ram, K. W. Culver, R. M. Blaese, H. L. DeVroom, and W. F. Anderson. "Gene Therapy for the Treatment of Brain Tumors Using Intra-Tumoral Transduction with the Thymidine Kinase Gene and Intravenous Ganciclovir." Hum Gene Ther 4, no. 1 (Feb 1993): 39-69.

Olowoyeye, A., and C. I. Okwundu. "Gene Therapy for Sickle Cell Disease." Cochrane Database Syst Rev 11, no. 11 (Nov 30 2020): CD007652.

Ott, M. G., M. Schmidt, K. Schwarzwaelder, S. Stein, U. Siler, U. Koehl, H. Glimm, et al. "Correction of X-Linked Chronic Granulomatous Disease by Gene Therapy, Augmented by Insertional Activation of Mds1-Evi1, Prdm16 or Setbp1." Nat Med 12, no. 4 (Apr 2006): 401-9.

Pearson, S., H. Jia, and K. Kandachi. "China Approves First Gene Therapy." Nat Biotechnol 22, no. 1 (Jan 2004): 3-4.

Pearson, T. S., N. Gupta, W. San Sebastian, J. Imamura-Ching, A. Viehoever, A. Grijalvo-Perez, A. J. Fay, et al. "Gene Therapy for Aromatic L-Amino Acid Decarboxylase Deficiency by Mr-Guided Direct Delivery of Aav2-Aadc to Midbrain Dopaminergic Neurons." Nat Commun 12, no. 1 (Jul 12 2021): 4251.

Pezzoli, D., R. Chiesa, L. De Nardo, and G. Candiani. "We Still Have a Long Way to Go to Effectively Deliver Genes!". J Appl Biomater Funct Mater 10, no. 2 (Sep 27 2012): 82-91.

Rangarajan, S., L. Walsh, W. Lester, D. Perry, B. Madan, M. Laffan, H. Yu, et al. "Aav5-Factor Viii Gene Transfer in Severe Hemophilia A." N Engl J Med 377, no. 26 (Dec 28 2017): 2519-30.

Rosenberg, S. A., P. Aebersold, K. Cornetta, A. Kasid, R. A. Morgan, R. Moen, E. M. Karson, et al. "Gene Transfer into Humans--Immunotherapy of Patients with Advanced Melanoma, Using Tumor-Infiltrating Lymphocytes Modified by Retroviral Gene Transduction." N Engl J Med 323, no. 9 (Aug 30 1990): 570-8.

Sabatino, D. E., F. D. Bushman, R. J. Chandler, R. G. Crystal, B. L. Davidson, R. Dolmetsch, K. C. Eggan, et al. "Evaluating the State of the Science for Adeno-Associated Virus Integration: An Integrated Perspective." Mol Ther 30, no. 8 (Aug 3 2022): 2646-63.

Salmons, B., and W. H. Gunzburg. "Targeting of Retroviral Vectors for Gene Therapy." Hum Gene Ther 4, no. 2 (Apr 1993): 129-41.

Sanches-da-Silva, G. N., L. F. S. Medeiros, and F. M. Lima. "The Potential Use of the Crispr-Cas System for Hiv-1 Gene Therapy." *Int J Genomics* 2019 (2019): 8458263.

Sheridan, C. "Gene Therapy Finds Its Niche." *Nat Biotechnol* 29, no. 2 (Feb 2011): 121-8.

Srivastava, S., J. A. Love-Nichols, K. A. Dies, D. H. Ledbetter, C. L. Martin, W. K. Chung, H. V. Firth, *et al.* "Meta-Analysis and Multidisciplinary Consensus Statement: Exome Sequencing Is a First-Tier Clinical Diagnostic Test for Individuals with Neurodevelopmental Disorders." *Genet Med* 21, no. 11 (Nov 2019): 2413-21.

Sun, M. "Martin Cline Loses Appeal on Nih Grant." *Science* 218, no. 4567 (Oct 1 1982): 37.

Tebas, P., D. Stein, W. W. Tang, I. Frank, S. Q. Wang, G. Lee, S. K. Spratt, *et al.* "Gene Editing of Ccr5 in Autologous Cd4 T Cells of Persons Infected with Hiv." *N Engl J Med* 370, no. 10 (Mar 6 2014): 901-10.

The Lancet, Haematology. "The Dawn of the Crispr/Cas9 Gene Therapy Era." *Lancet Haematol* 11, no. 1 (Jan 2024): e1.

Thorat, S. N., and S. K. Kulkarni. "Effect of Mk-801 and Its Interaction with Adenosinergic Agents and Carbamazepine against Hypoxic Stress-Induced Convulsions and Death in Mice." *Methods Find Exp Clin Pharmacol* 12, no. 9 (Nov 1990): 595-600.

Thrasher, A. J., H. B. Gaspar, C. Baum, U. Modlich, A. Schambach, F. Candotti, M. Otsu, *et al.* "Gene Therapy: X-Scid Transgene Leukaemogenicity." *Nature* 443, no. 7109 (Sep 21 2006): E5-6; discussion E6-7.

Trojan, J., T. R. Johnson, S. D. Rudin, J. Ilan, M. L. Tykocinski, and J. Ilan. "Treatment and Prevention of Rat Glioblastoma by Immunogenic C6 Cells Expressing Antisense Insulin-Like Growth Factor I Rna." *Science* 259, no. 5091 (Jan 1 1993): 94-7.

van den Berg, H. M. "A Cure for Hemophilia within Reach." *N Engl J Med* 377, no. 26 (Dec 28 2017): 2592-93.

Vannucci, L., M. Lai, F. Chiuppesi, L. Ceccherini-Nelli, and M. Pistello. "Viral Vectors: A Look Back and Ahead on Gene Transfer Technology." *New Microbiol* 36, no. 1 (Jan 2013): 1-22.

Williams, D. A., and S. H. Orkin. "Somatic Gene Therapy. Current Status and Future Prospects." *J Clin Invest* 77, no. 4 (Apr 1986): 1053-6.

Wilson, J. M. "Medicine. A History Lesson for Stem Cells." *Science* 324, no. 5928 (May 8 2009): 727-8.

Wirth, T., N. Parker, and S. Yla-Herttuala. "History of Gene Therapy." *Gene* 525, no. 2 (Aug 10 2013): 162-9.

Woods, N. B., V. Bottero, M. Schmidt, C. von Kalle, and I. M. Verma. "Gene Therapy: Therapeutic Gene Causing Lymphoma." *Nature* 440, no. 7088 (Apr 27 2006): 1123.

Yang, Z. J., Y. R. Zhang, B. Chen, S. L. Zhang, E. Z. Jia, L. S. Wang, T. B. Zhu, *et al.* "Phase I Clinical Trial on Intracoronary Administration of Ad-Hhgf Treating Severe Coronary Artery Disease." *Mol Biol Rep* 36, no. 6 (Jul 2009): 1323-9.

Yin, H., R. L. Kanasty, A. A. Eltoukhy, A. J. Vegas, J. R. Dorkin, and D. G. Anderson. "Non-Viral Vectors for Gene-Based Therapy." *Nat Rev Genet* 15, no. 8 (Aug 2014): 541-55.

Adams, A., L. C. Cendales, D. K. C. Cooper, E. Cozzi, J. Gill, E. Judd, E. Katz, *et al.* "American Society of Transplant Surgeons-American Society of Transplantation Report of Fda Meeting on Regulatory Expectations for Xenotransplantation Products." *Am J Transplant* 23, no. 9 (Sep 2023): 1290-99.

Anand, R. P., J. V. Layer, D. Heja, T. Hirose, G. Lassiter, D. J. Firl, V. B. Paragas, *et al.* "Design and Testing of a Humanized Porcine Donor for Xenotransplantation." *Nature* 622, no. 7982 (Oct 2023): 393-401.

Bailey, L. L., S. L. Nehlsen-Cannarella, W. Concepcion, and W. B. Jolley. "Baboon-to-Human Cardiac Xenotransplantation in a Neonate." *JAMA* 254, no. 23 (Dec 20 1985): 3321-9.

Boneva, R. S., T. M. Folks, and L. E. Chapman. "Infectious Disease Issues in Xenotransplantation." *Clin Microbiol Rev* 14, no. 1 (Jan 2001): 1-14.

Butler, J. R., L. L. Paris, R. L. Blankenship, R. A. Sidner, G. R. Martens, J. M. Ladowski, P. Li, *et al.* "Silencing Porcine Cmah and Ggta1 Genes Significantly Reduces Xenogeneic Consumption of Human Platelets by Porcine Livers." *Transplantation* 100, no. 3 (Mar 2016): 571-6.

Candinas, D., and D. H. Adams. "Xenotransplantation: Postponed by a Millennium?". *QJM* 93, no. 2

(Feb 2000): 63-6.

Chornenkyy, Y., T. Yamamoto, H. Hara, S. R. Stowell, I. Ghiran, S. C. Robson, and D. K. C. Cooper. "Future Prospects for the Clinical Transfusion of Pig Red Blood Cells." *Blood Rev* 61 (Sep 2023): 101113.

Cooper, D. K. "A Brief History of Cross-Species Organ Transplantation." *Proc (Bayl Univ Med Cent)* 25, no. 1 (Jan 2012): 49-57.

Cooper, D. K. C., M. Ezzelarab, H. Iwase, and H. Hara. "Perspectives on the Optimal Genetically Engineered Pig in 2018 for Initial Clinical Trials of Kidney or Heart Xenotransplantation." *Transplantation* 102, no. 12 (Dec 2018): 1974-82.

Cooper, D. K. C., and H. Hara. "Xenotransplantation-a Basic Science Perspective." *Kidney360* 4, no. 8 (Aug 1 2023): 1147-49.

Cooper, D. K. C., and T. Kobayashi. "Xenotransplantation Experiments in Brain-Dead Human Subjects-a Critical Appraisal." *Am J Transplant* (Dec 28 2023).

Cooper, D. K. C., and R. N. Pierson, 3rd. "Milestones on the Path to Clinical Pig Organ Xenotransplantation." *Am J Transplant* 23, no. 3 (Mar 2023): 326-35.

Cooper, D. K., K. F. Dou, K. S. Tao, Z. X. Yang, A. J. Tector, and B. Ekser. "Pig Liver Xenotransplantation: A Review of Progress toward the Clinic." *Transplantation* 100, no. 10 (Oct 2016): 2039-47.

Cooper, D. K., B. Ekser, J. Ramsoondar, C. Phelps, and D. Ayares. "The Role of Genetically Engineered Pigs in Xenotransplantation Research." *J Pathol* 238, no. 2 (Jan 2016): 288-99.

Cooper, D. K., C. G. Groth, and I. F. McKenzie. "Xenotransplantation. This New Form of Treatment Might Benefit Millions." *BMJ* 320, no. 7238 (Mar 25 2000): 868.

Dolgin, E. "First Gm Pigs for Allergies. Could Xenotransplants Be Next?". *Nat Biotechnol* 39, no. 4 (Apr 2021): 397-400.

Dooldeniya, M. D., and A. N. Warrens. "Xenotransplantation: Where Are We Today?". *J R Soc Med* 96, no. 3 (Mar 2003): 111-7.

Ekser, B., M. Ezzelarab, H. Hara, D. J. van der Windt, M. Wijkstrom, R. Bottino, M. Trucco, and D. K. Cooper. "Clinical Xenotransplantation: The Next Medical Revolution?". *Lancet* 379, no. 9816 (Feb 18 2012): 672-83.

Fernandez-Ruiz, I. "Breakthrough in Heart Xenotransplantation." *Nat Rev Cardiol* 16, no. 2 (Feb 2019): 69.

Florencio, P. S., and E. D. Ramanathan. "Are Xenotransplantation Safeguards Legally Viable?". *Berkeley Technol Law J* 16 Suppl (Summer 2001): 937-77.

Griffith, B. P., C. E. Goerlich, A. K. Singh, M. Rothblatt, C. L. Lau, A. Shah, M. Lorber, *et al.* "Genetically Modified Porcine-to-Human Cardiac Xenotransplantation." *N Engl J Med* 387, no. 1 (Jul 7 2022): 35-44.

Hara, H., T. Yamamoto, H. J. Wei, and D. K. C. Cooper. "What Have We Learned from in Vitro Studies About Pig-to-Primate Organ Transplantation?". *Transplantation* 107, no. 6 (Jun 1 2023): 1265-77.

Hoffman, J. M., and T. G. Valencak. "A Short Life on the Farm: Aging and Longevity in Agricultural, Large-Bodied Mammals." *Geroscience* 42, no. 3 (Jun 2020): 909-22.

Huang, J., D. Gou, C. Zhen, D. Jiang, X. Mao, W. Li, S. Chen, and C. Cai. "Protection of Xenogeneic Cells from Human Complement-Mediated Lysis by the Expression of Human Daf, Cd59 and Mcp." *FEMS Immunol Med Microbiol* 31, no. 3 (Oct 2001): 203-9.

Iwase, H., H. Hara, M. Ezzelarab, T. Li, Z. Zhang, B. Gao, H. Liu, *et al.* "Immunological and Physiological Observations in Baboons with Life-Supporting Genetically Engineered Pig Kidney Grafts." *Xenotransplantation* 24, no. 2 (Mar 2017).

Kemter, E., J. Denner, and E. Wolf. "Will Genetic Engineering Carry Xenotransplantation of Pig Islets to the Clinic?". *Curr Diab Rep* 18, no. 11 (Sep 18 2018): 103.

Kim, S. C., D. V. Mathews, C. P. Breeden, L. B. Higginbotham, J. Ladowski, G. Martens, A. Stephenson, *et al.* "Long-Term Survival of Pig-to-Rhesus Macaque Renal Xenografts Is Dependent on Cd4 T Cell Depletion." *Am J Transplant* 19, no. 8 (Aug 2019): 2174-85.

Kress, J. M. "Xenotransplantation: Ethics and Economics." *Food Drug Law J* 53, no. 2 (1998): 353-84.

Langin, M., T. Mayr, B. Reichart, S. Michel, S. Buchholz, S. Guethoff, A. Dashkevich, *et al.* "Consistent Success in Life-Supporting Porcine Cardiac Xenotransplantation." *Nature* 564, no. 7736 (Dec 2018): 430-33.

Li, K. Y. C. "Bioprosthetic Heart Valves: Upgrading a 50-Year Old Technology." *Front Cardiovasc Med* 6 (2019): 47.

Makowa, L., D. V. Cramer, A. Hoffman, M. Breda, L. Sher, G. Eiras-Hreha, P. J. Tuso, *et al.* "The Use of a Pig Liver Xenograft for Temporary Support of a Patient with Fulminant Hepatic Failure." *Transplantation* 59, no. 12 (Jun 27 1995): 1654-9.

Matsunari, H., H. Nagashima, M. Watanabe, K. Umeyama, K. Nakano, M. Nagaya, T. Kobayashi, *et al.* "Blastocyst Complementation Generates Exogenic Pancreas in Vivo in Apancreatic Cloned Pigs." *Proc Natl Acad Sci USA* 110, no. 12 (Mar 19 2013): 4557-62.

Mohiuddin, M. M., C. E. Goerlich, A. K. Singh, T. Zhang, I. Tatarov, B. Lewis, F. Sentz, *et al.* "Progressive Genetic Modifications of Porcine Cardiac Xenografts Extend Survival to 9 Months." *Xenotransplantation* 29, no. 3 (May 2022): e12744.

Montgomery, R. A., J. M. Stern, B. E. Lonze, V. S. Tatapudi, M. Mangiola, M. Wu, E. Weldon, *et al.* "Results of Two Cases of Pig-to-Human Kidney Xenotransplantation." *N Engl J Med* 386, no. 20 (May 19 2022): 1889-98.

Navarro-Alvarez, N., J. A. Shah, A. Zhu, J. Ligocka, H. Yeh, N. Elias, I. Rosales, *et al.* "The Effects of Exogenous Administration of Human Coagulation Factors Following Pig-to-Baboon Liver Xenotransplantation." *Am J Transplant* 16, no. 6 (Jun 2016): 1715-25.

Nunes Dos Santos, R. M., L. A. Carneiro D'Albuquerque, L. M. Reyes, J. L. Estrada, Z. Y. Wang, M. Tector, and A. J. Tector. "Crispr/Cas and Recombinase-Based Human-to-Pig Orthotopic Gene Exchange for Xenotransplantation." *J Surg Res* 229 (Sep 2018): 28-40.

Platt, J. L., and M. Cascalho. "New and Old Technologies for Organ Replacement." *Curr Opin Organ Transplant* 18, no. 2 (Apr 2013): 179-85.

Porrett, P. M., B. J. Orandi, V. Kumar, J. Houp, D. Anderson, A. Cozette Killian, V. Hauptfeld-Dolejsek, *et al.* "First Clinical-Grade Porcine Kidney Xenotransplant Using a Human Decedent Model." *Am J Transplant* 22, no. 4 (Apr 2022): 1037-53.

Reemtsma, K. "Xenotransplantation: A Historical Perspective." *ILAR J* 37, no. 1 (1995): 9-12.

Reichart, B., D. K. C. Cooper, M. Langin, R. R. Tonjes, R. N. Pierson, and E. Wolf. "Cardiac Xenotransplantation: From Concept to Clinic." *Cardiovasc Res* 118, no. 18 (Feb 3 2023): 3499-516.

Reiss, M. J. "The Ethics of Xenotransplantation." *J Appl Philos* 17, no. 3 (2000): 253-62.

Remy, C. "The Animal Issue in Xenotransplantation: Controversies in France and the United States." *Hist Philos Life Sci* 31, no. 3-4 (2009): 405-28.

Rosales, I. A., K. Kinoshita, A. Maenaka, Idal How, M. K. Selig, C. M. Laguerre, A. B. Collins, *et al.* "De Novo Membranous Nephropathy in a Pig-to-Baboon Kidney Xenograft: A New Xenograft Glomerulopathy." *Am J Transplant* 24, no. 1 (Jan 2024): 30-36.

Sachs, D. H. "Transplantation Tolerance through Mixed Chimerism: From Allo to Xeno." *Xenotransplantation* 25, no. 3 (May 2018): e12420.

Shah, J. A., N. Navarro-Alvarez, M. DeFazio, I. A. Rosales, N. Elias, H. Yeh, R. B. Colvin, *et al.* "A Bridge to Somewhere: 25-Day Survival after Pig-to-Baboon Liver Xenotransplantation." *Ann Surg* 263, no. 6 (Jun 2016): 1069-71.

Singh, A. K., B. P. Griffith, C. E. Goerlich, D. Ayares, and M. M. Mohiuddin. "The Road to the First Fda-Approved Genetically Engineered Pig Heart Transplantation into Human." *Xenotransplantation* 29, no. 5 (Sep 2022): e12776.

Tector, A. J., A. B. Adams, and M. Tector. "Current Status of Renal Xenotransplantation and Next Steps." *Kidney360* 4, no. 2 (Feb 1 2023): 278-84.

Tentler, J. J., A. C. Tan, C. D. Weekes, A. Jimeno, S. Leong, T. M. Pitts, J. J. Arcaroli, W. A. Messersmith, and S. G. Eckhardt. "Patient-Derived Tumour Xenografts as Models for Oncology Drug Development." *Nat Rev Clin Oncol* 9, no. 6 (Apr 17 2012): 338-50.

Tisato, V., and E. Cozzi. "Xenotransplantation: An Overview of the Field." *Methods Mol Biol* 885 (2012): 1-16.

Uzoigwe, C. E., and O. Ali. "Genetically Modified Porcine-to-Human Cardiac Xenotransplantation." *N Engl J Med* 387, no. 14 (Oct 6 2022): 1337.

van der Windt, D. J., R. Bottino, G. Kumar, M. Wijkstrom, H. Hara, M. Ezzelarab, B. Ekser, *et al.* "Clinical Islet Xenotransplantation: How Close Are We?". *Diabetes* 61, no. 12 (Dec 2012): 3046-55.

Vanderpool, H. Y. "Xenotransplantation: Progress and Promise. Interview by Clare Thompson." *BMJ* 319, no. 7220 (Nov 13 1999): 1311.

Wolf, E., E. Kemter, N. Klymiuk, and B. Reichart. "Genetically Modified Pigs as Donors of Cells, Tissues, and Organs for Xenotransplantation." *Anim Front* 9, no. 3 (Jul 2019): 13-20.

Zhang, X., D. K. C. Cooper, and K. Dou. "Genetically-Engineered Pig-to-Human Organ Transplantation: A New Beginning." *Sci Bull (Beijing)* 67, no. 18 (Sep 30 2022): 1827-29.

第4章　生命的指令：mRNA

Alameh, M. G., I. Tombacz, E. Bettini, K. Lederer, C. Sittplangkoon, J. R. Wilmore, B. T. Gaudette, *et al.* "Lipid Nanoparticles Enhance the Efficacy of Mrna and Protein Subunit Vaccines by Inducing Robust T Follicular Helper Cell and Humoral Responses." *Immunity* 55, no. 6 (Jun 14 2022): 1136-38.

Anderson, B. R., H. Muramatsu, B. K. Jha, R. H. Silverman, D. Weissman, and K. Kariko. "Nucleoside Modifications in Rna Limit Activation of 2'-5'-Oligoadenylate Synthetase and Increase Resistance to Cleavage by Rnase L." *Nucleic Acids Res* 39, no. 21 (Nov 2011): 9329-38.

Anderson, B. R., H. Muramatsu, S. R. Nallagatla, P. C. Bevilacqua, L. H. Sansing, D. Weissman, and K. Kariko. "Incorporation of Pseudouridine into Mrna Enhances Translation by Diminishing Pkr Activation." *Nucleic Acids Res* 38, no. 17 (Sep 2010): 5884-92.

Baden, L. R., H. M. El Sahly, B. Essink, K. Kotloff, S. Frey, R. Novak, D. Diemert, *et al.* "Efficacy and Safety of the Mrna-1273 Sars-Cov-2 Vaccine." *N Engl J Med* 384, no. 5 (Feb 4 2021): 403-16.

Cao, J., E. M. Novoa, Z. Zhang, W. C. W. Chen, D. Liu, G. C. G. Choi, A. S. L. Wong, *et al.* "High-Throughput 5' Utr Engineering for Enhanced Protein Production in Non-Viral Gene Therapies." *Nat Commun* 12, no. 1 (Jul 6 2021): 4138.

Clyde, D. "Fighting Fibrosis with Transient Car T Cells." *Nat Rev Genet* 23, no. 3 (Mar 2022): 136.

Cobb, M. "Who Discovered Messenger Rna?". *Curr Biol* 25, no. 13 (Jun 29 2015): R526-32.

Conry, R. M., A. F. LoBuglio, M. Wright, L. Sumerel, M. J. Pike, F. Johanning, R. Benjamin, D. Lu, and D. T. Curiel. "Characterization of a Messenger Rna Polynucleotide Vaccine Vector." *Cancer Res* 55, no. 7 (Apr 1 1995): 1397-400.

De La Vega, R. E., M. van Griensven, W. Zhang, M. J. Coenen, C. V. Nagelli, J. A. Panos, C. J. Peniche Silva, *et al.* "Efficient Healing of Large Osseous Segmental Defects Using Optimized Chemically Modified Messenger Rna Encoding Bmp-2." *Sci Adv* 8, no. 7 (Feb 18 2022): eabl6242.

Devoldere, J., H. Dewitte, S. C. De Smedt, and K. Remaut. "Evading Innate Immunity in Nonviral Mrna Delivery: Don't Shoot the Messenger." *Drug Discov Today* 21, no. 1 (Jan 2016): 11-25.

Dimitriadis, G. J. "Translation of Rabbit Globin Mrna Introduced by Liposomes into Mouse Lymphocytes." *Nature* 274, no. 5674 (Aug 31 1978): 923-4.

Friedman, S. L. "Fighting Cardiac Fibrosis with Car T Cells." *N Engl J Med* 386, no. 16 (Apr 21 2022): 1576-78.

Golombek, S., M. Pilz, H. Steinle, E. Kochba, Y. Levin, C. Lunter, C. Schlensak, H. P. Wendel, and M. Avci-Adali. "Intradermal Delivery of Synthetic Mrna Using Hollow Microneedles for Efficient and Rapid Production of Exogenous Proteins in Skin." *Mol Ther Nucleic Acids* 11 (Jun 1 2018): 382-92.

Hoerr, I., R. Obst, H. G. Rammensee, and G. Jung. "In Vivo Application of Rna Leads to Induction of Specific Cytotoxic T Lymphocytes and Antibodies." *Eur J Immunol* 30, no. 1 (Jan 2000): 1-7.

Hua, Z., and B. Hou. "Tlr Signaling in B-Cell Development and Activation." *Cell Mol Immunol* 10, no. 2 (Mar 2013): 103-6.

Huang, L., L. Zhang, W. Li, S. Li, J. Wen, H. Li, and Z. Liu. "Advances in Development of Mrna-Based Therapeutics." *Curr Top Microbiol Immunol* 440 (2022): 147-66.

Huang, X., E. Kon, X. Han, X. Zhang, N. Kong, M. J. Mitchell, D. Peer, and W. Tao. "Nanotechnology-Based Strategies against Sars-Cov-2 Variants." *Nat Nanotechnol* 17, no. 10 (Oct 2022): 1027-37.

Jackson, L. A., E. J. Anderson, N. G. Rouphael, P. C. Roberts, M. Makhene, R. N. Coler, M. P.

McCullough, *et al*. "An Mrna Vaccine against Sars-Cov-2 - Preliminary Report." *N Engl J Med* 383, no. 20 (Nov 12 2020): 1920-31.

Kariko, K. "In Vitro-Transcribed Mrna Therapeutics: Out of the Shadows and into the Spotlight." *Mol Ther* 27, no. 4 (Apr 10 2019): 691-92.

Kariko, K., M. Buckstein, H. Ni, and D. Weissman. "Suppression of Rna Recognition by Toll-Like Receptors: The Impact of Nucleoside Modification and the Evolutionary Origin of Rna." *Immunity* 23, no. 2 (Aug 2005): 165-75.

Kariko, K., H. Muramatsu, J. M. Keller, and D. Weissman. "Increased Erythropoiesis in Mice Injected with Submicrogram Quantities of Pseudouridine-Containing Mrna Encoding Erythropoietin." *Mol Ther* 20, no. 5 (May 2012): 948-53.

Kariko, K., H. Muramatsu, J. Ludwig, and D. Weissman. "Generating the Optimal Mrna for Therapy: Hplc Purification Eliminates Immune Activation and Improves Translation of Nucleoside-Modified, Protein-Encoding Mrna." *Nucleic Acids Res* 39, no. 21 (Nov 2011): e142.

Kariko, K., H. Muramatsu, F. A. Welsh, J. Ludwig, H. Kato, S. Akira, and D. Weissman. "Incorporation of Pseudouridine into Mrna Yields Superior Nonimmunogenic Vector with Increased Translational Capacity and Biological Stability." *Mol Ther* 16, no. 11 (Nov 2008): 1833-40.

Kato, H., S. W. Oh, and T. Fujita. "Rig-I-Like Receptors and Type I Interferonopathies." *J Interferon Cytokine Res* 37, no. 5 (May 2017): 207-13.

Kim, Y. K. "Rna Therapy: Rich History, Various Applications and Unlimited Future Prospects." *Exp Mol Med* 54, no. 4 (Apr 2022): 455-65.

Kormann, M. S., G. Hasenpusch, M. K. Aneja, G. Nica, A. W. Flemmer, S. Herber-Jonat, M. Huppmann, *et al*. "Expression of Therapeutic Proteins after Delivery of Chemically Modified Mrna in Mice." *Nat Biotechnol* 29, no. 2 (Feb 2011): 154-7.

Kowalski, P. S., A. Rudra, L. Miao, and D. G. Anderson. "Delivering the Messenger: Advances in Technologies for Therapeutic Mrna Delivery." *Mol Ther* 27, no. 4 (Apr 10 2019): 710-28.

Krienke, C., L. Kolb, E. Diken, M. Streuber, S. Kirchhoff, T. Bukur, O. Akilli-Ozturk, *et al*. "A Noninflammatory Mrna Vaccine for Treatment of Experimental Autoimmune Encephalomyelitis." *Science* 371, no. 6525 (Jan 8 2021): 145-53.

Langer, R. "Chemical Materials and Their Regulation of the Movement of Molecules." *Q Rev Biophys* 48, no. 4 (Nov 2015): 424-8.

Langer, R., and J. Folkman. "Polymers for the Sustained Release of Proteins and Other Macromolecules." *Nature* 263, no. 5580 (Oct 28 1976): 797-800.

Lee, B. L., and G. M. Barton. "Trafficking of Endosomal Toll-Like Receptors." *Trends Cell Biol* 24, no. 6 (Jun 2014): 360-9.

Mandl, C. W., J. H. Aberle, S. W. Aberle, H. Holzmann, S. L. Allison, and F. X. Heinz. "In Vitro-Synthesized Infectious Rna as an Attenuated Live Vaccine in a Flavivirus Model." *Nat Med* 4, no. 12 (Dec 1998): 1438-40.

McKay, P. F., K. Hu, A. K. Blakney, K. Samnuan, J. C. Brown, R. Penn, J. Zhou, *et al*. "Self-Amplifying Rna Sars-Cov-2 Lipid Nanoparticle Vaccine Candidate Induces High Neutralizing Antibody Titers in Mice." *Nat Commun* 11, no. 1 (Jul 9 2020): 3523.

Mitchell, M. J., M. M. Billingsley, R. M. Haley, M. E. Wechsler, N. A. Peppas, and R. Langer. "Engineering Precision Nanoparticles for Drug Delivery." *Nat Rev Drug Discov* 20, no. 2 (Feb 2021): 101-24.

Orlandini von Niessen, A. G., M. A. Poleganov, C. Rechner, A. Plaschke, L. M. Kranz, S. Fesser, M. Diken, *et al*. "Improving Mrna-Based Therapeutic Gene Delivery by Expression-Augmenting 3' Utrs Identified by Cellular Library Screening." *Mol Ther* 27, no. 4 (Apr 10 2019): 824-36.

Parayath, N. N., S. B. Stephan, A. L. Koehne, P. S. Nelson, and M. T. Stephan. "In Vitro-Transcribed Antigen Receptor Mrna Nanocarriers for Transient Expression in Circulating T Cells in Vivo." *Nat Commun* 11, no. 1 (Nov 27 2020): 6080.

Pardi, N., M. J. Hogan, F. W. Porter, and D. Weissman. "Mrna Vaccines - a New Era in Vaccinology." *Nat Rev Drug Discov* 17, no. 4 (Apr 2018): 261-79.

Pardi, N., A. J. Secreto, X. Shan, F. Debonera, J. Glover, Y. Yi, H. Muramatsu, *et al*. "Administration of Nucleoside-Modified Mrna Encoding Broadly Neutralizing Antibody Protects Humanized Mice from Hiv-1 Challenge." *Nat Commun* 8 (Mar 2 2017): 14630.

Polack, F. P., S. J. Thomas, N. Kitchin, J. Absalon, A. Gurtman, S. Lockhart, J. L. Perez, *et al.* "Safety and Efficacy of the Bnt162b2 Mrna Covid-19 Vaccine." *N Engl J Med* 383, no. 27 (Dec 31 2020): 2603-15.

Rurik, J. G., I. Tombacz, A. Yadegari, P. O. Mendez Fernandez, S. V. Shewale, L. Li, T. Kimura, *et al.* "Car T Cells Produced in Vivo to Treat Cardiac Injury." *Science* 375, no. 6576 (Jan 7 2022): 91-96.

Sahin, U., E. Derhovanessian, M. Miller, B. P. Kloke, P. Simon, M. Lower, V. Bukur, *et al.* "Personalized Rna Mutanome Vaccines Mobilize Poly-Specific Therapeutic Immunity against Cancer." *Nature* 547, no. 7662 (Jul 13 2017): 222-26.

Sahin, U., K. Kariko, and O. Tureci. "Mrna-Based Therapeutics--Developing a New Class of Drugs." *Nat Rev Drug Discov* 13, no. 10 (Oct 2014): 759-80.

Sample, P. J., B. Wang, D. W. Reid, V. Presnyak, I. J. McFadyen, D. R. Morris, and G. Seelig. "Human 5' Utr Design and Variant Effect Prediction from a Massively Parallel Translation Assay." *Nat Biotechnol* 37, no. 7 (Jul 2019): 803-09.

Sharp, P. A. "The Centrality of Rna." *Cell* 136, no. 4 (Feb 20 2009): 577-80.

Srivastava, S., J. A. Love-Nichols, K. A. Dies, D. H. Ledbetter, C. L. Martin, W. K. Chung, H. V. Firth, *et al.* "Meta-Analysis and Multidisciplinary Consensus Statement: Exome Sequencing Is a First-Tier Clinical Diagnostic Test for Individuals with Neurodevelopmental Disorders." *Genet Med* 21, no. 11 (Nov 2019): 2413-21.

Tang, Z., N. Kong, X. Zhang, Y. Liu, P. Hu, S. Mou, P. Liljestrom, *et al.* "A Materials-Science Perspective on Tackling Covid-19." *Nat Rev Mater* 5, no. 11 (2020): 847-60.

Tang, Z., X. Zhang, Y. Shu, M. Guo, H. Zhang, and W. Tao. "Insights from Nanotechnology in Covid-19 Treatment." *Nano Today* 36 (Feb 2021): 101019.

Van Hoecke, L., and K. Roose. "How Mrna Therapeutics Are Entering the Monoclonal Antibody Field." *J Transl Med* 17, no. 1 (Feb 22 2019): 54.

Xiao, Y., Z. Tang, X. Huang, W. Chen, J. Zhou, H. Liu, C. Liu, N. Kong, and W. Tao. "Emerging Mrna Technologies: Delivery Strategies and Biomedical Applications." *Chem Soc Rev* 51, no. 10 (May 23 2022): 3828-45.

Yamamoto, A., M. Kormann, J. Rosenecker, and C. Rudolph. "Current Prospects for Mrna Gene Delivery." *Eur J Pharm Biopharm* 71, no. 3 (Mar 2009): 484-9.

Yin, H., C. Q. Song, S. Suresh, Q. Wu, S. Walsh, L. H. Rhym, E. Mintzer, *et al.* "Structure-Guided Chemical Modification of Guide Rna Enables Potent Non-Viral in Vivo Genome Editing." *Nat Biotechnol* 35, no. 12 (Dec 2017): 1179-87.

Zhang, C., G. Maruggi, H. Shan, and J. Li. "Advances in Mrna Vaccines for Infectious Diseases." *Front Immunol* 10 (2019): 594.

第 5 章　生命的执行者：蛋白质与细胞

Bagdonas, H., C. A. Fogarty, E. Fadda, and J. Agirre. "The Case for Post-Predictional Modifications in the Alphafold Protein Structure Database." *Nat Struct Mol Biol* 28, no. 11 (Nov 2021): 869-70.

Callaway, E. "After Alphafold: Protein-Folding Contest Seeks Next Big Breakthrough." *Nature* 613, no. 7942 (Jan 2023): 13-14.

———. "'It Will Change Everything': Deepmind's Ai Makes Gigantic Leap in Solving Protein Structures." *Nature* 588, no. 7837 (Dec 2020): 203-04.

———. "What's Next for Alphafold and the Ai Protein-Folding Revolution." *Nature* 604, no. 7905 (Apr 2022): 234-38.

Dabrowski-Tumanski, P., and A. Stasiak. "Alphafold Blindness to Topological Barriers Affects Its Ability to Correctly Predict Proteins' Topology." *Molecules* 28, no. 22 (Nov 7 2023).

Hekkelman, M. L., I. de Vries, R. P. Joosten, and A. Perrakis. "Alphafill: Enriching Alphafold Models with Ligands and Cofactors." *Nat Methods* 20, no. 2 (Feb 2023): 205-13.

Hou, J., T. Wu, R. Cao, and J. Cheng. "Protein Tertiary Structure Modeling Driven by Deep Learning and Contact Distance Prediction in Casp13." *Proteins* 87, no. 12 (Dec 2019): 1165-78.

Jumper, J., R. Evans, A. Pritzel, T. Green, M. Figurnov, O. Ronneberger, K. Tunyasuvunakool, *et al.*

"Highly Accurate Protein Structure Prediction with Alphafold." *Nature* 596, no. 7873 (Aug 2021): 583-89.

Krause, J., Q. Fu, J. M. Good, B. Viola, M. V. Shunkov, A. P. Derevianko, and S. Paabo. "The Complete Mitochondrial DNA Genome of an Unknown Hominin from Southern Siberia." *Nature* 464, no. 7290 (Apr 8 2010): 894-7.

Lalueza-Fox, C., and M. T. Gilbert. "Paleogenomics of Archaic Hominins." *Curr Biol* 21, no. 24 (Dec 20 2011): R1002-9.

Singh, A. "Deep Learning 3d Structures." *Nat Methods* 17, no. 3 (Mar 2020): 249.

Abramov, O., and S. J. Mojzsis. "Microbial Habitability of the Hadean Earth During the Late Heavy Bombardment." *Nature* 459, no. 7245 (May 21 2009): 419-22.

Anbar, M. "Cavitation During Impact of Liquid Water on Water: Geochemical Implications." *Science* 161, no. 3848 (Sep 27 1968): 1343-4.

Basile, B., A. Lazcano, and J. Oro. "Prebiotic Syntheses of Purines and Pyrimidines." *Adv Space Res* 4, no. 12 (1984): 125-31.

Callahan, M. P., K. E. Smith, H. J. Cleaves, 2nd, J. Ruzicka, J. C. Stern, D. P. Glavin, C. H. House, and J. P. Dworkin. "Carbonaceous Meteorites Contain a Wide Range of Extraterrestrial Nucleobases." *Proc Natl Acad Sci USA* 108, no. 34 (Aug 23 2011): 13995-8.

Chen, I. A. "Ge Prize-Winning Essay. The Emergence of Cells During the Origin of Life." *Science* 314, no. 5805 (Dec 8 2006): 1558-9.

Cleaves, H. J., 2nd. "The Origin of the Biologically Coded Amino Acids." *J Theor Biol* 263, no. 4 (Apr 21 2010): 490-8.

d'Ischia, M., P. Manini, M. Moracci, R. Saladino, V. Ball, H. Thissen, R. A. Evans, C. Puzzarini, and V. Barone. "Astrochemistry and Astrobiology: Materials Sciencein Wonderland?". *Int J Mol Sci* 20, no. 17 (Aug 21 2019).

Djokic, T., M. J. Van Kranendonk, K. A. Campbell, M. R. Walter, and C. R. Ward. "Earliest Signs of Life on Land Preserved in Ca. 3.5 Ga Hot Spring Deposits." *Nat Commun* 8 (May 9 2017): 15263.

Ehrenfreund, P., and J. Cami. "Cosmic Carbon Chemistry: From the Interstellar Medium to the Early Earth." *Cold Spring Harb Perspect Biol* 2, no. 12 (Dec 2010): a002097.

Ferus, M., D. Nesvorny, J. Sponer, P. Kubelik, R. Michalcikova, V. Shestivska, J. E. Sponer, and S. Civis. "High-Energy Chemistry of Formamide: A Unified Mechanism of Nucleobase Formation." *Proc Natl Acad Sci USA* 112, no. 3 (Jan 20 2015): 657-62.

Follmann, H., and C. Brownson. "Darwin's Warm Little Pond Revisited: From Molecules to the Origin of Life." *Naturwissenschaften* 96, no. 11 (Nov 2009): 1265-92.

Furukawa, Y., Y. Chikaraishi, N. Ohkouchi, N. O. Ogawa, D. P. Glavin, J. P. Dworkin, C. Abe, and T. Nakamura. "Extraterrestrial Ribose and Other Sugars in Primitive Meteorites." *Proc Natl Acad Sci USA* 116, no. 49 (Dec 3 2019): 24440-45.

Geballe, T. R., F. Najarro, D. F. Figer, B. W. Schlegelmilch, and D. de la Fuente. "Infrared Diffuse Interstellar Bands in the Galactic Centre Region." *Nature* 479, no. 7372 (Nov 2 2011): 200-2.

Green, N. J., D. A. Russell, S. H. Tanner, and J. D. Sutherland. "Prebiotic Synthesis of N-Formylaminonitriles and Derivatives in Formamide." *J Am Chem Soc* 145, no. 19 (May 17 2023): 10533-41.

Horneck, G., D. M. Klaus, and R. L. Mancinelli. "Space Microbiology." *Microbiol Mol Biol Rev* 74, no. 1 (Mar 2010): 121-56.

Kwok, S., and Y. Zhang. "Mixed Aromatic-Aliphatic Organic Nanoparticles as Carriers of Unidentified Infrared Emission Features." *Nature* 479, no. 7371 (Oct 26 2011): 80-3.

Lincoln, T. A., and G. F. Joyce. "Self-Sustained Replication of an Rna Enzyme." *Science* 323, no. 5918 (Feb 27 2009): 1229-32.

Markovitch, O., and D. Lancet. "Excess Mutual Catalysis Is Required for Effective Evolvability." *Artif Life* 18, no. 3 (Summer 2012): 243-66.

Martin, W., and M. J. Russell. "On the Origins of Cells: A Hypothesis for the Evolutionary Transitions from Abiotic Geochemistry to Chemoautotrophic Prokaryotes, and from Prokaryotes to Nucleated Cells." *Philos Trans R Soc Lond B Biol Sci* 358, no. 1429 (Jan 29 2003): 59-83; discussion 83-5.

Miller, S. L. "A Production of Amino Acids under Possible Primitive Earth Conditions." *Science* 117, no. 3046 (May 15 1953): 528-9.

Muller, A. W., and D. Schulze-Makuch. "Thermal Energy and the Origin of Life." *Orig Life Evol Biosph* 36, no. 2 (Apr 2006): 177-89.

Noller, H. F. "Evolution of Protein Synthesis from an Rna World." *Cold Spring Harb Perspect Biol* 4, no. 4 (Apr 1 2012): a003681.

Oba, Y., Y. Takano, Y. Furukawa, T. Koga, D. P. Glavin, J. P. Dworkin, and H. Naraoka. "Identifying the Wide Diversity of Extraterrestrial Purine and Pyrimidine Nucleobases in Carbonaceous Meteorites." *Nat Commun* 13, no. 1 (Apr 26 2022): 2008.

Orgel, L. E. "The Maintenance of the Accuracy of Protein Synthesis and Its Relevance to Ageing." *Proc Natl Acad Sci USA* 49, no. 4 (Apr 1963): 517-21.

———. "Prebiotic Adenine Revisited: Eutectics and Photochemistry." *Orig Life Evol Biosph* 34, no. 4 (Aug 2004): 361-9.

Oro, J. "Mechanism of Synthesis of Adenine from Hydrogen Cyanide under Possible Primitive Earth Conditions." *Nature* 191 (Sep 16 1961): 1193-4.

Oro, J., and A. P. Kimball. "Synthesis of Purines under Possible Primitive Earth Conditions. Ii. Purine Intermediates from Hydrogen Cyanide." *Arch Biochem Biophys* 96 (Feb 1962): 293-313.

Robertson, M. P., and G. F. Joyce. "The Origins of the Rna World." *Cold Spring Harb Perspect Biol* 4, no. 5 (May 1 2012).

Robertson, M. P., and S. L. Miller. "An Efficient Prebiotic Synthesis of Cytosine and Uracil." *Nature* 375, no. 6534 (Jun 29 1995): 772-4.

Roy, D., K. Najafian, and P. von Rague Schleyer. "Chemical Evolution: The Mechanism of the Formation of Adenine under Prebiotic Conditions." *Proc Natl Acad Sci USA* 104, no. 44 (Oct 30 2007): 17272-7.

Saladino, R., G. Botta, S. Pino, G. Costanzo, and E. Di Mauro. "From the One-Carbon Amide Formamide to Rna All the Steps Are Prebiotically Possible." *Biochimie* 94, no. 7 (Jul 2012): 1451-6.

Scharf, C., N. Virgo, H. J. Cleaves, 2nd, M. Aono, N. Aubert-Kato, A. Aydinoglu, A. Barahona, *et al.* "A Strategy for Origins of Life Research." *Astrobiology* 15, no. 12 (Dec 2015): 1031-42.

Sleep, N. H., K. J. Zahnle, J. F. Kasting, and H. J. Morowitz. "Annihilation of Ecosystems by Large Asteroid Impacts on the Early Earth." *Nature* 342, no. 6246 (Nov 9 1989): 139-42.

Trifonov, E. N. "Vocabulary of Definitions of Life Suggests a Definition." *J Biomol Struct Dyn* 29, no. 2 (Oct 2011): 259-66.

Walker, S. I., N. Packard, and G. D. Cody. "Re-Conceptualizing the Origins of Life." *Philos Trans A Math Phys Eng Sci* 375, no. 2109 (Dec 28 2017).

Warmflash, D., and B. Weiss. "Did Life Come from Another World?". *Sci Am* 293, no. 5 (Nov 2005): 64-71.

Weiss, M. C., F. L. Sousa, N. Mrnjavac, S. Neukirchen, M. Roettger, S. Nelson-Sathi, and W. F. Martin. "The Physiology and Habitat of the Last Universal Common Ancestor." *Nat Microbiol* 1, no. 9 (Jul 25 2016): 16116.

Wilde, S. A., J. W. Valley, W. H. Peck, and C. M. Graham. "Evidence from Detrital Zircons for the Existence of Continental Crust and Oceans on the Earth 4.4 Gyr Ago." *Nature* 409, no. 6817 (Jan 11 2001): 175-8.

Woese, C. R., and G. E. Fox. "Phylogenetic Structure of the Prokaryotic Domain: The Primary Kingdoms." *Proc Natl Acad Sci USA* 74, no. 11 (Nov 1977): 5088-90.

Agarwal, S., T. Weidner, F. B. Thalheimer, and C. J. Buchholz. "In Vivo Generated Human Car T Cells Eradicate Tumor Cells." *Oncoimmunology* 8, no. 12 (2019): e1671761.

Agarwalla, P., E. A. Ogunnaike, S. Ahn, K. A. Froehlich, A. Jansson, F. S. Ligler, G. Dotti, and Y. Brudno. "Bioinstructive Implantable Scaffolds for Rapid in Vivo Manufacture and Release of Car-T Cells." *Nat Biotechnol* 40, no. 8 (Aug 2022): 1250-58.

Almasbak, H., T. Aarvak, and M. C. Vemuri. "Car T Cell Therapy: A Game Changer in Cancer Treatment." *J Immunol Res* 2016 (2016): 5474602.

Amor, C., I. Fernandez-Maestre, S. Chowdhury, Y. J. Ho, S. Nadella, C. Graham, S. E. Carrasco, *et al.* "Prophylactic and Long-Lasting Efficacy of Senolytic Car T Cells against Age-Related Metabolic Dysfunction." *Res Sq* (Sep 26 2023).

———. "Prophylactic and Long-Lasting Efficacy of Senolytic Car T Cells against Age-Related Metabolic Dysfunction." *Nat Aging* (Jan 24 2024).

Baldo, B. A. "Chimeric Fusion Proteins Used for Therapy: Indications, Mechanisms, and Safety." *Drug Saf* 38, no. 5 (May 2015): 455-79.

Berg, P., S. Schonefeld, G. Ruppert-Seipp, and M. B. Funk. "Regulatory Measures to Improve the Safety of Car-T-Cell Treatment." *Transfus Med Hemother* 50, no. 3 (Jun 2023): 218-25.

Bonifant, C. L., H. J. Jackson, R. J. Brentjens, and K. J. Curran. "Toxicity and Management in Car T-Cell Therapy." *Mol Ther Oncolytics* 3 (2016): 16011.

Bonini, C., G. Ferrari, S. Verzeletti, P. Servida, E. Zappone, L. Ruggieri, M. Ponzoni, *et al.* "Hsv-Tk Gene Transfer into Donor Lymphocytes for Control of Allogeneic Graft-Versus-Leukemia." *Science* 276, no. 5319 (Jun 13 1997): 1719-24.

Braendstrup, P., B. L. Levine, and M. Ruella. "The Long Road to the First Fda-Approved Gene Therapy: Chimeric Antigen Receptor T Cells Targeting Cd19." *Cytotherapy* 22, no. 2 (Feb 2020): 57-69.

Breslin, S. "Cytokine-Release Syndrome: Overview and Nursing Implications." *Clin J Oncol Nurs* 11, no. 1 Suppl (Feb 2007): 37-42.

Bridgeman, J. S., R. E. Hawkins, S. Bagley, M. Blaylock, M. Holland, and D. E. Gilham. "The Optimal Antigen Response of Chimeric Antigen Receptors Harboring the Cd3zeta Transmembrane Domain Is Dependent Upon Incorporation of the Receptor into the Endogenous Tcr/Cd3 Complex." *J Immunol* 184, no. 12 (Jun 15 2010): 6938-49.

Brudno, J. N., and J. N. Kochenderfer. "Toxicities of Chimeric Antigen Receptor T Cells: Recognition and Management." *Blood* 127, no. 26 (Jun 30 2016): 3321-30.

Bupha-Intr, O., G. Haeusler, L. Chee, K. Thursky, M. Slavin, and B. Teh. "Car-T Cell Therapy and Infection: A Review." *Expert Rev Anti Infect Ther* 19, no. 6 (Jun 2021): 749-58.

Cappell, K. M., and J. N. Kochenderfer. "Long-Term Outcomes Following Car T Cell Therapy: What We Know So Far." *Nat Rev Clin Oncol* 20, no. 6 (Jun 2023): 359-71.

Casucci, M., and A. Bondanza. "Suicide Gene Therapy to Increase the Safety of Chimeric Antigen Receptor-Redirected T Lymphocytes." *J Cancer* 2 (2011): 378-82.

Chandran, S. S., and C. A. Klebanoff. "T Cell Receptor-Based Cancer Immunotherapy: Emerging Efficacy and Pathways of Resistance." *Immunol Rev* 290, no. 1 (Jul 2019): 127-47.

Chmielewski, M., and H. Abken. "Trucks: The Fourth Generation of Cars." *Expert Opin Biol Ther* 15, no. 8 (2015): 1145-54.

Cho, J. H., J. J. Collins, and W. W. Wong. "Universal Chimeric Antigen Receptors for Multiplexed and Logical Control of T Cell Responses." *Cell* 173, no. 6 (May 31 2018): 1426-38 e11.

Daei Sorkhabi, A., L. Mohamed Khosroshahi, A. Sarkesh, A. Mardi, A. Aghebati-Maleki, L. Aghebati-Maleki, and B. Baradaran. "The Current Landscape of Car T-Cell Therapy for Solid Tumors: Mechanisms, Research Progress, Challenges, and Counterstrategies." *Front Immunol* 14 (2023): 1113882.

Dotti, G., S. Gottschalk, B. Savoldo, and M. K. Brenner. "Design and Development of Therapies Using Chimeric Antigen Receptor-Expressing T Cells." *Immunol Rev* 257, no. 1 (Jan 2014): 107-26.

Eshhar, Z., N. Bach, C. J. Fitzer-Attas, G. Gross, J. Lustgarten, T. Waks, and D. G. Schindler. "The T-Body Approach: Potential for Cancer Immunotherapy." *Springer Semin Immunopathol* 18, no. 2 (1996): 199-209.

Frankel, S. R., and P. A. Baeuerle. "Targeting T Cells to Tumor Cells Using Bispecific Antibodies." *Curr Opin Chem Biol* 17, no. 3 (Jun 2013): 385-92.

Gardner, R. A., F. Ceppi, J. Rivers, C. Annesley, C. Summers, A. Taraseviciute, J. Gust, *et al.* "Preemptive Mitigation of Cd19 Car T-Cell Cytokine Release Syndrome without Attenuation of Antileukemic Efficacy." *Blood* 134, no. 24 (Dec 12 2019): 2149-58.

Ghassemi, S., J. S. Durgin, S. Nunez-Cruz, J. Patel, J. Leferovich, F. Pinzone, F. Shen, *et al.* "Rapid Manufacturing of Non-Activated Potent Car T Cells." *Nat Biomed Eng* 6, no. 2 (Feb 2022): 118-28.

Gross, G., G. Gorochov, T. Waks, and Z. Eshhar. "Generation of Effector T Cells Expressing Chimeric T Cell Receptor with Antibody Type-Specificity." *Transplant Proc* 21, no. 1 Pt 1 (Feb 1989): 127-30.

Gross, G., T. Waks, and Z. Eshhar. "Expression of Immunoglobulin-T-Cell Receptor Chimeric Molecules as Functional Receptors with Antibody-Type Specificity." *Proc Natl Acad Sci USA* 86, no. 24 (Dec 1989): 10024-8.

Hartmann, J., M. Schussler-Lenz, A. Bondanza, and C. J. Buchholz. "Clinical Development of Car T Cells-Challenges and Opportunities in Translating Innovative Treatment Concepts." *EMBO Mol Med* 9, no. 9 (Sep 2017): 1183-97.

Hege, K. M., and M. R. Roberts. "T-Cell Gene Therapy." *Curr Opin Biotechnol* 7, no. 6 (Dec 1996): 629-34.

Hudecek, M., D. Sommermeyer, P. L. Kosasih, A. Silva-Benedict, L. Liu, C. Rader, M. C. Jensen, and S. R. Riddell. "The Nonsignaling Extracellular Spacer Domain of Chimeric Antigen Receptors Is Decisive for in Vivo Antitumor Activity." *Cancer Immunol Res* 3, no. 2 (Feb 2015): 125-35.

Irving, B. A., and A. Weiss. "The Cytoplasmic Domain of the T Cell Receptor Zeta Chain Is Sufficient to Couple to Receptor-Associated Signal Transduction Pathways." *Cell* 64, no. 5 (Mar 8 1991): 891-901.

Jacobson, C. A., and J. Ritz. "Time to Put the Car-T before the Horse." *Blood* 118, no. 18 (Nov 3 2011): 4761-2.

Jensen, T. I., E. Axelgaard, and R. O. Bak. "Therapeutic Gene Editing in Haematological Disorders with Crispr/Cas9." *Br J Haematol* 185, no. 5 (Jun 2019): 821-35.

Jin, C., G. Fotaki, M. Ramachandran, B. Nilsson, M. Essand, and D. Yu. "Safe Engineering of Car T Cells for Adoptive Cell Therapy of Cancer Using Long-Term Episomal Gene Transfer." *EMBO Mol Med* 8, no. 7 (Jul 2016): 702-11.

Jin, C., D. Yu, V. Hillerdal, A. Wallgren, A. Karlsson-Parra, and M. Essand. "Allogeneic Lymphocyte-Licensed Dcs Expand T Cells with Improved Antitumor Activity and Resistance to Oxidative Stress and Immunosuppressive Factors." *Mol Ther Methods Clin Dev* 1 (2014): 14001.

June, C. H., and M. Sadelain. "Chimeric Antigen Receptor Therapy." *N Engl J Med* 379, no. 1 (Jul 5 2018): 64-73.

Kim, C. H., J. Y. Axup, B. R. Lawson, H. Yun, V. Tardif, S. H. Choi, Q. Zhou, *et al.* "Bispecific Small Molecule-Antibody Conjugate Targeting Prostate Cancer." *Proc Natl Acad Sci USA* 110, no. 44 (Oct 29 2013): 17796-801.

Kochenderfer, J. N., M. E. Dudley, S. H. Kassim, R. P. Somerville, R. O. Carpenter, M. Stetler-Stevenson, J. C. Yang, *et al.* "Chemotherapy-Refractory Diffuse Large B-Cell Lymphoma and Indolent B-Cell Malignancies Can Be Effectively Treated with Autologous T Cells Expressing an Anti-Cd19 Chimeric Antigen Receptor." *J Clin Oncol* 33, no. 6 (Feb 20 2015): 540-9.

Kochenderfer, J. N., W. H. Wilson, J. E. Janik, M. E. Dudley, M. Stetler-Stevenson, S. A. Feldman, I. Maric, *et al.* "Eradication of B-Lineage Cells and Regression of Lymphoma in a Patient Treated with Autologous T Cells Genetically Engineered to Recognize Cd19." *Blood* 116, no. 20 (Nov 18 2010): 4099-102.

Kolluri, A., D. Li, N. Li, Z. Duan, L. R. Roberts, and M. Ho. "Human Vh-Based Chimeric Antigen Receptor T Cells Targeting Glypican 3 Eliminate Tumors in Preclinical Models of Hcc." *Hepatol Commun* 7, no. 2 (Feb 1 2023): e0022.

Kueberuwa, G., M. Kalaitsidou, E. Cheadle, R. E. Hawkins, and D. E. Gilham. "Cd19 Car T Cells Expressing Il-12 Eradicate Lymphoma in Fully Lymphoreplete Mice through Induction of Host Immunity." *Mol Ther Oncolytics* 8 (Mar 30 2018): 41-51.

Lee, D. W., R. Gardner, D. L. Porter, C. U. Louis, N. Ahmed, M. Jensen, S. A. Grupp, and C. L. Mackall. "Current Concepts in the Diagnosis and Management of Cytokine Release Syndrome." *Blood* 124, no. 2 (Jul 10 2014): 188-95.

Li, D., H. English, J. Hong, T. Liang, G. Merlino, C. P. Day, and M. Ho. "A Novel Pd-L1-Targeted Shark V(Nar) Single-Domain-Based Car-T Cell Strategy for Treating Breast Cancer and Liver Cancer." *Mol Ther Oncolytics* 24 (Mar 17 2022): 849-63.

Li, D., N. Li, Y. F. Zhang, H. Fu, M. Feng, D. Schneider, L. Su, *et al.* "Persistent Polyfunctional Chimeric Antigen Receptor T Cells That Target Glypican 3 Eliminate Orthotopic Hepatocellular Carcinomas in Mice." *Gastroenterology* 158, no. 8 (Jun 2020): 2250-65 e20.

Li, D., S. Lin, J. Hong, and M. Ho. "Immunotherapy for Hepatobiliary Cancers: Emerging Targets and Translational Advances." *Adv Cancer Res* 156 (2022): 415-49.

Li, N., H. Fu, S. M. Hewitt, D. S. Dimitrov, and M. Ho. "Therapeutically Targeting Glypican-2 Via Single-Domain Antibody-Based Chimeric Antigen Receptors and Immunotoxins in Neuroblastoma." *Proc Natl Acad Sci USA* 114, no. 32 (Aug 8 2017): E6623-E31.

Li, N., and M. Ho. "Development of Glypican-2 Targeting Single-Domain Antibody Car T Cells for Neuroblastoma." *Methods Mol Biol* 2446 (2022): 451-68.

Li, N., A. Quan, D. Li, J. Pan, H. Ren, G. Hoeltzel, N. de Val, *et al.* "The Igg4 Hinge with Cd28 Transmembrane Domain Improves V(H)H-Based Car T Cells Targeting a Membrane-Distal Epitope of

Gpc1 in Pancreatic Cancer." *Nat Commun* 14, no. 1 (Apr 8 2023): 1986.

Li, N., M. R. Spetz, D. Li, and M. Ho. "Advances in Immunotherapeutic Targets for Childhood Cancers: A Focus on Glypican-2 and B7-H3." *Pharmacol Ther* 223 (Jul 2021): 107892.

Lim, W. A., and C. H. June. "The Principles of Engineering Immune Cells to Treat Cancer." *Cell* 168, no. 4 (Feb 9 2017): 724-40.

Lonez, C., and E. Breman. "Allogeneic Car-T Therapy Technologies: Has the Promise Been Met?". *Cells* 13, no. 2 (Jan 12 2024).

Lyman, G. H., A. Nguyen, S. Snyder, M. Gitlin, and K. C. Chung. "Economic Evaluation of Chimeric Antigen Receptor T-Cell Therapy by Site of Care among Patients with Relapsed or Refractory Large B-Cell Lymphoma." *JAMA Netw Open* 3, no. 4 (Apr 1 2020): e202072.

Mackensen, A., F. Muller, D. Mougiakakos, S. Boltz, A. Wilhelm, M. Aigner, S. Volkl, *et al.* "Anti-Cd19 Car T Cell Therapy for Refractory Systemic Lupus Erythematosus." *Nat Med* 28, no. 10 (Oct 2022): 2124-32.

Magnani, C. F., G. Gaipa, F. Lussana, D. Belotti, G. Gritti, S. Napolitano, G. Matera, *et al.* "Sleeping Beauty-Engineered Car T Cells Achieve Antileukemic Activity without Severe Toxicities." *J Clin Invest* 130, no. 11 (Nov 2 2020): 6021-33.

Maher, J., R. J. Brentjens, G. Gunset, I. Riviere, and M. Sadelain. "Human T-Lymphocyte Cytotoxicity and Proliferation Directed by a Single Chimeric Tcrzeta /Cd28 Receptor." *Nat Biotechnol* 20, no. 1 (Jan 2002): 70-5.

Makita, S., K. Yoshimura, and K. Tobinai. "Clinical Development of Anti-Cd19 Chimeric Antigen Receptor T-Cell Therapy for B-Cell Non-Hodgkin Lymphoma." *Cancer Sci* 108, no. 6 (Jun 2017): 1109-18.

Mitra, A., A. Barua, L. Huang, S. Ganguly, Q. Feng, and B. He. "From Bench to Bedside: The History and Progress of Car T Cell Therapy." *Front Immunol* 14 (2023): 1188049.

Mougiakakos, D., G. Kronke, S. Volkl, S. Kretschmann, M. Aigner, S. Kharboutli, S. Boltz, *et al.* "Cd19-Targeted Car T Cells in Refractory Systemic Lupus Erythematosus." *N Engl J Med* 385, no. 6 (Aug 5 2021): 567-69.

Muranski, P., A. Boni, C. Wrzesinski, D. E. Citrin, S. A. Rosenberg, R. Childs, and N. P. Restifo. "Increased Intensity Lymphodepletion and Adoptive Immunotherapy--How Far Can We Go?". *Nat Clin Pract Oncol* 3, no. 12 (Dec 2006): 668-81.

Qin, L., Y. Lai, R. Zhao, X. Wei, J. Weng, P. Lai, B. Li, *et al.* "Incorporation of a Hinge Domain Improves the Expansion of Chimeric Antigen Receptor T Cells." *J Hematol Oncol* 10, no. 1 (Mar 13 2017): 68.

Riddell, S. R., M. Elliott, D. A. Lewinsohn, M. J. Gilbert, L. Wilson, S. A. Manley, S. D. Lupton, *et al.* "T-Cell Mediated Rejection of Gene-Modified Hiv-Specific Cytotoxic T Lymphocytes in Hiv-Infected Patients." *Nat Med* 2, no. 2 (Feb 1996): 216-23.

Rosenbaum, L. "Tragedy, Perseverance, and Chance - the Story of Car-T Therapy." *N Engl J Med* 377, no. 14 (Oct 5 2017): 1313-15.

Sadelain, M., R. Brentjens, and I. Riviere. "The Basic Principles of Chimeric Antigen Receptor Design." *Cancer Discov* 3, no. 4 (Apr 2013): 388-98.

Sadelain, M., I. Riviere, and R. Brentjens. "Targeting Tumours with Genetically Enhanced T Lymphocytes." *Nat Rev Cancer* 3, no. 1 (Jan 2003): 35-45.

Sakaguchi, S., T. Yamaguchi, T. Nomura, and M. Ono. "Regulatory T Cells and Immune Tolerance." *Cell* 133, no. 5 (May 30 2008): 775-87.

Schultz, L., and C. Mackall. "Driving Car T Cell Translation Forward." *Sci Transl Med* 11, no. 481 (Feb 27 2019).

Smith, T. T., S. B. Stephan, H. F. Moffett, L. E. McKnight, W. Ji, D. Reiman, E. Bonagofski, *et al.* "In Situ Programming of Leukaemia-Specific T Cells Using Synthetic DNA Nanocarriers." *Nat Nanotechnol* 12, no. 8 (Aug 2017): 813-20.

Sole, P., J. Yamanouchi, J. Garnica, M. M. Uddin, R. Clarke, J. Moro, N. Garabatos, *et al.* "A T Follicular Helper Cell Origin for T Regulatory Type 1 Cells." *Cell Mol Immunol* 20, no. 5 (May 2023): 489-511.

Srivastava, S., and S. R. Riddell. "Engineering Car-T Cells: Design Concepts." *Trends Immunol* 36, no. 8 (Aug 2015): 494-502.

Sun, L. L., D. Ellerman, M. Mathieu, M. Hristopoulos, X. Chen, Y. Li, X. Yan, *et al.* "Anti-Cd20/Cd3 T Cell-Dependent Bispecific Antibody for the Treatment of B Cell Malignancies." *Sci Transl Med* 7, no. 287 (May 13 2015): 287ra70.

Tang, X. J., X. Y. Sun, K. M. Huang, L. Zhang, Z. S. Yang, D. D. Zou, B. Wang, *et al.* "Therapeutic Potential of Car-T Cell-Derived Exosomes: A Cell-Free Modality for Targeted Cancer Therapy." *Oncotarget* 6, no. 42 (Dec 29 2015): 44179-90.

Themeli, M., C. C. Kloss, G. Ciriello, V. D. Fedorov, F. Perna, M. Gonen, and M. Sadelain. "Generation of Tumor-Targeted Human T Lymphocytes from Induced Pluripotent Stem Cells for Cancer Therapy." *Nat Biotechnol* 31, no. 10 (Oct 2013): 928-33.

Themeli, M., I. Riviere, and M. Sadelain. "New Cell Sources for T Cell Engineering and Adoptive Immunotherapy." *Cell Stem Cell* 16, no. 4 (Apr 2 2015): 357-66.

Tremain, A. C., R. P. Wallace, K. M. Lorentz, T. B. Thornley, J. T. Antane, M. R. Raczy, J. W. Reda, *et al.* "Synthetically Glycosylated Antigens for the Antigen-Specific Suppression of Established Immune Responses." *Nat Biomed Eng* 7, no. 9 (Sep 2023): 1142-55.

Tsai, S., A. Shameli, J. Yamanouchi, X. Clemente-Casares, J. Wang, P. Serra, Y. Yang, *et al.* "Reversal of Autoimmunity by Boosting Memory-Like Autoregulatory T Cells." *Immunity* 32, no. 4 (Apr 23 2010): 568-80.

Turtle, C. J., L. A. Hanafi, C. Berger, T. A. Gooley, S. Cherian, M. Hudecek, D. Sommermeyer, *et al.* "Cd19 Car-T Cells of Defined Cd4+:Cd8+ Composition in Adult B Cell All Patients." *J Clin Invest* 126, no. 6 (Jun 1 2016): 2123-38.

Wilkie, S., M. C. van Schalkwyk, S. Hobbs, D. M. Davies, S. J. van der Stegen, A. C. Pereira, S. E. Burbridge, *et al.* "Dual Targeting of Erbb2 and Muc1 in Breast Cancer Using Chimeric Antigen Receptors Engineered to Provide Complementary Signaling." *J Clin Immunol* 32, no. 5 (Oct 2012): 1059-70.

Willyard, C. "Can Autoimmune Diseases Be Cured? Scientists See Hope at Last." *Nature* 625, no. 7996 (Jan 2024): 646-48.

Wu, C. Y., K. T. Roybal, E. M. Puchner, J. Onuffer, and W. A. Lim. "Remote Control of Therapeutic T Cells through a Small Molecule-Gated Chimeric Receptor." *Science* 350, no. 6258 (Oct 16 2015): aab4077.

Xin Yu, J., V. M. Hubbard-Lucey, and J. Tang. "The Global Pipeline of Cell Therapies for Cancer." *Nat Rev Drug Discov* 18, no. 11 (Oct 2019): 821-22.

Zhang, C., J. Liu, J. F. Zhong, and X. Zhang. "Engineering Car-T Cells." *Biomark Res* 5 (2017): 22.

Zhang, E., and H. Xu. "A New Insight in Chimeric Antigen Receptor-Engineered T Cells for Cancer Immunotherapy." *J Hematol Oncol* 10, no. 1 (Jan 3 2017): 1.

Zhang, H., P. Zhao, and H. Huang. "Engineering Better Chimeric Antigen Receptor T Cells." *Exp Hematol Oncol* 9, no. 1 (Dec 2 2020): 34.

Zhang, Q., W. Lu, C. L. Liang, Y. Chen, H. Liu, F. Qiu, and Z. Dai. "Chimeric Antigen Receptor (Car) Treg: A Promising Approach to Inducing Immunological Tolerance." *Front Immunol* 9 (2018): 2359.

第6章　逆转衰老

Wolpert, L.(2011).Developmental Biology: A Very Short Introduction. Oxford University Press.

Alvarez-Buylla, E. R., A. Chaos, M. Aldana, M. Benitez, Y. Cortes-Poza, C. Espinosa-Soto, D. A. Hartasanchez, *et al.* "Floral Morphogenesis: Stochastic Explorations of a Gene Network Epigenetic Landscape." *PLoS One* 3, no. 11 (2008): e3626.

Anderson, S. J., K. M. Feye, G. R. Schmidt-McCormack, E. Malovic, G. S. A. Mlynarczyk, P. Izbicki, L. F. Arnold, *et al.* "Off-Target Drug Effects Resulting in Altered Gene Expression Events with Epigenetic and 'Quasi-Epigenetic' Origins." *Pharmacol Res* 107 (May 2016): 229-33.

Ballestar, E. "Epigenetics Lessons from Twins: Prospects for Autoimmune Disease." *Clin Rev Allergy Immunol* 39, no. 1 (Aug 2010): 30-41.

Bayraktar, G., and M. R. Kreutz. "The Role of Activity-Dependent DNA Demethylation in the Adult Brain and in Neurological Disorders." *Front Mol Neurosci* 11 (2018): 169.

Bendandi, A., A. S. Patelli, A. Diaspro, and W. Rocchia. "The Role of Histone Tails in Nucleosome

Stability: An Electrostatic Perspective." *Comput Struct Biotechnol J* 18 (2020): 2799-809.

Berger, S. L., T. Kouzarides, R. Shiekhattar, and A. Shilatifard. "An Operational Definition of Epigenetics." *Genes Dev* 23, no. 7 (Apr 1 2009): 781-3.

Bernstein, C. "DNA Methylation and Establishing Memory." *Epigenet Insights* 15 (2022): 25168657211072499.

Bird, A. "Perceptions of Epigenetics." *Nature* 447, no. 7143 (May 24 2007): 396-8.

Braga, D. L., F. Mousovich-Neto, G. Tonon-da-Silva, W. G. Salgueiro, and M. A. Mori. "Epigenetic Changes During Ageing and Their Underlying Mechanisms." *Biogerontology* 21, no. 4 (Aug 2020): 423-43.

Buschbeck, M., and S. B. Hake. "Variants of Core Histones and Their Roles in Cell Fate Decisions, Development and Cancer." *Nat Rev Mol Cell Biol* 18, no. 5 (May 2017): 299-314.

Caspi, A., K. Sugden, T. E. Moffitt, A. Taylor, I. W. Craig, H. Harrington, J. McClay, *et al.* "Influence of Life Stress on Depression: Moderation by a Polymorphism in the 5-Htt Gene." *Science* 301, no. 5631 (Jul 18 2003): 386-9.

Castner, S. A., S. Gupta, D. Wang, A. J. Moreno, C. Park, C. Chen, Y. Poon, *et al.* "Longevity Factor Klotho Enhances Cognition in Aged Nonhuman Primates." *Nat Aging* 3, no. 8 (Aug 2023): 931-37.

Cedar, H., and Y. Bergman. "Programming of DNA Methylation Patterns." *Annu Rev Biochem* 81 (2012): 97-117.

Chahwan, R., S. N. Wontakal, and S. Roa. "Crosstalk between Genetic and Epigenetic Information through Cytosine Deamination." *Trends Genet* 26, no. 10 (Oct 2010): 443-8.

Chuang, L. S., H. I. Ian, T. W. Koh, H. H. Ng, G. Xu, and B. F. Li. "Human DNA-(Cytosine-5) Methyltransferase-Pcna Complex as a Target for P21waf1." *Science* 277, no. 5334 (Sep 26 1997): 1996-2000.

David, L., and J. M. Polo. "Phases of Reprogramming." *Stem Cell Res* 12, no. 3 (May 2014): 754-61.

de Magalhaes, J. P., and A. Ocampo. "Cellular Reprogramming and the Rise of Rejuvenation Biotech." *Trends Biotechnol* 40, no. 6 (Jun 2022): 639-42.

Deans, C., and K. A. Maggert. "What Do You Mean, "Epigenetic"?". *Genetics* 199, no. 4 (Apr 2015): 887-96.

Djuric, Z., G. Chen, D. R. Doerge, L. K. Heilbrun, and O. Kucuk. "Effect of Soy Isoflavone Supplementation on Markers of Oxidative Stress in Men and Women." *Cancer Lett* 172, no. 1 (Oct 22 2001): 1-6.

Dodd, I. B., M. A. Micheelsen, K. Sneppen, and G. Thon. "Theoretical Analysis of Epigenetic Cell Memory by Nucleosome Modification." *Cell* 129, no. 4 (May 18 2007): 813-22.

Downing, T. L., J. Soto, C. Morez, T. Houssin, A. Fritz, F. Yuan, J. Chu, *et al.* "Biophysical Regulation of Epigenetic State and Cell Reprogramming." *Nat Mater* 12, no. 12 (Dec 2013): 1154-62.

Dubal, D. B., J. S. Yokoyama, L. Zhu, L. Broestl, K. Worden, D. Wang, V. E. Sturm, *et al.* "Life Extension Factor Klotho Enhances Cognition." *Cell Rep* 7, no. 4 (May 22 2014): 1065-76.

Dubal, D. B., L. Zhu, P. E. Sanchez, K. Worden, L. Broestl, E. Johnson, K. Ho, *et al.* "Life Extension Factor Klotho Prevents Mortality and Enhances Cognition in Happ Transgenic Mice." *J Neurosci* 35, no. 6 (Feb 11 2015): 2358-71.

Duke, C. G., A. J. Kennedy, C. F. Gavin, J. J. Day, and J. D. Sweatt. "Experience-Dependent Epigenomic Reorganization in the Hippocampus." *Learn Mem* 24, no. 7 (Jul 2017): 278-88.

Dupont, C., D. R. Armant, and C. A. Brenner. "Epigenetics: Definition, Mechanisms and Clinical Perspective." *Semin Reprod Med* 27, no. 5 (Sep 2009): 351-7.

Farris, M. H., P. A. Texter, A. A. Mora, M. V. Wiles, E. F. Mac Garrigle, S. A. Klaus, and K. Rosfjord. "Detection of Crispr-Mediated Genome Modifications through Altered Methylation Patterns of Cpg Islands." *BMC Genomics* 21, no. 1 (Dec 2 2020): 856.

Ferguson-Smith, A. C. "Genomic Imprinting: The Emergence of an Epigenetic Paradigm." *Nat Rev Genet* 12, no. 8 (Jul 18 2011): 565-75.

Fraga, M. F., E. Ballestar, M. F. Paz, S. Ropero, F. Setien, M. L. Ballestar, D. Heine-Suner, *et al.* "Epigenetic Differences Arise During the Lifetime of Monozygotic Twins." *Proc Natl Acad Sci USA* 102, no. 30 (Jul 26 2005): 10604-9.

Francis, G. "Too Much Success for Recent Groundbreaking Epigenetic Experiments." *Genetics* 198, no. 2 (Oct 2014): 449-51.

Gibney, E. R., and C. M. Nolan. "Epigenetics and Gene Expression." *Heredity (Edinb)* 105, no. 1 (Jul 2010): 4-13.

Greenberg, M. V. C., and D. Bourc'his. "The Diverse Roles of DNA Methylation in Mammalian Development and Disease." *Nat Rev Mol Cell Biol* 20, no. 10 (Oct 2019): 590-607.

Guan, W., B. T. Steffen, R. N. Lemaitre, J. H. Y. Wu, T. Tanaka, A. Manichaikul, M. Foy, *et al.* "Genome-Wide Association Study of Plasma N6 Polyunsaturated Fatty Acids within the Cohorts for Heart and Aging Research in Genomic Epidemiology Consortium." *Circ Cardiovasc Genet* 7, no. 3 (Jun 2014): 321-31.

Hall, B. K. "In Search of Evolutionary Developmental Mechanisms: The 30-Year Gap between 1944 and 1974." *J Exp Zool B Mol Dev Evol* 302, no. 1 (Jan 15 2004): 5-18.

Haque, F. N., Gottesman, II, and A. H. Wong. "Not Really Identical: Epigenetic Differences in Monozygotic Twins and Implications for Twin Studies in Psychiatry." *Am J Med Genet C Semin Med Genet* 151C, no. 2 (May 15 2009): 136-41.

Harman, M. F., and M. G. Martin. "Epigenetic Mechanisms Related to Cognitive Decline During Aging." *J Neurosci Res* 98, no. 2 (Feb 2020): 234-46.

Hashimoto, K., S. Kokubun, E. Itoi, and H. I. Roach. "Improved Quantification of DNA Methylation Using Methylation-Sensitive Restriction Enzymes and Real-Time Pcr." *Epigenetics* 2, no. 2 (Apr-Jun 2007): 86-91.

Hawe, J. S., R. Wilson, K. T. Schmid, L. Zhou, L. N. Lakshmanan, B. C. Lehne, B. Kuhnel, *et al.* "Genetic Variation Influencing DNA Methylation Provides Insights into Molecular Mechanisms Regulating Genomic Function." *Nat Genet* 54, no. 1 (Jan 2022): 18-29.

He, Z., R. Zhang, F. Jiang, H. Zhang, A. Zhao, B. Xu, L. Jin, *et al.* "Fads1-Fads2 Genetic Polymorphisms Are Associated with Fatty Acid Metabolism through Changes in DNA Methylation and Gene Expression." *Clin Epigenetics* 10, no. 1 (Aug 29 2018): 113.

Holliday, R. "DNA Methylation and Epigenetic Inheritance." *Philos Trans R Soc Lond B Biol Sci* 326, no. 1235 (Jan 30 1990): 329-38.

Hwang, J. Y., K. A. Aromolaran, and R. S. Zukin. "The Emerging Field of Epigenetics in Neurodegeneration and Neuroprotection." *Nat Rev Neurosci* 18, no. 6 (May 18 2017): 347-61.

Jang, C. W., Y. Shibata, J. Starmer, D. Yee, and T. Magnuson. "Histone H3.3 Maintains Genome Integrity During Mammalian Development." *Genes Dev* 29, no. 13 (Jul 1 2015): 1377-92.

Jenuwein, T., G. Laible, R. Dorn, and G. Reuter. "Set Domain Proteins Modulate Chromatin Domains in Eu- and Heterochromatin." *Cell Mol Life Sci* 54, no. 1 (Jan 1998): 80-93.

Kamat, M. A., J. A. Blackshaw, R. Young, P. Surendran, S. Burgess, J. Danesh, A. S. Butterworth, and J. R. Staley. "Phenoscanner V2: An Expanded Tool for Searching Human Genotype-Phenotype Associations." *Bioinformatics* 35, no. 22 (Nov 1 2019): 4851-53.

Kaminsky, Z. A., T. Tang, S. C. Wang, C. Ptak, G. H. Oh, A. H. Wong, L. A. Feldcamp, *et al.* "DNA Methylation Profiles in Monozygotic and Dizygotic Twins." *Nat Genet* 41, no. 2 (Feb 2009): 240-5.

Kim, J. J., and M. W. Jung. "Neural Circuits and Mechanisms Involved in Pavlovian Fear Conditioning: A Critical Review." *Neurosci Biobehav Rev* 30, no. 2 (2006): 188-202.

Kitamura, T., S. K. Ogawa, D. S. Roy, T. Okuyama, M. D. Morrissey, L. M. Smith, R. L. Redondo, and S. Tonegawa. "Engrams and Circuits Crucial for Systems Consolidation of a Memory." *Science* 356, no. 6333 (Apr 7 2017): 73-78.

Kropat, C., D. Mueller, U. Boettler, K. Zimmermann, E. H. Heiss, V. M. Dirsch, D. Rogoll, *et al.* "Modulation of Nrf2-Dependent Gene Transcription by Bilberry Anthocyanins in Vivo." *Mol Nutr Food Res* 57, no. 3 (Mar 2013): 545-50.

Kumar, S., V. Chinnusamy, and T. Mohapatra. "Epigenetics of Modified DNA Bases: 5-Methylcytosine and Beyond." *Front Genet* 9 (2018): 640.

Lacroute, F. "Non-Mendelian Mutation Allowing Ureidosuccinic Acid Uptake in Yeast." *J Bacteriol* 106, no. 2 (May 1971): 519-22.

Ladstatter, S., and K. Tachibana-Konwalski. "A Surveillance Mechanism Ensures Repair of DNA Lesions During Zygotic Reprogramming." *Cell* 167, no. 7 (Dec 15 2016): 1774-87 e13.

Lancaster, A. K., and J. Masel. "The Evolution of Reversible Switches in the Presence of Irreversible Mimics." *Evolution* 63, no. 9 (Sep 2009): 2350-62.

Ledford, H. "Language: Disputed Definitions." *Nature* 455, no. 7216 (Oct 23 2008): 1023-8.

Li, E., T. H. Bestor, and R. Jaenisch. "Targeted Mutation of the DNA Methyltransferase Gene Results in Embryonic Lethality." *Cell* 69, no. 6 (Jun 12 1992): 915-26.

Li, Y., X. Chen, and C. Lu. "The Interplay between DNA and Histone Methylation: Molecular Mechanisms and Disease Implications." *EMBO Rep* 22, no. 5 (May 5 2021): e51803.

Lim, L. P., N. C. Lau, P. Garrett-Engele, A. Grimson, J. M. Schelter, J. Castle, D. P. Bartel, P. S. Linsley, and J. M. Johnson. "Microarray Analysis Shows That Some Micrornas Downregulate Large Numbers of Target Mrnas." *Nature* 433, no. 7027 (Feb 17 2005): 769-73.

Maeder, M. L., J. F. Angstman, M. E. Richardson, S. J. Linder, V. M. Cascio, S. Q. Tsai, Q. H. Ho, *et al.* "Targeted DNA Demethylation and Activation of Endogenous Genes Using Programmable Tale-Tet1 Fusion Proteins." *Nat Biotechnol* 31, no. 12 (Dec 2013): 1137-42.

Mann, M. R., Y. G. Chung, L. D. Nolen, R. I. Verona, K. E. Latham, and M. S. Bartolomei. "Disruption of Imprinted Gene Methylation and Expression in Cloned Preimplantation Stage Mouse Embryos." *Biol Reprod* 69, no. 3 (Sep 2003): 902-14.

Manzo, M., J. Wirz, C. Ambrosi, R. Villasenor, B. Roschitzki, and T. Baubec. "Isoform-Specific Localization of Dnmt3a Regulates DNA Methylation Fidelity at Bivalent Cpg Islands." *EMBO J* 36, no. 23 (Dec 1 2017): 3421-34.

Mathers, J. C. "Nutritional Modulation of Ageing: Genomic and Epigenetic Approaches." *Mech Ageing Dev* 127, no. 6 (Jun 2006): 584-9.

Mattick, J. S., P. P. Amaral, M. E. Dinger, T. R. Mercer, and M. F. Mehler. "Rna Regulation of Epigenetic Processes." *Bioessays* 31, no. 1 (Jan 2009): 51-9.

Melamed, P., Y. Yosefzon, C. David, A. Tsukerman, and L. Pnueli. "Tet Enzymes, Variants, and Differential Effects on Function." *Front Cell Dev Biol* 6 (2018): 22.

Moore, L. D., T. Le, and G. Fan. "DNA Methylation and Its Basic Function." *Neuropsychopharmacology* 38, no. 1 (Jan 2013): 23-38.

Nottke, A., M. P. Colaiacovo, and Y. Shi. "Developmental Roles of the Histone Lysine Demethylases." *Development* 136, no. 6 (Mar 2009): 879-89.

O'Hagan, H. M., H. P. Mohammad, and S. B. Baylin. "Double Strand Breaks Can Initiate Gene Silencing and Sirt1-Dependent Onset of DNA Methylation in an Exogenous Promoter Cpg Island." *PLoS Genet* 4, no. 8 (Aug 15 2008): e1000155.

Ogryzko, V. V. "Erwin Schroedinger, Francis Crick and Epigenetic Stability." *Biol Direct* 3 (Apr 17 2008): 15.

Okada, Y. "From the Era of Genome Analysis to the Era of Genomic Drug Discovery: A Pioneering Example of Rheumatoid Arthritis." *Clin Genet* 86, no. 5 (Nov 2014): 432-40.

Oliveira, A. M., T. J. Hemstedt, and H. Bading. "Rescue of Aging-Associated Decline in Dnmt3a2 Expression Restores Cognitive Abilities." *Nat Neurosci* 15, no. 8 (Jul 1 2012): 1111-3.

Pires, C. F., F. F. Rosa, I. Kurochkin, and C. F. Pereira. "Understanding and Modulating Immunity with Cell Reprogramming." *Front Immunol* 10 (2019): 2809.

Ptashne, M. "On the Use of the Word 'Epigenetic'." *Curr Biol* 17, no. 7 (Apr 3 2007): R233-6.

Pulit, S. L., C. Stoneman, A. P. Morris, A. R. Wood, C. A. Glastonbury, J. Tyrrell, L. Yengo, *et al.* "Meta-Analysis of Genome-Wide Association Studies for Body Fat Distribution in 694 649 Individuals of European Ancestry." *Hum Mol Genet* 28, no. 1 (Jan 1 2019): 166-74.

Rabajante, J. F., and A. L. Babierra. "Branching and Oscillations in the Epigenetic Landscape of Cell-Fate Determination." *Prog Biophys Mol Biol* 117, no. 2-3 (Mar 2015): 240-49.

Rando, O. J., and K. J. Verstrepen. "Timescales of Genetic and Epigenetic Inheritance." *Cell* 128, no. 4 (Feb 23 2007): 655-68.

Reik, W. "Stability and Flexibility of Epigenetic Gene Regulation in Mammalian Development." *Nature* 447, no. 7143 (May 24 2007): 425-32.

Reik, W., W. Dean, and J. Walter. "Epigenetic Reprogramming in Mammalian Development." *Science* 293, no. 5532 (Aug 10 2001): 1089-93.

Robertson, K. D., E. Uzvolgyi, G. Liang, C. Talmadge, J. Sumegi, F. A. Gonzales, and P. A. Jones. "The Human DNA Methyltransferases (Dnmts) 1, 3a and 3b: Coordinate Mrna Expression in Normal Tissues and Overexpression in Tumors." *Nucleic Acids Res* 27, no. 11 (Jun 1 1999): 2291-8.

Robertson, K. D., and A. P. Wolffe. "DNA Methylation in Health and Disease." *Nat Rev Genet* 1, no. 1 (Oct 2000): 11-9.

Rose, N. R., and R. J. Klose. "Understanding the Relationship between DNA Methylation and Histone Lysine Methylation." *Biochim Biophys Acta* 1839, no. 12 (Dec 2014): 1362-72.

Rosenfeld, J. A., Z. Wang, D. E. Schones, K. Zhao, R. DeSalle, and M. Q. Zhang. "Determination of Enriched Histone Modifications in Non-Genic Portions of the Human Genome." *BMC Genomics* 10 (Mar 31 2009): 143.

Saygin, D., T. Tabib, H. E. T. Bittar, E. Valenzi, J. Sembrat, S. Y. Chan, M. Rojas, and R. Lafyatis. "Transcriptional Profiling of Lung Cell Populations in Idiopathic Pulmonary Arterial Hypertension." *Pulm Circ* 10, no. 1 (Jan-Mar 2020).

Schadt, E. E., O. Banerjee, G. Fang, Z. Feng, W. H. Wong, X. Zhang, A. Kislyuk, *et al.* "Modeling Kinetic Rate Variation in Third Generation DNA Sequencing Data to Detect Putative Modifications to DNA Bases." *Genome Res* 23, no. 1 (Jan 2013): 129-41.

Seisenberger, S., J. R. Peat, T. A. Hore, F. Santos, W. Dean, and W. Reik. "Reprogramming DNA Methylation in the Mammalian Life Cycle: Building and Breaking Epigenetic Barriers." *Philos Trans R Soc Lond B Biol Sci* 368, no. 1609 (Jan 5 2013): 20110330.

Sharma, S., T. K. Kelly, and P. A. Jones. "Epigenetics in Cancer." *Carcinogenesis* 31, no. 1 (Jan 2010): 27-36.

Shin, H., W. L. Choi, J. Y. Lim, and J. H. Huh. "Epigenome Editing: Targeted Manipulation of Epigenetic Modifications in Plants." *Genes Genomics* 44, no. 3 (Mar 2022): 307-15.

Short, A. K., K. A. Fennell, V. M. Perreau, A. Fox, M. K. O'Bryan, J. H. Kim, T. W. Bredy, T. Y. Pang, and A. J. Hannan. "Elevated Paternal Glucocorticoid Exposure Alters the Small Noncoding Rna Profile in Sperm and Modifies Anxiety and Depressive Phenotypes in the Offspring." *Transl Psychiatry* 6, no. 6 (Jun 14 2016): e837.

Simone, J. N., and M. M. Whitacre. "The Effect of Intraocular Gas and Fluid Volumes on Intraocular Pressure." *Ophthalmology* 97, no. 2 (Feb 1990): 238-43.

Simpson, D. J., N. N. Olova, and T. Chandra. "Cellular Reprogramming and Epigenetic Rejuvenation." *Clin Epigenetics* 13, no. 1 (Sep 6 2021): 170.

Simpson, J. T., R. E. Workman, P. C. Zuzarte, M. David, L. J. Dursi, and W. Timp. "Detecting DNA Cytosine Methylation Using Nanopore Sequencing." *Nat Methods* 14, no. 4 (Apr 2017): 407-10.

Slotkin, R. K., and R. Martienssen. "Transposable Elements and the Epigenetic Regulation of the Genome." *Nat Rev Genet* 8, no. 4 (Apr 2007): 272-85.

Sneppen, K., M. A. Micheelsen, and I. B. Dodd. "Ultrasensitive Gene Regulation by Positive Feedback Loops in Nucleosome Modification." *Mol Syst Biol* 4 (2008): 182.

Spitz, F., and E. E. Furlong. "Transcription Factors: From Enhancer Binding to Developmental Control." *Nat Rev Genet* 13, no. 9 (Sep 2012): 613-26.

Srivastava, D., and N. DeWitt. "In Vivo Cellular Reprogramming: The Next Generation." *Cell* 166, no. 6 (Sep 8 2016): 1386-96.

Stewart, M. D., J. Li, and J. Wong. "Relationship between Histone H3 Lysine 9 Methylation, Transcription Repression, and Heterochromatin Protein 1 Recruitment." *Mol Cell Biol* 25, no. 7 (Apr 2005): 2525-38.

Topart, C., E. Werner, and P. B. Arimondo. "Wandering Along the Epigenetic Timeline." *Clin Epigenetics* 12, no. 1 (Jul 2 2020): 97.

van der Graaf, A., R. Wardenaar, D. A. Neumann, A. Taudt, R. G. Shaw, R. C. Jansen, R. J. Schmitz, M. Colome-Tatche, and F. Johannes. "Rate, Spectrum, and Evolutionary Dynamics of Spontaneous Epimutations." *Proc Natl Acad Sci USA* 112, no. 21 (May 26 2015): 6676-81.

Viens, A., U. Mechold, F. Brouillard, C. Gilbert, P. Leclerc, and V. Ogryzko. "Analysis of Human Histone H2az Deposition in Vivo Argues against Its Direct Role in Epigenetic Templating Mechanisms." *Mol Cell Biol* 26, no. 14 (Jul 2006): 5325-35.

Wang, Z., H. Yao, S. Lin, X. Zhu, Z. Shen, G. Lu, W. S. Poon, *et al.* "Transcriptional and Epigenetic Regulation of Human Micrornas." *Cancer Lett* 331, no. 1 (Apr 30 2013): 1-10.

Wilmut, I., A. E. Schnieke, J. McWhir, A. J. Kind, and K. H. Campbell. "Viable Offspring Derived from Fetal and Adult Mammalian Cells." *Nature* 385, no. 6619 (Feb 27 1997): 810-3.

Wrenzycki, C., and H. Niemann. "Epigenetic Reprogramming in Early Embryonic Development: Effects of in-Vitro Production and Somatic Nuclear Transfer." *Reprod Biomed Online* 7, no. 6 (Dec 2003): 649-56.

Yengo, L., J. Sidorenko, K. E. Kemper, Z. Zheng, A. R. Wood, M. N. Weedon, T. M. Frayling, *et al.* "Meta-Analysis of Genome-Wide Association Studies for Height and Body Mass Index in Approximately 700000 Individuals of European Ancestry." *Hum Mol Genet* 27, no. 20 (Oct 15 2018): 3641-49.

Yuan, T. F., A. Li, X. Sun, H. Ouyang, C. Campos, N. B. F. Rocha, O. Arias-Carrion, *et al.* "Transgenerational Inheritance of Paternal Neurobehavioral Phenotypes: Stress, Addiction, Ageing and Metabolism." *Mol Neurobiol* 53, no. 9 (Nov 2016): 6367-76.

Zeng, Y., and T. Chen. "DNA Methylation Reprogramming During Mammalian Development." *Genes (Basel)* 10, no. 4 (Mar 29 2019).

Zhang, D., Z. Tang, H. Huang, G. Zhou, C. Cui, Y. Weng, W. Liu, *et al.* "Metabolic Regulation of Gene Expression by Histone Lactylation." *Nature* 574, no. 7779 (Oct 2019): 575-80.

Zhang, W., J. Qu, G. H. Liu, and J. C. I. Belmonte. "The Ageing Epigenome and Its Rejuvenation." *Nat Rev Mol Cell Biol* 21, no. 3 (Mar 2020): 137-50.

Zhang, W., W. Xia, Q. Wang, A. J. Towers, J. Chen, R. Gao, Y. Zhang, *et al.* "Isoform Switch of Tet1 Regulates DNA Demethylation and Mouse Development." *Mol Cell* 64, no. 6 (Dec 15 2016): 1062-73.

Bell, J. T., P. C. Tsai, T. P. Yang, R. Pidsley, J. Nisbet, D. Glass, M. Mangino, *et al.* "Epigenome-Wide Scans Identify Differentially Methylated Regions for Age and Age-Related Phenotypes in a Healthy Ageing Population." *PLoS Genet* 8, no. 4 (2012): e1002629.

Berdyshev, G. D., G. K. Korotaev, G. V. Boiarskikh, and B. F. Vaniushin. "[Nucleotide Composition of DNA and Rna from Somatic Tissues of Humpback and Its Changes During Spawning]." *Biokhimiia* 32, no. 5 (Sep-Oct 1967): 988-93.

Bocklandt, S., W. Lin, M. E. Sehl, F. J. Sanchez, J. S. Sinsheimer, S. Horvath, and E. Vilain. "Epigenetic Predictor of Age." *PLoS One* 6, no. 6 (2011): e14821.

Chen, B. H., R. E. Marioni, E. Colicino, M. J. Peters, C. K. Ward-Caviness, P. C. Tsai, N. S. Roetker, *et al.* "DNA Methylation-Based Measures of Biological Age: Meta-Analysis Predicting Time to Death." *Aging (Albany NY)* 8, no. 9 (Sep 28 2016): 1844-65.

Christiansen, L., A. Lenart, Q. Tan, J. W. Vaupel, A. Aviv, M. McGue, and K. Christensen. "DNA Methylation Age Is Associated with Mortality in a Longitudinal Danish Twin Study." *Aging Cell* 15, no. 1 (Feb 2016): 149-54.

consortium, Blueprint. "Quantitative Comparison of DNA Methylation Assays for Biomarker Development and Clinical Applications." *Nat Biotechnol* 34, no. 7 (Jul 2016): 726-37.

Crochemore, C., C. Chica, P. Garagnani, G. Lattanzi, S. Horvath, A. Sarasin, C. Franceschi, M. G. Bacalini, and M. Ricchetti. "Epigenomic Signature of Accelerated Ageing in Progeroid Cockayne Syndrome." *Aging Cell* 22, no. 10 (Oct 2023): e13959.

De Paoli-Iseppi, R., B. E. Deagle, C. R. McMahon, M. A. Hindell, J. L. Dickinson, and S. N. Jarman. "Measuring Animal Age with DNA Methylation: From Humans to Wild Animals." *Front Genet* 8 (2017): 106.

El Khoury, L. Y., T. Gorrie-Stone, M. Smart, A. Hughes, Y. Bao, A. Andrayas, J. Burrage, *et al.* "Systematic Underestimation of the Epigenetic Clock and Age Acceleration in Older Subjects." *Genome Biol* 20, no. 1 (Dec 17 2019): 283.

Fleischer, J. G., R. Schulte, H. H. Tsai, S. Tyagi, A. Ibarra, M. N. Shokhirev, L. Huang, M. W. Hetzer, and S. Navlakha. "Predicting Age from the Transcriptome of Human Dermal Fibroblasts." *Genome Biol* 19, no. 1 (Dec 20 2018): 221.

Galkin, F., P. Mamoshina, K. Kochetov, D. Sidorenko, and A. Zhavoronkov. "Deepmage: A Methylation Aging Clock Developed with Deep Learning." *Aging Dis* 12, no. 5 (Aug 2021): 1252-62.

Gibbs, W. W. "Biomarkers and Ageing: The Clock-Watcher." *Nature* 508, no. 7495 (Apr 10 2014): 168-70.

Griffin, P. T., A. E. Kane, A. Trapp, J. Li, M. Arnold, J. R. Poganik, R. J. Conway, *et al.* "Time-Seq Reduces Time and Cost of DNA Methylation Measurement for Epigenetic Clock Construction." *Nat Aging* (Jan 10 2024).

Haghani, A., C. Z. Li, T. R. Robeck, J. Zhang, A. T. Lu, J. Ablaeva, V. A. Acosta-Rodriguez, *et al.* "DNA Methylation Networks Underlying Mammalian Traits." *Science* 381, no. 6658 (Aug 11 2023): eabq5693.

Hannum, G., J. Guinney, L. Zhao, L. Zhang, G. Hughes, S. Sadda, B. Klotzle, *et al.* "Genome-Wide Methylation Profiles Reveal Quantitative Views of Human Aging Rates." *Mol Cell* 49, no. 2 (Jan 24 2013): 359-67.

Horvath, S. "DNA Methylation Age of Human Tissues and Cell Types." *Genome Biol* 14, no. 10 (2013): R115.

Horvath, S., W. Erhart, M. Brosch, O. Ammerpohl, W. von Schonfels, M. Ahrens, N. Heits, *et al.* "Obesity Accelerates Epigenetic Aging of Human Liver." *Proc Natl Acad Sci USA* 111, no. 43 (Oct 28 2014): 15538-43.

Horvath, S., P. Garagnani, M. G. Bacalini, C. Pirazzini, S. Salvioli, D. Gentilini, A. M. Di Blasio, *et al.* "Accelerated Epigenetic Aging in Down Syndrome." *Aging Cell* 14, no. 3 (Jun 2015): 491-5.

Horvath, S., M. Gurven, M. E. Levine, B. C. Trumble, H. Kaplan, H. Allayee, B. R. Ritz, *et al.* "An Epigenetic Clock Analysis of Race/Ethnicity, Sex, and Coronary Heart Disease." *Genome Biol* 17, no. 1 (Aug 11 2016): 171.

Horvath, S., P. Langfelder, S. Kwak, J. Aaronson, J. Rosinski, T. F. Vogt, M. Eszes, *et al.* "Huntington's Disease Accelerates Epigenetic Aging of Human Brain and Disrupts DNA Methylation Levels." *Aging (Albany NY)* 8, no. 7 (Jul 2016): 1485-512.

Horvath, S., and A. J. Levine. "Hiv-1 Infection Accelerates Age According to the Epigenetic Clock." *J Infect Dis* 212, no. 10 (Nov 15 2015): 1563-73.

Horvath, S., J. Oshima, G. M. Martin, A. T. Lu, A. Quach, H. Cohen, S. Felton, *et al.* "Epigenetic Clock for Skin and Blood Cells Applied to Hutchinson Gilford Progeria Syndrome and Ex Vivo Studies." *Aging (Albany NY)* 10, no. 7 (Jul 26 2018): 1758-75.

Horvath, S., C. Pirazzini, M. G. Bacalini, D. Gentilini, A. M. Di Blasio, M. Delledonne, D. Mari, *et al.* "Decreased Epigenetic Age of Pbmcs from Italian Semi-Supercentenarians and Their Offspring." *Aging (Albany NY)* 7, no. 12 (Dec 2015): 1159-70.

Horvath, S., and K. Raj. "DNA Methylation-Based Biomarkers and the Epigenetic Clock Theory of Ageing." *Nat Rev Genet* 19, no. 6 (Jun 2018): 371-84.

Horvath, S., and B. R. Ritz. "Increased Epigenetic Age and Granulocyte Counts in the Blood of Parkinson's Disease Patients." *Aging (Albany NY)* 7, no. 12 (Dec 2015): 1130-42.

Horvath, S., Y. Zhang, P. Langfelder, R. S. Kahn, M. P. Boks, K. van Eijk, L. H. van den Berg, and R. A. Ophoff. "Aging Effects on DNA Methylation Modules in Human Brain and Blood Tissue." *Genome Biol* 13, no. 10 (Oct 3 2012): R97.

Koch, C. M., and W. Wagner. "Epigenetic-Aging-Signature to Determine Age in Different Tissues." *Aging (Albany NY)* 3, no. 10 (Oct 2011): 1018-27.

Kresovich, J. K., Z. Xu, K. M. O'Brien, C. R. Weinberg, D. P. Sandler, and J. A. Taylor. "Methylation-Based Biological Age and Breast Cancer Risk." *J Natl Cancer Inst* 111, no. 10 (Oct 1 2019): 1051-58.

Levine, M. E., H. D. Hosgood, B. Chen, D. Absher, T. Assimes, and S. Horvath. "DNA Methylation Age of Blood Predicts Future Onset of Lung Cancer in the Women's Health Initiative." *Aging (Albany NY)* 7, no. 9 (Sep 2015): 690-700.

Levine, M. E., A. T. Lu, B. H. Chen, D. G. Hernandez, A. B. Singleton, L. Ferrucci, S. Bandinelli, *et al.* "Menopause Accelerates Biological Aging." *Proc Natl Acad Sci USA* 113, no. 33 (Aug 16 2016): 9327-32.

Lowe, D., S. Horvath, and K. Raj. "Epigenetic Clock Analyses of Cellular Senescence and Ageing." *Oncotarget* 7, no. 8 (Feb 23 2016): 8524-31.

Lu, A. T., Z. Fei, A. Haghani, T. R. Robeck, J. A. Zoller, C. Z. Li, R. Lowe, *et al.* "Author Correction: Universal DNA Methylation Age across Mammalian Tissues." *Nat Aging* 3, no. 11 (Nov 2023): 1462.

———. "Universal DNA Methylation Age across Mammalian Tissues." *Nat Aging* 3, no. 9 (Sep 2023): 1144-66.

Maierhofer, A., J. Flunkert, J. Oshima, G. M. Martin, T. Haaf, and S. Horvath. "Accelerated Epigenetic Aging in Werner Syndrome." *Aging (Albany NY)* 9, no. 4 (Apr 2017): 1143-52.

Marioni, R. E., S. Shah, A. F. McRae, B. H. Chen, E. Colicino, S. E. Harris, J. Gibson, *et al.* "DNA Methylation Age of Blood Predicts All-Cause Mortality in Later Life." *Genome Biol* 16, no. 1 (Jan 30 2015): 25.

Moqri, M., C. Herzog, J. R. Poganik, Consortium Biomarkers of Aging, J. Justice, D. W. Belsky, A. Higgins-Chen, *et al.* "Biomarkers of Aging for the Identification and Evaluation of Longevity Interventions." *Cell* 186, no. 18 (Aug 31 2023): 3758-75.

Petkovich, D. A., D. I. Podolskiy, A. V. Lobanov, S. G. Lee, R. A. Miller, and V. N. Gladyshev. "Using DNA Methylation Profiling to Evaluate Biological Age and Longevity Interventions." *Cell Metab* 25, no.

4 (Apr 4 2017): 954-60 e6.

Quach, A., M. E. Levine, T. Tanaka, A. T. Lu, B. H. Chen, L. Ferrucci, B. Ritz, *et al.* "Epigenetic Clock Analysis of Diet, Exercise, Education, and Lifestyle Factors." *Aging (Albany NY)* 9, no. 2 (Feb 14 2017): 419-46.

Rakyan, V. K., T. A. Down, S. Maslau, T. Andrew, T. P. Yang, H. Beyan, P. Whittaker, *et al.* "Human Aging-Associated DNA Hypermethylation Occurs Preferentially at Bivalent Chromatin Domains." *Genome Res* 20, no. 4 (Apr 2010): 434-9.

Ryan, C. P., and D. W. Belsky. "Epigenetic Clock Work Ticks Forward." *Nat Aging* (Jan 30 2024).

Stolzel, F., M. Brosch, S. Horvath, M. Kramer, C. Thiede, M. von Bonin, O. Ammerpohl, *et al.* "Dynamics of Epigenetic Age Following Hematopoietic Stem Cell Transplantation." *Haematologica* 102, no. 8 (Aug 2017): e321-e23.

Stubbs, T. M., M. J. Bonder, A. K. Stark, F. Krueger, B. I. Ageing Clock Team, F. von Meyenn, O. Stegle, and W. Reik. "Multi-Tissue DNA Methylation Age Predictor in Mouse." *Genome Biol* 18, no. 1 (Apr 11 2017): 68.

Teschendorff, A. E., U. Menon, A. Gentry-Maharaj, S. J. Ramus, D. J. Weisenberger, H. Shen, M. Campan, *et al.* "Age-Dependent DNA Methylation of Genes That Are Suppressed in Stem Cells Is a Hallmark of Cancer." *Genome Res* 20, no. 4 (Apr 2010): 440-6.

Wagner, W. "Epigenetic Aging Clocks in Mice and Men." *Genome Biol* 18, no. 1 (Jun 14 2017): 107.

Walker, R. F., J. S. Liu, B. A. Peters, B. R. Ritz, T. Wu, R. A. Ophoff, and S. Horvath. "Epigenetic Age Analysis of Children Who Seem to Evade Aging." *Aging (Albany NY)* 7, no. 5 (May 2015): 334-9.

Wang, T., B. Tsui, J. F. Kreisberg, N. A. Robertson, A. M. Gross, M. K. Yu, H. Carter, *et al.* "Epigenetic Aging Signatures in Mice Livers Are Slowed by Dwarfism, Calorie Restriction and Rapamycin Treatment." *Genome Biol* 18, no. 1 (Mar 28 2017): 57.

Weidner, C. I., Q. Lin, C. M. Koch, L. Eisele, F. Beier, P. Ziegler, D. O. Bauerschlag, *et al.* "Aging of Blood Can Be Tracked by DNA Methylation Changes at Just Three Cpg Sites." *Genome Biol* 15, no. 2 (Feb 3 2014): R24.

Yau, M. S., P. C. Okoro, I. K. Haugen, J. A. Lynch, M. C. Nevitt, C. E. Lewis, J. C. Torner, and D. T. Felson. "Assessing the Association of Epigenetic Age Acceleration with Osteoarthritis in the Multicenter Osteoarthritis Study (Most)." *Osteoarthritis Cartilage* (Jan 17 2024).

Ying, K., H. Liu, A. E. Tarkhov, M. C. Sadler, A. T. Lu, M. Moqri, S. Horvath, *et al.* "Causality-Enriched Epigenetic Age Uncouples Damage and Adaptation." *Nat Aging* (Jan 19 2024).

Acharya, M. M., A. A. Baddour, T. Kawashita, B. D. Allen, A. R. Syage, T. H. Nguyen, N. Yoon, *et al.* "Epigenetic Determinants of Space Radiation-Induced Cognitive Dysfunction." *Sci Rep* 7 (Feb 21 2017): 42885.

Berry, C. A. "Space Medicine in Perspective. A Critical Review of the Manned Space Program." *JAMA* 201, no. 4 (Jul 24 1967): 232-41.

Demontis, G. C., M. M. Germani, E. G. Caiani, I. Barravecchia, C. Passino, and D. Angeloni. "Human Pathophysiological Adaptations to the Space Environment." *Front Physiol* 8 (2017): 547.

Fincke, E. M., G. Padalka, D. Lee, M. van Holsbeeck, A. E. Sargsyan, D. R. Hamilton, D. Martin, *et al.* "Evaluation of Shoulder Integrity in Space: First Report of Musculoskeletal Us on the International Space Station." *Radiology* 234, no. 2 (Feb 2005): 319-22.

Kerr, R. A. "Planetary Exploration. Radiation Will Make Astronauts' Trip to Mars Even Riskier." *Science* 340, no. 6136 (May 31 2013): 1031.

Parihar, V. K., B. Allen, K. K. Tran, T. G. Macaraeg, E. M. Chu, S. F. Kwok, N. N. Chmielewski, *et al.* "What Happens to Your Brain on the Way to Mars." *Sci Adv* 1, no. 4 (May 1 2015).

Rao, S., L. van Holsbeeck, J. L. Musial, A. Parker, J. A. Bouffard, P. Bridge, M. Jackson, and S. A. Dulchavsky. "A Pilot Study of Comprehensive Ultrasound Education at the Wayne State University School of Medicine: A Pioneer Year Review." *J Ultrasound Med* 27, no. 5 (May 2008): 745-9.

Thirsk, R., A. Kuipers, C. Mukai, and D. Williams. "The Space-Flight Environment: The International Space Station and Beyond." *CMAJ* 180, no. 12 (Jun 9 2009): 1216-20.

Zeitlin, C., D. M. Hassler, F. A. Cucinotta, B. Ehresmann, R. F. Wimmer-Schweingruber, D. E. Brinza, S. Kang, *et al.* "Measurements of Energetic Particle Radiation in Transit to Mars on the Mars Science Laboratory." *Science* 340, no. 6136 (May 31 2013): 1080-4.

Abad, M., L. Mosteiro, C. Pantoja, M. Canamero, T. Rayon, I. Ors, O. Grana, *et al.* "Reprogramming in Vivo Produces Teratomas and Ips Cells with Totipotency Features." *Nature* 502, no. 7471 (Oct 17 2013): 340-5.

Alle, Q., E. Le Borgne, P. Bensadoun, C. Lemey, N. Bechir, M. Gabanou, F. Estermann, *et al.* "A Single Short Reprogramming Early in Life Initiates and Propagates an Epigenetically Related Mechanism Improving Fitness and Promoting an Increased Healthy Lifespan." *Aging Cell* 21, no. 11 (Nov 2022): e13714.

Browder, K. C., P. Reddy, M. Yamamoto, A. Haghani, I. G. Guillen, S. Sahu, C. Wang, *et al.* "In Vivo Partial Reprogramming Alters Age-Associated Molecular Changes During Physiological Aging in Mice." *Nat Aging* 2, no. 3 (Mar 2022): 243-53.

Chen, Y., F. F. Luttmann, E. Schoger, H. R. Scholer, L. C. Zelarayan, K. P. Kim, J. J. Haigh, J. Kim, and T. Braun. "Reversible Reprogramming of Cardiomyocytes to a Fetal State Drives Heart Regeneration in Mice." *Science* 373, no. 6562 (Sep 24 2021): 1537-40.

Cheng, F., C. Wang, Y. Ji, B. Yang, J. Shu, K. Shi, L. Wang, *et al.* "Partial Reprogramming Strategy for Intervertebral Disc Rejuvenation by Activating Energy Switch." *Aging Cell* 21, no. 4 (Apr 2022): e13577.

Chondronasiou, D., D. Gill, L. Mosteiro, R. G. Urdinguio, A. Berenguer-Llergo, M. Aguilera, S. Durand, *et al.* "Multi-Omic Rejuvenation of Naturally Aged Tissues by a Single Cycle of Transient Reprogramming." *Aging Cell* 21, no. 3 (Mar 2022): e13578.

Cipriano, A., M. Moqri, S. Y. Maybury-Lewis, R. Rogers-Hammond, T. A. de Jong, A. Parker, S. Rasouli, *et al.* "Mechanisms, Pathways and Strategies for Rejuvenation through Epigenetic Reprogramming." *Nat Aging* 4, no. 1 (Jan 2024): 14-26.

Doeser, M. C., H. R. Scholer, and G. Wu. "Reduction of Fibrosis and Scar Formation by Partial Reprogramming in Vivo." *Stem Cells* 36, no. 8 (Aug 2018): 1216-25.

Gill, D., A. Parry, F. Santos, H. Okkenhaug, C. D. Todd, I. Hernando-Herraez, T. M. Stubbs, I. Milagre, and W. Reik. "Multi-Omic Rejuvenation of Human Cells by Maturation Phase Transient Reprogramming." *Elife* 11 (Apr 8 2022).

Gobel, C., R. Goetzke, T. Eggermann, and W. Wagner. "Interrupted Reprogramming into Induced Pluripotent Stem Cells Does Not Rejuvenate Human Mesenchymal Stromal Cells." *Sci Rep* 8, no. 1 (Aug 3 2018): 11676.

Guo, L., G. Karoubi, P. Duchesneau, M. V. Shutova, H. K. Sung, P. Tonge, C. Bear, *et al.* "Generation of Induced Progenitor-Like Cells from Mature Epithelial Cells Using Interrupted Reprogramming." *Stem Cell Reports* 9, no. 6 (Dec 12 2017): 1780-95.

Hishida, T., M. Yamamoto, Y. Hishida-Nozaki, C. Shao, L. Huang, C. Wang, K. Shojima, *et al.* "In Vivo Partial Cellular Reprogramming Enhances Liver Plasticity and Regeneration." *Cell Rep* 39, no. 4 (Apr 26 2022): 110730.

Lapasset, L., O. Milhavet, A. Prieur, E. Besnard, A. Babled, N. Ait-Hamou, J. Leschik, *et al.* "Rejuvenating Senescent and Centenarian Human Cells by Reprogramming through the Pluripotent State." *Genes Dev* 25, no. 21 (Nov 1 2011): 2248-53.

Lu, Y., B. Brommer, X. Tian, A. Krishnan, M. Meer, C. Wang, D. L. Vera, *et al.* "Reprogramming to Recover Youthful Epigenetic Information and Restore Vision." *Nature* 588, no. 7836 (Dec 2020): 124-29.

Manukyan, M., and P. B. Singh. "Epigenome Rejuvenation: Hp1beta Mobility as a Measure of Pluripotent and Senescent Chromatin Ground States." *Sci Rep* 4 (Apr 25 2014): 4789.

Marion, R. M., and M. A. Blasco. "Telomere Rejuvenation During Nuclear Reprogramming." *Curr Opin Genet Dev* 20, no. 2 (Apr 2010): 190-6.

Ocampo, A., P. Reddy, P. Martinez-Redondo, A. Platero-Luengo, F. Hatanaka, T. Hishida, M. Li, *et al.* "In Vivo Amelioration of Age-Associated Hallmarks by Partial Reprogramming." *Cell* 167, no. 7 (Dec 15 2016): 1719-33 e12.

Ohnishi, K., K. Semi, T. Yamamoto, M. Shimizu, A. Tanaka, K. Mitsunaga, K. Okita, *et al.* "Premature Termination of Reprogramming in Vivo Leads to Cancer Development through Altered Epigenetic Regulation." *Cell* 156, no. 4 (Feb 13 2014): 663-77.

Olova, N., D. J. Simpson, R. E. Marioni, and T. Chandra. "Partial Reprogramming Induces a Steady Decline in Epigenetic Age before Loss of Somatic Identity." *Aging Cell* 18, no. 1 (Feb 2019): e12877.

Paine, P. T., A. Nguyen, and A. Ocampo. "Partial Cellular Reprogramming: A Deep Dive into an Emerging Rejuvenation Technology." *Aging Cell* (Dec 1 2023): e14039.

Parras, A., A. Vilchez-Acosta, G. Desdin-Mico, S. Pico, C. Mrabti, E. Montenegro-Borbolla, C. Y.

Maroun, *et al.* "In Vivo Reprogramming Leads to Premature Death Linked to Hepatic and Intestinal Failure." *Nat Aging* 3, no. 12 (Dec 2023): 1509-20.

Pereira, B., F. P. Correia, I. A. Alves, M. Costa, M. Gameiro, A. P. Martins, and J. A. Saraiva. "Epigenetic Reprogramming as a Key to Reverse Ageing and Increase Longevity." *Ageing Res Rev* (Jan 23 2024): 102204.

Puri, D., and W. Wagner. "Epigenetic Rejuvenation by Partial Reprogramming." *Bioessays* 45, no. 4 (Apr 2023): e2200208.

Rando, T. A., and H. Y. Chang. "Aging, Rejuvenation, and Epigenetic Reprogramming: Resetting the Aging Clock." *Cell* 148, no. 1-2 (Jan 20 2012): 46-57.

Rodriguez-Matellan, A., N. Alcazar, F. Hernandez, M. Serrano, and J. Avila. "In Vivo Reprogramming Ameliorates Aging Features in Dentate Gyrus Cells and Improves Memory in Mice." *Stem Cell Reports* 15, no. 5 (Nov 10 2020): 1056-66.

Roux, A. E., C. Zhang, J. Paw, J. Zavala-Solorio, E. Malahias, T. Vijay, G. Kolumam, C. Kenyon, and J. C. Kimmel. "Diverse Partial Reprogramming Strategies Restore Youthful Gene Expression and Transiently Suppress Cell Identity." *Cell Syst* 13, no. 7 (Jul 20 2022): 574-87 e11.

Sarkar, T. J., M. Quarta, S. Mukherjee, A. Colville, P. Paine, L. Doan, C. M. Tran, *et al.* "Transient Non-Integrative Expression of Nuclear Reprogramming Factors Promotes Multifaceted Amelioration of Aging in Human Cells." *Nat Commun* 11, no. 1 (Mar 24 2020): 1545.

Seo, J. H., M. Y. Lee, J. H. Yu, M. S. Kim, M. Song, C. H. Seo, H. H. Kim, and S. R. Cho. "In Situ Pluripotency Factor Expression Promotes Functional Recovery from Cerebral Ischemia." *Mol Ther* 24, no. 9 (Sep 2016): 1538-49.

Singh, P. B., and F. Zacouto. "Nuclear Reprogramming and Epigenetic Rejuvenation." *J Biosci* 35, no. 2 (Jun 2010): 315-9.

Singh, P. B., and A. Zhakupova. "Age Reprogramming: Cell Rejuvenation by Partial Reprogramming." *Development* 149, no. 22 (Nov 15 2022).

Sridharan, R., J. Tchieu, M. J. Mason, R. Yachechko, E. Kuoy, S. Horvath, Q. Zhou, and K. Plath. "Role of the Murine Reprogramming Factors in the Induction of Pluripotency." *Cell* 136, no. 2 (Jan 23 2009): 364-77.

Suhr, S. T., E. A. Chang, J. Tjong, N. Alcasid, G. A. Perkins, M. D. Goissis, M. H. Ellisman, G. I. Perez, and J. B. Cibelli. "Mitochondrial Rejuvenation after Induced Pluripotency." *PLoS One* 5, no. 11 (Nov 23 2010): e14095.

Takahashi, K., and S. Yamanaka. "Induction of Pluripotent Stem Cells from Mouse Embryonic and Adult Fibroblast Cultures by Defined Factors." *Cell* 126, no. 4 (Aug 25 2006): 663-76.

Wang, C., R. Rabadan Ros, P. Martinez-Redondo, Z. Ma, L. Shi, Y. Xue, I. Guillen-Guillen, *et al.* "In Vivo Partial Reprogramming of Myofibers Promotes Muscle Regeneration by Remodeling the Stem Cell Niche." *Nat Commun* 12, no. 1 (May 25 2021): 3094.

Wang, G., M. L. McCain, L. Yang, A. He, F. S. Pasqualini, A. Agarwal, H. Yuan, *et al.* "Modeling the Mitochondrial Cardiomyopathy of Barth Syndrome with Induced Pluripotent Stem Cell and Heart-on-Chip Technologies." *Nat Med* 20, no. 6 (Jun 2014): 616-23.

Wang, G., L. Yang, D. Grishin, X. Rios, L. Y. Ye, Y. Hu, K. Li, *et al.* "Efficient, Footprint-Free Human Ipsc Genome Editing by Consolidation of Cas9/Crispr and Piggybac Technologies." *Nat Protoc* 12, no. 1 (Jan 2017): 88-103.

第 7 章　未来医学

Hawkin, J., Blakeslee, S.(2005).On Intelligence: How a New Understanding of the Brain Will Lead to the Creation of Truly Intelligent Machines. St.Martin's Criffin.

Topol, E.(2019).Deep Medicine: How Artificial Intelligence Can Make Healthcare Human Again. Basic Books.

Seung, S(2013).Connectome: How the Brain's Writing Makes Us Who We are. Mariner Books.

Adamantidis, A. R., F. Zhang, A. M. Aravanis, K. Deisseroth, and L. de Lecea. "Neural Substrates of Awakening Probed with Optogenetic Control of Hypocretin Neurons." *Nature* 450, no. 7168 (Nov 15

2007): 420-4.

Airan, R. D., K. R. Thompson, L. E. Fenno, H. Bernstein, and K. Deisseroth. "Temporally Precise in Vivo Control of Intracellular Signalling." *Nature* 458, no. 7241 (Apr 23 2009): 1025-9.

Arenkiel, B. R., M. E. Klein, I. G. Davison, L. C. Katz, and M. D. Ehlers. "Genetic Control of Neuronal Activity in Mice Conditionally Expressing Trpv1." *Nat Methods* 5, no. 4 (Apr 2008): 299-302.

Azees, A. A., A. C. Thompson, R. Thomas, J. Zhou, P. Ruther, A. K. Wise, E. A. Ajay, *et al.* "Spread of Activation and Interaction between Channels with Multi-Channel Optogenetic Stimulation in the Mouse Cochlea." *Hear Res* 440 (Dec 2023): 108911.

Banghart, M., K. Borges, E. Isacoff, D. Trauner, and R. H. Kramer. "Light-Activated Ion Channels for Remote Control of Neuronal Firing." *Nat Neurosci* 7, no. 12 (Dec 2004): 1381-6.

Beck, S., J. Yu-Strzelczyk, D. Pauls, O. M. Constantin, C. E. Gee, N. Ehmann, R. J. Kittel, G. Nagel, and S. Gao. "Synthetic Light-Activated Ion Channels for Optogenetic Activation and Inhibition." *Front Neurosci* 12 (2018): 643.

Berndt, A., O. Yizhar, L. A. Gunaydin, P. Hegemann, and K. Deisseroth. "Bi-Stable Neural State Switches." *Nat Neurosci* 12, no. 2 (Feb 2009): 229-34.

Bi, A., J. Cui, Y. P. Ma, E. Olshevskaya, M. Pu, A. M. Dizhoor, and Z. H. Pan. "Ectopic Expression of a Microbial-Type Rhodopsin Restores Visual Responses in Mice with Photoreceptor Degeneration." *Neuron* 50, no. 1 (Apr 6 2006): 23-33.

Bidaye, S. S., M. Laturney, A. K. Chang, Y. Liu, T. Bockemuhl, A. Buschges, and K. Scott. "Two Brain Pathways Initiate Distinct Forward Walking Programs in Drosophila." *Neuron* 108, no. 3 (Nov 11 2020): 469-85 e8.

Bingen, B. O., M. C. Engels, M. J. Schalij, W. Jangsangthong, Z. Neshati, I. Feola, D. L. Ypey, *et al.* "Light-Induced Termination of Spiral Wave Arrhythmias by Optogenetic Engineering of Atrial Cardiomyocytes." *Cardiovasc Res* 104, no. 1 (Oct 1 2014): 194-205.

Boyden, E. S., F. Zhang, E. Bamberg, G. Nagel, and K. Deisseroth. "Millisecond-Timescale, Genetically Targeted Optical Control of Neural Activity." *Nat Neurosci* 8, no. 9 (Sep 2005): 1263-8.

Bruegmann, T., P. M. Boyle, C. C. Vogt, T. V. Karathanos, H. J. Arevalo, B. K. Fleischmann, N. A. Trayanova, and P. Sasse. "Optogenetic Defibrillation Terminates Ventricular Arrhythmia in Mouse Hearts and Human Simulations." *J Clin Invest* 126, no. 10 (Oct 3 2016): 3894-904.

Bugaj, L. J., A. T. Choksi, C. K. Mesuda, R. S. Kane, and D. V. Schaffer. "Optogenetic Protein Clustering and Signaling Activation in Mammalian Cells." *Nat Methods* 10, no. 3 (Mar 2013): 249-52.

Cande, J., S. Namiki, J. Qiu, W. Korff, G. M. Card, J. W. Shaevitz, D. L. Stern, and G. J. Berman. "Optogenetic Dissection of Descending Behavioral Control in Drosophila." *Elife* 7 (Jun 26 2018).

Cardin, J. A., M. Carlen, K. Meletis, U. Knoblich, F. Zhang, K. Deisseroth, L. H. Tsai, and C. I. Moore. "Driving Fast-Spiking Cells Induces Gamma Rhythm and Controls Sensory Responses." *Nature* 459, no. 7247 (Jun 4 2009): 663-7.

Cela, E., A. R. McFarlan, A. J. Chung, T. Wang, S. Chierzi, K. K. Murai, and P. J. Sjostrom. "An Optogenetic Kindling Model of Neocortical Epilepsy." *Sci Rep* 9, no. 1 (Mar 27 2019): 5236.

Chen, C., S. Agrawal, B. Mark, A. Mamiya, A. Sustar, J. S. Phelps, W. A. Lee, *et al.* "Functional Architecture of Neural Circuits for Leg Proprioception in Drosophila." *Curr Biol* 31, no. 23 (Dec 6 2021): 5163-75 e7.

Crocini, C., C. Ferrantini, R. Coppini, M. Scardigli, P. Yan, L. M. Loew, G. Smith, *et al.* "Optogenetics Design of Mechanistically-Based Stimulation Patterns for Cardiac Defibrillation." *Sci Rep* 6 (Oct 17 2016): 35628.

Cui, G., S. B. Jun, X. Jin, G. Luo, M. D. Pham, D. M. Lovinger, S. S. Vogel, and R. M. Costa. "Deep Brain Optical Measurements of Cell Type-Specific Neural Activity in Behaving Mice." *Nat Protoc* 9, no. 6 (2014): 1213-28.

Dagliyan, O., M. Tarnawski, P. H. Chu, D. Shirvanyants, I. Schlichting, N. V. Dokholyan, and K. M. Hahn. "Engineering Extrinsic Disorder to Control Protein Activity in Living Cells." *Science* 354, no. 6318 (Dec 16 2016): 1441-44.

DeAngelis, B. D., J. A. Zavatone-Veth, A. D. Gonzalez-Suarez, and D. A. Clark. "Spatiotemporally Precise Optogenetic Activation of Sensory Neurons in Freely Walking Drosophila." *Elife* 9 (Apr 22 2020).

Deisseroth, K. "Optogenetics." *Nat Methods* 8, no. 1 (Jan 2011): 26-9.

————. "Optogenetics: 10 Years of Microbial Opsins in Neuroscience." *Nat Neurosci* 18, no. 9 (Sep 2015): 1213-25.

Dias, B. G., S. B. Banerjee, J. V. Goodman, and K. J. Ressler. "Towards New Approaches to Disorders of Fear and Anxiety." *Curr Opin Neurobiol* 23, no. 3 (Jun 2013): 346-52.

Feng, K., R. Sen, R. Minegishi, M. Dubbert, T. Bockemuhl, A. Buschges, and B. J. Dickson. "Distributed Control of Motor Circuits for Backward Walking in Drosophila." *Nat Commun* 11, no. 1 (Dec 2 2020): 6166.

Franconville, R., C. Beron, and V. Jayaraman. "Building a Functional Connectome of the Drosophila Central Complex." *Elife* 7 (Aug 20 2018).

Gao, S., J. Nagpal, M. W. Schneider, V. Kozjak-Pavlovic, G. Nagel, and A. Gottschalk. "Optogenetic Manipulation of Cgmp in Cells and Animals by the Tightly Light-Regulated Guanylyl-Cyclase Opsin Cyclop." *Nat Commun* 6 (Sep 8 2015): 8046.

Govorunova, E. G., O. A. Sineshchekov, R. Janz, X. Liu, and J. L. Spudich. "Neuroscience. Natural Light-Gated Anion Channels: A Family of Microbial Rhodopsins for Advanced Optogenetics." *Science* 349, no. 6248 (Aug 7 2015): 647-50.

Gradinaru, V., M. Mogri, K. R. Thompson, J. M. Henderson, and K. Deisseroth. "Optical Deconstruction of Parkinsonian Neural Circuitry." *Science* 324, no. 5925 (Apr 17 2009): 354-9.

Gradinaru, V., K. R. Thompson, and K. Deisseroth. "Enphr: A Natronomonas Halorhodopsin Enhanced for Optogenetic Applications." *Brain Cell Biol* 36, no. 1-4 (Aug 2008): 129-39.

Gradinaru, V., K. R. Thompson, F. Zhang, M. Mogri, K. Kay, M. B. Schneider, and K. Deisseroth. "Targeting and Readout Strategies for Fast Optical Neural Control in Vitro and in Vivo." *J Neurosci* 27, no. 52 (Dec 26 2007): 14231-8.

Guler, A. D., A. Rainwater, J. G. Parker, G. L. Jones, E. Argilli, B. R. Arenkiel, M. D. Ehlers, *et al.* "Transient Activation of Specific Neurons in Mice by Selective Expression of the Capsaicin Receptor." *Nat Commun* 3 (Mar 20 2012): 746.

Guntas, G., R. A. Hallett, S. P. Zimmerman, T. Williams, H. Yumerefendi, J. E. Bear, and B. Kuhlman. "Engineering an Improved Light-Induced Dimer (Ilid) for Controlling the Localization and Activity of Signaling Proteins." *Proc Natl Acad Sci USA* 112, no. 1 (Jan 6 2015): 112-7.

Guo, Z. V., N. Li, D. Huber, E. Ophir, D. Gutnisky, J. T. Ting, G. Feng, and K. Svoboda. "Flow of Cortical Activity Underlying a Tactile Decision in Mice." *Neuron* 81, no. 1 (Jan 8 2014): 179-94.

Guru, A., R. J. Post, Y. Y. Ho, and M. R. Warden. "Making Sense of Optogenetics." *Int J Neuropsychopharmacol* 18, no. 11 (Jul 25 2015): pyv079.

Han, X., and E. S. Boyden. "Multiple-Color Optical Activation, Silencing, and Desynchronization of Neural Activity, with Single-Spike Temporal Resolution." *PLoS One* 2, no. 3 (Mar 21 2007): e299.

Haubensak, W., P. S. Kunwar, H. Cai, S. Ciocchi, N. R. Wall, R. Ponnusamy, J. Biag, *et al.* "Genetic Dissection of an Amygdala Microcircuit That Gates Conditioned Fear." *Nature* 468, no. 7321 (Nov 11 2010): 270-6.

Heiney, S. A., J. Kim, G. J. Augustine, and J. F. Medina. "Precise Control of Movement Kinematics by Optogenetic Inhibition of Purkinje Cell Activity." *J Neurosci* 34, no. 6 (Feb 5 2014): 2321-30.

Heitmann, S., M. Rule, W. Truccolo, and B. Ermentrout. "Optogenetic Stimulation Shifts the Excitability of Cerebral Cortex from Type I to Type Ii: Oscillation Onset and Wave Propagation." *PLoS Comput Biol* 13, no. 1 (Jan 2017): e1005349.

Hernandez, V. H., A. Gehrt, K. Reuter, Z. Jing, M. Jeschke, A. Mendoza Schulz, G. Hoch, *et al.* "Optogenetic Stimulation of the Auditory Pathway." *J Clin Invest* 124, no. 3 (Mar 2014): 1114-29.

Hirshberg, A., J. Schneiderman, A. Garniek, R. Walden, B. Morag, S. R. Thomson, and R. Adar. "Errors and Pitfalls in Intraarterial Thrombolytic Therapy." *J Vasc Surg* 10, no. 6 (Dec 1989): 612-6.

Hoffmann, A., V. Hildebrandt, J. Heberle, and G. Buldt. "Photoactive Mitochondria: In Vivo Transfer of a Light-Driven Proton Pump into the Inner Mitochondrial Membrane of Schizosaccharomyces Pombe." *Proc Natl Acad Sci USA* 91, no. 20 (Sep 27 1994): 9367-71.

Husson, S. J., J. F. Liewald, C. Schultheis, J. N. Stirman, H. Lu, and A. Gottschalk. "Microbial Light-Activatable Proton Pumps as Neuronal Inhibitors to Functionally Dissect Neuronal Networks in C. Elegans." *PLoS One* 7, no. 7 (2012): e40937.

Idevall-Hagren, O., E. J. Dickson, B. Hille, D. K. Toomre, and P. De Camilli. "Optogenetic Control of Phosphoinositide Metabolism." *Proc Natl Acad Sci USA* 109, no. 35 (Aug 28 2012): E2316-23.

Jasnow, A. M., D. E. Ehrlich, D. C. Choi, J. Dabrowska, M. E. Bowers, K. M. McCullough, D. G. Rainnie, and K. J. Ressler. "Thy1-Expressing Neurons in the Basolateral Amygdala May Mediate Fear Inhibition." *J Neurosci* 33, no. 25 (Jun 19 2013): 10396-404.

Karalis, N., C. Dejean, F. Chaudun, S. Khoder, R. R. Rozeske, H. Wurtz, S. Bagur, *et al.* "4-Hz Oscillations Synchronize Prefrontal-Amygdala Circuits During Fear Behavior." *Nat Neurosci* 19, no. 4 (Apr 2016): 605-12.

Keppeler, D., R. M. Merino, D. Lopez de la Morena, B. Bali, A. T. Huet, A. Gehrt, C. Wrobel, *et al.* "Ultrafast Optogenetic Stimulation of the Auditory Pathway by Targeting-Optimized Chronos." *EMBO J* 37, no. 24 (Dec 14 2018).

Kim, J. M., J. Hwa, P. Garriga, P. J. Reeves, U. L. RajBhandary, and H. G. Khorana. "Light-Driven Activation of Beta 2-Adrenergic Receptor Signaling by a Chimeric Rhodopsin Containing the Beta 2-Adrenergic Receptor Cytoplasmic Loops." *Biochemistry* 44, no. 7 (Feb 22 2005): 2284-92.

Klapoetke, N. C., Y. Murata, S. S. Kim, S. R. Pulver, A. Birdsey-Benson, Y. K. Cho, T. K. Morimoto, *et al.* "Independent Optical Excitation of Distinct Neural Populations." *Nat Methods* 11, no. 3 (Mar 2014): 338-46.

Konermann, S., M. D. Brigham, A. Trevino, P. D. Hsu, M. Heidenreich, L. Cong, R. J. Platt, *et al.* "Optical Control of Mammalian Endogenous Transcription and Epigenetic States." *Nature* 500, no. 7463 (Aug 22 2013): 472-76.

Kravitz, A. V., B. S. Freeze, P. R. Parker, K. Kay, M. T. Thwin, K. Deisseroth, and A. C. Kreitzer. "Regulation of Parkinsonian Motor Behaviours by Optogenetic Control of Basal Ganglia Circuitry." *Nature* 466, no. 7306 (Jul 29 2010): 622-6.

Lak, A., M. Okun, M. M. Moss, H. Gurnani, K. Farrell, M. J. Wells, C. B. Reddy, *et al.* "Dopaminergic and Prefrontal Basis of Learning from Sensory Confidence and Reward Value." *Neuron* 105, no. 4 (Feb 19 2020): 700-11 e6.

Lee, C., A. Lavoie, J. Liu, S. X. Chen, and B. H. Liu. "Light up the Brain: The Application of Optogenetics in Cell-Type Specific Dissection of Mouse Brain Circuits." *Front Neural Circuits* 14 (2020): 18.

Leergaard, T. B., C. C. Hilgetag, and O. Sporns. "Mapping the Connectome: Multi-Level Analysis of Brain Connectivity." *Front Neuroinform* 6 (2012): 14.

Leonetti, J. P., D. E. Brackmann, and R. L. Prass. "Improved Preservation of Facial Nerve Function in the Infratemporal Approach to the Skull Base." *Otolaryngol Head Neck Surg* 101, no. 1 (Jul 1989): 74-8.

Lerner, T. N., L. Ye, and K. Deisseroth. "Communication in Neural Circuits: Tools, Opportunities, and Challenges." *Cell* 164, no. 6 (Mar 10 2016): 1136-50.

Leung, D. W., C. Otomo, J. Chory, and M. K. Rosen. "Genetically Encoded Photoswitching of Actin Assembly through the Cdc42-Wasp-Arp2/3 Complex Pathway." *Proc Natl Acad Sci USA* 105, no. 35 (Sep 2 2008): 12797-802.

Levskaya, A., O. D. Weiner, W. A. Lim, and C. A. Voigt. "Spatiotemporal Control of Cell Signalling Using a Light-Switchable Protein Interaction." *Nature* 461, no. 7266 (Oct 15 2009): 997-1001.

Li, X., D. V. Gutierrez, M. G. Hanson, J. Han, M. D. Mark, H. Chiel, P. Hegemann, L. T. Landmesser, and S. Herlitze. "Fast Noninvasive Activation and Inhibition of Neural and Network Activity by Vertebrate Rhodopsin and Green Algae Channelrhodopsin." *Proc Natl Acad Sci USA* 102, no. 49 (Dec 6 2005): 17816-21.

Lim, D. H., J. Ledue, M. H. Mohajerani, M. P. Vanni, and T. H. Murphy. "Optogenetic Approaches for Functional Mouse Brain Mapping." *Front Neurosci* 7 (2013): 54.

Lima, S. Q., and G. Miesenbock. "Remote Control of Behavior through Genetically Targeted Photostimulation of Neurons." *Cell* 121, no. 1 (Apr 8 2005): 141-52.

Lin, J. Y., P. M. Knutsen, A. Muller, D. Kleinfeld, and R. Y. Tsien. "Reachr: A Red-Shifted Variant of Channelrhodopsin Enables Deep Transcranial Optogenetic Excitation." *Nat Neurosci* 16, no. 10 (Oct 2013): 1499-508.

Liu, X., S. Ramirez, P. T. Pang, C. B. Puryear, A. Govindarajan, K. Deisseroth, and S. Tonegawa. "Optogenetic Stimulation of a Hippocampal Engram Activates Fear Memory Recall." *Nature* 484, no. 7394 (Mar 22 2012): 381-5.

Liu, Y., B. LeBeouf, X. Guo, P. A. Correa, D. G. Gualberto, R. Lints, and L. R. Garcia. "A Cholinergic-Regulated Circuit Coordinates the Maintenance and Bi-Stable States of a Sensory-Motor Behavior During

Caenorhabditis Elegans Male Copulation." *PLoS Genet* 7, no. 3 (Mar 2011): e1001326.

Luboeinski, J., and T. Tchumatchenko. "Nonlinear Response Characteristics of Neural Networks and Single Neurons Undergoing Optogenetic Excitation." *Netw Neurosci* 4, no. 3 (2020): 852-70.

Mabil, P., N. Huidobro, O. Torres-Ramirez, J. Flores-Hernandez, A. Flores, R. Gutierrez, and E. Manjarrez. "Noisy Light Augments the Na(+) Current in Somatosensory Pyramidal Neurons of Optogenetic Transgenic Mice." *Front Neurosci* 14 (2020): 490.

Mager, T., D. Lopez de la Morena, V. Senn, J. Schlotte, D. Errico A, K. Feldbauer, C. Wrobel, *et al.* "High Frequency Neural Spiking and Auditory Signaling by Ultrafast Red-Shifted Optogenetics." *Nat Commun* 9, no. 1 (May 1 2018): 1750.

Matthews, G. A., E. H. Nieh, C. M. Vander Weele, S. A. Halbert, R. V. Pradhan, A. S. Yosafat, G. F. Glober, *et al.* "Dorsal Raphe Dopamine Neurons Represent the Experience of Social Isolation." *Cell* 164, no. 4 (Feb 11 2016): 617-31.

Mohrmann, R. L., V. Mah, and H. V. Vinters. "Neuropathologic Findings after Bone Marrow Transplantation: An Autopsy Study." *Hum Pathol* 21, no. 6 (Jun 1990): 630-9.

Moser, T. "Optogenetic Stimulation of the Auditory Pathway for Research and Future Prosthetics." *Curr Opin Neurobiol* 34 (Oct 2015): 29-36.

Musso, P. Y., P. Junca, M. Jelen, D. Feldman-Kiss, H. Zhang, R. C. Chan, and M. D. Gordon. "Closed-Loop Optogenetic Activation of Peripheral or Central Neurons Modulates Feeding in Freely Moving Drosophila." *Elife* 8 (Jul 19 2019).

Nagel, G., D. Ollig, M. Fuhrmann, S. Kateriya, A. M. Musti, E. Bamberg, and P. Hegemann. "Channelrhodopsin-1: A Light-Gated Proton Channel in Green Algae." *Science* 296, no. 5577 (Jun 28 2002): 2395-8.

Nagel, G., T. Szellas, W. Huhn, S. Kateriya, N. Adeishvili, P. Berthold, D. Ollig, P. Hegemann, and E. Bamberg. "Channelrhodopsin-2, a Directly Light-Gated Cation-Selective Membrane Channel." *Proc Natl Acad Sci USA* 100, no. 24 (Nov 25 2003): 13940-5.

News, Staff. "Insights of the Decade. Stepping Away from the Trees for a Look at the Forest. Introduction." *Science* 330, no. 6011 (Dec 17 2010): 1612-3.

Nussinovitch, U., and L. Gepstein. "Optogenetics for in Vivo Cardiac Pacing and Resynchronization Therapies." *Nat Biotechnol* 33, no. 7 (Jul 2015): 750-4.

Nyns, E. C. A., A. Kip, C. I. Bart, J. J. Plomp, K. Zeppenfeld, M. J. Schalij, A. A. F. de Vries, and D. A. Pijnappels. "Optogenetic Termination of Ventricular Arrhythmias in the Whole Heart: Towards Biological Cardiac Rhythm Management." *Eur Heart J* 38, no. 27 (Jul 14 2017): 2132-36.

Pama, E. A., L. S. Colzato, and B. Hommel. "Optogenetics as a Neuromodulation Tool in Cognitive Neuroscience." *Front Psychol* 4 (2013): 610.

Patterson, M. A., S. Lagier, and A. Carleton. "Odor Representations in the Olfactory Bulb Evolve after the First Breath and Persist as an Odor Afterimage." *Proc Natl Acad Sci USA* 110, no. 35 (Aug 27 2013): E3340-9.

Portugues, R., K. E. Severi, C. Wyart, and M. B. Ahrens. "Optogenetics in a Transparent Animal: Circuit Function in the Larval Zebrafish." *Curr Opin Neurobiol* 23, no. 1 (Feb 2013): 119-26.

Purvis, J. E., and G. Lahav. "Encoding and Decoding Cellular Information through Signaling Dynamics." *Cell* 152, no. 5 (Feb 28 2013): 945-56.

Ryu, B., S. Nagappan, F. Santos-Valencia, P. Lee, E. Rodriguez, M. Lackie, J. Takatoh, and K. M. Franks. "Chronic Loss of Inhibition in Piriform Cortex Following Brief, Daily Optogenetic Stimulation." *Cell Rep* 35, no. 3 (Apr 20 2021): 109001.

Ryu, M. H., O. V. Moskvin, J. Siltberg-Liberles, and M. Gomelsky. "Natural and Engineered Photoactivated Nucleotidyl Cyclases for Optogenetic Applications." *J Biol Chem* 285, no. 53 (Dec 31 2010): 41501-8.

Sahel, J. A., E. Boulanger-Scemama, C. Pagot, A. Arleo, F. Galluppi, J. N. Martel, S. D. Esposti, *et al.* "Partial Recovery of Visual Function in a Blind Patient after Optogenetic Therapy." *Nat Med* 27, no. 7 (Jul 2021): 1223-29.

Schroder-Lang, S., M. Schwarzel, R. Seifert, T. Strunker, S. Kateriya, J. Looser, M. Watanabe, *et al.* "Fast Manipulation of Cellular Camp Level by Light in Vivo." *Nat Methods* 4, no. 1 (Jan 2007): 39-42.

Shimizu-Sato, S., E. Huq, J. M. Tepperman, and P. H. Quail. "A Light-Switchable Gene Promoter System." *Nat Biotechnol* 20, no. 10 (Oct 2002): 1041-4.

Shusterman, R., M. C. Smear, A. A. Koulakov, and D. Rinberg. "Precise Olfactory Responses Tile the Sniff Cycle." *Nat Neurosci* 14, no. 8 (Jul 17 2011): 1039-44.

Smart, A. D., R. A. Pache, N. D. Thomsen, T. Kortemme, G. W. Davis, and J. A. Wells. "Engineering a Light-Activated Caspase-3 for Precise Ablation of Neurons in Vivo." *Proc Natl Acad Sci USA* 114, no. 39 (Sep 26 2017): E8174-E83.

Smith, R. S., R. Hu, A. DeSouza, C. L. Eberly, K. Krahe, W. Chan, and R. C. Araneda. "Differential Muscarinic Modulation in the Olfactory Bulb." *J Neurosci* 35, no. 30 (Jul 29 2015): 10773-85.

Sohal, V. S., F. Zhang, O. Yizhar, and K. Deisseroth. "Parvalbumin Neurons and Gamma Rhythms Enhance Cortical Circuit Performance." *Nature* 459, no. 7247 (Jun 4 2009): 698-702.

Stamatakis, A. M., and G. D. Stuber. "Optogenetic Strategies to Dissect the Neural Circuits That Underlie Reward and Addiction." *Cold Spring Harb Perspect Med* 2, no. 11 (Nov 1 2012).

Stierl, M., P. Stumpf, D. Udwari, R. Gueta, R. Hagedorn, A. Losi, W. Gartner, *et al.* "Light Modulation of Cellular Camp by a Small Bacterial Photoactivated Adenylyl Cyclase, Bpac, of the Soil Bacterium Beggiatoa." *J Biol Chem* 286, no. 2 (Jan 14 2011): 1181-8.

Tanaka, R., T. Higuchi, S. Kohatsu, K. Sato, and D. Yamamoto. "Optogenetic Activation of the Fruitless-Labeled Circuitry in Drosophila Subobscura Males Induces Mating Motor Acts." *J Neurosci* 37, no. 48 (Nov 29 2017): 11662-74.

Tecuapetla, F., J. C. Patel, H. Xenias, D. English, I. Tadros, F. Shah, J. Berlin, *et al.* "Glutamatergic Signaling by Mesolimbic Dopamine Neurons in the Nucleus Accumbens." *J Neurosci* 30, no. 20 (May 19 2010): 7105-10.

Toettcher, J. E., O. D. Weiner, and W. A. Lim. "Using Optogenetics to Interrogate the Dynamic Control of Signal Transmission by the Ras/Erk Module." *Cell* 155, no. 6 (Dec 5 2013): 1422-34.

Tsai, H. C., F. Zhang, A. Adamantidis, G. D. Stuber, A. Bonci, L. de Lecea, and K. Deisseroth. "Phasic Firing in Dopaminergic Neurons Is Sufficient for Behavioral Conditioning." *Science* 324, no. 5930 (May 22 2009): 1080-4.

Tsien, J. Z. "Cre-Lox Neurogenetics: 20 Years of Versatile Applications in Brain Research and Counting." *Front Genet* 7 (2016): 19.

Tsien, J. Z., D. F. Chen, D. Gerber, C. Tom, E. H. Mercer, D. J. Anderson, M. Mayford, E. R. Kandel, and S. Tonegawa. "Subregion- and Cell Type-Restricted Gene Knockout in Mouse Brain." *Cell* 87, no. 7 (Dec 27 1996): 1317-26.

van Haren, J., R. A. Charafeddine, A. Ettinger, H. Wang, K. M. Hahn, and T. Wittmann. "Local Control of Intracellular Microtubule Dynamics by Eb1 Photodissociation." *Nat Cell Biol* 20, no. 3 (Mar 2018): 252-61.

Vierock, J., S. Rodriguez-Rozada, A. Dieter, F. Pieper, R. Sims, F. Tenedini, A. C. F. Bergs, *et al.* "Bipoles Is an Optogenetic Tool Developed for Bidirectional Dual-Color Control of Neurons." *Nat Commun* 12, no. 1 (Jul 26 2021): 4527.

Volgraf, M., P. Gorostiza, R. Numano, R. H. Kramer, E. Y. Isacoff, and D. Trauner. "Allosteric Control of an Ionotropic Glutamate Receptor with an Optical Switch." *Nat Chem Biol* 2, no. 1 (Jan 2006): 47-52.

Wang, M., Z. Perova, B. R. Arenkiel, and B. Li. "Synaptic Modifications in the Medial Prefrontal Cortex in Susceptibility and Resilience to Stress." *J Neurosci* 34, no. 22 (May 28 2014): 7485-92.

Warden, M. R., J. A. Cardin, and K. Deisseroth. "Optical Neural Interfaces." *Annu Rev Biomed Eng* 16 (Jul 11 2014): 103-29.

Wentz, C. T., J. G. Bernstein, P. Monahan, A. Guerra, A. Rodriguez, and E. S. Boyden. "A Wirelessly Powered and Controlled Device for Optical Neural Control of Freely-Behaving Animals." *J Neural Eng* 8, no. 4 (Aug 2011): 046021.

Witten, I. B., S. C. Lin, M. Brodsky, R. Prakash, I. Diester, P. Anikeeva, V. Gradinaru, C. Ramakrishnan, and K. Deisseroth. "Cholinergic Interneurons Control Local Circuit Activity and Cocaine Conditioning." *Science* 330, no. 6011 (Dec 17 2010): 1677-81.

Wittmann, T., A. Dema, and J. van Haren. "Lights, Cytoskeleton, Action: Optogenetic Control of Cell Dynamics." *Curr Opin Cell Biol* 66 (Oct 2020): 1-10.

Wu, Y. I., D. Frey, O. I. Lungu, A. Jaehrig, I. Schlichting, B. Kuhlman, and K. M. Hahn. "A Genetically Encoded Photoactivatable Rac Controls the Motility of Living Cells." *Nature* 461, no. 7260 (Sep 3 2009): 104-8.

Yazawa, M., A. M. Sadaghiani, B. Hsueh, and R. E. Dolmetsch. "Induction of Protein-Protein

Interactions in Live Cells Using Light." *Nat Biotechnol* 27, no. 10 (Oct 2009): 941-5.

Zemelman, B. V., G. A. Lee, M. Ng, and G. Miesenbock. "Selective Photostimulation of Genetically Charged Neurons." *Neuron* 33, no. 1 (Jan 3 2002): 15-22.

Zemelman, B. V., N. Nesnas, G. A. Lee, and G. Miesenbock. "Photochemical Gating of Heterologous Ion Channels: Remote Control over Genetically Designated Populations of Neurons." *Proc Natl Acad Sci USA* 100, no. 3 (Feb 4 2003): 1352-7.

Zeng, H., and L. Madisen. "Mouse Transgenic Approaches in Optogenetics." *Prog Brain Res* 196 (2012): 193-213.

Zhang, F., V. Gradinaru, A. R. Adamantidis, R. Durand, R. D. Airan, L. de Lecea, and K. Deisseroth. "Optogenetic Interrogation of Neural Circuits: Technology for Probing Mammalian Brain Structures." *Nat Protoc* 5, no. 3 (Mar 2010): 439-56.

Zhang, F., L. P. Wang, M. Brauner, J. F. Liewald, K. Kay, N. Watzke, P. G. Wood, *et al.* "Multimodal Fast Optical Interrogation of Neural Circuitry." *Nature* 446, no. 7136 (Apr 5 2007): 633-9.

Zhang, Y. P., and T. G. Oertner. "Optical Induction of Synaptic Plasticity Using a Light-Sensitive Channel." *Nat Methods* 4, no. 2 (Feb 2007): 139-41.

Zhao, S., C. Cunha, F. Zhang, Q. Liu, B. Gloss, K. Deisseroth, G. J. Augustine, and G. Feng. "Improved Expression of Halorhodopsin for Light-Induced Silencing of Neuronal Activity." *Brain Cell Biol* 36, no. 1-4 (Aug 2008): 141-54.

Zhou, X. X., H. K. Chung, A. J. Lam, and M. Z. Lin. "Optical Control of Protein Activity by Fluorescent Protein Domains." *Science* 338, no. 6108 (Nov 9 2012): 810-4.

Aaron, L., O. E. Franco, and S. W. Hayward. "Review of Prostate Anatomy and Embryology and the Etiology of Benign Prostatic Hyperplasia." *Urol Clin North Am* 43, no. 3 (Aug 2016): 279-88.

Ahn, J., M. J. Yoon, S. H. Hong, H. Cha, D. Lee, H. S. Koo, J. E. Ko, *et al.* "Three-Dimensional Microengineered Vascularised Endometrium-on-a-Chip." *Hum Reprod* 36, no. 10 (Sep 18 2021): 2720-31.

Ahn, S., H. A. M. Ardona, J. U. Lind, F. Eweje, S. L. Kim, G. M. Gonzalez, Q. Liu, *et al.* "Mussel-Inspired 3d Fiber Scaffolds for Heart-on-a-Chip Toxicity Studies of Engineered Nanomaterials." *Anal Bioanal Chem* 410, no. 24 (Sep 2018): 6141-54.

Alexander, F. A., S. Eggert, and J. Wiest. "Skin-on-a-Chip: Transepithelial Electrical Resistance and Extracellular Acidification Measurements through an Automated Air-Liquid Interface." *Genes (Basel)* 9, no. 2 (Feb 21 2018).

Alford, P. W., A. W. Feinberg, S. P. Sheehy, and K. K. Parker. "Biohybrid Thin Films for Measuring Contractility in Engineered Cardiovascular Muscle." *Biomaterials* 31, no. 13 (May 2010): 3613-21.

Atac, B., I. Wagner, R. Horland, R. Lauster, U. Marx, A. G. Tonevitsky, R. P. Azar, and G. Lindner. "Skin and Hair on-a-Chip: In Vitro Skin Models Versus Ex Vivo Tissue Maintenance with Dynamic Perfusion." *Lab Chip* 13, no. 18 (Sep 21 2013): 3555-61.

Baker, M. "Tissue Models: A Living System on a Chip." *Nature* 471, no. 7340 (Mar 31 2011): 661-5.

Beaurivage, C., A. Kanapeckaite, C. Loomans, K. S. Erdmann, J. Stallen, and R. A. J. Janssen. "Development of a Human Primary Gut-on-a-Chip to Model Inflammatory Processes." *Sci Rep* 10, no. 1 (Dec 8 2020): 21475.

Beaurivage, C., E. Naumovska, Y. X. Chang, E. D. Elstak, A. Nicolas, H. Wouters, G. van Moolenbroek, *et al.* "Development of a Gut-on-a-Chip Model for High Throughput Disease Modeling and Drug Discovery." *Int J Mol Sci* 20, no. 22 (Nov 12 2019).

Bein, A., C. W. Fadel, B. Swenor, W. Cao, R. K. Powers, D. M. Camacho, A. Naziripour, *et al.* "Nutritional Deficiency in an Intestine-on-a-Chip Recapitulates Injury Hallmarks Associated with Environmental Enteric Dysfunction." *Nat Biomed Eng* 6, no. 11 (Nov 2022): 1236-47.

Bhatia, S. N., and D. E. Ingber. "Microfluidic Organs-on-Chips." *Nat Biotechnol* 32, no. 8 (Aug 2014): 760-72.

Brown, J. A., V. Pensabene, D. A. Markov, V. Allwardt, M. D. Neely, M. Shi, C. M. Britt, *et al.* "Recreating Blood-Brain Barrier Physiology and Structure on Chip: A Novel Neurovascular Microfluidic Bioreactor." *Biomicrofluidics* 9, no. 5 (Sep 2015): 054124.

Butler, D., and D. R. Reyes. "Heart-on-a-Chip Systems: Disease Modeling and Drug Screening Applications." *Lab Chip* (Feb 6 2024).

Chen, M. B., S. Srigunapalan, A. R. Wheeler, and C. A. Simmons. "A 3d Microfluidic Platform

Incorporating Methacrylated Gelatin Hydrogels to Study Physiological Cardiovascular Cell-Cell Interactions." *Lab Chip* 13, no. 13 (Jul 7 2013): 2591-8.

Cheng, W., N. Klauke, H. Sedgwick, G. L. Smith, and J. M. Cooper. "Metabolic Monitoring of the Electrically Stimulated Single Heart Cell within a Microfluidic Platform." *Lab Chip* 6, no. 11 (Nov 2006): 1424-31.

Cho, S., A. Wood, and M. R. Bowlby. "Brain Slices as Models for Neurodegenerative Disease and Screening Platforms to Identify Novel Therapeutics." *Curr Neuropharmacol* 5, no. 1 (Mar 2007): 19-33.

Choe, A., S. K. Ha, I. Choi, N. Choi, and J. H. Sung. "Microfluidic Gut-Liver Chip for Reproducing the First Pass Metabolism." *Biomed Microdevices* 19, no. 1 (Mar 2017): 4.

Chou, D. B., V. Frismantas, Y. Milton, R. David, P. Pop-Damkov, D. Ferguson, A. MacDonald, *et al.* "On-Chip Recapitulation of Clinical Bone Marrow Toxicities and Patient-Specific Pathophysiology." *Nat Biomed Eng* 4, no. 4 (Apr 2020): 394-406.

Cruz, D., R. Bellomo, J. A. Kellum, M. de Cal, and C. Ronco. "The Future of Extracorporeal Support." *Crit Care Med* 36, no. 4 Suppl (Apr 2008): S243-52.

Dasgupta, Q., A. Jiang, A. M. Wen, R. J. Mannix, Y. Man, S. Hall, E. Javorsky, and D. E. Ingber. "A Human Lung Alveolus-on-a-Chip Model of Acute Radiation-Induced Lung Injury." *Nat Commun* 14, no. 1 (Oct 16 2023): 6506.

Debnath, J., and J. S. Brugge. "Modelling Glandular Epithelial Cancers in Three-Dimensional Cultures." *Nat Rev Cancer* 5, no. 9 (Sep 2005): 675-88.

Dolega, M. E., J. Wagh, S. Gerbaud, F. Kermarrec, J. P. Alcaraz, D. K. Martin, X. Gidrol, and N. Picollet-D'hahan. "Facile Bench-Top Fabrication of Enclosed Circular Microchannels Provides 3d Confined Structure for Growth of Prostate Epithelial Cells." *PLoS One* 9, no. 6 (2014): e99416.

Domansky, K., W. Inman, J. Serdy, A. Dash, M. H. Lim, and L. G. Griffith. "Perfused Multiwell Plate for 3d Liver Tissue Engineering." *Lab Chip* 10, no. 1 (Jan 7 2010): 51-8.

Edington, C. D., W. L. K. Chen, E. Geishecker, T. Kassis, L. R. Soenksen, B. M. Bhushan, D. Freake, *et al.* "Interconnected Microphysiological Systems for Quantitative Biology and Pharmacology Studies." *Sci Rep* 8, no. 1 (Mar 14 2018): 4530.

Elias, H., and H. Bengelsdorf. "The Structure of the Liver of Vertebrates." *Acta Anat (Basel)* 14, no. 4 (1952): 297-337.

Ewart, L., A. Apostolou, S. A. Briggs, C. V. Carman, J. T. Chaff, A. R. Heng, S. Jadalannagari, *et al.* "Performance Assessment and Economic Analysis of a Human Liver-Chip for Predictive Toxicology." *Commun Med (Lond)* 2, no. 1 (Dec 6 2022): 154.

Fan, Y., D. T. Nguyen, Y. Akay, F. Xu, and M. Akay. "Engineering a Brain Cancer Chip for High-Throughput Drug Screening." *Sci Rep* 6 (May 6 2016): 25062.

Fernandez-Moreira, V., B. Song, V. Sivagnanam, A. S. Chauvin, C. D. Vandevyver, M. Gijs, I. Hemmila, H. A. Lehr, and J. C. Bunzli. "Bioconjugated Lanthanide Luminescent Helicates as Multilabels for Lab-on-a-Chip Detection of Cancer Biomarkers." *Analyst* 135, no. 1 (Jan 2010): 42-52.

Frank, S. B., and C. K. Miranti. "Disruption of Prostate Epithelial Differentiation Pathways and Prostate Cancer Development." *Front Oncol* 3 (Oct 31 2013): 273.

Franke, W. W., C. M. Borrmann, C. Grund, and S. Pieperhoff. "The Area Composita of Adhering Junctions Connecting Heart Muscle Cells of Vertebrates. I. Molecular Definition in Intercalated Disks of Cardiomyocytes by Immunoelectron Microscopy of Desmosomal Proteins." *Eur J Cell Biol* 85, no. 2 (Feb 2006): 69-82.

Gazzaniga, F. S., D. M. Camacho, M. Wu, M. F. Silva Palazzo, A. L. M. Dinis, F. N. Grafton, M. J. Cartwright, *et al.* "Harnessing Colon Chip Technology to Identify Commensal Bacteria That Promote Host Tolerance to Infection." *Front Cell Infect Microbiol* 11 (2021): 638014.

Goyal, G., C. Belgur, and D. E. Ingber. "Human Organ Chips for Regenerative Pharmacology." *Pharmacol Res Perspect* 12, no. 1 (Feb 2024): e01159.

Griep, L. M., F. Wolbers, B. de Wagenaar, P. M. ter Braak, B. B. Weksler, I. A. Romero, P. O. Couraud, *et al.* "Bbb on Chip: Microfluidic Platform to Mechanically and Biochemically Modulate Blood-Brain Barrier Function." *Biomed Microdevices* 15, no. 1 (Feb 2013): 145-50.

Grosberg, A., P. W. Alford, M. L. McCain, and K. K. Parker. "Ensembles of Engineered Cardiac Tissues for Physiological and Pharmacological Study: Heart on a Chip." *Lab Chip* 11, no. 24 (Dec 21 2011): 4165-73.

Gunther, A., S. Yasotharan, A. Vagaon, C. Lochovsky, S. Pinto, J. Yang, C. Lau, J. Voigtlaender-Bolz, and S. S. Bolz. "A Microfluidic Platform for Probing Small Artery Structure and Function." *Lab Chip* 10, no. 18 (Sep 21 2010): 2341-9.

Hajjar, I., and T. A. Kotchen. "Trends in Prevalence, Awareness, Treatment, and Control of Hypertension in the United States, 1988-2000." *JAMA* 290, no. 2 (Jul 9 2003): 199-206.

Hermanns, M. I., S. Fuchs, M. Bock, K. Wenzel, E. Mayer, K. Kehe, F. Bittinger, and C. J. Kirkpatrick. "Primary Human Coculture Model of Alveolo-Capillary Unit to Study Mechanisms of Injury to Peripheral Lung." *Cell Tissue Res* 336, no. 1 (Apr 2009): 91-105.

Huang, Y., J. C. Williams, and S. M. Johnson. "Brain Slice on a Chip: Opportunities and Challenges of Applying Microfluidic Technology to Intact Tissues." *Lab Chip* 12, no. 12 (Jun 21 2012): 2103-17.

Huh, D., G. A. Hamilton, and D. E. Ingber. "From 3d Cell Culture to Organs-on-Chips." *Trends Cell Biol* 21, no. 12 (Dec 2011): 745-54.

Huh, D., B. D. Matthews, A. Mammoto, M. Montoya-Zavala, H. Y. Hsin, and D. E. Ingber. "Reconstituting Organ-Level Lung Functions on a Chip." *Science* 328, no. 5986 (Jun 25 2010): 1662-8.

Humpel, C. "Organotypic Brain Slice Cultures: A Review." *Neuroscience* 305 (Oct 1 2015): 86-98.

Ingber, D. E. "Human Organs-on-Chips for Disease Modelling, Drug Development and Personalized Medicine." *Nat Rev Genet* 23, no. 8 (Aug 2022): 467-91.

Jalili-Firoozinezhad, S., F. S. Gazzaniga, E. L. Calamari, D. M. Camacho, C. W. Fadel, A. Bein, B. Swenor, *et al.* "A Complex Human Gut Microbiome Cultured in an Anaerobic Intestine-on-a-Chip." *Nat Biomed Eng* 3, no. 7 (Jul 2019): 520-31.

Jalili-Firoozinezhad, S., R. Prantil-Baun, A. Jiang, R. Potla, T. Mammoto, J. C. Weaver, T. C. Ferrante, *et al.* "Modeling Radiation Injury-Induced Cell Death and Countermeasure Drug Responses in a Human Gut-on-a-Chip." *Cell Death Dis* 9, no. 2 (Feb 14 2018): 223.

Jang, K. J., M. A. Otieno, J. Ronxhi, H. K. Lim, L. Ewart, K. R. Kodella, D. B. Petropolis, *et al.* "Reproducing Human and Cross-Species Drug Toxicities Using a Liver-Chip." *Sci Transl Med* 11, no. 517 (Nov 6 2019).

Jang, K. J., and K. Y. Suh. "A Multi-Layer Microfluidic Device for Efficient Culture and Analysis of Renal Tubular Cells." *Lab Chip* 10, no. 1 (Jan 7 2010): 36-42.

Junaid, A., H. Tang, A. van Reeuwijk, Y. Abouleila, P. Wuelfroth, V. van Duinen, W. Stam, *et al.* "Ebola Hemorrhagic Shock Syndrome-on-a-Chip." *iScience* 23, no. 1 (Jan 24 2020): 100765.

Kane, B. J., M. J. Zinner, M. L. Yarmush, and M. Toner. "Liver-Specific Functional Studies in a Microfluidic Array of Primary Mammalian Hepatocytes." *Anal Chem* 78, no. 13 (Jul 1 2006): 4291-8.

Kang, Y. B., T. R. Sodunke, J. Lamontagne, J. Cirillo, C. Rajiv, M. J. Bouchard, and M. Noh. "Liver Sinusoid on a Chip: Long-Term Layered Co-Culture of Primary Rat Hepatocytes and Endothelial Cells in Microfluidic Platforms." *Biotechnol Bioeng* 112, no. 12 (Dec 2015): 2571-82.

Kasendra, M., A. Tovaglieri, A. Sontheimer-Phelps, S. Jalili-Firoozinezhad, A. Bein, A. Chalkiadaki, W. Scholl, *et al.* "Development of a Primary Human Small Intestine-on-a-Chip Using Biopsy-Derived Organoids." *Sci Rep* 8, no. 1 (Feb 13 2018): 2871.

Kim, H. J., D. Huh, G. Hamilton, and D. E. Ingber. "Human Gut-on-a-Chip Inhabited by Microbial Flora That Experiences Intestinal Peristalsis-Like Motions and Flow." *Lab Chip* 12, no. 12 (Jun 21 2012): 2165-74.

Kim, H. J., and D. E. Ingber. "Gut-on-a-Chip Microenvironment Induces Human Intestinal Cells to Undergo Villus Differentiation." *Integr Biol (Camb)* 5, no. 9 (Sep 2013): 1130-40.

Kong, M., J. Lee, I. K. Yazdi, A. K. Miri, Y. D. Lin, J. Seo, Y. S. Zhang, A. Khademhosseini, and S. R. Shin. "Cardiac Fibrotic Remodeling on a Chip with Dynamic Mechanical Stimulation." *Adv Healthc Mater* 8, no. 3 (Feb 2019): e1801146.

Kujala, V. J., F. S. Pasqualini, J. A. Goss, J. C. Nawroth, and K. K. Parker. "Laminar Ventricular Myocardium on a Microelectrode Array-Based Chip." *J Mater Chem B* 4, no. 20 (May 28 2016): 3534-43.

Lee, S., S. P. Jin, Y. K. Kim, G. Y. Sung, J. H. Chung, and J. H. Sung. "Construction of 3d Multicellular Microfluidic Chip for an in Vitro Skin Model." *Biomed Microdevices* 19, no. 2 (Jun 2017): 22.

Liu, H., O. A. Bolonduro, N. Hu, J. Ju, A. A. Rao, B. M. Duffy, Z. Huang, L. D. Black, and B. P. Timko. "Heart-on-a-Chip Model with Integrated Extra- and Intracellular Bioelectronics for Monitoring

Cardiac Electrophysiology under Acute Hypoxia." *Nano Lett* 20, no. 4 (Apr 8 2020): 2585-93.

Lu, S., F. Cuzzucoli, J. Jiang, L. G. Liang, Y. Wang, M. Kong, X. Zhao, *et al.* "Development of a Biomimetic Liver Tumor-on-a-Chip Model Based on Decellularized Liver Matrix for Toxicity Testing." *Lab Chip* 18, no. 22 (Nov 6 2018): 3379-92.

Luni, C., E. Serena, and N. Elvassore. "Human-on-Chip for Therapy Development and Fundamental Science." *Curr Opin Biotechnol* 25 (Feb 2014): 45-50.

Lutolf, M. P., and J. A. Hubbell. "Synthetic Biomaterials as Instructive Extracellular Microenvironments for Morphogenesis in Tissue Engineering." *Nat Biotechnol* 23, no. 1 (Jan 2005): 47-55.

Mahajan, G., E. Doherty, T. To, A. Sutherland, J. Grant, A. Junaid, A. Gulati, *et al.* "Vaginal Microbiome-Host Interactions Modeled in a Human Vagina-on-a-Chip." *Microbiome* 10, no. 1 (Nov 26 2022): 201.

Manak, M. S., J. S. Varsanik, B. J. Hogan, M. J. Whitfield, W. R. Su, N. Joshi, N. Steinke, *et al.* "Live-Cell Phenotypic-Biomarker Microfluidic Assay for the Risk Stratification of Cancer Patients Via Machine Learning." *Nat Biomed Eng* 2, no. 10 (Oct 2018): 761-72.

Marsano, A., C. Conficconi, M. Lemme, P. Occhetta, E. Gaudiello, E. Votta, G. Cerino, A. Redaelli, and M. Rasponi. "Beating Heart on a Chip: A Novel Microfluidic Platform to Generate Functional 3d Cardiac Microtissues." *Lab Chip* 16, no. 3 (Feb 7 2016): 599-610.

Matsuoka, K., and T. Kanai. "The Gut Microbiota and Inflammatory Bowel Disease." *Semin Immunopathol* 37, no. 1 (Jan 2015): 47-55.

Moyer, M. W. "Organs-on-a-Chip." *Sci Am* 304, no. 3 (Mar 2011): 19.

Mu, X., W. Zheng, L. Xiao, W. Zhang, and X. Jiang. "Engineering a 3d Vascular Network in Hydrogel for Mimicking a Nephron." *Lab Chip* 13, no. 8 (Apr 21 2013): 1612-8.

Nahle, Z. "A Proof-of-Concept Study Poised to Remodel the Drug Development Process: Liver-Chip Solutions for Lead Optimization and Predictive Toxicology." *Front Med Technol* 4 (2022): 1053588.

Nalayanda, D. D., C. Puleo, W. B. Fulton, L. M. Sharpe, T. H. Wang, and F. Abdullah. "An Open-Access Microfluidic Model for Lung-Specific Functional Studies at an Air-Liquid Interface." *Biomed Microdevices* 11, no. 5 (Oct 2009): 1081-9.

Nance, E. A., G. F. Woodworth, K. A. Sailor, T. Y. Shih, Q. Xu, G. Swaminathan, D. Xiang, C. Eberhart, and J. Hanes. "A Dense Poly(Ethylene Glycol) Coating Improves Penetration of Large Polymeric Nanoparticles within Brain Tissue." *Sci Transl Med* 4, no. 149 (Aug 29 2012): 149ra19.

O'Neill, A. T., N. A. Monteiro-Riviere, and G. M. Walker. "Characterization of Microfluidic Human Epidermal Keratinocyte Culture." *Cytotechnology* 56, no. 3 (Mar 2008): 197-207.

Park, J., B. K. Lee, G. S. Jeong, J. K. Hyun, C. J. Lee, and S. H. Lee. "Three-Dimensional Brain-on-a-Chip with an Interstitial Level of Flow and Its Application as an in Vitro Model of Alzheimer's Disease." *Lab Chip* 15, no. 1 (Jan 7 2015): 141-50.

Park, T. E., N. Mustafaoglu, A. Herland, R. Hasselkus, R. Mannix, E. A. FitzGerald, R. Prantil-Baun, *et al.* "Hypoxia-Enhanced Blood-Brain Barrier Chip Recapitulates Human Barrier Function and Shuttling of Drugs and Antibodies." *Nat Commun* 10, no. 1 (Jun 13 2019): 2621.

Parsa, H., B. Z. Wang, and G. Vunjak-Novakovic. "A Microfluidic Platform for the High-Throughput Study of Pathological Cardiac Hypertrophy." *Lab Chip* 17, no. 19 (Sep 26 2017): 3264-71.

Plebani, R., R. Potla, M. Soong, H. Bai, Z. Izadifar, A. Jiang, R. N. Travis, *et al.* "Modeling Pulmonary Cystic Fibrosis in a Human Lung Airway-on-a-Chip." *J Cyst Fibros* 21, no. 4 (Jul 2022): 606-15.

Queval, A., N. R. Ghattamaneni, C. M. Perrault, R. Gill, M. Mirzaei, R. A. McKinney, and D. Juncker. "Chamber and Microfluidic Probe for Microperfusion of Organotypic Brain Slices." *Lab Chip* 10, no. 3 (Feb 7 2010): 326-34.

Ramadan, Q., and F. C. Ting. "In Vitro Micro-Physiological Immune-Competent Model of the Human Skin." *Lab Chip* 16, no. 10 (May 21 2016): 1899-908.

Rambani, K., J. Vukasinovic, A. Glezer, and S. M. Potter. "Culturing Thick Brain Slices: An Interstitial 3d Microperfusion System for Enhanced Viability." *J Neurosci Methods* 180, no. 2 (Jun 15 2009): 243-54.

Roberts, I., I. Kwan, P. Evans, and S. Haig. "Does Animal Experimentation Inform Human Healthcare? Observations from a Systematic Review of International Animal Experiments on Fluid Resuscitation." *BMJ* 324, no. 7335 (Feb 23 2002): 474-6.

Ronco, C., A. Davenport, and V. Gura. "The Future of the Artificial Kidney: Moving Towards Wearable and Miniaturized Devices." *Nefrologia* 31, no. 1 (2011): 9-16.

Sambuy, Y., I. De Angelis, G. Ranaldi, M. L. Scarino, A. Stammati, and F. Zucco. "The Caco-2 Cell Line as a Model of the Intestinal Barrier: Influence of Cell and Culture-Related Factors on Caco-2 Cell Functional Characteristics." *Cell Biol Toxicol* 21, no. 1 (Jan 2005): 1-26.

Shim, K. Y., D. Lee, J. Han, N. T. Nguyen, S. Park, and J. H. Sung. "Microfluidic Gut-on-a-Chip with Three-Dimensional Villi Structure." *Biomed Microdevices* 19, no. 2 (Jun 2017): 37.

Stoppini, L., P. A. Buchs, and D. Muller. "A Simple Method for Organotypic Cultures of Nervous Tissue." *J Neurosci Methods* 37, no. 2 (Apr 1991): 173-82.

Sung, J. H., and M. L. Shuler. "Prevention of Air Bubble Formation in a Microfluidic Perfusion Cell Culture System Using a Microscale Bubble Trap." *Biomed Microdevices* 11, no. 4 (Aug 2009): 731-8.

Tang, H., Y. Abouleila, and A. Mashaghi. "Lassa Hemorrhagic Shock Syndrome-on-a-Chip." *Biotechnol Bioeng* 118, no. 3 (Mar 2021): 1405-10.

Tang, H., Y. Abouleila, L. Si, A. M. Ortega-Prieto, C. L. Mummery, D. E. Ingber, and A. Mashaghi. "Human Organs-on-Chips for Virology." *Trends Microbiol* 28, no. 11 (Nov 2020): 934-46.

Toivanen, R., and M. M. Shen. "Prostate Organogenesis: Tissue Induction, Hormonal Regulation and Cell Type Specification." *Development* 144, no. 8 (Apr 15 2017): 1382-98.

Torisawa, Y. S., T. Mammoto, E. Jiang, A. Jiang, A. Mammoto, A. L. Watters, A. Bahinski, and D. E. Ingber. "Modeling Hematopoiesis and Responses to Radiation Countermeasures in a Bone Marrow-on-a-Chip." *Tissue Eng Part C Methods* 22, no. 5 (May 2016): 509-15.

van de Stolpe, A., and J. den Toonder. "Workshop Meeting Report Organs-on-Chips: Human Disease Models." *Lab Chip* 13, no. 18 (Sep 21 2013): 3449-70.

van der Helm, M. W., O. Y. F. Henry, A. Bein, T. Hamkins-Indik, M. J. Cronce, W. D. Leineweber, M. Odijk, et al. "Non-Invasive Sensing of Transepithelial Barrier Function and Tissue Differentiation in Organs-on-Chips Using Impedance Spectroscopy." *Lab Chip* 19, no. 3 (Jan 29 2019): 452-63.

van der Helm, M. W., A. D. van der Meer, J. C. Eijkel, A. van den Berg, and L. I. Segerink. "Microfluidic Organ-on-Chip Technology for Blood-Brain Barrier Research." *Tissue Barriers* 4, no. 1 (Jan-Mar 2016): e1142493.

Viravaidya, K., and M. L. Shuler. "Incorporation of 3t3-L1 Cells to Mimic Bioaccumulation in a Microscale Cell Culture Analog Device for Toxicity Studies." *Biotechnol Prog* 20, no. 2 (Mar-Apr 2004): 590-7.

Wang, G., M. L. McCain, L. Yang, A. He, F. S. Pasqualini, A. Agarwal, H. Yuan, et al. "Modeling the Mitochondrial Cardiomyopathy of Barth Syndrome with Induced Pluripotent Stem Cell and Heart-on-Chip Technologies." *Nat Med* 20, no. 6 (Jun 2014): 616-23.

Warlick, C., B. J. Trock, P. Landis, J. I. Epstein, and H. B. Carter. "Delayed Versus Immediate Surgical Intervention and Prostate Cancer Outcome." *J Natl Cancer Inst* 98, no. 5 (Mar 1 2006): 355-7.

Weinberg, E., M. Kaazempur-Mofrad, and J. Borenstein. "Concept and Computational Design for a Bioartificial Nephron-on-a-Chip." *Int J Artif Organs* 31, no. 6 (Jun 2008): 508-14.

Werdich, A. A., E. A. Lima, B. Ivanov, I. Ges, M. E. Anderson, J. P. Wikswo, and F. J. Baudenbacher. "A Microfluidic Device to Confine a Single Cardiac Myocyte in a Sub-Nanoliter Volume on Planar Microelectrodes for Extracellular Potential Recordings." *Lab Chip* 4, no. 4 (Aug 2004): 357-62.

Williams, R. "Global Challenges in Liver Disease." *Hepatology* 44, no. 3 (Sep 2006): 521-6.

Wufuer, M., G. Lee, W. Hur, B. Jeon, B. J. Kim, T. H. Choi, and S. Lee. "Skin-on-a-Chip Model Simulating Inflammation, Edema and Drug-Based Treatment." *Sci Rep* 6 (Nov 21 2016): 37471.

Yi, Y., J. Park, J. Lim, C. J. Lee, and S. H. Lee. "Central Nervous System and Its Disease Models on a Chip." *Trends Biotechnol* 33, no. 12 (Dec 2015): 762-76.

Zhang, C., Z. Zhao, N. A. Abdul Rahim, D. van Noort, and H. Yu. "Towards a Human-on-Chip: Culturing Multiple Cell Types on a Chip with Compartmentalized Microenvironments." *Lab Chip* 9, no. 22 (Nov 21 2009): 3185-92.

Zhang, J., Y. J. Huang, M. Trapecar, C. Wright, K. Schneider, J. Kemmit, V. Hernandez-Gordillo, et al. "An Immune-Competent Human Gut Microphysiological System Enables Inflammation-Modulation of Faecalibacterium Prausnitzii." *Res Sq* (Oct 12 2023).

Zhang, J., Y. J. Huang, J. Y. Yoon, J. Kemmitt, C. Wright, K. Schneider, P. Sphabmixay, et al. "Primary Human Colonic Mucosal Barrier Crosstalk with Super Oxygen-Sensitive Faecalibacterium Prausnitzii in

Continuous Culture." *Med* 2, no. 1 (Jan 15 2021): 74-98 e9.

Zhou, Q., D. Patel, T. Kwa, A. Haque, Z. Matharu, G. Stybayeva, Y. Gao, A. M. Diehl, and A. Revzin. "Liver Injury-on-a-Chip: Microfluidic Co-Cultures with Integrated Biosensors for Monitoring Liver Cell Signaling During Injury." *Lab Chip* 15, no. 23 (Dec 7 2015): 4467-78.

Zidaric, T., L. Gradisnik, and T. Velnar. "Astrocytes and Human Artificial Blood-Brain Barrier Models." *Bosn J Basic Med Sci* 22, no. 5 (Sep 16 2022): 651-72.

Adams, S. J., R. D. E. Henderson, X. Yi, and P. Babyn. "Artificial Intelligence Solutions for Analysis of X-Ray Images." *Can Assoc Radiol J* 72, no. 1 (Feb 2021): 60-72.

Adamson, A. S., and A. Smith. "Machine Learning and Health Care Disparities in Dermatology." *JAMA Dermatol* 154, no. 11 (Nov 1 2018): 1247-48.

Adlassnig, K. P. "A Fuzzy Logical Model of Computer-Assisted Medical Diagnosis." *Methods Inf Med* 19, no. 3 (Jul 1980): 141-8.

Arthur, A., M. R. Orton, R. Emsley, S. Vit, C. Kelly-Morland, D. Strauss, J. Lunn, *et al.* "A Ct-Based Radiomics Classification Model for the Prediction of Histological Type and Tumour Grade in Retroperitoneal Sarcoma (Radsarc-R): A Retrospective Multicohort Analysis." *Lancet Oncol* 24, no. 11 (Nov 2023): 1277-86.

Bahl, M., R. Barzilay, A. B. Yedidia, N. J. Locascio, L. Yu, and C. D. Lehman. "High-Risk Breast Lesions: A Machine Learning Model to Predict Pathologic Upgrade and Reduce Unnecessary Surgical Excision." *Radiology* 286, no. 3 (Mar 2018): 810-18.

Baric-Parker, J., and E. E. Anderson. "Patient Data-Sharing for Ai: Ethical Challenges, Catholic Solutions." *Linacre Q* 87, no. 4 (Nov 2020): 471-81.

Chen, W., Q. Sun, X. Chen, G. Xie, H. Wu, and C. Xu. "Deep Learning Methods for Heart Sounds Classification: A Systematic Review." *Entropy (Basel)* 23, no. 6 (May 26 2021).

Cho, S. M., P. C. Austin, H. J. Ross, H. Abdel-Qadir, D. Chicco, G. Tomlinson, C. Taheri, *et al.* "Machine Learning Compared with Conventional Statistical Models for Predicting Myocardial Infarction Readmission and Mortality: A Systematic Review." *Can J Cardiol* 37, no. 8 (Aug 2021): 1207-14.

De Angelis, L., F. Baglivo, G. Arzilli, G. P. Privitera, P. Ferragina, A. E. Tozzi, and C. Rizzo. "Chatgpt and the Rise of Large Language Models: The New Ai-Driven Infodemic Threat in Public Health." *Front Public Health* 11 (2023): 1166120.

Duda, R. O., and E. H. Shortliffe. "Expert Systems Research." *Science* 220, no. 4594 (Apr 15 1983): 261-8.

Eren, A., A. Subasi, and O. Coskun. "A Decision Support System for Telemedicine through the Mobile Telecommunications Platform." *J Med Syst* 32, no. 1 (Feb 2008): 31-5.

Forcier, M. B., H. Gallois, S. Mullan, and Y. Joly. "Integrating Artificial Intelligence into Health Care through Data Access: Can the Gdpr Act as a Beacon for Policymakers?". *J Law Biosci* 6, no. 1 (Oct 2019): 317-35.

Guo, J., and B. Li. "The Application of Medical Artificial Intelligence Technology in Rural Areas of Developing Countries." *Health Equity* 2, no. 1 (2018): 174-81.

Han, S. S., I. J. Moon, W. Lim, I. S. Suh, S. Y. Lee, J. I. Na, S. H. Kim, and S. E. Chang. "Keratinocytic Skin Cancer Detection on the Face Using Region-Based Convolutional Neural Network." *JAMA Dermatol* 156, no. 1 (Jan 1 2020): 29-37.

He, B., A. C. Kwan, J. H. Cho, N. Yuan, C. Pollick, T. Shiota, J. Ebinger, *et al.* "Blinded, Randomized Trial of Sonographer Versus Ai Cardiac Function Assessment." *Nature* 616, no. 7957 (Apr 2023): 520-24.

Hosny, A., C. Parmar, J. Quackenbush, L. H. Schwartz, and Hjwl Aerts. "Artificial Intelligence in Radiology." *Nat Rev Cancer* 18, no. 8 (Aug 2018): 500-10.

Infante, T., C. Cavaliere, B. Punzo, V. Grimaldi, M. Salvatore, and C. Napoli. "Radiogenomics and Artificial Intelligence Approaches Applied to Cardiac Computed Tomography Angiography and Cardiac Magnetic Resonance for Precision Medicine in Coronary Heart Disease: A Systematic Review." *Circ Cardiovasc Imaging* 14, no. 12 (Dec 2021): 1133-46.

Jha, A. K., C. M. DesRoches, E. G. Campbell, K. Donelan, S. R. Rao, T. G. Ferris, A. Shields, S. Rosenbaum, and D. Blumenthal. "Use of Electronic Health Records in U.S. Hospitals." *N Engl J Med* 360, no. 16 (Apr 16 2009): 1628-38.

Liang, H., B. Y. Tsui, H. Ni, C. C. S. Valentim, S. L. Baxter, G. Liu, W. Cai, *et al.* "Evaluation and Accurate Diagnoses of Pediatric Diseases Using Artificial Intelligence." *Nat Med* 25, no. 3 (Mar 2019):

433-38.

Liu, X., L. Faes, A. U. Kale, S. K. Wagner, D. J. Fu, A. Bruynseels, T. Mahendiran, *et al.* "A Comparison of Deep Learning Performance against Health-Care Professionals in Detecting Diseases from Medical Imaging: A Systematic Review and Meta-Analysis." *Lancet Digit Health* 1, no. 6 (Oct 2019): e271-e97.

Maclin, P. S., J. Dempsey, J. Brooks, and J. Rand. "Using Neural Networks to Diagnose Cancer." *J Med Syst* 15, no. 1 (Feb 1991): 11-9.

McKinney, S. M., M. Sieniek, V. Godbole, J. Godwin, N. Antropova, H. Ashrafian, T. Back, *et al.* "International Evaluation of an Ai System for Breast Cancer Screening." *Nature* 577, no. 7788 (Jan 2020): 89-94.

Miller, R. A. "Medical Diagnostic Decision Support Systems--Past, Present, and Future: A Threaded Bibliography and Brief Commentary." *J Am Med Inform Assoc* 1, no. 1 (Jan-Feb 1994): 8-27.

Mistry, P. "Artificial Intelligence in Primary Care." *Br J Gen Pract* 69, no. 686 (Sep 2019): 422-23.

Moehring, R. W., M. Phelan, E. Lofgren, A. Nelson, E. Dodds Ashley, D. J. Anderson, and B. A. Goldstein. "Development of a Machine Learning Model Using Electronic Health Record Data to Identify Antibiotic Use among Hospitalized Patients." *JAMA Netw Open* 4, no. 3 (Mar 1 2021): e213460.

Mullainathan, S., and Z. Obermeyer. "Solving Medicine's Data Bottleneck: Nightingale Open Science." *Nat Med* 28, no. 5 (May 2022): 897-99.

Nordling, L. "A Fairer Way Forward for Ai in Health Care." *Nature* 573, no. 7775 (Sep 2019): S103-S05.

Pantanowitz, L., G. M. Quiroga-Garza, L. Bien, R. Heled, D. Laifenfeld, C. Linhart, J. Sandbank, *et al.* "An Artificial Intelligence Algorithm for Prostate Cancer Diagnosis in Whole Slide Images of Core Needle Biopsies: A Blinded Clinical Validation and Deployment Study." *Lancet Digit Health* 2, no. 8 (Aug 2020): e407-e16.

Patcas, R., D. A. J. Bernini, A. Volokitin, E. Agustsson, R. Rothe, and R. Timofte. "Applying Artificial Intelligence to Assess the Impact of Orthognathic Treatment on Facial Attractiveness and Estimated Age." *Int J Oral Maxillofac Surg* 48, no. 1 (Jan 2019): 77-83.

Petersson, L., I. Larsson, J. M. Nygren, P. Nilsen, M. Neher, J. E. Reed, D. Tyskbo, and P. Svedberg. "Challenges to Implementing Artificial Intelligence in Healthcare: A Qualitative Interview Study with Healthcare Leaders in Sweden." *BMC Health Serv Res* 22, no. 1 (Jul 1 2022): 850.

Pierson, E., D. M. Cutler, J. Leskovec, S. Mullainathan, and Z. Obermeyer. "An Algorithmic Approach to Reducing Unexplained Pain Disparities in Underserved Populations." *Nat Med* 27, no. 1 (Jan 2021): 136-40.

Pumplun, L., M. Fecho, N. Wahl, F. Peters, and P. Buxmann. "Adoption of Machine Learning Systems for Medical Diagnostics in Clinics: Qualitative Interview Study." *J Med Internet Res* 23, no. 10 (Oct 15 2021): e29301.

Ramezanpour, A., A. L. Beam, J. H. Chen, and A. Mashaghi. "Statistical Physics for Medical Diagnostics: Learning, Inference, and Optimization Algorithms." *Diagnostics (Basel)* 10, no. 11 (Nov 19 2020).

Ravindran, S. "How Artificial Intelligence Is Helping to Prevent Blindness." *Nature* (Apr 10 2019).

Reddy, S., S. Allan, S. Coghlan, and P. Cooper. "A Governance Model for the Application of Ai in Health Care." *J Am Med Inform Assoc* 27, no. 3 (Mar 1 2020): 491-97.

Savage, N. "Robots Rise to Meet the Challenge of Caring for Old People." *Nature* 601, no. 7893 (Jan 2022): S8-S10.

Shin, S., P. C. Austin, H. J. Ross, H. Abdel-Qadir, C. Freitas, G. Tomlinson, D. Chicco, *et al.* "Machine Learning Vs. Conventional Statistical Models for Predicting Heart Failure Readmission and Mortality." *ESC Heart Fail* 8, no. 1 (Feb 2021): 106-15.

Wahl, B., A. Cossy-Gantner, S. Germann, and N. R. Schwalbe. "Artificial Intelligence (Ai) and Global Health: How Can Ai Contribute to Health in Resource-Poor Settings?". *BMJ Glob Health* 3, no. 4 (2018): e000798.

特别篇 生命科技的"奥本海默时刻"：关于科学伦理的一些思考

Akbari, O. S., H. J. Bellen, E. Bier, S. L. Bullock, A. Burt, G. M. Church, K. R. Cook, et al. "Biosafety. Safeguarding Gene Drive Experiments in the Laboratory." Science 349, no. 6251 (Aug 28 2015): 927-9.

Baltimore, D., P. Berg, M. Botchan, D. Carroll, R. A. Charo, G. Church, J. E. Corn, et al. "Biotechnology. A Prudent Path Forward for Genomic Engineering and Germline Gene Modification." Science 348, no. 6230 (Apr 3 2015): 36-8.

Brokowski, C. "Do Crispr Germline Ethics Statements Cut It?". CRISPR J 1, no. 2 (Apr 2018): 115-25.

Callaway, E. "Uk Scientists Gain Licence to Edit Genes in Human Embryos." Nature 530, no. 7588 (Feb 4 2016): 18.

Caplan, A. L., B. Parent, M. Shen, and C. Plunkett. "No Time to Waste--the Ethical Challenges Created by Crispr: Crispr/Cas, Being an Efficient, Simple, and Cheap Technology to Edit the Genome of Any Organism, Raises Many Ethical and Regulatory Issues Beyond the Use to Manipulate Human Germ Line Cells." EMBO Rep 16, no. 11 (Nov 2015): 1421-6.

Dominguez, A. A., W. A. Lim, and L. S. Qi. "Beyond Editing: Repurposing Crispr-Cas9 for Precision Genome Regulation and Interrogation.". Nat Rev Mol Cell Biol 17, no. 1 (Jan 2016): 5-15.

Goldenberg, A. J., and R. R. Sharp. "The Ethical Hazards and Programmatic Challenges of Genomic Newborn Screening." JAMA 307, no. 5 (Feb 1 2012): 461-2.

Gu, W., E. D. Crawford, B. D. O'Donovan, M. R. Wilson, E. D. Chow, H. Retallack, and J. L. DeRisi. "Depletion of Abundant Sequences by Hybridization (Dash): Using Cas9 to Remove Unwanted High-Abundance Species in Sequencing Libraries and Molecular Counting Applications." Genome Biol 17 (Mar 4 2016): 41.

Lanphier, E., F. Urnov, S. E. Haecker, M. Werner, and J. Smolenski. "Don't Edit the Human Germ Line." Nature 519, no. 7544 (Mar 26 2015): 410-1.

Ledford, H. "Gene-Editing Surges as Us Rethinks Regulations." Nature 532, no. 7598 (Apr 14 2016): 158-9.

McHughen, A., and S. Smyth. "Us Regulatory System for Genetically Modified [Genetically Modified Organism (Gmo), Rdna or Transgenic] Crop Cultivars." Plant Biotechnol J 6, no. 1 (Jan 2008): 2-12.

Murray, T. H. "Ethical Issues in Human Genome Research." FASEB J 5, no. 1 (Jan 1991): 55-60.

Oye, K. A., K. Esvelt, E. Appleton, F. Catteruccia, G. Church, T. Kuiken, S. B. Lightfoot, et al. "Biotechnology. Regulating Gene Drives." Science 345, no. 6197 (Aug 8 2014): 626-8.

Robertson, J. A. "The $1000 Genome: Ethical and Legal Issues in Whole Genome Sequencing of Individuals." Am J Bioeth 3, no. 3 (Summer 2003): W-IF1.

Sajeer, P. M. "Disruptive Technology: Exploring the Ethical, Legal, Political, and Societal Implications of Nanopore Sequencing Technology: Exploring the Ethical, Legal, Political, and Societal Implications of Nanopore Sequencing Technology." EMBO Rep 24, no. 5 (May 4 2023): e56619.

Waltz, E. "Gene-Edited Crispr Mushroom Escapes Us Regulation." Nature 532, no. 7599 (Apr 21 2016): 293.